Crianças e Adolescentes

em Segurança

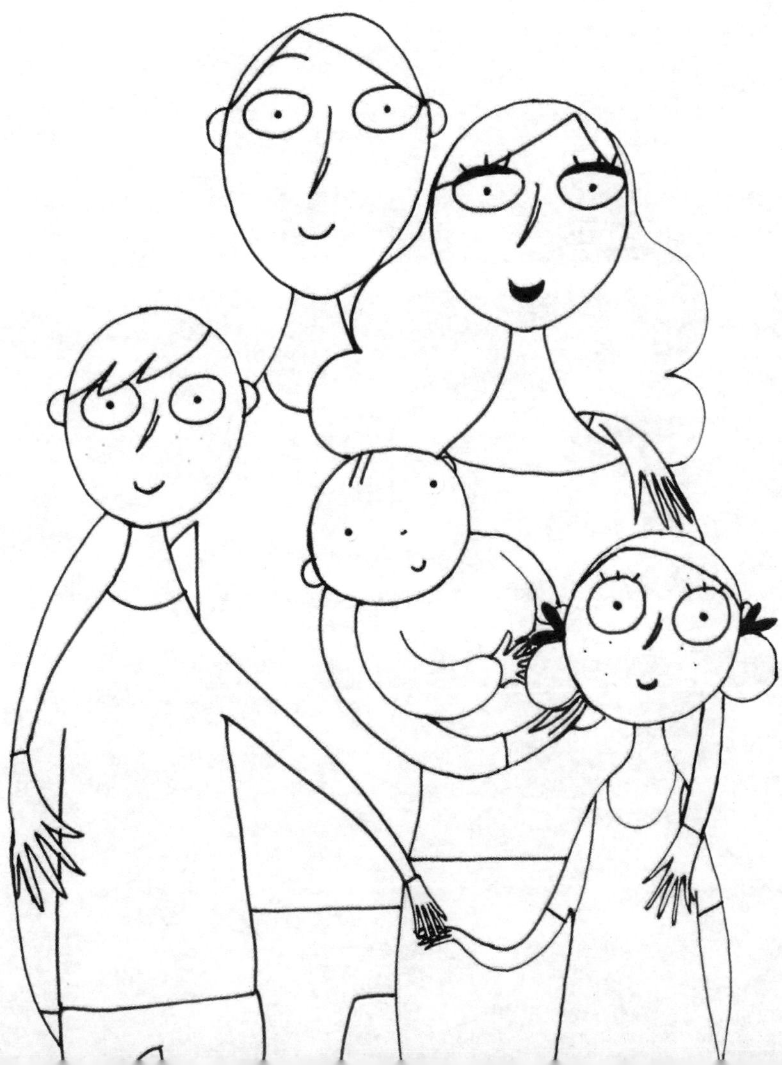

Departamento Científico de Segurança
da Sociedade Brasileira de Pediatria

Crianças e Adolescentes em Segurança

Organizadores
Renata D. Waksman
Regina M. C. Gikas
Danilo Blank

Leitura essencial para:

- pais;
- cuidadores;
- educadores;
- professores;
- pediatras;
- psicólogos;
- profissionais de saúde;
- jornalistas;
- líderes comunitários e governantes;

e todos aqueles que se interessem pelo tema.

SBP SOCIEDADE BRASILEIRA DE PEDIATRIA
Manole

Editor gestor: Walter Luiz Coutinho
Editora: Karin Gutz Inglez
Produção editorial: Visão Editorial, Cristiana Gonzaga S. Corrêa e Juliana Morais
Ilustrações de capa e miolo: Suppa
Design gráfico e diagramação: De Tudo Um Pouco – by Eduardo Reyes
Ilustrações técnicas do miolo: Mary Yamazaki Yorado
Fotos do miolo: gentilmente cedidas pelos autores e coordenadoras

Dados Internacionais de Catalogação na Publicação (CIP)
(Câmara Brasileira do Livro, SP, Brasil)

Crianças e adolescentes em segurança / Renata D. Waksman, Regina M. C. Gikas e Danilo Blank, organizadores. -- 1. ed. -- Barueri, SP : Manole, 2014.

Vários autores.
Bibliografia.
ISBN 978-85-204-3429-1

1. Crianças - Criação 2. Crianças - Desenvolvimento 3. Crianças - Proteção 4. Pediatria 5. Puericultura I. Waksman, Renata D.. II. Gikas, Regina M. C.. III. Blank, Danilo.

13-10675 CDD-613.0432

Índices para catálogo sistemático:
1. Crianças : Promoção da saúde 613.0432

1ª edição – 2014

Direitos adquiridos pela:
Editora Manole Ltda.
Avenida Ceci, 672 – Tamboré
CEP: 06460-120 – Barueri – SP – Brasil
Tel.: (11) 4196.6000 - Fax: (11) 4196.6021
www.manole.com.br
info@manole.com.br

Impresso no Brasil
Printed in Brazil

Este livro contempla as regras do Acordo Ortográfico da Língua Portuguesa de 1990, que entrou em vigor no Brasil em 2009.

São de responsabilidade dos autores e organizadores as informações contidas nesta obra.

Organizadores

Renata D. Waksman
Doutora em Pediatria pela Faculdade de Medicina da Universidade de São Paulo (FMUSP). Pediatra do Departamento Materno-infantil do Hospital Israelita Albert Einstein (HIAE). Secretária do Departamento Científico de Segurança da Sociedade Brasileira de Pediatria (SBP). Membro do Departamento Científico de Segurança da Sociedade de Pediatria de São Paulo (SPSP). Coordenadora do Núcleo de Estudos da Violência contra a Criança e o Adolescente da SPSP.

Regina M. C. Gikas
Médica Pediatra. Presidente do Departamento Científico de Segurança da Criança e do Adolescente da Sociedade de Pediatria de São Paulo (SPSP).

Danilo Blank
Doutor em Saúde da Criança e do Adolescente pela Universidade Federal do Rio Grande do Sul (UFRGS). Professor-associado do Departamento de Pediatria da Faculdade de Medicina da UFRGS. Diretor de Publicações da SBP. Membro do Departamento Científico de Segurança da SBP.

Autores

Alfésio Luís Ferreira Braga
Pesquisador Sênior do Grupo de Estudos em Epidemiologia Ambiental do Laboratório de Poluição Atmosférica Experimental da Faculdade de Medicina da Universidade de São Paulo (FMUSP). Professor do Núcleo de Avaliação de Exposição e Risco Ambiental do Programa de Pós-graduação em Saúde Coletiva da Universidade Católica de Santos (Unisantos).

Amancio Ramalho Júnior
Especialista em Ortopedia e Traumatologia e em Ortopedia Pediátrica pela Sociedade de Ortopedia e Traumatologia e pela Sociedade Brasileira de Ortopedia Pediátrica (SBOP). Professor-assistente de Anatomia Descritiva e Topográfica do Departamento de Morfologia da Universidade Federal de São Paulo (Unifesp).

Amélia Gorete A. C. Reis
Médica-assistente do Pronto-socorro do Instituto da Criança do Hospital das Clínicas da FMUSP (ICr-HCFMUSP). Doutora em Pediatria pela FMUSP. Membro do Departamento de Emergências da Sociedade de Pediatria de São Paulo (SPSP).

Ana Lúcia Ferreira
Mestre em Pediatria pela Universidade Federal do Rio de Janeiro (UFRJ). Doutora em Ciências pela Escola Nacional de Saúde Pública da Fundação Oswaldo Cruz (ENSP-Fiocruz). Professora-associada da Disciplina de Pediatria do Departamento de Pediatria da Faculdade de Medicina da UFRJ.

Anna Tereza Miranda Soares de Moura
Mestre e Doutora em Saúde Coletiva pela Universidade do Estado do Rio de Janeiro (UERJ). Professora Adjunta da Disciplina de Pediatria do Departamento de Pediatria da UERJ. Professora Adjunta do Mestrado em Saúde da Família da Universidade Estácio de Sá (Unesa).

Antonio Tarcísio de Oliveira Lemos
Doutor em Pediatria pela Universidade Federal de Minas Gerais (UFMG). Professor de Pediatria da Faculdade de Medicina da UFMG. Fundador e Membro da Unidade de Tratamento de Queimados do Hospital João XXIII – Fundação Hospitalar de Minas Gerais.

Aramis Antonio Lopes Neto
Especialista em Pediatria pelo Instituto de Puericultura e Pediatria Martagão Gesteira da Universidade Federal do Rio de Janeiro (IPPMG-UFRJ).

Carlos Eduardo Nery Paes
Diretor Técnico do Hospital Fêmina de Porto Alegre, RS. Membro do Departamento Científico de Segurança da Criança e do Adolescente da Sociedade Brasileira de Pediatria (SBP). Membro da Diretoria da SBP.

Célia Stolze Silvany
Coordenadora do Internato e da Residência Médica em Pediatria das Obras Sociais Irmã Dulce, Salvador, Bahia. Professora da Disciplina de Pediatria da Escola Bahiana de Me-

dicina e Saúde Pública, Salvador, Bahia. Membro do Departamento Científico de Segurança da SBP.

Claudete Ribeiro de Lima
Especialista em Pediatria. Membro do Departamento de Adolescência da SPSP. Membro da SBP.

Daniel Massakasu Katayama
Médico-assistente do ICr-HCFMUSP. Membro do Departamento Científico de Segurança da SBP.

Danilo Blank
Doutor em Saúde da Criança e do Adolescente pela Universidade Federal do Rio Grande do Sul (UFRGS). Professor-associado do Departamento de Pediatria da Faculdade de Medicina da UFRGS. Diretor de Publicações da SBP. Membro do Departamento Científico de Segurança da SBP.

Divino Martins da Costa
Especialista e Mestre em Pediatria pela Faculdade de Medicina da UFMG. Professor-assistente da Disciplina de Saúde da Criança do Departamento de Pediatria da Universidade de Itaúna (UIT), MG.

Edilson Forlin
Ortopedista Pediátrico do Hospital Pequeno Príncipe e do Hospital de Clínicas da Universidade Federal do Paraná (UFPR). Mestre e Doutor em Ortopedia pela Unifesp. Membro da SBOP.

Eduardo Cukierman
Especialista em Cirurgia Plástica pela Sociedade Brasileira de Cirurgia Plástica (SBCP). Membro da Equipe de Retaguarda de Cirurgia Plástica do Hospital Israelita Albert Einstein (HIAE).

Emílio Carlos Elias Baracat
Professor-associado do Departamento de Pediatria da Faculdade de Ciências Médicas da Universidade Estadual de Campinas (Unicamp). Livre-docente em Urgência e Emergência Pediátrica na Unicamp. Membro do Departamento de Emergências da SPSP.

Glaura César Pedroso
Pediatra da Disciplina de Pediatria Geral e Comunitária do Departamento de Pediatria da Unifesp. Mestre e Doutora em Pediatria pela Unifesp. Membro dos Departamentos Científicos de Saúde Escolar da SPSP e da SBP.

Guilherme Carvalhal Ribas
Doutor em Neurologia pela FMUSP. Consultor em Neurocirurgia do HIAE. Professor do Departamento de Anatomia Topográfica da FMUSP. Professor Convidado da University of Virginia, Charlottesville, EUA.

Hilton Waksman
Doutor em Clínica Cirúrgica pela FMUSP. Cirurgião Vascular do HIAE. Membro da Sociedade Brasileira de Angiologia e Cirurgia Vascular (SBACV).

José Luiz Dias Gherpelli
Professor Livre-docente de Neurologia Infantil da FMUSP. Consultor em Neurologia Infantil do HIAE. Médico-assistente do Serviço de Neurologia Infantil do HCFMUSP.

José Sabino de Oliveira
Editor da Revista SBP Ciência. Diretor Adjunto dos Departamentos Científicos da SBP. Professor-assistente do Departamento de Pediatria da UFMG.

Léo Cardon
Coordenador do Programa de Saúde Mental do Programa de Defesa dos Direitos da Criança e do Adolescente (HC Dedica) da UFPR. Fundador do Serviço de Psicopatologia do Hospital de Clínicas da UFPR. Membro do International Psychoanalytical Association, Londres.

Luci Pfeiffer
Doutora em Saúde da Criança e do Adolescente pela UFPR. Graduada em Psicanálise de Crianças e Adolescentes pela Associação Psicanalítica de Curitiba. Membro do Departamento de Segurança da SBP. Coordenadora do Programa de Saúde Mental do HC Dedica da UFPR.

Maria de Jesus Castro Sousa Harada
Mestre e Doutora em Enfermagem pela Unifesp. Professora Adjunta Aposentada da Disciplina de Enfermagem Pediátrica da Unifesp. Membro do Departamento de Segurança e do Núcleo de Estudos da Violência Contra a Criança e o Adolescente da SPSP.

Marislaine Lumena de Mendonça
Especialista em Pediatria pela Fundação Hospitalar do Estado de Minas Gerais (FHEMIG) e em Epidemiologia em Serviços de Saúde pela UFMG. Presidente do Departamento Científico de Segurança da Criança e do Adolescente da SBP.

Maurício Schreiner Miura
Coordenador do Programa de Implante Coclear do Complexo Hospitalar Santa Casa de Misericórdia de Porto Alegre, RS. Professor Colaborador da Disciplina de Otorrinolaringologia da Universidade Federal de Ciências da Saúde de Porto Alegre (UFCSPA). Doutor em Ciências Médicas pela UFRGS. Pós-doutor em Otorrinopediatria pela State University of New York – Downstate Medical Center, EUA.

Moacyr Saffer
Mestre em Otorrinolaringologia pela UFRJ. Professor da Disciplina de Otorrinolaringologia da UFCSPA. Membro Titular da Academia Sul-Rio-Grandense de Medicina. Membro da Interamerican Association of Pediatric Otorhinolaryngology (IAPO).

Paulo Fernando Souto Bittencourt
Especialista em Endoscopia pela Sociedade Brasileira de Endoscopia Digestiva (Sobed) e em Pediatria pela SBP. Mestre e Doutor em Medicina pela UFMG. Professor Convidado da Disciplina de Emergências Pediátricas do Departamento de Pediatria da UFMG.

Regina Maria Brunetti Kaiser Pirito
Especialista em Medicina de Tráfego pela Associação Brasileira de Medicina de Tráfego (Abramet). Membro do Departamento de Segurança da Infância e Adolescência da SPSP.

Regina M. C. Gikas
Médica Pediatra. Presidente do Departamento Científico de Segurança da Criança e do Adolescente da SPSP.

Renata D. Waksman
Doutora em Pediatria pela FMUSP. Pediatra do Departamento Materno-infantil do HIAE. Secretária do Departamento Científico de Segurança da SBP. Membro do Departamento Científico de Segurança da SPSP. Coordenadora do Núcleo de Estudos da Violência contra a Criança e o Adolescente da SPSP.

Renato Melli Carrera
Professor-assistente do Departamento de Pediatria da Faculdade de Medicina da Santa Casa de São Paulo (FCMSCSP). Coordenador do Pronto-socorro Infantil - Cirurgia Pediátrica da Irmandade da Santa Casa de Misericórdia de São Paulo.

Ricardo Jukemura
Especialista em Pediatria pela SBP e em Medicina do Adolescente pelo ICr-HCFMUSP. Mestre em Pediatria pela Unifesp.

Rosa Maria Graziano
Doutora em Oftalmologia pela FMUSP. Presidente da Sociedade Brasileira de Oftalmologia Pediátrica (SBOP) (2011-2013). Médica-assistente do Departamento de Oftalmologia do HCFMUSP. Responsável pelo Atendimento dos Recém-nascidos dos Berçários Anexos à Maternidade da FMUSP, do Hospital Samaritano e do Hospital Santa Helena. Pós-graduada e MBA em Administração de Serviços de Saúde pela Fundação Armando Álvares Penteado (FAAP).

Sérgio Luis de Miranda
Doutor em Otorrinolaringologia e Cirurgia de Cabeça e Pescoço pela Unifesp. Chefe de Equipe do Setor de Cirurgia Crânio-Maxilo-Facial do HIAE.

Sílvio Antonio Monteiro Marone
Doutor em Otorrinolaringologia pela FMUSP. Professor Titular de Otorrinolaringologia da Pontifícia Universidade Católica (PUC) de Campinas.

Sulim Abramovici
Gerente Médico do Hospital Municipal M'Boi Mirim Dr. Moysés Deutsch, São Paulo, SP. Presidente do Departamento de Emergências da SBP. Membro do Departamento de Defesa Profissional da SPSP. Médico Pediatra do HIAE.

Tânia M. R. Zamataro
Médica do Corpo Clínico do HIAE. Membro dos Departamentos de Emergências e de Segurança da Criança e do Adolescente da SPSP.

Ulysses Doria Filho
Doutor em Pediatria pela FMUSP. Responsável pelo Núcleo de Apoio Metodológico e Estatístico do ICr-HCFMUSP. Chefe do Serviço de Pediatria do Hospital Santa Marcelina, São Paulo, SP. Membro do Comitê de Segurança da Criança e do Adolescente da SBP.

Vera Lúcia Venâncio Gaspar
Mestre em Pediatria pela UFMG. Professora de Pediatria da Faculdade de Medicina do Vale do Aço. Membro do Departamento Científico de Segurança da Criança e do Adolescente da SBP. Pediatra do Hospital Márcio Cunha, Ipatinga, MG.

Wilson Maciel (*in memoriam*)
Professor Adjunto (Aposentado) do Departamento de Pediatria da Unifesp.

As crianças têm o direito de ter o amor e o carinho da sociedade. O futuro é das crianças, que devem ter o direito de viver protegidas contra os acidentes, num mundo melhor do que o atual.

Wilson Maciel

Dedicamos este livro ao nosso querido colega e grande amigo, Wilson Maciel, pediatra e professor, que ensinou Pediatria como um verdadeiro mestre.

A prevenção de acidentes era seu discurso constante, sempre narrada pelo avesso, com o seu jeito muito bem humorado, ensinando como todo tipo de trauma podia e devia ser evitado, por meio de histórias pessoais e frases de impacto espirituosas.

O estímulo transmitido por esse extraordinário pediatra, seu trabalho incansável e sua memória prodigiosa sem dúvida exerceram forte influência para que cada um dos autores deste livro desenvolvesse uma mentalidade prevencionista em relação aos acidentes, de uma forma sistematizada e voltada para os tempos atuais. Esta dedicatória é uma singela homenagem a quem tanto investiu na formação do pediatra e, em especial, na segurança da criança e do adolescente.

Renata D. Waksman,
Regina M. C. Gikas e
Danilo Blank

Seções

Seções

Conteúdo

5. Acidentes 315

Como usar este livro

leitura direta e dinâmica, especialmente elaborada para uma orientação completa de forma prática e clara

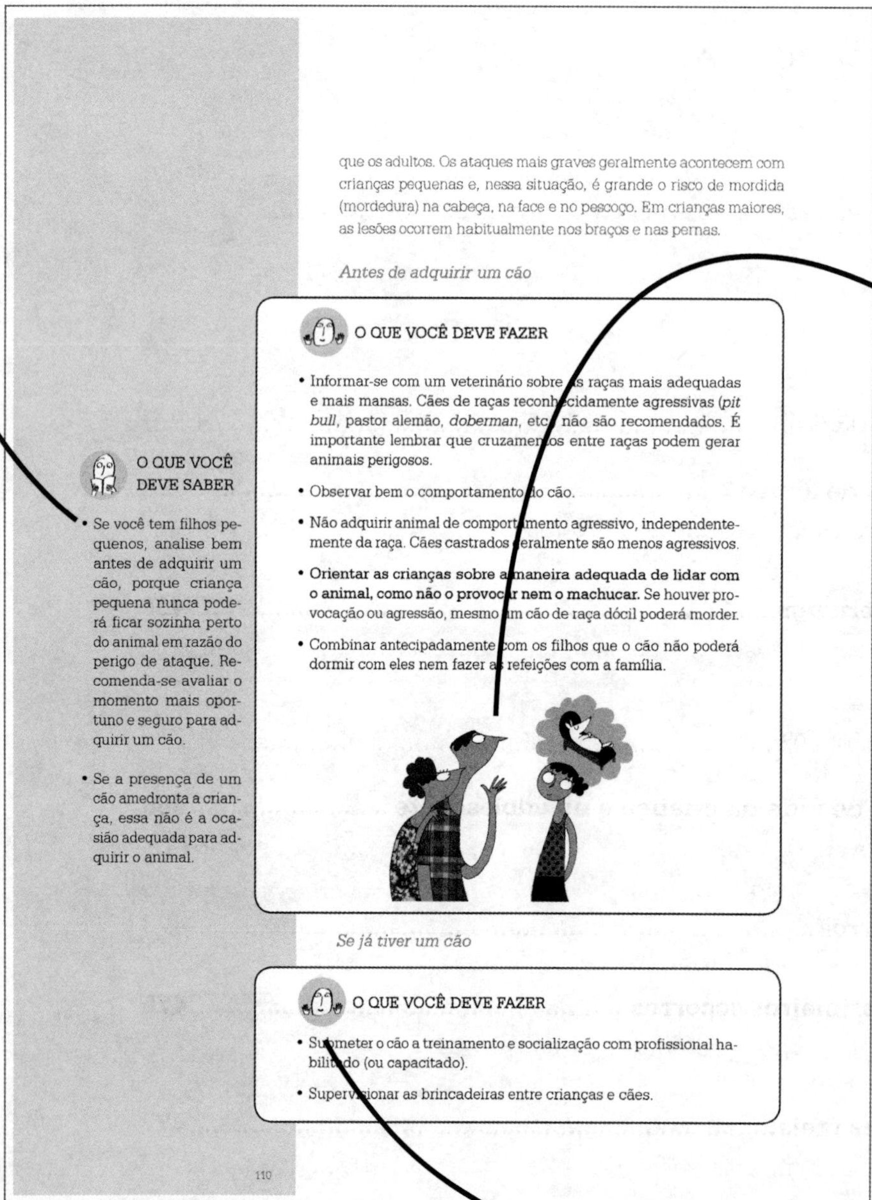

que os adultos. Os ataques mais graves geralmente acontecem com crianças pequenas e, nessa situação, é grande o risco de mordida (mordedura) na cabeça, na face e no pescoço. Em crianças maiores, as lesões ocorrem habitualmente nos braços e nas pernas.

Antes de adquirir um cão

O QUE VOCÊ DEVE FAZER

- Informar-se com um veterinário sobre as raças mais adequadas e mais mansas. Cães de raças reconhecidamente agressivas (*pit bull*, pastor alemão, *doberman*, etc.) não são recomendados. É importante lembrar que cruzamentos entre raças podem gerar animais perigosos.
- Observar bem o comportamento do cão.
- Não adquirir animal de comportamento agressivo, independentemente da raça. Cães castrados geralmente são menos agressivos.
- **Orientar as crianças sobre a maneira adequada de lidar com o animal, como não o provocar nem o machucar.** Se houver provocação ou agressão, mesmo um cão de raça dócil poderá morder.
- Combinar antecipadamente com os filhos que o cão não poderá dormir com eles nem fazer as refeições com a família.

Se já tiver um cão

O QUE VOCÊ DEVE FAZER

- Submeter o cão a treinamento e socialização com profissional habilitado (ou capacitado).
- Supervisionar as brincadeiras entre crianças e cães.

O QUE VOCÊ DEVE SABER

- Se você tem filhos pequenos, analise bem antes de adquirir um cão, porque criança pequena nunca poderá ficar sozinha perto do animal em razão do perigo de ataque. Recomenda-se avaliar o momento mais oportuno e seguro para adquirir um cão.
- Se a presença de um cão amedronta a criança, essa não é a ocasião adequada para adquirir o animal.

110

ilustrações que demonstram alguns cuidados com segurança de crianças e adolescentes

ícones de fácil localização criados para destacar as informações

Ícones para visualização rápida:

- ATENÇÃO
- O QUE VOCÊ DEVE SABER
- O QUE VOCÊ DEVE FAZER
- O QUE VOCÊ NÃO DEVE FAZER
- O QUE O PAPAI PODE FAZER
- O QUE OBSERVAR
- CONSULTE O PEDIATRA
- CURIOSIDADE

ícones de dicas distribuídas pelo livro todo

quadros de leitura rápida, contendo alertas importantes

Jogos eletrônicos

Em relação aos ***video games***, há alguns anos são conhecidos os efeitos nocivos que muitos deles produzem, existindo centenas de trabalhos comprovando o fato. A técnica empregada em alguns é a mesma usada para o treinamento de soldados: fazer que o jogador automatize a sua resposta violenta, tornando-a um reflexo, com pouca ou nenhuma participação cerebral consciente. Muitos jogos exploram temas extremamente violentos. Frequentemente, o jogador deve matar seu oponente antes que ele o faça; em alguns, a violência é dirigida contra animais, e, pasmem (!), existem até os que premiam barbaridades, como atropelar ou matar pessoas.

Violências

ATENÇÃO

Cuidados quanto aos jogos eletrônicos:

- Examinar o conteúdo do jogo antes de o comprar ou baixar para seus filhos, nunca adquirindo aqueles que usam pessoas ou outros alvos vivos ou premiam por matar ou cometer atrocidades, uma vez que ensinam as crianças a associar prazer e sucesso à habilidade de causar dor e sofrimento.
- Controlar o tempo de uso, pois vários problemas de saúde física e mental têm sido atribuídos ao seu uso excessivo (mais de 1 hora/dia), como déficits de aprendizagem, alterações posturais, miopização (alteração visual), aumento de peso pela inatividade física, isolamento social, vício/dependência, etc.
- Impedir o seu uso quando em atividades familiares ou em grupo, como, por exemplo, durante as refeições.

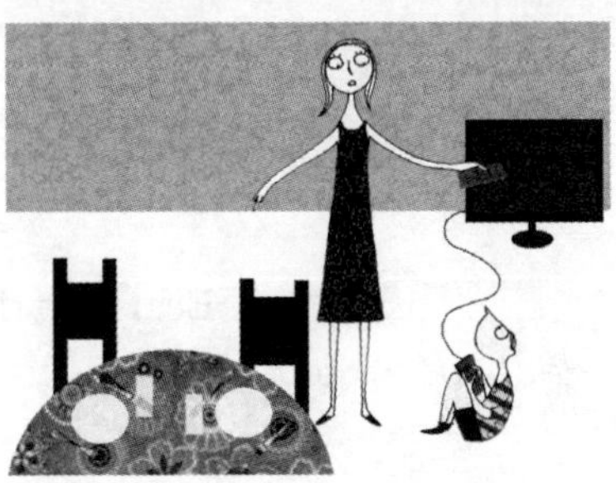

PARA REFLETIR

Se for verdade que as crianças aprendem o que vivem, cabe à atual geração se perguntar em relação aos seus filhos: se eles vivem continuamente, sem nenhum filtro saudável, o isolamento e a violência, dentro e fora de suas casas, na mídia e na vida real, o que estarão aprendendo? Que herança está sendo deixada para eles?

273

informações atuais e completas para orientar aqueles envolvidos no cuirdado de crianças e adolescentes. Traz o que há de mais novo nas recomendações brasileiras

Prefácio

A partir do primeiro ano de vida, as causas externas são as principais responsáveis pela mortalidade de crianças e adolescentes. A maioria delas, por natureza, é evitável – o que faz crescer a nossa responsabilidade.

Pediatras, professores, pais e familiares, ou seja, toda a comunidade precisa atuar com firmeza, protegendo aqueles que estão em formação, são mais vulneráveis e têm sempre muito a perder.

Por meio de seu Departamento Científico de Segurança, a Sociedade Brasileira de Pediatria (SBP) preparou este guia, que muito auxiliará a todos. O livro trata de vários aspectos da prevenção de acidentes e da violência, abordando desde questões envolvidas nas estruturas familiares, na educação de nossos filhos e netos, discutindo a escola como local de proteção, seu entorno e os cuidados necessários desde a creche. Problematiza como deve ser uma comunidade segura. Destina um capítulo inteiro aos aspectos do desenvolvimento infantil sob o ponto de vista dos riscos existentes desde o pré-natal até a adolescência. Chama a atenção para a poluição e os diferentes temas envolvidos nos vários ambientes – doméstico, público, urbano, rural, incluindo alertas para os momentos de lazer.

Uma atenção especial é dedicada aos vários tipos de violências, sempre destacando o que é relevante para cada faixa etária – as diferentes formas, origens, a legislação, como identificar e lidar com questões como pedofilia e *bullying*, dentre tantas outras. Sobre os acidentes, há orientações a respeito de traumas – dos vários tipos, incluindo nos esportes –, queimaduras, quedas, bem como sobre trânsito e transporte de crianças e jovens. A publicação também debate situações como álcool e drogas e informa sobre primeiros socorros.

É leitura obrigatória para todos que lidam com crianças e jovens e querem vê-los em segurança.

Eduardo da Silva Vaz

Presidente da Sociedade Brasileira de Pediatria

Apresentação

Este livro se dirige a todos os que se interessam e lidam com a questão da segurança da criança e do jovem: pais, pediatras, agentes de saúde, líderes comunitários, pedagogos, psicólogos, enfermeiros, jornalistas, advogados, conselheiros tutelares, governantes e – por que não? – os próprios jovens.

É o resultado de um esforço multidisciplinar; escrito por especialistas de diferentes lugares do Brasil, com ampla experiência nos assuntos abordados, sob a coordenação do Departamento Científico de Segurança da Sociedade Brasileira de Pediatria.

A importância dos variados temas tratados se justifica pelos crescentes índices de mortalidade por causas externas (acidentes e violências), que respondem por mais mortes de crianças brasileiras maiores de um ano do que as principais doenças somadas.

A abordagem da obra é sistemática e deixa claro que há múltiplas causas ambientais, sociais, econômicas e culturais envolvidas na segurança.

Foram incluídos todos os aspectos e tipos de acidentes e violências, relacionando riscos com o desenvolvimento ambientes com segurança no meio urbano e rural, no lar, na escola, em parques e nas ruas.

As principais formas de violência contra crianças e adolescentes foram descritas – como os traumas provocados por abuso físico, além de situações vivenciadas hoje pelas famílias: o uso precoce de álcool e drogas de abuso e as tatuagens e os *piercings*, que são discutidos com clareza e embasamento científico atualizado.

Na sequência, são ensinadas as principais medidas de primeiros socorros e suporte básico de vida, finalizando com sites recomendados e telefones úteis.

Enfim, trata-se de uma obra indicada a todos aqueles que desejam ampliar seus conhecimentos e colocá-los em prática na adoção de atitudes e ações preventivas em prol da segurança de nossas crianças e adolescentes.

Renata D. Waksman
Regina M. C. Gikas
Danilo Blank
(organizadores)

Introdução

Introdução

Coordenação
Danilo Blank

Conteúdo

Acidentes e violências: um olhar atual

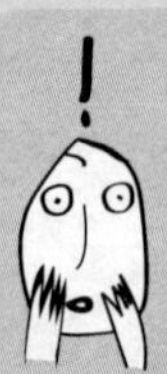

ATENÇÃO

Do ponto de vista médico, os eventos traumáticos ocasionam danos físicos, comumente chamados de lesões, traumas ou injúrias físicas. E todo acidente ou violência também pode ter consequências psicológicas.

Uma mancha roxa na canela, uma esfoladura no cotovelo, um galo na testa: criança vive se machucando. No imaginário popular, são acidentes – eventos que simplesmente acontecem de repente, sem querer, imprevisíveis. Eventos desagradáveis, mas que não costumam ter maiores consequências e são até vistos como "normais" no processo do desenvolvimento da criança. Mas não é bem assim.

A moderna ciência do controle das injúrias físicas mostra que não existem "bons acidentes". Todo traumatismo físico é causado pela quebra do equilíbrio entre os sistemas de defesa da vítima e um sem-número de riscos que qualquer ambiente pode apresentar, por meio da **liberação de algum tipo de energia**. Essa energia pode ser mecânica (transmitida por automóveis, motos, bicicletas, armas, brinquedos, cordas, mordidas de animais e todo tipo de quedas e trombadas), térmica (contato com fogo e objetos quentes), química (envenenamentos por medicamentos ou produtos de limpeza, animais peçonhentos), elétrica (choques) e até radioativa.

Esse desequilíbrio é consequência negativa da **falta de medidas de proteção** entre a criança e o ambiente. Há situações em que esse resultado negativo é intencional, isto é, existe a intenção de ferir, configurando uma situação de violência ou maus-tratos.

Acidente tem causa, origem e determinantes epidemiológicos como qualquer doença e pode ser evitado ou controlado por meio de medidas de prevenção, sejam elas adotadas antes (primárias), no momento (secundárias) ou depois dele ocorrer (terciárias). A **prevenção primária** tenta evitar a ocorrência dos acidentes e, se possível, a transferência de **energia** à vítima em quantidades que excedam seus limiares de tolerância. A **prevenção secundária** envolve um sistema efetivo de atendimento aos feridos e cuidados hospitalares. A **prevenção terciária** auxilia (reabilita) a vítima a voltar ao seu potencial máximo anterior ao evento traumático, com o menor grau de deficiência.

Os conhecimentos atuais de epidemiologia (estudo da distribuição do risco de acidentes entre populações de crianças), de biomecânica (avaliação da transferência de energia) e de comportamento (busca de caminhos efetivos para uma vida mais segura) são capazes de explicar como e por que acontece cada tipo de evento traumático, intencional ou não.

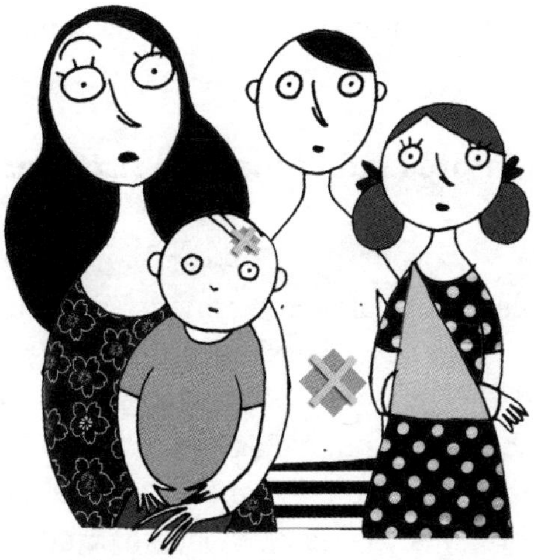

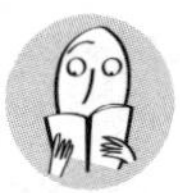

O QUE VOCÊ DEVE SABER

Um número razoável de ferimentos não são tão inocentes assim. Embora grande parte dos machucados possa ser tratado em casa, os acidentes e as violências (classificados como causas externas) ocasionam mais mortes em crianças e jovens do que todas as principais doenças juntas. Dependendo da idade, até dois terços das mortes ocorrem por causas externas, principalmente traumas no trânsito, afogamentos, queimaduras e, a partir da adolescência, homicídios. Além disso, para cada uma das mais de 20 mil crianças brasileiras que morrem todo ano por trauma, ocorrem entre 20 e 50 hospitalizações e até mil atendimentos ambulatoriais, que deixam cerca de 200 mil jovens com deficiências físicas para o resto da vida.

Durante muito tempo, todas as medidas preventivas baseavam-se na tentativa de mudar o comportamento das pessoas; e prevenir acidentes significava simplesmente educar os pais e, no caso dos adolescentes, transmitir recomendações de cautela.

Hoje, as estratégias preventivas são muito mais efetivas, se forem bem aplicadas: reconhecem os riscos inerentes à imaturidade da criança e às hostilidades do meio; combatem a desinformação, a imprevisão, a falta de cuidado e promovem a segurança no âmbito da comunidade.

Para aplicar essas estratégias de prevenção, é essencial entender por que as violências e os acidentes acontecem. Até que ponto podem ser confundidos os efeitos do que foi intencional ou não? E por que, em crianças e jovens, as lesões que resultam desses eventos traumáticos são frequentemente mais graves?

Para responder essas questões, vale a pena pensar nos fatores de risco **individuais**, nos **familiares** e, por fim, nos da **comunidade**.

Quais são os fatores individuais de risco para acidentes?

Idade

Dentre os fatores individuais, o mais importante é a idade. Traumas específicos acontecem em idades definidas e representam "janelas de vulnerabilidade", em que a criança encontra ameaças à sua integridade física para as quais ela ainda não está madura nem preparada para enfrentar e que exigem ações de proteção específicas. A idade também influencia na gravidade do trauma. Por exemplo, crianças menores de dois anos têm maior tendência a sofrer danos neurológicos em caso de traumatismo craniano do que crianças maiores.

Nos **primeiros meses de vida**, o bebê está sujeito a riscos impostos por terceiros: pode ser deixado cair no chão, queimado por líquidos que sejam derramados sobre ele, intoxicado por medicamentos mal administrados ou colocado em um automóvel sem uma cadeirinha de segurança adequada.

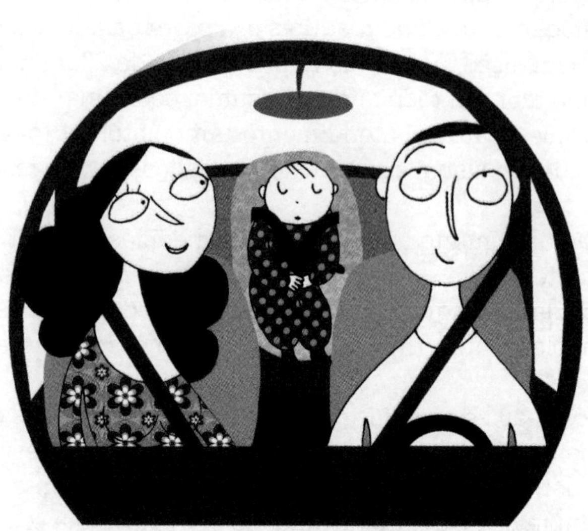

ATENÇÃO

Muitos pais, mesmo com um bom nível de escolaridade, colocam bebês em andadores (ver os capítulos "Equipamentos", na seção 3 – Ambiente e segurança; e "Quedas", na seção 5 – Acidentes, para mais informações sobre os andadores), não instalam grades ou telas nas janelas de andares altos, transportam as crianças de modo inseguro no automóvel, ou, ainda, mantêm armas de fogo em casa. Esses são exemplos de comportamentos de risco, que se devem à falta de uma educação para a segurança e que precisam ser prioritariamente combatidos com ações.

Com o tempo, adquire a capacidade de buscar objetos perigosos, como pegar uma faca. Os pais também podem contribuir para que a criança fique exposta a situações de risco, por exemplo, colocando o bebê em um andador.

A **criança pré-escolar** (2 a 6 anos de idade) tem o que se denomina pensamento mágico, ou seja, compreende o seu ambiente de uma maneira muito voltada para si própria e sem muita lógica. Pode se achar capaz de voar, como os super-heróis, ou de cair de certa altura sem se machucar, como nos desenhos animados. Tem também dificuldade de fazer generalizações a partir de experiências vividas: por exemplo, ter caído de uma cerca não significa que vá ter medo de subir em árvores.

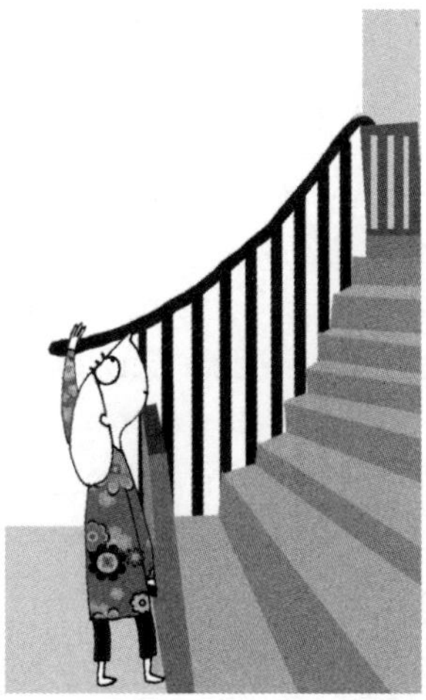

O **escolar** (6 a 10 anos de idade) já é capaz de aprender noções de segurança, mas não faz julgamentos precisos sobre velocidade e distância. Além disso, seu comportamento e os riscos a que se expõe começam a ser fortemente influenciados pelos amigos, gerando atitudes de desafio a regras. Suas habilidades motoras (por exemplo: acender fogo) estão bem além do seu julgamento crítico. Outro fator de risco é sair de casa sem a supervisão dos adultos, tendo que lidar com situações complexas como o trânsito.

O **adolescente**, por sua vez, tem o pensamento organizado, mas muitas vezes acha que pode tudo e que nada de mal vai lhe acontecer. Sob fortes pressões sociais, é comum que o jovem se exponha conscientemente a riscos. Outro agravante é o fato de o adolescente ganhar cada vez mais liberdade, passar mais tempo sem supervisão de adultos e longe de casa. O uso de bebidas alcoólicas passa a ser um fator a mais para a perda de controle. Além disso, a violência urbana e a intoxicação por abuso de drogas tornam-se uma realidade palpável.

O QUE VOCÊ DEVE SABER

Traumas físicos – aliados aos seus componentes emocionais – **não podem ser chamados de** acidentes. Na maioria das vezes, crianças e jovens sofrem traumas físicos por causa das características de desenvolvimento próprias de cada idade, por desinformação, negligência e maus-tratos, ausência de um ambiente protetor e por falta de precaução e de consciência social.

O controle desse grande problema de saúde pública tem progredido por meio da aplicação prática da epidemiologia, associada aos conhecimentos de biomecânica e comportamento, e também da concentração de recursos humanos e econômicos nas intervenções apoiadas em evidências científicas, deixando de lado aquelas que simplesmente parecem fazer sentido ou são baseadas somente na cultura popular.

Sexo

O segundo fator individual relevante é o **sexo**: meninos têm o dobro de chance de sofrer traumas físicos do que as meninas.

Características individuais, temperamento e personalidade também contam: crianças hiperativas, dispersivas, com dificuldades motoras, visuais ou auditivas têm maior propensão a traumas físicos.

Quais os fatores familiares de risco para acidentes?

Dentre os fatores familiares de risco para o trauma, alguns têm relação com a situação socioeconômica desfavorável da comunidade:

- habitações carentes de todas as condições de conforto e segurança e com grande exposição a riscos;
- pais que deixam as crianças com irmãos mais velhos e que não têm condições de assumir essa responsabilidade;
- vias de tráfego intenso ou sem sinalização ou iluminação;
- vizinhança violenta;
- falta de acesso aos meios de socorro.

Outros fatores se relacionam a particularidades da família:

- pais muito jovens ou sem o preparo necessário para cuidar de crianças;
- pais separados, já que pais sozinhos têm mais dificuldade para cuidar dos filhos do que casais;
- baixos níveis de educação e de conhecimento das situações de risco;
- uso de álcool e drogas na família, que podem provocar episódios de violência, além de mau exemplo para a criança.

É ainda no âmbito familiar que costumam ocorrer situações de negligência por parte dos cuidadores ou maus-tratos intencionais, principalmente contra crianças menores. Nem sempre é fácil

CONSULTE O PEDIATRA

A Sociedade Brasileira de Pediatria tem contribuído para melhorar o grau de informação das famílias com várias iniciativas. A mais dinâmica e variada delas é o site "Conversando com o Pediatra" (www.conversandocomopediatra.com.br), que contém muitas dicas de segurança. Neste volume da série "Filhos", encontram-se informações mais detalhadas sobre a prevenção e o tratamento de todos os tipos de injúrias físicas.

diferenciar um traumatismo involuntário (acidental) de outro infligido intencionalmente. Além disso, a dificuldade em se diagnosticar a violência doméstica torna-se um fator a mais para a sua perpetuação. Por fim, pode haver a falta de um entorno protetor, para além do âmbito da família e do bairro. O chamado macroambiente (o Estado ou o país) é capaz de proteger por meio de uma **legislação voltada para a segurança** e do **envolvimento ativo de toda a comunidade em ações de controle de acidentes e violências**. O Brasil tem pouquíssimas leis voltadas para a segurança, como a da obrigatoriedade de conduzir crianças no automóvel em assentos específicos para cada idade. Há muito que aprimorar e construir. A experiência de países desenvolvidos mostra que, onde foram implementadas leis rígidas visando à proteção da integridade física das crianças, como, por exemplo, a obrigatoriedade do uso de cadeirinhas de segurança em automóveis ou de tampas de segurança em medicamentos, as ocorrências de ferimentos e mortes por causas externas diminuíram consideravelmente.

A que se deve o sucesso das comunidades seguras?

O grande sucesso das chamadas **comunidades seguras** – projetos em franca expansão na Europa, Ásia, Canadá e Austrália – reside na mobilização de todos os setores de um determinado bairro ou pequena cidade em prol de ações de promoção da segurança. De acordo com a Organização Mundial da Saúde (OMS), os critérios para que uma comunidade seja considerada segura incluem:

- conscientização popular;
- formação de sistemas de pronto atendimento eficazes;
- criação de estratégias educativas e campanhas permanentes na mídia;
- financiamento de produtos de segurança (por exemplo, assentos de segurança para automóvel subsidiados por verbas públicas), captação de recursos, vigilância e *lobby* político pró-segurança.

O QUE VOCÊ DEVE FAZER

Em paralelo às ações comunitárias, independentemente do padrão socioeducacional, a **orientação familiar específica para a segurança** tem papel relevante na proteção da criança. Por essa razão, os pais e cuidadores devem:

- ser capazes de avaliar, pelo menos num nível básico, a relação entre o desenvolvimento da criança e o risco de traumatismos;
- saber que **o objetivo fundamental é bloquear a transferência da energia que causa o trauma, e não tentar modificar o comportamento da criança**;
- ser capazes de examinar o ambiente em que a criança vive, a fim de detectar e remover a maioria dos fatores de risco.

Estruturas atuais da família: como educar com segurança

O ideal no nascimento de um filho é que este venha de um casal que decidiu tê-lo por amor, que seja acolhido por ambas as famílias (paterna e materna) e que os pais se preparem para recebê-lo em todos os aspectos, concebendo-o em seu melhor momento.

É esperado que essa criança venha a satisfazer as expectativas dos pais quanto à sua saúde, ao sexo, às suas características e até mesmo a como será quando adulta. É importante que os valores de cada um dos pais convirjam, dentro do possível, permitindo trocas constantes sobre o que querem e planejam para seus filhos.

Entretanto, inúmeros fatores podem interferir na construção e na manutenção dessa situação ideal.

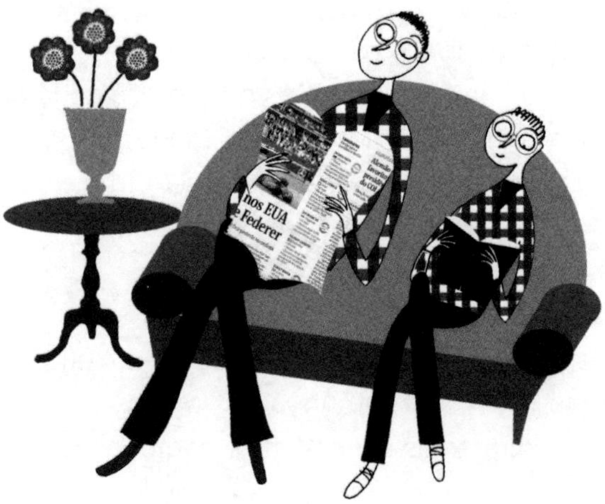

Desde os primeiros momentos após o nascimento e os primeiros cuidados, muito mais do que oferecer higiene e alimentação, os pais transmitem aos filhos sua maneira de ser e de ver o mundo, mostrando-lhes o lugar que reservaram para eles. Essa maneira de ser e ver o mundo resulta de uma soma de tradições, conceitos, crenças, modos de pensar e conviver que são repassados de geração em geração. Nesse contexto, é bom lembrar que os hábitos de vida mais voltados para a segurança – assim como a tendência aos riscos – também são transmitidos aos filhos.

A história da infância e adolescência dos pais, assim como a de seus progenitores e avós, constitui as memórias, agradáveis ou não, que vão determinar o seu modo de cuidar e de se relacionar com os filhos. Somam-se a isso o aprendizado, os costumes, os preconceitos e as dificuldades de superar riscos de traumas diversos. Tais fatores socioculturais e individuais fazem parte do "enxoval" que se leva à união com o outro e que se tem no cuidado com os filhos.

Situações que dificultam o vínculo entre pais e filhos

Existem situações bastante comuns que podem dificultar a relação de pais e filhos. Entre elas, a da criança que nasceu sem ser planejada ou que não veio na "hora certa" e para a qual o casal não conseguiu oferecer um lugar em suas vidas.

Também podem causar dificuldades na capacidade dos pais em perceber essa criança como filho:

- doenças maternas;
- diagnóstico de malformação ou doença fetal;
- falta de apoio familiar;
- conflitos conjugais;
- perda de pessoa muito próxima;
- doenças graves;
- problemas emocionais ou distúrbios de comportamento em um dos pais.

Essas situações podem desencadear uma fragilidade emocional tão grande que impedem os pais de exercer seu papel pleno no cuidar. Mudanças no grupo familiar também podem gerar dificuldades, como separações e novos relacionamentos. Outro caso frequente é o de crianças e adolescentes cuidados e educados por terceiros (avós, babás ou cuidadores), os quais podem crescer seguindo modelos e princípios muitas vezes completamente diversos dos dos pais. Dessa forma, os filhos podem criar novos valores de vida, distintos daqueles dos progenitores, e essas diferenças são um fator importante de distanciamento na família.

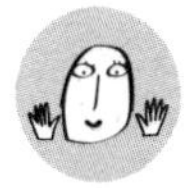

O QUE VOCÊ DEVE FAZER

- Tornar claro o projeto de serem pais e cuidadores ajudará a filtrar o melhor que se tem a dar e a deixar de lado as distorções que as gerações anteriores impuseram, mesmo sem intenção de fazê-lo.
- Estar sempre atento para não reproduzir com seus filhos comportamentos que considere em desacordo com o ideal, como por exemplo, usar a violência para ensinar limites, gritar, ou ter atitudes explosivas.

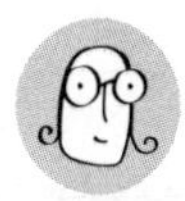

O QUE OBSERVAR

Distorções e memórias desconfortáveis (como, por exemplo, surras, castigos, humilhações) trazidas da infância podem levar os pais a comportamentos completamente opostos ao planejado, distanciando-os do caminho ideal. Quantas vezes se repete com os filhos exatamente o que se planejava evitar?

O QUE VOCÊ DEVE SABER

- A escolha de ser mãe ou pai, e assumir esse papel, implica certamente muitos ganhos, mas também perdas. O que se recebe pode ser muitas vezes maior do que o que se perde, mesmo diante de dificuldades inesperadas.
- É imprescindível que, ao ter um filho, os pais busquem transformar esse momento na possibilidade de que seja o mais próximo do ideal, recebendo-o, acolhendo-o como ele vier e aceitando-o em toda sua potencialidade, mas também com suas limitações.

O QUE VOCÊ DEVE FAZER

- "Abrir mão de alguns desejos", ou seja, buscar certa dose de abnegação para dar lugar ao filho.
- Respeitar a si mesmo, para que o filho seja incluído na vida dos pais de forma natural.
- Adaptar-se à chegada do filho à família, mesmo que ele não tenha sido planejado. O dia a dia do cuidar encarrega-se de construir o vínculo familiar.

O desejo de ter um filho pode ser observado já na primeira infância, quando a criança, ao brincar, demonstra sua compreensão do meio e de seus personagens mais importantes. Quando brinca de mãe ou pai, expõe como entende ser tratado e como deseja ser. Muito precocemente, é capaz de imaginar quantos filhos terá e até mesmo escolher nomes, dando corpo a seus sonhos.

Observando essas fantasias, é possível perceber a exteriorização dos padrões de relacionamento que a criança tem com seus pais e irmãos e/ou cuidadores. Afinal, ao brincar, ela coloca em ações a visão que está formando do mundo, a imagem que internalizou de família, de afetividade e do papel que ocupa em seu núcleo de convivência.

A dose certa da abnegação/do ato de ceder dos pais

Os papéis exercidos pelos pais vêm acompanhando as mudanças nas funções que o homem e a mulher têm ocupado na sociedade ao longo dos tempos.

Apesar disso, muitos costumes e formas de relacionamento ainda procuram sustentar e manter esses papéis a qualquer preço. Um exemplo é a exigência de abnegação total, principalmente da mãe, em favor do filho, levando-a a voltar-se à família, com dedicação exclusiva à sua prole. Nesse contexto, como ficariam todos os sonhos abandonados do casal ou dessa mulher?

A evolução do papel feminino e as novas necessidades da família fizeram surgir um novo perfil. Muitas mulheres talvez não se sintam confortáveis em abandonar os seus sonhos em favor do filho, com receio de perder a própria identidade. No extremo oposto à abnegação total, encontra-se o conceito de individualismo, em que cada um procura usufruir e receber da vida o que sonhou para si, às vezes ignorando a existência do outro.

Nessa tendência individualista, como abrir espaço para um filho e desejar um presente e um futuro a seu lado, dispondo-se a dedicar-se, sentindo satisfação de tê-lo consigo e, ainda, amá-lo e protegê-lo?

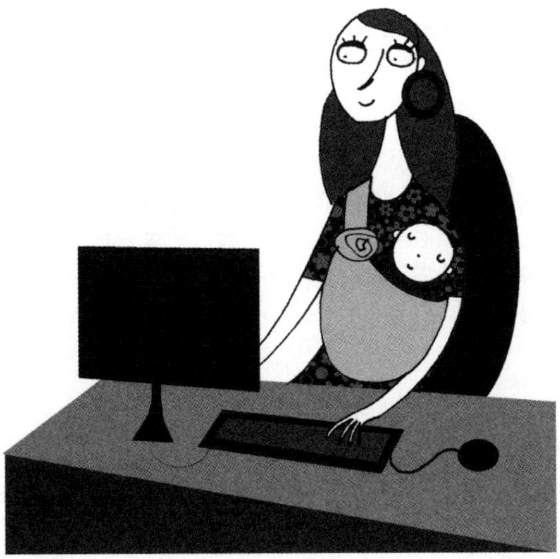

Existe uma forma ideal de cuidar?

Muitas vezes, os pais sonham para os filhos o que queriam para si ou o que não conseguiram realizar. Os pais devem ser capazes de perceber se o que seus filhos desejam corresponde ao que eles querem. Como chegar ao melhor modelo de educação, proteção e relacionamento com os filhos?

A resposta não é fácil, pois existem enormes diferenças entre os grupos familiares, que variam desde o ambiente em que vivem até a sua cultura, além da impossibilidade de prever algumas situações que ocorrerão no dia a dia da criança ou do adolescente.

O QUE VOCÊ DEVE FAZER

Oferecer aos filhos todas as chances de desenvolvimento de suas potencialidades, protegendo-os dos riscos que irão surgir, mas deixando aberta a opção de novos caminhos e preparando-os para alcançá-los.

O que é uma educação repressiva?

Na educação repressiva, usa-se o "não" para tudo, sem se considerar as razões e a liberdade de escolha do filho, e inibe-se o desenvolvimento de toda e qualquer potencialidade.

O QUE OBSERVAR

Uma criança feliz e saudável e um adolescente consciente e socialmente integrado são capazes de encontrar os seus caminhos e chegar à idade adulta respeitando a si mesmos e aos outros. Da mesma maneira, uma criança ou um jovem com noções claras dos riscos e comportamentos seguros também será mais capaz de proteger seus filhos e ensinar a eles estilos de vida mais voltados para a segurança.

ATENÇÃO

A educação repressiva e a permissiva são as distorções mais grosseiras encontradas na educação dos filhos. Cuidado: ambas trazem malefícios para o desenvolvimento da criança.

O QUE VOCÊ DEVE SABER

Nem a educação repressiva nem a educação permissiva se mostraram modelos adequados ou formaram adultos mais íntegros ou mais felizes. Ao serem permissivos, os pais não ensinam o certo e o errado nem protegem o filho, que deverá estar preparado para o mundo. Vale recordar o ditado popular que diz: "Quando os pais não educam, o mundo educa".

Por tudo isso, os pais e responsáveis podem, por meio de diálogos constantes e pela busca de orientações de fontes confiáveis, encontrar a medida certa do "sim" e do "não". Essa conduta, consciente e equilibrada, visa à manutenção de vínculos saudáveis e à proteção dos filhos, que, educados com respeito, aprendem a respeitar a si e aos outros.

O que é uma educação permissiva?

Na educação permissiva, o fato de permitir tudo pode se transformar em uma forma de negligência e ser entendido pelo filho como demonstração de desamor. Essa forma de educar pode ser escolhida pelos pais por várias razões, como: despreparo para assumir o papel de responsável; para evitar o desgaste ou para não se envolver com as dificuldades do cuidar.

Uma educação coerente

A vinda de um filho implica planos e preparos. Serão precisos um lugar na casa, roupas, móveis e brinquedos. Qual vai ser o espaço reservado para ele? Quais são as características de cada idade e como enfrentar os desafios de cada uma delas?

Os filhotes de animais já nascem prontos para a vida, necessitando apenas dos cuidados biológicos da mãe. Isso é muito diferente do que acontece com o ser humano, que nasce totalmente indefeso e dependente até para sobreviver. Essa fragilidade absoluta no começo da vida leva os pais a cuidarem e protegerem sua prole. E, para isso, tem-se muito a aprender.

Cada uma das fases do desenvolvimento tem características e necessidades próprias, e assim vão evoluindo tanto os filhos como os pais, adaptando-se às modificações do mundo que os envolve.

Até os 7 anos de idade

Até aproximadamente os 7 anos de idade, os pais e cuidadores apresentam o mundo à criança, que nasce sem nenhuma noção de si mesma, nem de seu corpo ou do que a rodeia. Nessa fase, aos poucos e por muitas tentativas, erros e acertos, a criança:

- aprende como viver consigo e em sociedade;
- desenvolve uma capacidade crescente de aprender e elaborar os ditos e o que entende das atitudes do adulto responsável;
- percebe e participa, pelos exemplos e respostas aos seus questionamentos;
- adquire a base de valores morais e éticos que levará para o resto de sua vida;

- observa e absorve o que vê;
- principalmente, desenvolve a noção do que ela representa para seus pais, para si mesma e para o meio em que vive.

ATENÇÃO

Com estímulos e limites adequados, seu filho desenvolverá plenamente bons valores e amor-próprio, para alcançar toda a sua potencialidade.

O QUE VOCÊ DEVE FAZER

- Adotar uma educação coerente, baseada em limites necessários para que a criança e o adolescente convivam em sociedade, ensinados sem dor física ou emocional. Isso permitirá ao seu filho se estruturar de forma positiva.
- Aceitar e compreender a criança em suas tentativas de conhecer o que a rodeia e valorizá-la pelo que consegue.
- Não esperar dela nem menos nem mais do que sua capacidade física e, em especial, psíquica, de acordo com a idade e a etapa de desenvolvimento.
- Perceber a delicadeza e a fragilidade do desenvolvimento do ser humano, dando-lhe um valor especial.
- Proteger e oferecer afeto e estímulo à criança e ao adolescente, permitindo a determinação de seu presente, seu futuro e a convivência social.

Na adolescência

Na adolescência, os valores são revistos e questionados, de acordo com o que foi assimilado daqueles que lhe serviram como modelo. Nessa fase de evolução para a vida adulta, repleta de dúvidas, o adolescente procura se diferenciar dos pais e da família, para chegar à maturidade à sua maneira de ser e viver.

Nessa fase, ocorre uma nova busca de identificações, com a formação de grupos marcados por comportamentos, vestimentas e aparência comuns, seja no colégio, no bairro onde moram ou mesmo na internet. Temporariamente, os costumes e hábitos familiares parecem ficar em segundo plano, porque o senso comum torna-se o "preço a ser pago" para pertencer ao grupo, onde o individual se perde na mescla com o conjunto.

Tendo recebido bons valores morais e construído uma imagem positiva a respeito de si mesmo e de sua família na infância, o jovem irá rever e ampliar os conceitos que lhe foram transmitidos como corretos e verdadeiros. Como consequência, reforçará seus critérios do que é certo e errado, de acordo com a cultura de seus antecessores e as leis de seu tempo social e histórico.

O QUE VOCÊ DEVE SABER

Aquele que não recebe dos pais e responsáveis nem o estímulo adequado ao desenvolvimento, nem o ensino coerente do certo e do errado, considerando sua capacidade psíquica e suas idade e maturidade, chega à adolescência sem base para definir positivamente seu modo de ser e agir.

A família e os desvios de relacionamento

Desde a concepção, muitos fatores podem interferir no relacionamento de pais e filhos, impedindo que se desenvolvam os laços significativos entre eles. Essa ausência de vínculo coloca toda a família na faixa de risco para os mais diversos desvios de relacionamento, como:

- negligência;
- desinteresse pelo bem-estar do filho, por meio de condutas que podem desencadear acidentes;
- violências física, psicológica e sexual.

Tomar conhecimento dos desvios que podem acontecer no cuidado da prole abre novos caminhos para diálogos e para a revisão de atitudes de distanciamento ou de quebra deste laço tão precioso que existe entre pais e filhos.

É fundamental ter em mente que os erros advindos tanto da inexperiência quanto do desconhecimento são possíveis. Conhecê-los e querer resolvê-los é um primeiro passo para sua solução. Mesmo o que começou do jeito errado pode ser corrigido se existir o interesse e a orientação para isso.

O QUE VOCÊ DEVE SABER

- A autonomia é necessária, por isso os pais devem liberar os filhos para outros relacionamentos. A idealização da figura materna e paterna tem de se transformar na visão normal de uma mulher e um homem que podem errar e falhar. Criados e cuidados com amor, coerência, respeito e prazer, os filhos poderão escolher seus caminhos mantendo o relacionamento com os pais da forma que eles lhes ensinaram.
- Para os filhos estruturarem uma nova família futuramente, será preciso substituir o amor absoluto dado aos pais pelo amor de sua companheira ou companheiro, com a(o) qual poderão iniciar uma nova geração. O sentimento para com os pais deve evoluir para uma relação de respeito e apoio.

O QUE OBSERVAR

Quando se percebe, os filhos já cresceram e estão seguindo suas vidas, e a casa parece ficar vazia. Um jeito de não perder esse relacionamento tão precioso é conhecer e acompanhar cada fase do desenvolvimento dos filhos, participando ativamente delas, cuidando, orientando e protegendo, mas sempre respeitando a individualidade da criança.

CONSULTE O PEDIATRA

Ao planejar o presente e o futuro dos filhos, quer-se cuidar, educar e protegê-los dos riscos que a vida e o ambiente podem trazer. O olhar e a ajuda do pediatra ou de profissionais da área da saúde mental são necessários para identificar as distorções de conceitos e valores desse cuidar, educar e proteger, bem como os comportamentos extremos em relação aos filhos.

Para mais informações, consulte a seção 4 – Violências.

A escola como local de proteção

Com frequência, acidentes e violências levam à necessidade de afastamento da criança da escola e, consequentemente, à queda no rendimento escolar, além de terem impacto emocional sobre crianças e adolescentes. Esses incidentes têm grande repercussão sobre o desenvolvimento desses indivíduos, bem como sobre a qualidade de vida de toda a comunidade escolar.

A segurança envolve uma rede de aspectos de desenvolvimento, educação e socialização, além de características individuais e do contexto escolar. Trata-se de um processo constante de ajuste para lidar com demandas, influências, como, por exemplo, novas situações ou novos colegas, competências e necessidades individuais.

ATENÇÃO

Quanto mais tempo o estudante passa na escola, maior a importância desta como local de proteção. Além disso, o cotidiano escolar é repleto de oportunidades para se discutir a própria segurança, a prevenção de acidentes e a promoção da paz.

CURIOSIDADE

A Carta de Ottawa, apresentada na Primeira Conferência Internacional sobre Promoção da Saúde, em 1986, define promoção da saúde como o "processo de capacitação da comunidade para atuar na melhoria da sua qualidade de vida e saúde, incluindo uma maior participação no controle deste processo". Esse documento também define os seguintes campos de ação para a promoção da saúde:

- elaboração e implementação de políticas públicas saudáveis;
- criação de ambientes favoráveis à saúde;
- participação comunitária;
- desenvolvimento de habilidades pessoais: destreza, resolução de conflitos e educação para a saúde, entre outras;
- reorientação dos serviços de saúde, valorizando também o trabalho de prevenção e promoção da saúde, não apenas as ações curativas.

O QUE VOCÊ DEVE SABER

O cuidado com a segurança é um componente da promoção da saúde e deve ser incluído no planejamento escolar como parte do desenvolvimento integral da criança e do adolescente. Os objetivos, conteúdos e métodos da promoção da segurança devem ser compatíveis com o projeto pedagógico da escola, proporcionando ambientes seguros e favoráveis à saúde e promovendo estilos de vida saudáveis.

Iniciativas de promoção da saúde

Quando se fala em promoção da saúde, além da responsabilidade de indivíduos e da comunidade para adotar estilos de vida saudáveis, deve-se lembrar também da responsabilidade do poder público. Assim, faz-se necessária a participação ativa dos diversos setores da sociedade e do governo nos diferentes campos de ação, para garantir os direitos dos cidadãos.

Há várias iniciativas de promoção da saúde no Brasil. Entre elas, destaca-se a das Escolas Promotoras de Saúde, envolvendo parcerias entre os Ministérios da Saúde e da Educação, universidades, Estados e municípios, além do apoio da Sociedade Brasileira de Pediatria.

Uma Escola Promotora da Saúde considera as pessoas, em especial as crianças e os adolescentes, inseridas em seu ambiente familiar, comunitário e social, e tem três princípios básicos, relacionados entre si:

- **Educação para saúde com enfoque integral, incluindo o desenvolvimento de habilidades para a vida**. Discute a saúde como uma construção social, abordando a relação entre a saúde e seus determinantes (condições de vida, fatores sociais e culturais e outros), além de usar todas as oportunidades educativas para promover a saúde (por exemplo, diante de um surto de qualquer doença, aproveitar para falar sobre o corpo e sobre o autocuidado).

- **Criação e manutenção de ambientes físicos e psicossociais saudáveis**. Enfoca o desenvolvimento humano saudável e as relações sociais construtivas e harmônicas; promove aptidões e atitudes para a saúde; busca oferecer um espaço físico seguro e confortável, com água potável e instalações sanitárias adequadas, além de uma atmosfera psicológica positiva para a aprendizagem. Promove a autonomia, a criatividade e a participação dos alunos, bem como de toda a comunidade escolar.

- **Oferta de serviços de saúde**. Busca a aproximação entre os setores da educação e da saúde; no Brasil, estimula-se o acesso da escola a serviços de saúde, com definição conjunta (escola – serviço de saúde – comunidade) e participativa das prioridades e estratégias, contribuindo para a consolidação do Sistema Único de Saúde.

O QUE VOCÊ DEVE FAZER

Procure saber se a escola de seu filho tem uma política de promoção da saúde, e se esta faz parte do projeto político-pedagógico da escola.

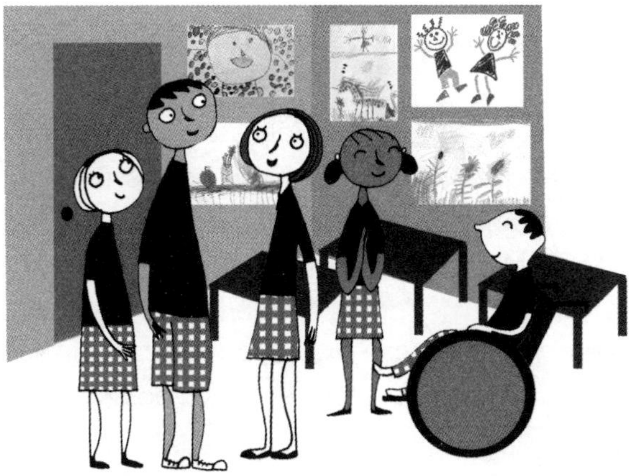

Comissão Escolar de Prevenção de Acidentes e Violências (Cepav)

Uma estratégia possível para a promoção da segurança na escola é a formação da Comissão Escolar de Prevenção de Acidentes e Violências (Cepav), também chamada de Comissão Interna de Prevenção de Acidentes e Violência na Escola (Cipave). Esse tipo de comissão surgiu como uma adaptação da Comissão Interna de Prevenção de Acidentes (Cipa), obrigatória para a indústria desde 1944 e regulamentada por norma do Ministério do Trabalho (NR 5). Mais tarde, surgiu a necessidade de se abordar, conjuntamente com os acidentes, a violência, e realizar um trabalho específico para a escola.

Quais são as atribuições das Comissões Escolares de Prevenção de Acidentes e Violências?

As principais atribuições das Cepav são:

- levantar as condições de risco no ambiente escolar;
- adotar medidas para neutralizar ou reduzir os riscos existentes;
- manter um registro das ocorrências de acidentes, que pode ser ampliado para situações de violência;
- participar da análise das causas de acidentes e propor soluções para os problemas encontrados;
- desenvolver cursos e oficinas (prevenção de acidentes, suporte básico de vida, primeiro atendimento a urgências, prevenção de incêndios, fatores de risco para abuso de drogas lícitas e ilícitas, promoção da paz e outros) para os alunos e a comunidade;

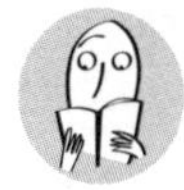

O QUE VOCÊ DEVE SABER

A Cepav (ou Cipave) tem sido implantada em vários municípios brasileiros, com o objetivo de criar normas seguras, dinâmicas e constantes para a proteção da criança no ambiente escolar, estimulando uma atitude preventiva em toda essa comunidade. Além de diminuir a frequência de acidentes e de violência na escola e em seu entorno por intermédio de medidas de proteção (por exemplo, orientações de segurança de trânsito ou mudanças na estrutura física), a Cepav busca difundir princípios de segurança na escola e na comunidade e promover uma cultura de paz.

- difundir uma cultura de prevenção e de promoção da saúde;

- fornecer equipamentos de proteção individual (luvas, equipamentos para prática esportiva e outros) quando necessário;

- participar da implementação e do controle de medidas de prevenção;

- colaborar com o desenvolvimento e a implementação de programas voltados para a segurança e para a promoção da saúde;

- promover anualmente a Semana Interna de Prevenção de Acidentes e Violências na Escola (Sipave).

A Cepav deve ter número de membros estabelecido em função da quantidade de alunos da escola e ser constituída por:

- representantes da direção, funcionários e professores (50%);

- representantes de alunos, pais e membros da comunidade (50%).

Os membros são eleitos por seus pares para mandatos de um ano e, entre eles, são escolhidos o presidente, o vice-presidente e o secretário. Uma possibilidade interessante é vincular a Cepav a outras instâncias de participação, como os conselhos escolares, as associações de pais e mestres e os grêmios estudantis.

Quais são as etapas para a organização das Comissões Escolares de Prevenção de Acidentes e Violências?

A implantação das Cepav pode ser iniciativa de qualquer escola, mas deve, de preferência, envolver parceria com os serviços de saúde, além de estimular a participação da comunidade escolar para a definição das prioridades, o planejamento e o acompanhamento de atividades em cada local. Sugerem-se as seguintes etapas:

- apresentação e discussão do projeto com a direção e a comunidade escolar, incluindo propostas de avaliação;

- capacitação de profissionais de educação e de saúde e formação de monitores;

- realização de eleições para definir os membros da Cepav;

O QUE VOCÊ DEVE SABER

O registro de ocorrências de acidentes (quedas, colisões, lesões durante prática esportiva, acidentes de trânsito no entorno) precisa ser discutido e entendido por todos os participantes da Cepav, contribuindo para manter a atenção sobre o problema e para aumentar o compromisso e a adesão da comunidade escolar e sua capacidade de intervenção, em conjunto com a direção da escola.

Esse registro pode se tornar uma fonte valiosa de informações para conhecer as causas e circunstâncias dos acidentes e possibilitar mudanças tanto no espaço físico como nos processos pedagógicos e de trabalho.

- elaboração do registro inicial de acidentes na unidade escolar, formando um banco de dados para identificar as ocorrências mais frequentes e as que trazem maiores riscos;
- confecção de mapas de risco, identificando os riscos presentes em cada área da escola e em seu entorno, tendo por base a legislação estadual e outras normas;
- implantação de um sistema de monitoramento e um cronograma de atividades segundo as prioridades locais;
- implementação e avaliação das atividades.

Por meio do acompanhamento das ocorrências de acidentes, é possível identificar necessidades de padronização dos atendimentos e de mudanças na forma de encaminhamento para as unidades de saúde, propiciando um atendimento de melhor qualidade.

Outra função importante da Cepav é ajudar a padronizar o material a ser usado para os primeiros socorros nas escolas, evitando o uso de medicamentos sem prescrição e melhorando o primeiro atendimento.

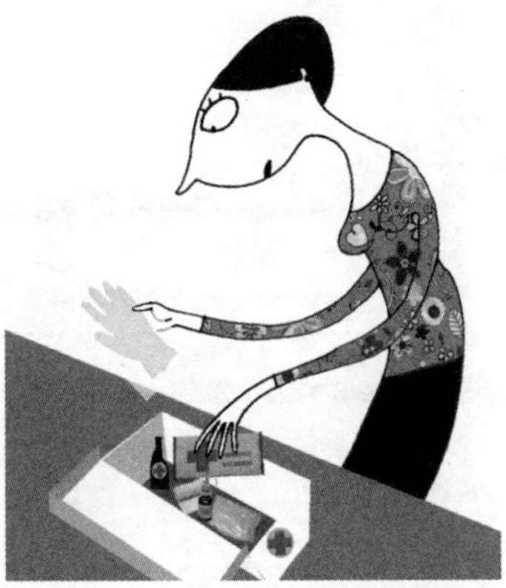

ATENÇÃO

A escola não é um hospital e toda criança tem direito a ter acesso ao serviço de saúde, por isso, em caso de necessidade, a logística de encaminhamento da escola para os hospitais deve ser realizada da maneira mais eficiente possível.

O QUE VOCÊ DEVE FAZER

- Participar do dia a dia de seu filho na escola.
- Conversar com a direção da escola, os professores e outros pais para conhecer a rotina, o trabalho pedagógico e os projetos existentes na área de saúde e segurança.
- Apresentar ou apoiar propostas coletivas, como as Cepav, relacionadas à saúde e à segurança na escola e na comunidade.

ATENÇÃO

O registro de ocorrências de acidentes (quedas, colisões, lesões durante prática esportiva, acidentes de trânsito no entorno) precisa ser discutido e entendido por todos os participantes da Cepav, contribuindo para manter a atenção sobre o problema, aumentar o compromisso e a adesão da comunidade escolar e sua capacidade de intervenção, em conjunto com a direção da escola.

Esse registro pode se tornar uma fonte valiosa de informações para conhecer as causas e circunstâncias dos acidentes e possibilitar mudanças tanto no espaço físico como nos processos pedagógicos e de trabalho.

Oportunidade de aprendizado com acidentes na escola

Uma ocorrência de acidente dentro da escola ou em seu entorno deve, sempre que possível, ser aproveitada como oportunidade de aprendizado, considerando o impacto emocional sobre alunos, educadores e pais, que também deve ser trabalhado. Buscar soluções para evitar novas ocorrências é muito mais importante do que procurar eventuais culpados.

A escola é um componente importante da rede de proteção à criança e ao adolescente, por isso deve oferecer espaços para discussão e ação conjunta com outras instituições. O trabalho em rede deve ser integrado, interdisciplinar e interinstitucional, visando ao acolhimento da criança e de sua família.

Esse diálogo entre a escola, a família e a comunidade não tem "receitas" prontas. É preciso construir parcerias no cotidiano, conhecendo a realidade de cada escola, sua história e respeitando sua função essencial de educar.

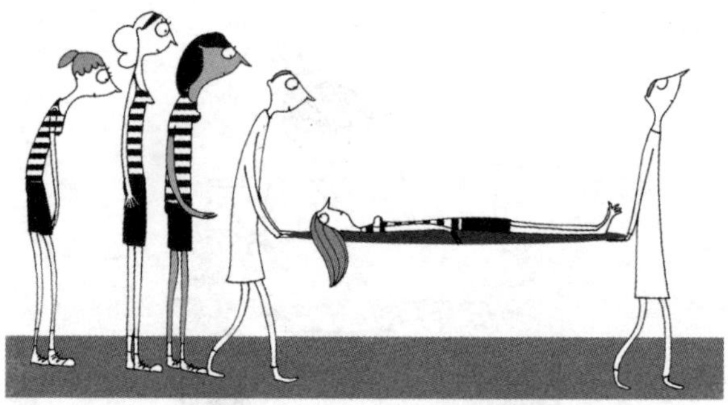

Atendimento em urgências

O QUE VOCÊ DEVE FAZER

O atendimento inicial às urgências é fundamental para minimizar os efeitos das lesões e pode, em certos casos, garantir a sobrevivência da vítima. É importante **informar e treinar os profissionais da educação, os pais, as crianças e os adolescentes, com o objetivo de reduzir a insegurança e melhorar a qualidade do atendimento e encaminhamento das ocorrências.**

A segurança, a prevenção de acidentes e o primeiro atendimento devem fazer parte da formação dos educadores e dos projetos político-pedagógicos das escolas, além de merecer atenção nos livros didáticos.

Comunidade segura: uma estratégia para proteção da criança e do adolescente

A complexidade dos problemas relacionados aos acidentes e violências torna fundamental o desenvolvimento de ações que não sejam isoladas, mas abrangentes, envolvendo vários setores do governo e da sociedade, com o objetivo comum de amenizar seus efeitos sobre a população mais vulnerável, isto é, crianças e adolescentes. Várias estratégias têm sido propostas para alcançar esse objetivo. Na América do Sul, apenas metade dos países possui estratégias nacionais de prevenção ou grupos consultores sobre esse tema.

No âmbito nacional, merece destaque a Política Nacional de Redução de Morbimortalidade por Acidentes e Violências. Essa política, definida na Portaria GM/MS 737/2001, estabelece, como diretrizes: promoção da adoção de comportamentos e de ambientes seguros e saudáveis; monitorização da ocorrência de acidentes e de violências; sistematização, ampliação e consolidação do atendimento pré-hospitalar; assistência interdisciplinar e intersetorial às vítimas de acidentes e de violências; estruturação e consolidação do atendimento voltado à recuperação e à reabilitação; capacitação de recursos humanos; e apoio ao desenvolvimento de estudos e pesquisas.

Em nível internacional, uma proposta que ganhou destaque como política de prevenção e de promoção da saúde é o uso do conceito de comunidade segura, desenvolvido pela Organização Mundial da Saúde (OMS) na década de 1990.

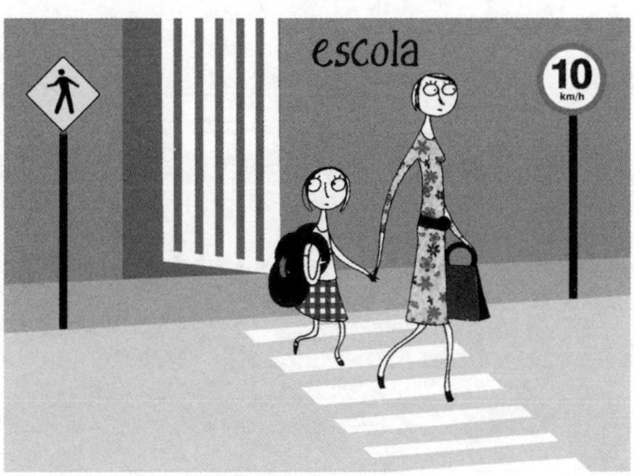

O QUE VOCÊ DEVE SABER

Segundo a OMS, uma comunidade segura deve reconhecer que seus cidadãos têm o direito de:

- viver em comunidade com segurança;
- participar das decisões relacionadas à segurança do ambiente em que vivem;
- decidir quais são as prioridades de ação e quais recursos devem ser alocados às intervenções;
- saber quais são os riscos à sua segurança e quais são os produtos potencialmente lesivos;
- receber treinamento para o controle de injúrias físicas.

Princípios básicos das comunidades seguras

Os princípios básicos do projeto de comunidades seguras incluem: **organização da comunidade**, **acesso a dados epidemiológicos** e outras informações e **intervenção**.

Organização da comunidade

- Envolvimento de todas as organizações relevantes – como associações de bairro, escolas, movimentos populares, conselhos de saúde, conselhos de direitos e outros –, que devem se relacionar com todos os setores importantes de atividades, especialmente o de atenção primária à saúde.

- Aproveitamento de soluções que já funcionam bem e mudanças nos processos ineficientes.

- Participação ativa da comunidade no diagnóstico, planejamento e execução das ações adotadas para solução dos problemas (veja, a seguir, o item "Intervenção").

Epidemiologia e informação

- Uso de dados epidemiológicos suficientes para avaliar determinado problema em todos os ambientes.

- Conscientização da comunidade utilizando a mídia ou formas tradicionais de divulgação, com dados relevantes e com ênfase nos fatores locais.

Intervenção

- Intervenções aceitáveis pela comunidade e benéficas à maioria das pessoas.

- Soluções aplicáveis aos vários ambientes sociais, econômicos e políticos existentes.

- Desenvolvimento de processos sociais, econômicos e políticos por meio de pesquisa e educação.

- Abordagem intersetorial, ou seja, com envolvimento conjunto dos setores e órgãos implicados no problema (saúde, educação, segurança, desenvolvimento urbano, promoção social e outros, incluindo a sociedade civil organizada).

- Estabelecimento de alvos e dados de base para avaliação de processos e resultados.

Principais critérios das comunidades seguras

Os principais critérios para uma comunidade segura, segundo a OMS, são:

- presença de um grupo intersetorial responsável pela prevenção de injúrias físicas;

- envolvimento da comunidade, por meio de movimentos sociais e conselhos, de modo a participar do planejamento, execução e avaliação das intervenções escolhidas;

- organização de um programa, pelo poder público, para cobrir todas as idades, ambientes e situações, planejado para um período longo, podendo também ter o apoio da comunidade civil;

- atenção especial a grupos e ambientes de alto risco;

- documentação da frequência e das causas das injúrias físicas.

Programas de comunidades seguras, seguindo essas orientações, têm sido implantados em diferentes locais, com participação ativa dos grupos sociais envolvidos. Foram registradas pela OMS, como membros da rede de comunidades seguras, iniciativas de 26 países. A maioria dos programas certificados encontra-se na Europa e na Ásia. No Brasil, merece destaque a iniciativa de Porto Alegre, que está em fase de preparação para integrar este programa como um centro colaborador. Em grandes metrópoles, é mais difícil a implantação dessas iniciativas; os critérios de comunidade segura são mais facilmente aplicáveis a bairros, cuja população tem história e identidade social próprias.

O QUE VOCÊ DEVE SABER

Todos os interessados na questão da segurança de crianças e jovens podem visitar o site do Centro Colaborador da Organização Mundial da Saúde para a Promoção de Comunidades Seguras (http://www.phs.ki.se/csp/), que apresenta informações bastante completas, com destaque para uma interessante seção dedicada à segurança infantil.

Para saber como participar da Rede Internacional de Comunidades Seguras, acesse http://www.phs.ki.se/csp/pdf/guidelines/20120124_sp.pdf.

É fundamental a união do poder público e comunidade nesses projetos.

Quem deve ter a iniciativa de organizar uma comunidade segura?

Os pais e professores devem participar ativamente, exigindo do poder público as modificações necessárias. Porque se não for desta forma, elas não acontecem.

Por exemplo:

- Há pais que se revezam na travessia de crianças em frente à escola. A Companhia de Engenharia de Tráfego (CET) disponibiliza coletes e sinalização, mas quem fica nos horários de entrada e saída são pais voluntários.

- Reformas na escola: os pais devem apoiar a diretoria da escola na cobrança e utilizar todos os recursos disponíveis; por exemplo, encaminhar queixas à ouvidoria do setor público responsável pela obra ou contratação de pessoal técnico para supervisionar as crianças.

Conclusões

Algumas dessas comunidades têm dificuldades em manter seus resultados a longo prazo, o que indica a importância da mobilização contínua de toda a comunidade, sobretudo durante períodos de mudanças políticas, econômicas e sociais.

É importante que ocorra a divulgação dessas experiências e o intercâmbio entre comunidades para a solução de problemas, possibilitando a reprodução de iniciativas semelhantes e a formação de uma rede de comunidades seguras.

Embora grandes ações sejam necessárias, usando-se, para isso, os meios de comunicação de massa, são as pequenas iniciativas locais e as ações cotidianas que farão maior diferença em termos de impacto e, consequentemente, de proteção a todos os cidadãos.

Riscos durante o desenvolvimento

Riscos durante o desenvolvimento

Coordenação
Regina M. C. Gikas

Conteúdo

Período pré-natal

O aconselhamento sobre prevenção de acidentes deve se iniciar antes do nascimento do bebê, na consulta pediátrica de pré-natal.

Orientações à gestante condutora

O QUE VOCÊ DEVE FAZER

- Ao volante, a gestante deve seguir as regras básicas de saúde e segurança.
- **Usar cinto de segurança.** A gestante envolvida em uma colisão de carro que não esteja contida pelo cinto de segurança tem maior risco de apresentar trabalho de parto prematuro e morte fetal.
- **Usar cinto de três pontos.** Gestantes devem sempre usar esse tipo de cinto, mantendo a faixa subabdominal tão baixa e ajustada quanto possível. A faixa diagonal deve cruzar o meio do ombro, passando entre as mamas, nunca sobre o útero. O uso do cinto de segurança de três pontos reduz a possibilidade de lesão fetal direta ou indireta, tanto por aumentar a superfície sobre a qual se dissipa a força de desaceleração como por evitar a flexão anterior sobre o útero gravídico.
- Evitar dirigir o veículo ao sinal de qualquer desconforto ou situação de alteração clínica.
- Seguir a orientação de que a distância entre a barriga e o volante deve ter no mínimo 15 cm.
- Evitar dirigir por longas distâncias, em jejum, em caso de calor ou frio excessivos e por estradas ruins.

O QUE VOCÊ DEVE SABER

Alguns tipos de acidentes envolvendo a gestante podem comprometer o feto. Dentre eles, destacam-se:

- colisões de veículos a motor;
- atropelamentos;
- quedas;
- agressões físicas;
- fraturas de pelve, que, na gestação avançada, podem resultar em fraturas de crânio do feto assim como em outras lesões intracranianas graves.

ATENÇÃO

O uso do cinto de dois pontos, que protege apenas a bacia, permite a projeção do corpo para a frente e a flexão do tronco, comprimindo o útero, o que pode causar a ruptura uterina ou o descolamento da placenta. Se usados em uma posição mais alta, sobre o útero, esses cintos podem causar lesão uterina por ação direta do impacto.

Situações de alerta

Mãe Rh negativa

Uma pequena hemorragia feto-materna é capaz de sensibilizar a mãe Rh negativa quando o feto é Rh positivo. Toda grávida Rh negativa vítima de trauma, com possibilidade de lesão do útero, deve receber tratamento com imunoglobulina Rh nas primeiras 72 horas após o trauma.

Eixo do equilíbrio alterado

As alterações no eixo do equilíbrio, naturalmente causadas pela gravidez, propiciam risco de quedas. Por isso:

- evite sapatos com salto alto;
- dê preferência a calçados confortáveis e com solado antiderrapante.

CONSULTE O OBSTETRA

Uso de medicamentos na gestação

Gestantes só devem usar medicamentos sob prescrição médica. Alguns medicamentos são prejudiciais ao feto. Por isso, SEMPRE consulte um pediatra e/ou um obstetra antes de tomar qualquer medicamento durante a gravidez.

Preparativos: a escolha dos móveis

A chegada do bebê deve ser precedida de alguns cuidados especiais para protegê-lo.

A escolha do berço

O QUE OBSERVAR

- O Selo de Identificação da Conformidade com o Instituto Nacional de Metrologia, Normalização e Qualidade Industrial (Inmetro) deve estar exposto no produto e na embalagem.
- Os rótulos e decalques colados no produto não podem estar fixados nas superfícies internas das laterais e das extremidades do berço.
- As bordas e partes salientes devem ser arredondadas ou chanfradas e isentas de quaisquer rebarbas e arestas.
- A distância entre as grades de proteção deve ser de 4,5 a 6,0 cm, no máximo.
- Os mecanismos para rebaixamento de grades laterais devem ter um sistema de travamento. A altura entre o estrado e a borda superior da lateral tem que ser de, no mínimo, 60 cm.

ATENÇÃO

- Não deixe objetos soltos no berço (travesseiro, almofada, protetor, brinquedo, brinquedo de pelúcia, etc.). Eles possibilitam risco de sufocação, asfixia e estrangulamento.
- Prenda móbiles ou outros brinquedos firmemente ao berço, em uma altura em que não possam ser alcançados nem puxados por ele.

- Na presença de rodinhas, o berço deve conter travas para garantir estabilidade.
- Todos os berços devem conter as seguintes informações: razão social, nome ou marca comercial registrada do fabricante, distribuidor ou varejista, além de dados adicionais de identificação do produto. Esses dados devem estar na nota fiscal, no documento de garantia ou numa etiqueta no próprio berço.
- O colchão também precisa ser seguro:
    - Caso o colchão não seja uma parte integrante do berço, deve existir uma marcação, na base do berço, recomendando o uso de colchões com espessura máxima permitida de 120 mm.
    - O colchão deve ser firme (densidade 18) e se encaixar perfeitamente no berço (não pode haver mais que dois dedos de espaço entre o berço e o colchão).
    - No colchão, não pode haver qualquer embalagem plástica, a fim de evitar sufocação.

Disposição e cuidados dos móveis

Os móveis devem ser dispostos para garantir um ambiente seguro, para que o bebê não caia, não tropece, não escorregue, não se machuque, enfim, para evitar acidentes e traumatismos.

O QUE VOCÊ DEVE FAZER

- Nunca coloque berços ou outros móveis próximos de uma janela.
- Instale telas ou grades nas janelas e sacadas.
- Procure adquirir móveis com pontas arredondadas ou considere o uso de pontas de silicone (protetores de quinas), que podem ser encontradas em lojas de artigos infantis.
- Evite móveis com vidro ou outro material que possa quebrar ou cortar.
- Prefira cortinas ou persianas sem cordas para evitar que crianças menores corram o risco de estrangulamento.

Para mais informações, consulte os capítulos "Ambiente doméstico" e "Equipamentos e acessórios", na seção 3 – Ambiente e segurança.

O QUE OBSERVAR

Nem todo equipamento destinado às crianças, desde o nascimento, oferece a segurança necessária. Ao adquirir cadeiras ou carrinhos para bebê, berços, camas e demais equipamentos, os pais devem levar em consideração não apenas a beleza estética e a presença de acessórios, mas principalmente a qualidade e a segurança dos objetos.

A alta da maternidade

Desde a alta da maternidade, o recém-nascido **deve ser transportado em assento de segurança apropriado**, no banco traseiro do veículo, virado de costas para o condutor, no sentido contrário ao deslocamento do veículo, como consta na legislação brasileira. A desobediência a essa resolução configura infração gravíssima, sujeita a multa e retenção do veículo até que a irregularidade seja sanada (ver capítulo "Trânsito e transporte de crianças e jovens", na seção 5 – Acidentes).

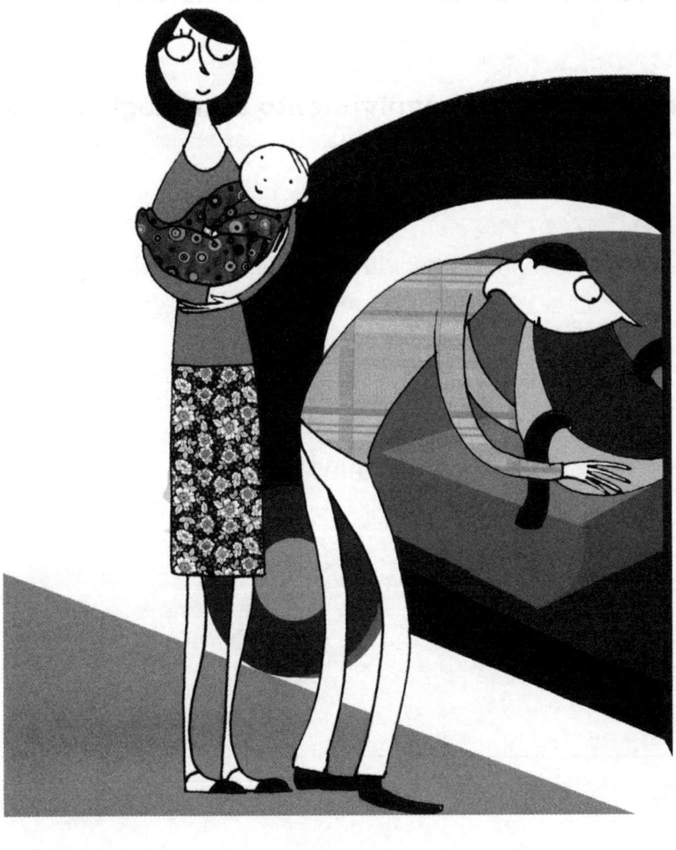

O QUE O PAPAI PODE FAZER

O pai deve participar da consulta de pré-natal pediátrico e envolver-se diretamente com a promoção da segurança da gestante e do bebê. Por exemplo, ajudando a gestante a descer e subir escadas, e deitar-se ou levantar-se da cama quando necessário; supervisionar e/ou participar da montagem do quartinho do bebê sempre lembrando das medidas de segurança para todos os itens.

Primeiro ano de vida

ATENÇÃO

A cada aquisição, as possibilidades de movimentação aumentam e, com isso, também se elevam os riscos de acidentes. As aquisições são rápidas e, muitas vezes, não são previstas por quem cuida. Embora ocorram em uma sequência esperada para cada idade, há muitas variações individuais. A imaturidade do organismo, incluindo o metabolismo, aumenta a sensibilidade para produtos químicos e para variações térmicas do ambiente. Cada ambiente apresenta peculiaridades com riscos gerais e específicos.

O QUE VOCÊ DEVE SABER

Nesse período, a criança estrutura os alicerces de sua personalidade e é totalmente dependente dos cuidados do adulto. Quem cuida precisa estabelecer com o bebê um vínculo de amor, que servirá como modelo e caminho facilitador para que, na fase adulta, ele adote atitudes protetoras de uma maneira geral e, em especial, em relação à prevenção de acidentes (injúrias externas).

No primeiro ano de vida, o desenvolvimento neuropsicomotor, que propicia a capacidade de autodefesa, está apenas se iniciando, por isso o bebê precisa de um ambiente que favoreça sua expressão. A curiosidade do bebê funciona como uma alavanca para isso.

O desenvolvimento da motricidade acontece no sentido craniocaudal, por isso o bebê adquire controle muscular "da cabeça para os pés", em uma sequência esperada: cabeça → pescoço → braços → tronco → pernas.

Fique atento ao desenvolvimento neurológico do seu filho no primeiro ano de vida

Bebê de 0 a 3 meses

- Recém-nascido: poucos movimentos de defesa e de retirada, como virar ou afastar o rosto.

- Movimentos reflexos:
  - reflexo "do abraço": arqueia-se "abraçando o ar";
  - sucção: suga o que toca sua boca;
  - propulsão: projeta o corpo com o apoio dos pés.

- Até os 3 meses, adquire controles como:
  - vira o rosto;
  - levanta e sustenta a cabeça;
  - levanta o tronco;
  - estende os braços;

- enxerga e prefere a imagem do rosto humano;
- suas formas de comunicação são o choro, o sorriso e o balbucio, estabelecendo um vínculo com quem cuida;
- interessa-se por móbiles, distraindo-se com seu movimento.

Bebê de 4 a 6 meses

- Aprende a rolar.
- Pega objetos e os leva à boca.
- Impulsiona o corpo para trás.
- Senta-se, inicialmente com apoio, pois tomba para o lado.
- Senta-se sem apoio e projeta o corpo para a frente, tentando pegar objetos.

Bebê de 7 a 9 meses

- Engatinha ou arrasta-se pelo chão.
- Tenta levantar-se ou levanta-se com apoio.
- Brinca ativamente.
- Pode falar palavras simples.
- Reconhece seus cuidadores.

Bebê de 10 a 12 meses

- Começa a andar com apoio e progressivamente pode chegar a andar solto.
- Explora avidamente o ambiente.
- Pega pequenos objetos entre polegar e indicador e pode levá-los à boca.
- Entrega um objeto solicitado.
- Brinca com bola.
- Faz movimentos de adaptação da postura ao ser vestido.
- Repete sons.
- Acena com a mão (tchau).
- Conhece o próprio nome.
- Pode falar algumas palavras.

Para mais informações, ver os capítulos "Ambiente doméstico", na seção 3 – Ambiente e segurança; e a seção 5 – Acidentes, lembrando sempre que a maioria dos acidentes pode ser prevenida.

Atitudes seguras: como proceder?

O QUE VOCÊ DEVE FAZER

No **primeiro ano de vida** do seu filho, recomendamos:

- Estabelecer uma comunicação amorosa e acolhedora com o bebê, por meio do olhar, da fala e/ou do toque.
- Observar com atenção as aquisições do bebê sob seus cuidados.
- Observar o meio ambiente onde o bebê está inserido, atentando para os riscos.
- Desenvolver a capacidade de colocar-se no lugar do bebê para conseguir antever as ocorrências.
- Antecipar-se às ocorrências lesivas, crendo que elas podem ocorrer.
- Informar-se sobre a frequência e gravidade das injúrias externas. Em cada faixa de idade, existe uma escala dos acidentes mais frequentes aos quais os pais devem estar mais atentos. Determinados acidentes têm um maior risco de morte ou sequela. Por exemplo, afogamento, queimaduras, envenenamentos por medicação ou produtos de limpeza, aspiração de corpo estranho, choques elétricos, etc.
- Tomar consciência de que as injúrias externas podem ser prevenidas.
- Informar-se sobre os recursos e as normas de prevenção de injúrias e adotá-los. Para cada tipo de acidente, existem medidas que comprovadamente diminuem sua frequência e elas sempre devem ser adotadas. Por exemplo, transporte em veículos usando a cadeirinha específica, banho sempre supervisionado, produtos de limpeza e líquidos quentes longe do alcance, etc.
- Tomar medidas adequadas se injúrias externas ocorrerem, pois o pronto atendimento correto minimiza as consequências.
- Considerar que a casa também é do bebê. Não se deve descuidar de sua segurança em benefício da decoração.
- Ter móveis sem bordas pontiagudas ou com proteção (cantoneiras de silicone). É comprovado que quedas da própria altura e impactos são frequentes no lar.
- Estabelecer limites, sem ser extremamente repreensivo.
- Transportar o bebê sempre na cadeira para automóveis (para mais detalhes, consulte o capítulo "Trânsito e transporte de crianças e jovens", na seção 5 – Acidentes).

O QUE VOCÊ NÃO DEVE FAZER

- Nunca transportar o bebê fora das normas de segurança, como, por exemplo, fora da cadeirinha no veículo.
- Não dormir na mesma cama que o recém-nascido, para evitar o risco de sufocação do bebê.
- Não subestimar a capacidade de movimento e iniciativa de seu bebê. Por exemplo, achar que ele não é capaz de cair da cama.
- Não se desestabilizar com o choro do bebê. Lembre-se: o choro é uma forma de comunicação e cuidar é dar segurança.
- Evite ignorar os pequenos sinais de que o bebê está te chamando. A atenção genuína e interessada acalma o bebê e prevê riscos.
- Nunca medicar o bebê sem orientação médica, uma vez que medicamentos, inclusive os mais conhecidos, podem ser tóxicos.
- Não introduzir alimentos sem orientação do pediatra, pois existe uma sequência adequada para tipos e formas de alimentos.
- Nunca deixar o bebê sobre um apoio que seja alto e que não ofereça proteção, como cama, poltrona, sofá, trocador, colo de crianças.
- Não enfeitar o bebê com correntinhas, pulseirinhas, medalhinhas, etc., pois esses acessórios podem estrangular ou serem aspiradas pelo bebê.
- Jamais deixar o bebê sozinho no banho ou com risco de imersão em baldes, bacias, vaso sanitário, piscina, etc. O afogamento é muito fácil porque os reflexos de defesa do bebê são precários.
- Não deixar o bebê "mamar sozinho" a mamadeira dele, sem supervisão, pois há risco de aspiração do leite e/ou de engasgos.
- Não introduzir o uso de "andadores". Ver quadro "Atenção".
- Nunca oferecer objetos de risco como brinquedos: potes de talco, embalagens com remédios, tubos de pomada ou objetos pequenos e/ou pontiagudos. Eles podem ocasionar aspiração de corpo estranho, ingesta não desejada ou ferimentos.

ATENÇÃO

A Sociedade Brasileira de Pediatria condena o uso de andadores e faz grandes campanhas para a proibição da sua venda no Brasil. Os andadores travam e ocasionam quedas com consequências gravíssimas de traumatismo craniano, lesões de face e membros; e permitem acesso a locais de risco, como escadas e paredes. Além disso, o andador pode ocasionar vícios posturais dos pés e das pernas, prejudicando o desenvolvimento craniocaudal do bebê, ou seja, o bebê não irá obedecer à ordem natural de evolução do controle de andar e depois correr, por exemplo. Já existem no mercado bons substitutos do andador tradicional, como o empurrador (empurra-empurra) e os *jumpers* (pula-pulas com cadeirinha). Lembre-se SEMPRE de consultar o pediatra antes de utilizar qualquer equipamento/acessório.

ATENÇÃO

- O que o bebê não é capaz de fazer hoje pode ser capaz de fazer amanhã.
- Quanto maior a dependência de quem é cuidado, maiores precisam ser a dedicação e o amor de quem cuida.

CONSULTE O PEDIATRA

Nas consultas de rotina, o pediatra deve progressivamente orientar sobre os cuidados que devem ser adotados visando à redução de riscos e à construção de um ambiente seguro.

O QUE VOCÊ NÃO DEVE FAZER

- Nunca segurar o bebê no colo, se estiver próximo a substâncias quentes, como leite, chá, sopa, cigarro ou água do preparo do banho do bebê. O bebê pode puxar toalhas, derrubar pratos e copos, tentar pegar a chama do cigarro, etc.
- Jamais deixar objetos pesados, quebráveis, medicamentos ou outros produtos sobre móveis baixos e acessíveis.
- Não incentivar brincadeiras com animais desconhecidos.
- Nunca ser muito permissivo, ou seja, deve-se estabelecer limites.
- Não se preocupar em demasia, impedindo a exploração do ambiente pelo bebê.

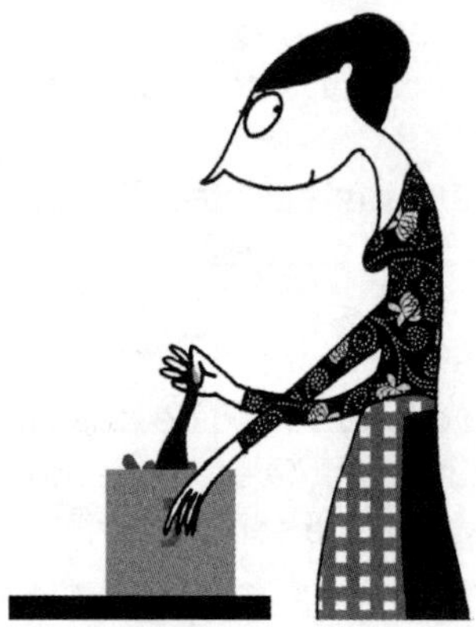

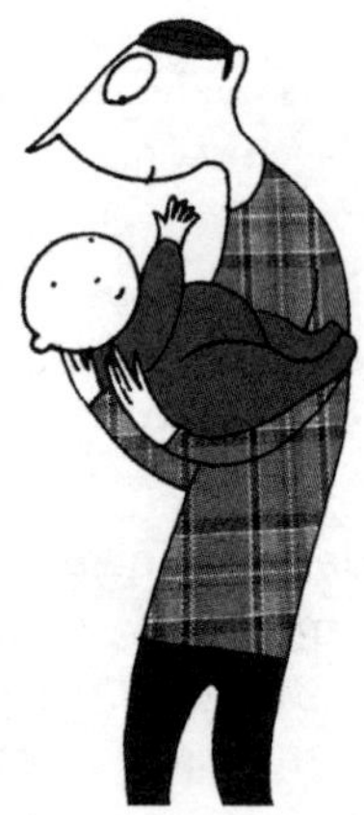

A criança entre 1 e 2 anos

A casa é o primeiro mundo da criança, local onde ela passa a maior parte do seu tempo nos dois primeiros anos de vida. É nela que ocorre o maior número de acidentes.

As "vacinas" que protegem a criança contra os acidentes **são o exercício da vigilância constante e a eliminação dos fatores de risco** por parte de seus cuidadores, a partir de um olhar crítico, considerando a forma como a criança vê o mundo dos adultos; afinal, sua pequena estatura permite que olhe o ambiente somente de baixo para cima e sua incrível curiosidade em relação ao ambiente que a cerca a torna vulnerável a todo tipo de lesão.

Nessa etapa, **a criança adquire rápida e progressivamente a capacidade de se mover e se comunicar**. Fica de pé, anda, fala algumas palavras, aprende o nome das partes do corpo. Tenta fazer atividades que, na verdade, não tem condições de realizar com segurança, tais como: descer escadas, subir nos móveis, pegar objetos em mesas ou no fogão.

É grande seu acesso a vários ambientes da casa e também a produtos químicos, como material de limpeza e medicamentos, que podem estar embalados de forma muito atraente para ela.

Também nessa idade, a criança costuma gostar de animais e, em geral, não tem medo de tocá-los nem a percepção do risco de ser mordida ou picada por eles.

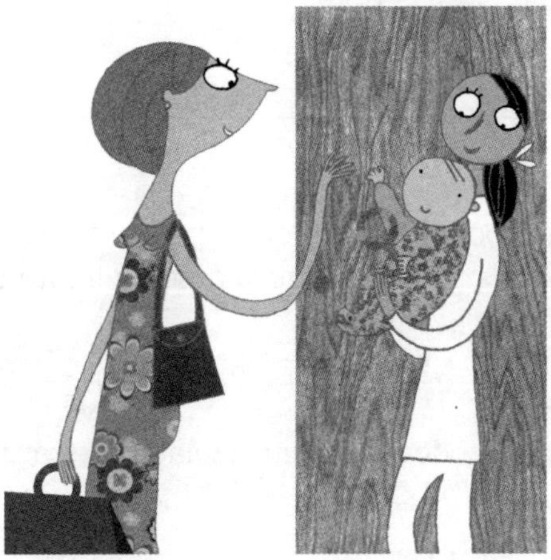

ATENÇÃO

No segundo ano de vida, a criança precisa de limites concretos em relação à realidade que a cerca, mas também de limites invisíveis. A **prevenção de acidentes deve ser primordialmente ativa**: além de medidas preventivas físicas ou de barreira, como colocar portõezinhos em acesso a escadas, é necessário mostrar à criança os riscos de determinadas atitudes, como de subir em uma cadeira alta.

O QUE OBSERVAR

- **Coordenação motora grossa:** a criança usa grupos de músculos maiores e desenvolve as habilidades de correr, pular, chutar, subir e descer escadas.

- **Coordenação motora fina:** refere-se ao uso de músculos pequenos, por exemplo, das mãos e dos pés, em atividades como pintar, desenhar, manusear pequenos objetos.

Fique atento ao desenvolvimento da criança de 1 a 2 anos

O QUE VOCÊ DEVE SABER

De 12 a 18 meses de idade

- Nessa fase, já possui movimentos e coordenação motora grossa bastante desenvolvida. O crescimento geral é menos acelerado e a coordenação motora fina é mais desenvolvida.

- O equilíbrio é inicialmente instável, pois os músculos ainda não estão bem fortalecidos. Contudo, a partir dos 16 meses, já é capaz de caminhar e se manter em pé com segurança, caindo raras vezes.

- Sua natureza é curiosa, mas tem destreza limitada. Não dispõe, ainda, da compreensão da relação de causa e efeito, de que, por exemplo, se puxar a toalha de mesa os objetos em cima da toalha podem cair sobre ela.

- Compreende o significado das palavras.

- Gosta de novidades; e brincar de explorar é a atividade predominante nessa fase. Ainda tem grande tendência a levar objetos à boca.

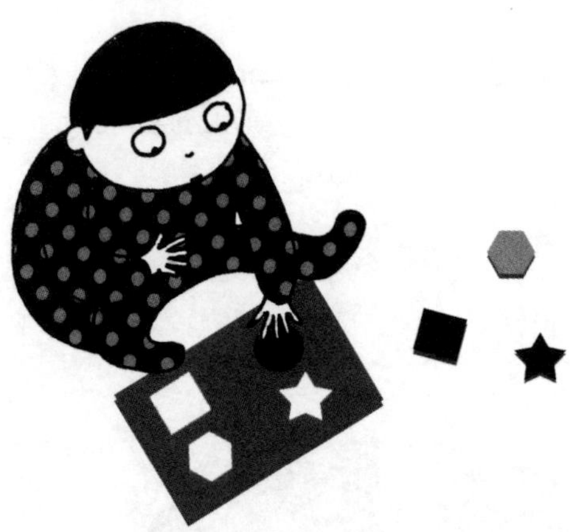

De 19 a 23 meses de idade

- Há novos ganhos de coordenação motora grossa e de habilidades motoras mais refinadas, mas a destreza ainda é limitada.

- Adquire força, equilíbrio e um andar mais estável e confiante.

- Compreende pouco ou moderadamente a relação de causa e efeito.

- Ainda precisa de meios não verbais para se expressar.
- Começa a formar frases com uma palavra só (por exemplo, "nenê--nanã"). Até 24 meses, consegue construir frases de até três palavras ("nenê qué papá").
- Consegue identificar a diferença entre brinquedos e objetos que não são para brincar.
- É capaz de encaixar os próprios braços em grandes aberturas.
- Adora brincar com areia e água, por isso há grande risco de afogamento (banheiras, baldes, piscinas, praia, etc.).
- Ainda leva muitos os objetos à boca, mas em uma proporção menor.

Ambiente seguro: perigos e cuidados

Os principais riscos físicos de crianças entre 1 e 2 anos são de:

- aspiração de corpos estranhos;
- intoxicações;
- afogamento (piscinas e baldes);
- queimaduras (fogão);
- choque elétrico;
- atropelamentos;
- quedas e traumas;
- fraturas e contusões;
- picadas e mordidas.

ATENÇÃO

Traumas e lesões geralmente ocorrem porque pais e cuidadores subestimam a capacidade motora da criança e não sabem o que ela pode fazer.

CONSULTE O PEDIATRA

Nas consultas de rotina, peça orientações ao pediatra sobre os cuidados a serem adotados a fim de reduzir os riscos e propiciar um ambiente seguro à criança ao longo de seu crescimento.

Mais informações sobre ambiente seguro devem ser consultadas no capítulo "Ambiente doméstico", na seção 3 – Ambiente e segurança.

ATENÇÃO

A supervisão da criança deve ser constante!

Atitudes seguras: como proceder?

O QUE VOCÊ DEVE FAZER

As **crianças de 1 a 2 anos** merecem muita atenção à segurança. Recomendamos:

- Proteger janelas, varandas e vãos laterais das escadas com grades, redes ou vidros e instalar portões nas escadas.
- Utilizar antiderrapantes em tapetes.
- Restringir o acesso à cozinha, especialmente no momento de preparo de refeições.
- Usar os queimadores ("bocas") de trás do fogão, com os cabos das panelas voltados para dentro.
- Manter medicamentos em recipientes com tampas de segurança e produtos de limpeza nas embalagens originais, em armários trancados. O mesmo procedimento deve ser realizado para bebidas alcoólicas.
- Guardar em lugar seguro objetos pontiagudos, cortantes e com partes destacáveis.
- Colocar protetores de tomadas.
- Limitar o acesso aos banheiros, à lavanderia e à piscina, trancando as portas ou instalando grades ou cercas de segurança.
- Não deixar baldes e bacias com água em locais de fácil acesso às crianças.
- Usar cadeiras apropriadas no automóvel para o transporte da criança (para mais informações, consulte o capítulo "Trânsito e transporte de crianças e jovens", na seção 5 – Acidentes).

A criança entre 2 e 3 anos

Nessa idade, a criança apresenta aumento da coordenação motora grossa e fina, aumento da força, intensa atividade motora, melhor destreza, maior desenvolvimento da memória, atenção e observação de detalhes, além de maior capacidade de dedução.

O QUE OBSERVAR

Entre 2 e 3 anos, a criança manifesta mais vontade própria, fala muito, canta, imita (de forma cada vez mais elaborada) e tem bastante interesse em socializar-se. Outros comportamentos observados são:

- Participa ativamente no vestir-se, despir-se, no banho e na alimentação.
- É capaz de interagir com brinquedos de aprendizagem simples.
- Anda, pula, corre, dança, salta e se equilibra razoavelmente bem.
- Consegue subir e descer escadas – um degrau por vez –, atirar a bola com as mãos e chutá-la, usar colher e copo, escovar os dentes sozinha.
- Gosta de brincar com água, empilha cinco ou seis blocos, desenha linhas verticais e circulares no papel.
- É capaz de aprender a pedalar.
- Interessa-se pelo computador, consegue mover o mouse e pressionar botões.
- Consegue usar tesouras sem corte e com pontas arredondadas.

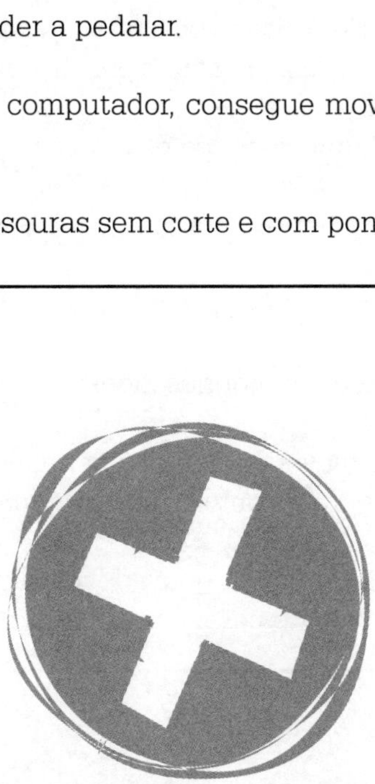

Fique atento ao desenvolvimento da criança de 2 a 3 anos

O QUE VOCÊ DEVE SABER

Entre 2 e 3 anos de idade, a criança explora o mundo agindo repetidamente e aprende por imitação e repetição. Ela já:

- reconhece cada vez mais as conexões simbólicas, distinguindo a realidade da fantasia;
- lembra-se de acontecimentos passados;
- concentra-se e foca-se em tarefas como usar colher, empilhar blocos, virar páginas de um livro;
- é capaz de compreender três instruções ao mesmo tempo;
- entende o conceito de "dentro" e "fora", "acima" e "abaixo", "agora" e "depois";
- começa a entender o propósito dos números, o conceito de "dois" e de sequência numérica;
- brinca sozinha de forma mais exploratória e tem interesse em brincar com outra criança;
- tenta impor a própria vontade;
- consegue movimentar as mãos e os dedos – a preensão é mais coordenada;
- fala uma quantidade maior de palavras e frases curtas, usa plural e é capaz de conversar com um adulto por um curto período de tempo;
- chama as pessoas que conhece pelo nome;
- pergunta frequentemente: "por quê?";
- é capaz de nomear figuras e até três partes do corpo;
- gosta de ter e folhear os próprios livros;
- gosta de ouvir as mesmas histórias várias vezes, faz perguntas sobre a história, tenta recontá-la em outro momento;
- reconhece melodias simples, gosta de instrumentos musicais, de cantar e dançar, além de bater palmas junto com a música.

Atitudes seguras: como proceder?

O QUE VOCÊ DEVE FAZER

- Manter a supervisão constante da criança.
- Seguir todas as medidas de prevenção adotadas nas faixas de idade anteriores a essa.
- Impor limites seguros, com coerência, restrição de opções e disciplina, bem como, quando necessário, utilizar o método de recompensas.
- Contar com a prevenção orientada pela educação progressiva, repetida e reincidente das ações cotidianas do adulto. O adulto serve de exemplo ao adotar um comportamento seguro.
- Sempre ter em mente que seu filho não entende nem reconhece os perigos e riscos que o cercam, tampouco se lembra da palavra "não" enquanto está explorando e brincando.
- Programar "excursões supervisionadas" para suprir a imensa curiosidade natural da criança: abrir um armário da cozinha ou uma gaveta no quarto, explorar a flora e a fauna no quintal, procurar um brinquedo, etc.
- Transmitir, por meio de ações cotidianas, as medidas educativas de proteção, como subir escadas degrau por degrau, descer do sofá e degraus sentado, sempre usar capacete, etc.

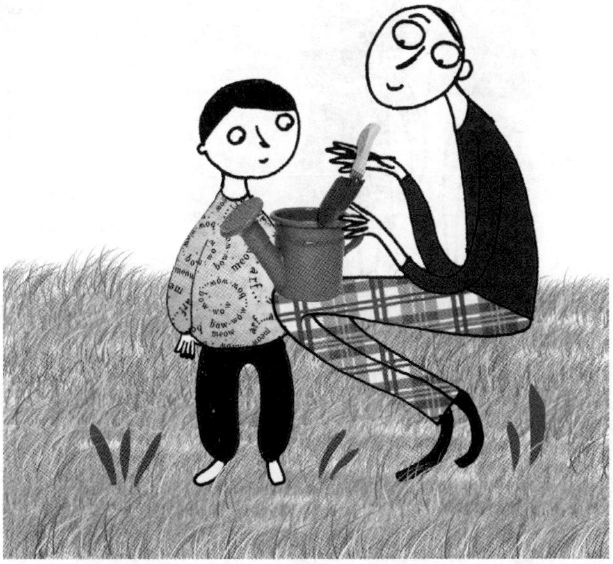

ATENÇÃO

As crianças aprendem rápido e, em um "piscar de olhos", estão pulando, correndo, escalando, usando ferramentas e pilotando um triciclo.

Traumas e lesões geralmente ocorrem porque pais e cuidadores não sabem o que a criança pode fazer.

Para mais informações, consulte o capítulo "Ambiente doméstico", na seção 3 – Ambiente e segurança.

O QUE O PAPAI PODE FAZER

O papai pode programar "excursões supervisionadas" pela casa. Levar o filho para explorar gavetas, quintal, armários, mostrando a ele o que há nesses ambientes, ou ensinando o que ele pode ou não pode fazer. Procurar e esconder brinquedos é outra forma de suprir a curiosidade do seu filho.

CONSULTE O PEDIATRA

Nas consultas de rotina, o pediatra deve orientar sobre os cuidados a serem adotados a fim de reduzir os riscos e propiciar um ambiente seguro à criança ao longo de seu crescimento.

ATENÇÃO

Lembre-se sempre que a principal ameaça para a saúde e a vida de crianças pequenas é o acidente.

Ambiente seguro: perigos e cuidados

Entre 2 e 3 anos de idade, os principais riscos físicos são:

- aspiração de corpos estranhos;
- intoxicações;
- afogamento (piscinas e baldes);
- queimaduras (fogão);
- choque elétrico;
- atropelamento;
- quedas e traumas;
- picadas e mordidas;
- fraturas e contusões.

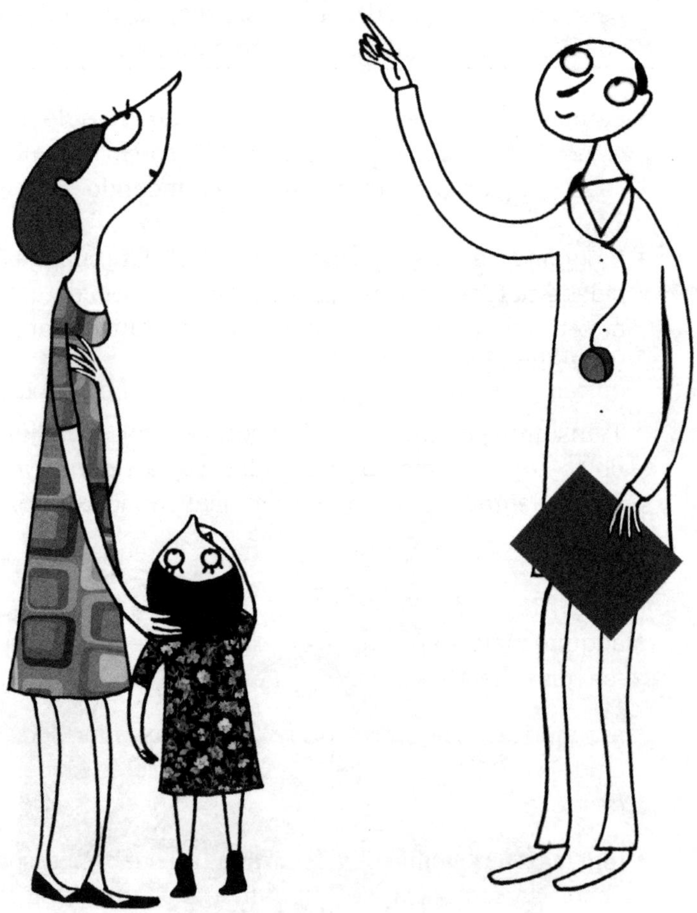

A criança entre 3 e 4 anos

Esta é uma fase em que a criança utiliza as suas habilidades de forma **mais aprimorada** e adquire capacidades motoras e cognitivas distintas do período anterior.

Consegue abstrair-se no pensamento e concluir sobre como os eventos ocorrem ao **identificar causa e efeito** mais apropriadamente.

Os meninos e as meninas crescem a uma velocidade menor em relação às fases anteriores, e ambos possuem peso e altura semelhantes. É o período em que boa parte das crianças deixa de usar fraldas.

O QUE OBSERVAR

Aos 3 e 4 anos de idade, a criança já:

- é capaz de classificar as pessoas e os objetos segundo categorias determinadas, como a de gênero;
- observa e se importa com os sentimentos e as manifestações de outras pessoas, por uma redução gradual do egocentrismo (que era bastante exacerbado na fase anterior). Isso facilita a existência de processos de identificação com adultos e outras crianças, por comportamento ou características que o agrade;
- convive mais socialmente e começa a frequentar a pré-escola ou creche;
- adquire maior capacidade de expressar-se e sua linguagem torna-se quase totalmente inteligível;
- aprimora as conquistas da faixa etária anterior: sobe escadas sem ajuda, salta irregularmente e utiliza objetos menores com maior destreza;
- tem mais autonomia para realizar as atividades pessoais: consegue despir-se, higienizar-se parcialmente e utilizar talheres (ressalta-se, aqui, que os alimentos devem ser picados pelo responsável e a criança deve utilizar apenas colher).

O QUE OBSERVAR

No geral, o controle urinário noturno desenvolve-se até os 5 anos de idade; contudo, ele é individual e tem características genéticas.

CONSULTE O PEDIATRA

Caso não observe na criança algum dos comportamentos listados, avise o seu pediatra.

Fique atento ao desenvolvimento da criança de 3 a 4 anos

O QUE VOCÊ DEVE SABER

Nessa faixa etária, as crianças geralmente são muito ativas e buscam espaços não explorados. **Também aprendem, de fato, que há coisas permitidas e outras que não devem ser feitas.**

Procure notar se o seu filho:

- consegue subir escadas colocando um pé em cada degrau;
- é capaz de pedalar um triciclo;
- controla bem a urina, principalmente durante o dia; e deve completar o controle até o final do ciclo etário (até atingir 5 anos de idade);
- identifica cores e sabe qual é o próprio sexo;
- possui um vocabulário amplo e compreende o que é dito, perguntando o significado de palavras desconhecidas;
- dá expressão e forma a desenhos, como bolas, objetos ou pessoas de convívio;
- conta até dez e, gradualmente, ultrapassa esse número;
- despede-se dos pais, entendendo que retornarão posteriormente, ao saírem para o trabalho ou ao deixá-lo na escola;
- recebe e obedece instruções sobre rotinas, como lavar as mãos antes das refeições e guardar objetos ou brinquedos;
- busca auxiliar nas tarefas domésticas, como varrição, organização da casa ou outras.

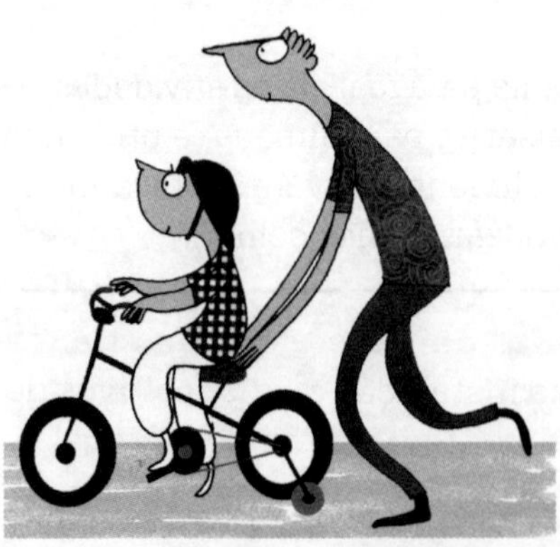

Atitudes seguras: como proceder?

O QUE VOCÊ DEVE FAZER

- **Buscar antecipar as situações de risco exercendo a chamada "proteção passiva".** Alguns exemplos de atitudes são: colocar barreiras em escadas, grades ou telas em janelas, utilizar o assento infantil no carro e impedir o alcance das crianças a medicamentos e materiais tóxicos. A colocação de barreiras de proteção favorecem a segurança da criança, mesmo que haja nela curiosidade e ímpeto de realizar algo perigoso.

- Uma vez que a criança já compreende a relação de causa e efeito, os pais devem **ensinar aos filhos como prevenir** quedas, queimaduras e acidentes.

- **Fazer a escolha prévia de programas específicos para o seu filho** no uso de televisão, computador e outros dispositivos eletrônicos, bem como o acompanhar diretamente nessas atividades.

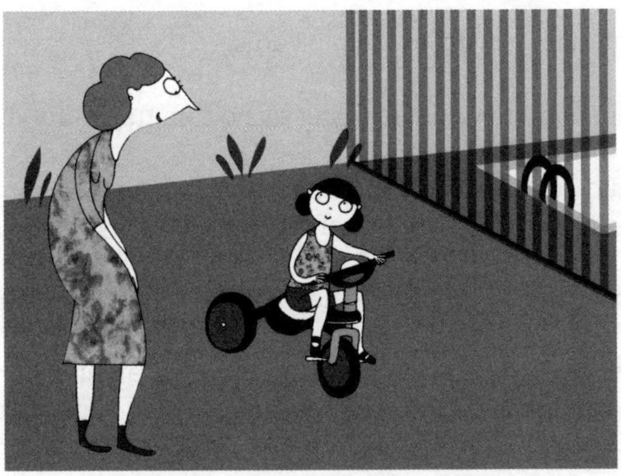

ATENÇÃO

O fato de a criança ser orientada sobre possíveis riscos não reduz a responsabilidade do adulto sobre ela nem a necessidade de vigilância sobre as crianças para que não se exponham a perigos. O objetivo dessas orientações é a aquisição pela criança da consciência da necessidade de autoproteção.

O QUE VOCÊ NÃO DEVE FAZER

- **Nunca pressupor que a criança possa se proteger de forma eficiente.** Por mais habilidades e manifestações de responsabilidade que ela tenha, a criança é frágil e suscetível a acidentes dentro e fora de casa.

- **Jamais descuidar da supervisão da criança, da orientação progressiva e da instalação de dispositivos de proteção física.** Os pais e cuidadores têm o dever de zelar pela sua integridade.

ATENÇÃO

O principal fator de dano permanente à saúde da criança são os acidentes. É fundamental, portanto, que os pais e familiares estejam permanentemente atentos, antecipando as situações de risco às quais a criança possa estar exposta.

- **Nunca se esquecer de colocar a criança no banco de trás do veículo, em assento apropriado.** Busque tornar esse procedimento um hábito ou uma obrigação.

- **Não deixar a criança andar sozinha na calçada.** Ela sempre deve andar de mãos dadas com um adulto e ficar à sua direita, na área interna da calçada.

CONSULTE O PEDIATRA

O pediatra deve ser inquirido, nas consultas de rotina, sobre os cuidados prévios que podem ser adotados e como promover um ambiente seguro no contexto familiar.

Além disso, são sinais de alerta se nessa fase a criança:

- nunca faz birras;
- não entende instruções simplificadas;
- mantém contato visual inexpressivo e sem transmitir emoção;
- tem dificuldade em manipular objetos com mais destreza (movimentos finos) que anteriormente;
- não consegue se afastar da mãe.

Essas situações devem ser informadas enfaticamente ao pediatra, pois podem representar distúrbios motores ou de comportamento.

Ambiente seguro: perigos e cuidados

Entre 3 e 4 anos, a criança prefere realizar brincadeiras em grupo, por isso é essencial a supervisão de adultos para reduzir os riscos de acidentes. Os principais deles são:

- quedas;
- asfixia e sufocação;
- queimaduras;
- afogamentos;
- intoxicações;
- choque elétrico;
- atropelamentos;
- traumatismos diversos.

A criança entre 5 e 9 anos

O período de crescimento entre 5 e 9 anos de idade corresponde a uma fase de amadurecimento psicológico mais intenso, com aquisições de habilidades sociais, intelectuais e emocionais. A criança tem capacidade de discernir entre o certo e o errado, o que possibilita que assuma algumas responsabilidades, como se vestir sozinha, guardar seus brinquedos e pertences escolares, tomar banho com pouca supervisão.

ATENÇÃO

Como a criança passa a maior parte do tempo com indivíduos de sua faixa etária, sobretudo do mesmo sexo, e, algumas vezes, com menos supervisão que o necessário, **observa-se o aumento do grau de exposição a riscos**. Portanto, as crianças nessa faixa etária ainda necessitam da supervisão de um adulto.

O QUE VOCÊ DEVE SABER

Nessa faixa etária, a criança:

- consolida algumas habilidades como capacidade crítica e participação em atividades coletivas, proporcionando-lhe recursos para o convívio social mais intenso e o distanciamento dos pais.
- fica mais ágil, forte e aperfeiçoa as habilidades motoras amplas e também na motricidade fina, como correr e saltar com desenvoltura, manusear talheres e a escova de dentes etc.
- é capaz de realizar atividades físicas mais complexas, como nadar, andar de bicicleta, dançar e fazer ginástica. Os esportes coletivos também já são mais praticados.

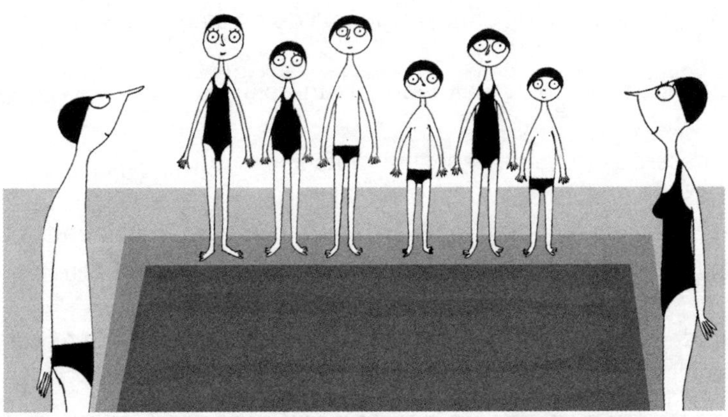

Fique atento ao desenvolvimento da criança de 5 a 9 anos

O desenvolvimento da criança ocorre de forma processual, ou seja, não é linear, obedecendo a **características individuais** e a **diferentes exposições ambientais**, que resultam em velocidades maiores ou menores de desenvolvimento.

Uma vez que nessa idade se amplia a independência e a intensidade das atividades, é essencial que os pais tenham **ciência da rotina de seus filhos para antecipar-se** a situações de risco com ações de prevenção.

Entre 6 e 7 anos de idade

O QUE OBSERVAR

Nessa faixa etária, a criança:

- apresenta maior amadurecimento neuromuscular, ou seja, maior coordenação muscular, e participa de jogos coletivos com maior aptidão;
- tem iniciativa e faz perguntas sobre tudo o que a rodeia;
- compreende e enfrenta diferentes situações emocionais;
- comunica-se por meio de um vocabulário amplo;
- desenvolve o pensamento abstrato;
- tem capacidade de concentração e de avaliação de cenários;
- distingue melhor a realidade da fantasia;
- apresenta curiosidade sexual mais acentuada;
- encontra-se em um período transitório entre o individualismo e a participação em grupos;
- ainda possui pensamento mágico, sem capacidade de relacionar causa e consequência dos seus atos.

Entre 8 e 9 anos de idade

Os pais devem verificar se a criança apresenta as seguintes características:

- maior habilidade, especialmente manual, e aumento da coordenação muscular;
- maior habilidade para distinguir realidade e ficção;
- descrição de suas ideias e definição de seus problemas com maior clareza;
- maior capacidade autocrítica e de aceitar críticas de outras pessoas;
- pensamento lógico crescente (difere o certo do errado, a realidade da fantasia;
- busca pertencer a um grupo de semelhantes ou reconhece personagens com os quais possui maior identidade;
- mais independência dos pais, como já desejar dormir na casa de amigos, querer entrar na escola desacompanhado, etc.

Atitudes seguras: como proceder?

ATENÇÃO

As medidas de proteção passiva continuam sendo de grande importância nessa fase.

O QUE VOCÊ NÃO DEVE FAZER

Não abdicar da responsabilidade de supervisionar e de agir ativamente na prevenção de acidentes. O papel que os pais exercem de supervisores deve continuar ativo. Deve ocorrer a progressiva autonomia da criança, fazendo-a responsável pela sua autoproteção, de acordo com sua maturidade emocional, motora e cognitiva, de modo que a permita ter a capacidade de identificar locais de risco. Por exemplo, acompanhar a criança até a porta da escola e deixar que se desloque sozinha até a sala de aula.

O QUE VOCÊ DEVE FAZER

- Reforçar a capacidade de a criança reconhecer as próprias competências, limites e dificuldades.
- Identificar o contexto de permanência da criança. Procurar deixar a criança em ambientes seguros (seja em casa, na escola ou no clube), onde tenha um adulto capaz de acolhê-la se necessário, como a mãe ou sua substituta em casa, professora ou monitora (no clube). Um ambiente de hostilidade pode prejudicar o amadurecimento emocional do indivíduo.

No cotidiano, recomenda-se:

- estimular a participação da criança em atividades coletivas e de práticas sociais, como levar a criança a cinemas, teatros e parques junto com amigos;
- incentivar a criança a agir por si própria, desenvolvendo sua autoafirmação;
- criar um ambiente que favoreça a criança a criticar situações para aumentar sua capacidade crítica e de concordância;
- oferecer oportunidades de leitura de acordo com o amadurecimento da criança;
- contar histórias e estimular a criança a relatá-las também;
- proporcionar momentos para que a criança faça trabalhos manuais, participe de brincadeiras e utilize brinquedos mais complexos. Estes devem crescer em dificuldades de resolução, como quebra-cabeças com mais peças, e que estimulem cada vez mais a criatividade, como os blocos de montar, encaixar, criar, inventar.

CONSULTE O PEDIATRA

Nas consultas de rotina, peça orientação ao pediatra sobre os cuidados a serem adotados a fim de reduzir os riscos e propiciar um ambiente seguro à criança.

O QUE VOCÊ DEVE SABER

É fundamental o papel dos pais e cuidadores na orientação e no cuidado com a criança. Lembre-se: muitos eventos fatais ou potencialmente perigosos são passíveis de prevenção!

Segurança no trânsito

A segurança no trânsito deve ser motivo de alerta e educação preventiva.

A utilização de passarelas, faixas de segurança e outros cuidados que o pedestre deve tomar, como olhar para os dois lados antes de atravessar, devem ser intensificados e ensinados pelos pais e cuidadores quando na presença das crianças.

No automóvel, a criança sempre deve ficar no banco de trás, no assento de elevação (***booster***) e, posteriormente, no próprio assento, com cinto de segurança de três pontos.

ATENÇÃO

O assento do carro deve ser utilizado **até quando a criança atingir 1,45 m de altura**. Portanto, **não é a idade, e sim seu crescimento** que indica quando não precisará mais usar o *booster*.

Ambientes doméstico e externo seguros: perigos e cuidados

- Devem-se tomar cuidados para riscos de queimaduras e choques elétricos, em especial dentro da residência.
- É essencial a supervisão de um adulto quando a criança estiver em áreas de piscinas, lagoas, rios e orla marítima.

Na faixa etária de 5 a 9 anos, os principais riscos são:

- quedas;
- atropelamentos;
- queimaduras;
- asfixia e sufocação;
- intoxicações;
- afogamentos;
- choque elétrico;
- traumatismos diversos.

Para mais informações sobre segurança no trânsito, consulte o capítulo "Trânsito e transporte de crianças e jovens", na seção 5 – Acidentes, e a seção 3 – Ambiente e segurança.

O adolescente

A adolescência, período dos dez aos dezenove anos, é uma fase de rápidas, intensas e progressivas mudanças físicas (puberdade) e psicossociais, que ocorrem logo após e sobre o alicerce construído durante a infância.

Essas mudanças geram no adolescente novas sensações:

- desproporções entre as diferentes partes do corpo: parece desengonçado;
- evoluções funcionais gerais e do pensamento: muda os próprios conceitos e amplia a capacidade de raciocínio;
- desconhecimento do próprio corpo: angustia-se;
- perda da identidade infantil e dos pais da infância: vive uma fase de luto e confusão mental;
- busca de uma nova identidade: separa-se, "perde-se" e procura o novo;
- variações de humor frequentes e extremas: acha-se incompreensível;
- uma avaliação peculiar do tempo: incomoda-se, fica ansioso, uma vez que tudo é urgente para satisfazer seu desejo imediato, mas ao mesmo tempo quer ter calma e tempo para a realização das tarefas da rotina diária. Esse paradoxo pode prejudicá-lo pelo não cumprimento destas dentro do tempo real que dispõe para elas.

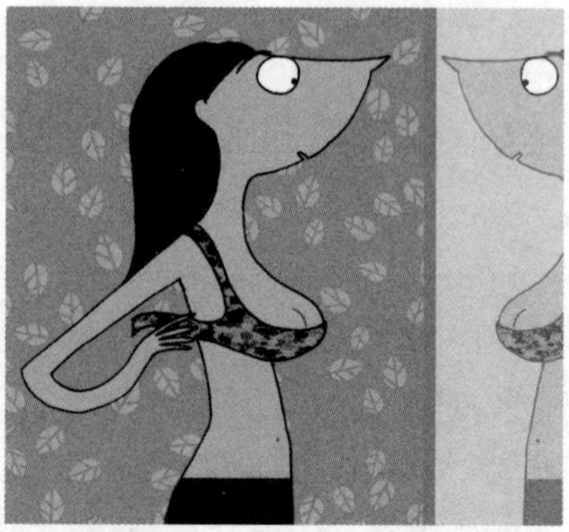

Fique atento ao desenvolvimento do adolescente

É saudável e esperado, ao longo de seu desenvolvimento, o adolescente:

- questionar os valores recebidos da família, selecionando o que levará consigo;
- buscar experiências novas e espelhar-se em modelos (bons ou ruins);
- identificar-se com outros que "pensem como ele", integrando grupos;
- enfrentar sem medo situações que os adultos temem, arriscando-se;
- lutar pelo que deseja, insistindo para consegui-lo;
- aceitar mal a frustração e reagir a ela rebelando-se ou deprimindo-se;
- ver-se e valorizar-se no seu novo corpo, vivendo em uma luta interna para sua aceitação;
- acreditar em si próprio e no futuro, idealizando projetos de vida;
- confiar que nada de mau lhe acontecerá, expondo-se a riscos sem precaução;
- crer que conseguirá realizar seus desejos;
- evoluir para relações sexuais e afetivas plenas.

Na sociedade contemporânea, é preciso que seus pais e outros cuidadores interfiram delicadamente em alguns momentos, como os listados a seguir. Os adolescentes:

- dominam melhor a internet e a tecnologia de comunicação ampla e estão mais expostos a ela (ver capítulo "Riscos da televisão, internet e jogos eletrônicos", na seção 4 – Violências);
- frequentam ambientes novos e desconhecidos dos pais, como casas noturnas, bares, espaços de *shows*, *raves*, etc.;

O QUE VOCÊ DEVE SABER

A exposição ou não a situações de risco e a qualidade e a adequação das escolhas do adolescente (ao formar grupos, adotar comportamentos novos, identificar-se, escolher seu modelo, isolar-se ou não, etc.) dependem da condição e da capacidade do adolescente em ajustar seus impulsos às normas sociais e/ ou de segurança. Esses impulsos são próprios da sua fase de adaptação, e as normas são as que ele aprendeu durante a sua vida e que respeita como válidas.

- podem ter maior grau de educação formal;
- podem ter sido criados sem limites;
- podem ter condições de adquirir quase tudo o que desejam;
- podem ser negligenciados em suas necessidades;
- podem ser exigidos além de suas possibilidades, ficando sobrecarregados;
- podem se expor a armas de fogo, bebidas alcoólicas, drogas lícitas ou ilícitas de maior potencial destrutivo;
- podem ser manipulados pela mídia;
- apresentam maior vulnerabilidade diante do meio externo;
- vivem em uma sociedade na qual o "ir e vir" envolve riscos: estresse. O simples trajeto cotidiano de ir e vir para a escola, para a casa de um amigo ou para o lazer está sempre permeado pelo risco de assalto, bala perdida, atropelamento ou acidentes com o meio de transporte; sempre há alguma ameaça. Ainda que de forma inconsciente, em cada pessoa existe uma percepção do risco. O adolescente pode achar que está imune, mas não está desconectado das estatísticas diárias dos noticiários. Essa ameaça contínua gera estresse, que se manifesta de formas muito variadas.

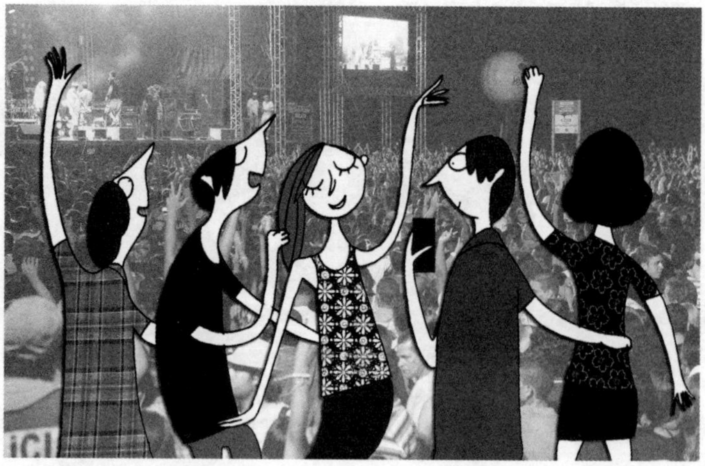

O QUE OBSERVAR

- As mudanças apresentadas por ele e como elas têm evoluído.
- Se o modo como você tem lidado com ele tem trazido bons resultados.
- Se ele ainda procura você para conversar e o considera como modelo.
- Se ele tem amigos e como estes se comportam.
- Se ele tem escolhido amigos com comportamentos muito diferentes dos comportamentos que ele sempre teve ou preferiu.
- Se os amigos dele frequentam a sua casa.
- Se ele consegue acompanhar o ritmo das atividades escolares.
- Se ele parece estar bem.
- Se os ambientes que ele frequenta se mostram seguros.
- Se ele dispõe de objetos de proteção nas atividades do dia a dia, principalmente nas práticas esportivas.
- Se o que é disponibilizado para ele não ultrapassa sua capacidade de prever riscos.
- Se ele tem ele tem uma boa rotina de alimentação e sono.

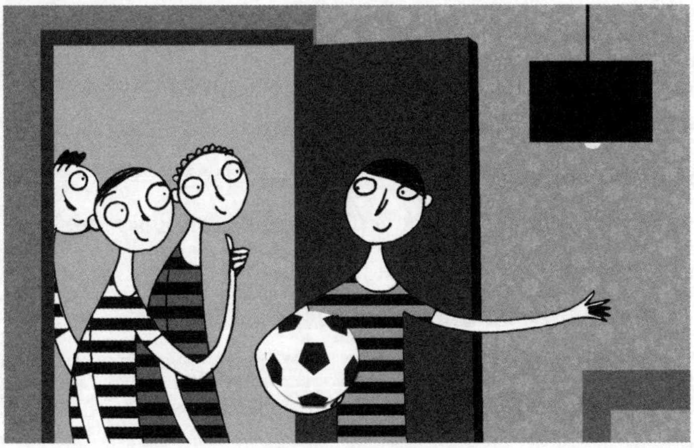

ATENÇÃO

Os pais devem saber quais são os acidentes mais frequentes na adolescência (ver o primeiro capítulo do livro "Acidentes e violências: um olhar atual"). Para isso, é importante conhecer algumas especificidades dessa faixa etária de 10 a 19 anos, a fim de prevenirem melhor, **focando mais nos acidentes de trânsito e nas lesões por violência**.

É muito importante os pais não permitirem que os filhos estejam em veículos em que o motorista tenha o hábito de beber ou que se desloquem para áreas violentas da cidade.

Um bom vínculo pais-filhos e o hábito de compartilhar a vida cotidiana com os filhos permitem conhecer o que é particular do seu próprio filho adolescente.

ATENÇÃO

Alguns dados brasileiros bastante alarmantes:

- na faixa de 1 a 19 anos de idade, as causas externas (trânsito, afogamento, quedas) matam mais que todas as doenças somadas.
- para cada morte, ocorrem 20 a 50 hospitalizações e até mil atendimentos ambulatoriais provocados por fatores externos. Muitos desses casos evoluem com sequelas graves.
- o sexo masculino mostra maior mortalidade que o feminino, maior frequência de eventos e maior gravidade das lesões provocadas por causas externas.

Atitudes seguras: como proceder?

O QUE VOCÊ DEVE FAZER

- Colocar-se no lugar do adolescente e tratá-lo de uma maneira coerente, amigável e compreensível por ele.
- Permitir que o ambiente familiar seja um espaço de aprendizado e "testes".
- Tentar novas formas de abordagem, mais adequadas à nova fase da vida dele.
- Estabelecer regras compatíveis e que devem ser respeitadas.
- Servir de modelo em atitudes preventivas concretas e abstratas.
- Suprir suas necessidades básicas e/ou específicas.
- Levá-lo periodicamente ao médico de adolescentes.
- Procurar ajuda profissional sempre que achar que algo não está evoluindo bem.
- Aceitar as orientações profissionais e reafirmá-las para o adolescente.
- Estimular a responsabilidade no adolescente pelas consequências das ações e escolhas dele.
- Ampará-lo nas dificuldades e deslizes e ajudá-lo nas ações de reparação.
- Orientar e compreender que transições podem ser difíceis, mas terminam.

O QUE VOCÊ NÃO DEVE FAZER

- Não exigir um comportamento e agir de outra forma.
- Nunca ser violento em suas reações.
- Não exigir perfeição ou ser muito permissivo.
- Jamais desconhecer o mundo do seu filho adolescente.
- Não proibir tudo, como regra geral.
- Não se eximir de suas próprias responsabilidades.
- Jamais projetar no adolescente seus próprios desejos ou frustrações.
- Não assumir responsabilidades que podem ser assumidas pelo adolescente.
- Nunca o expor a riscos por conivência ou omissão dos pais.
- Não facilitar o acesso a armas de fogo, bebidas alcoólicas, tabaco ou qualquer outra droga.

CONSULTE O PEDIATRA

Nas consultas de rotina, peça para o hebiatra orientação sobre os cuidados a serem adotados a fim de reduzir os riscos e propiciar condições adequadas ao crescimento e desenvolvimento do adolescente.

Ambiente e segurança

Ambiente e segurança

Coordenação
Renata D. Waksman

Conteúdo

Água, solo e ar

Nas últimas décadas, vem crescendo a preocupação com os **perigos relacionados à exposição a contaminantes ambientais** resultantes dos processos industriais e seus efeitos sobre a saúde das pessoas e, principalmente, das crianças e dos adolescentes.

A degradação do meio ambiente coloca em risco o desenvolvimento e o crescimento humano, pois **os poluentes encontrados na água, no solo e no ar são constituídos por diferentes substâncias tóxicas**, que têm o potencial de agir em várias partes do corpo e em diversos momentos da vida.

O perigo dos poluentes ambientais

As crianças e os adolescentes são mais sensíveis aos efeitos adversos dos poluentes ambientais, porque apresentam períodos chamados **"janelas de vulnerabilidade"**, em que ocorrem a formação, o crescimento e o desenvolvimento dos órgãos e sistemas do corpo.

Essas "janelas" estão presentes desde o período fetal, quando são mais importantes, até a adolescência. Se houver a exposição da gestante, da criança ou do adolescente a substâncias tóxicas durante esses períodos de rápido crescimento e desenvolvimento, alterações permanentes e graves poderão ocorrer (como explicadas no primeiro capítulo deste livro), comprometendo a saúde e até mesmo a vida dessas pessoas.

Ambiente físico e exposição a agentes poluidores

O meio ambiente da criança e do adolescente está dividido em: ambiente físico, ambiente biológico (representado pelos seres vivos, animais e vegetais) e ambiente social.

O ambiente físico compreende tudo o que entra em contato com o corpo e é constituído por: água, ar, solo, alimentos, utensílios domésticos, móveis, brinquedos e edificações.

O QUE VOCÊ DEVE FAZER

Para garantir que a criança tenha um crescimento e um desenvolvimento saudáveis, é fundamental:

- conhecer os ambientes em que ela está inserida e que frequenta.
- reconhecer os elementos presentes nesses ambientes que podem se tornar um risco para a sua saúde (ver exemplos no decorrer do capítulo).
- evitar expô-la a esses elementos.

Outra característica do ambiente físico é o seu tamanho, que pode variar de um macroambiente, como uma cidade, a um microambiente, como o chão de uma sala.

Quando se avalia a exposição que ocorre nesses ambientes a um ou a vários agentes poluidores (ver exemplos no decorrer do capítulo), deve-se levar em conta que:

- pode ocorrer em mais de um local (em casa, na escola e na área de recreação, por exemplo), pois determinados agentes poluidores podem ser comuns nesses e em outros lugares frequentados pelas crianças e adolescentes;
- depende da concentração da substância e da velocidade com que ela atinge o organismo;
- a localização da criança ou do adolescente também interfere na exposição. **Os fetos estão expostos aos mesmos poluentes que ameaçam a saúde da gestante**;
- após o nascimento, dado o íntimo relacionamento com a mãe, o lactente ainda está exposto, praticamente, aos mesmos ambientes frequentados por ela e, portanto, aos mesmos agentes tóxicos;
- com o crescimento e o ganho progressivo de independência, a criança passa a frequentar outros ambientes, com características e poluentes específicos;
- as diferentes fases do desenvolvimento apresentam riscos ambientais específicos. Lactentes e crianças passam seus dias mais próximos do solo e apresentam o hábito de levar tudo que agarram até a boca, logo estão mais expostos a poluentes presentes no chão;
- nas outras faixas etárias, a exposição se faz, sobretudo, pela inalação de poluentes do ar, pela ingestão de água e alimentos e por hábitos adquiridos, como o tabagismo, principalmente pelos adolescentes.

ATENÇÃO

Além da maior suscetibilidade decorrente do rápido crescimento e desenvolvimento, as crianças estão mais expostas aos poluentes e toxinas transportados pelo ar, porque:

- em repouso, inalam quase três vezes mais ar do que um adulto na mesma situação;
- as crianças de até 6 anos de idade ingerem, em média, de 3,5 a 4,5 vezes mais alimentos e de 5 a 6 vezes mais água do que os adultos, proporcionalmente ao peso.

Isso ajuda a explicar a grande exposição à qual estão sujeitos crianças e adolescentes.

ATENÇÃO

A água tratada que chega à torneira doméstica não é própria para beber. Ela precisa ser fervida ou filtrada.

O QUE OBSERVAR

Fetos, recém-nascidos e crianças são bastante sensíveis à exposição aos agentes bacterianos, aos vírus, aos metais pesados e ao nitrato. Em caso de exposição (seja por contato direto, inalação, absorção pela pele, passagem transplacentária, entre outros), podem ocorrer:

- malformações, baixo peso, prematuridade;
- casos de diarreia, associados principalmente a micro-organismos;
- tumores;
- alterações neurológicas e de comportamento;
- alterações digestivas e de órgãos reprodutivos em crianças, associadas à exposição a metais pesados e outras substâncias químicas.

Principais riscos ambientais na água, no solo e no ar

Água

A utilização de água de poços ou de fontes não controladas é um perigo para a saúde. Esses locais podem estar contaminados tanto por **agentes biológicos**, como bactérias, vírus e protozoários, quanto por contaminantes químicos originados de atividades lícitas ou ilícitas em estabelecimentos situados nas proximidades. Mesmo a água tratada, originária de empresas responsáveis pelo fornecimento de água potável à população, pode conter micro-organismos ou substâncias químicas capazes de produzir doenças nas crianças.

Doenças causadas pelo consumo de água ocorrem por causa de tratamento de água deficiente, problemas no sistema de distribuição e contaminação por água não tratada. A **manutenção adequada das caixas d'água** é uma medida importante e que merece atenção dos pais e responsáveis para diminuir os casos de doenças veiculadas por água.

Os contaminantes comumente encontrados na água são de dois tipos principais:

- **Microbiológicos:** grupos compostos por bactérias (*Shigella, Escherichia coli*), vírus (entre eles o rotavírus e o vírus da hepatite A) e protozoários (*Giardia lamblia*). Esses agentes são, geralmente, provenientes da contaminação da água por material de origem fecal e costumam ser resistentes à cloração da água, método mais utilizado para tratamento de água potável.

- **Contaminantes químicos:** entre eles, estão produtos contaminantes gerados nos processos (específicos e complexos) de cloração da água, os quais estão relacionados a malformações dos fetos. São eles:

  - **chumbo:** metal pesado muito comum em países onde os encanamentos são feitos de tubos de metal e solda (no Brasil, não é comum a utilização de encanamentos metálicos);

  - **metais como arsênico, cádmio e mercúrio:** podem estar presentes na água em razão de altas concentrações desses metais no solo dos reservatórios;

  - **nitratos:** presentes em áreas onde ocorre grande uso de fertilizantes; eles contaminam poços particulares (57% dos poços domésticos nos EUA) e podem levar a uma dificuldade de oxigenação do organismo humano pelo aumento da ligação da hemoglobina a óxidos de nitrogênio ao invés do oxigênio;

- **radônio:** originado de depósitos naturais no solo, está presente em fontes naturais de água ou poços (água radioativa na fonte) e, em menores níveis, na água tratada;

- **pesticidas, herbicidas e produtos orgânicos sintéticos:** são substâncias legais e proibidas, como o DDT, o aldrin, o endrin, e outras como o tetracloroetileno, proveniente de vazamentos em sistemas hidráulicos feitos de cloreto de polivinila (PVC).

Solo

Os contaminantes presentes no solo são, em geral, os mesmos encontrados na água, pois, após sua liberação em um desses dois meios físicos, essas substâncias podem atingir áreas adjacentes, como lagos, poços e lençol freático, espalhando os agentes contaminantes pelo ambiente.

ATENÇÃO

A maior parte dos contaminantes na água pode afetar as gestantes e, consequentemente, os fetos, levando a problemas como malformações, baixo peso e prematuridade.

CONSULTE O PEDIATRA

Caso seu filho tenha sofrido exposição a algum agente contaminante, procure atendimento médico com urgência.

O QUE VOCÊ DEVE FAZER

Nos grandes centros urbanos, existem aterros contaminados que, há vários anos, vêm sendo utilizados para a construção de casas, edifícios de apartamentos e escolas. **É importante**, portanto, **pesquisar a história do terreno antes de decidir erguer um imóvel sobre ele**. Esse simples cuidado serve para evitar a exposição a elementos nocivos, que podem variar de lixo industrial até agentes radioativos capazes de afetar gravemente os sistemas respiratório, imunológico e reprodutivo das gestantes, fetos, crianças e adolescentes.

O QUE VOCÊ DEVE SABER

Depósitos de lixo, clandestinos ou regularizados, **são as principais fontes de contaminação do solo**. Depois de atingirem o solo, esses poluentes podem se concentrar na vegetação nativa ou em plantações, chegando aos outros seres vivos, principalmente, às pessoas que consumirem os alimentos ali produzidos.

Ar

Uma série de substâncias e gases presentes no ar pode colocar em risco a saúde das pessoas. A maioria dos poluentes do ar é gerada a partir da **combustão de produtos fósseis** em atividades industriais, em transporte ou em usinas termoelétricas. Atualmente, a **queima esporádica ou regular de biomassa**, como ocorre na floresta amazônica e nas áreas de plantação de cana-de-açúcar, respectivamente, tornou-se uma das principais fontes poluidoras do ar em vários locais do território brasileiro. Os principais componentes da queima de biomassa são florestas (tropical, temperada e boreal); savanas; terras agrícolas depois das colheitas; lenha para cozinhar ou para aquecimento; e produção de carvão.

O QUE OBSERVAR

Nos grandes centros urbanos, a frota de veículos leves (automóveis e motocicletas) é a maior responsável pela emissão de poluentes gasosos, enquanto a maior parte do material particulado (partículas de poluentes) vem dos veículos pesados e da "ressuspensão" da poeira depositada nas ruas.

CURIOSIDADE

No Brasil, a retirada do chumbo da gasolina eliminou a emissão desse metal por veículos automotivos a partir do início da década de 1970.

O QUE VOCÊ DEVE FAZER

Estima-se que o número de pessoas no mundo inteiro expostas a poluentes gerados pela queima de combustíveis sólidos (lenha, bagaço de cana, serragem) para **cozinhar ou aquecer o ambiente dentro de residências** supere em até três vezes o número de tabagistas. Isso mostra a importância de se **evitar a exposição de crianças e gestantes a essa fonte de poluição.**

A **queima de resíduos domésticos ou industriais** é outra fonte importante de substâncias tóxicas.

Os processos de queima de produtos fósseis, biomassa, resíduos domésticos e industriais resultam na geração de:

- óxidos de nitrogênio;
- óxidos de enxofre;
- monóxido de carbono;
- material particulado;
- hidrocarbonetos;
- poluentes orgânicos persistentes.

Em geral, os efeitos nocivos à saúde provocados por essas substâncias podem ocorrer:

- **de forma direta:** sobre os sistemas respiratório e cardiovascular, por meio da inalação e da aspiração através da via respiratória;

- **de forma indireta:** com produção de chuva ácida e mudanças climáticas resultantes do aquecimento global. A chuva ácida forma-se a partir de uma grande concentração de poluentes químicos e de diversos ácidos, como o óxido de nitrogênio e o dióxido de enxofre, que são despejados na atmosfera diariamente. Esses poluentes originam-se principalmente da queima de combustíveis fósseis (carvão, óleo diesel, gasolina, etc.). Quando caem em forma de chuva, estes ácidos provocam danos no solo, nas plantas e nos animais marinhos e terrestres. Por isso, esse tipo de chuva pode até mesmo provocar o descontrole de ecossistemas, ao exterminar determinados tipos de animais e vegetais. E, poluindo rios e fontes de água, a chuva pode também prejudicar diretamente a saúde do ser humano, causando doenças pulmonares.

A mistura de algumas dessas substâncias, como os óxidos de nitrogênio e os hidrocarbonetos, promove a formação de um poluente secundário denominado **ozônio**, que, uma vez inalado, produz uma inflamação séria nas narinas e nos pulmões.

Poluição ambiental interna

Todos os poluentes encontrados na atmosfera podem ser encontrados dentro dos edifícios, pois é muito difícil impedir a entrada dos gases e mesmo das partículas finas nas habitações. Mesmo em edificações que apresentem um excelente isolamento térmico, ocorre a penetração de elementos tóxicos vindos da rua.

Apesar disso, a poluição dos ambientes internos e a poluição atmosférica, ou de ambientes externos, têm sido estudadas de forma separada, porque existem **fontes de poluentes próprias de ambientes internos**:

- **o uso de fogão a gás ou a lenha e de lareiras** em áreas sem boa ventilação leva a altas concentrações de óxidos de nitrogênio e material particulado;
- **o tabagismo**, a mais estudada forma de poluição interior, é outra fonte de substâncias tóxicas que afeta não só os fumantes, mas todos aqueles que convivem no mesmo ambiente e, em especial, os fetos de mães tabagistas.

O QUE VOCÊ DEVE SABER

Seja de origem externa, seja de origem interna, os poluentes do ar estão relacionados com o aparecimento ou o agravo de uma série de doenças em crianças e adolescentes, como:

- aumento de ocorrência de tosse e coceira no nariz;
- ardência nos olhos;
- manifestação de rinite alérgica;
- aumento de casos de infecções de nariz, ouvido e garganta;
- aumento de casos de pneumonia;
- aumento do número de casos e de crises de asma;
- aumento dos atendimentos em pronto-socorro, de internações e de óbitos por doenças respiratórias e reumáticas;
- aumento de casos de tumores na infância.

A poluição pode levar ao aumento de mortes fetais precoces (até 27 semanas de idade gestacional) e tardias (após 27 semanas), a nascimentos prematuros e ao baixo peso ao nascer.

ATENÇÃO

Além das substâncias mencionadas, outras são inseridas no ambiente onde fica a criança na tentativa de limpar ou "purificar" o ar, como **desinfetantes, ceras, inseticidas** (inclusive aqueles de tomada) e purificadores de ambientes. Esses produtos, derivados de petróleo ou de amoníaco, apresentam odor forte e são extremamente irritantes para as vias aéreas, ajudando a piorar os sintomas e sinais das doenças respiratórias. **Os pais, muitas vezes, recusam-se a atender às recomendações de abolir o uso desses produtos, mesmo quando ocorre a piora evidente do quadro, enquanto eles deveriam atentar para a saúde do filho.**

Medidas para melhorar o meio ambiente e a saúde das crianças

- **Adoção de políticas públicas** voltadas para a preservação ambiental.

- **Busca de melhorias tecnológicas** que reduzam a produção de resíduos tóxicos nos diferentes níveis da cadeia industrial.

Essas e outras medidas voltadas à diminuição dos riscos ambientais exigem mudanças de comportamento e vontade e atitude políticas tanto dos cidadãos e governantes como dos empresários e investidores responsáveis pela produção industrial.

O QUE VOCÊ DEVE FAZER

- Informar o pediatra sobre as características do domicílio e dos outros ambientes frequentados pelas crianças.
- Manter a casa o mais limpa possível e **eliminar poeira, insetos e produtos com odor forte** (de limpeza ou inseticidas).
- Orientar os filhos para **não praticarem atividade física externa em dias ou locais com excesso de poluição**, especialmente quando as concentrações de ozônio estão elevadas. Consulte a agência responsável pelo controle da qualidade do ar de sua cidade e/ou os jornais.
- Diminuir o uso do automóvel e do ar-condicionado do carro, sempre que possível, e **preferir a bicicleta ou a caminhada**.

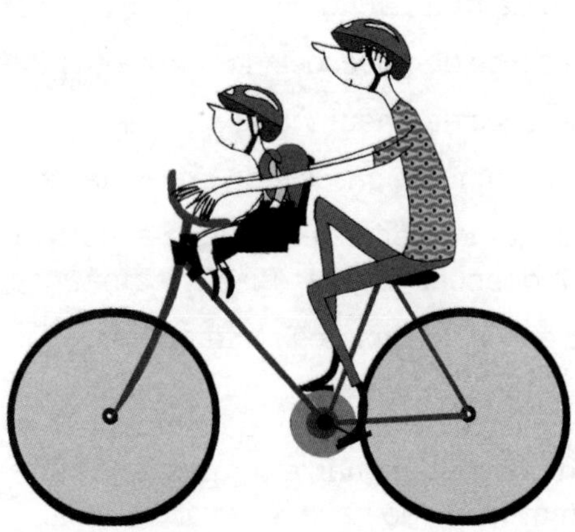

- Verificar a procedência e a qualidade da água que está sendo consumida.
- **Usar filtros de água e depois também ferver a água por até um minuto (e não mais que isso – ver explicação no quadro "O que você não deve fazer")** ajudam a melhorar a qualidade da água que será ingerida.
- **Ferver a água por apenas um minuto,** para não aumentar a concentração de alguns produtos químicos que possam estar na água. O fato de ferver água não elimina as substâncias químicas, pelo contrário, se ferver por muito tempo, a água evapora e as substâncias químicas ficam mais concentradas na pouca água que restar.
- **Avisar a agência ambiental em caso de emissão de fumaça fora do comum** (qualquer uma) ou na presença de odor forte não habitual.
- Antes de mudar de residência ou de escola, averiguar o histórico dos novos locais para onde eles serão transferidos, evitando áreas conhecidamente contaminadas.
- Sempre que notar a existência de um depósito clandestino de lixo ou de resíduos industriais, **avisar a agência de proteção ambiental** do Estado em que reside a família (por exemplo, Cetesb, em SP; Inea, no RJ). Essas agências são responsáveis por fiscalizar e solucionar todos os problemas ligados às contaminações de solo, água e ar. Em Estados onde estas agências não estejam plenamente ativas, as secretarias municipais e estaduais de meio ambiente podem e devem ser acionadas.

O QUE VOCÊ NÃO DEVE FAZER

- Nunca fumar durante a gestação.
- Jamais fumar dentro de casa ou do carro, sobretudo se os filhos estiverem nesses ambientes.
- Não queimar lixo ou vegetação.
- Não usar água proveniente de fontes suspeitas ou não controladas, ou água engarrafada de fornecedores desconhecidos.
- Nunca nadar em lagoas, rios ou represas localizados em áreas potencialmente contaminadas.
- Jamais consumir legumes, verduras, frutas, carnes e ovos produzidos em áreas comprovada ou potencialmente contaminadas.

Som *versus* ruído

O som é definido como qualquer sinal auditivo desejável ou agradável. O ruído é um som indesejável, podendo ser elétrico ou de outra natureza, cuja intensidade não depende da frequência.

Frequência e intensidade

A orelha interna tem a capacidade de perceber e elaborar sons, desde que esses apresentem algumas características físicas de frequência e intensidade. O ouvido jovem e normal tem capacidade de ouvir intervalos de frequência bastante amplos, variando de 25 a 20.000 Hz. As frequências inferiores a 25 Hz (infrassom) são percebidas por vibrações e as acima de 20.000 Hz (ultrassom) não são percebidas.

Quanto à intensidade, a orelha humana percebe em nível confortável amplitudes de até 85 dB (decibéis). Acima de 110 dB, o som torna-se desconfortável, e a partir de 120 dB, doloroso.

O êxito da função auditiva depende da transmissão adequada da energia sonora desde a orelha externa até a orelha média e interna, vias auditivas e centros do processamento auditivo cortical.

Doenças auditivas podem ocorrer em qualquer local da via auditiva consistindo em perdas auditivas condutivas leves e moderadas e até perdas sensorioneurais severas e surdez profunda.

Efeitos da intensidade sonora elevada

Uma **intensidade sonora da ordem de 120 dB ou superior pode provocar lesões da cóclea**, como ruptura da membrana basilar e desorganização das células ciliadas de maneira abrupta e de grande importância, traduzindo-se clinicamente em **perda auditiva sensorioneural imediata**, podendo ser permanente.

Decibéis elevados em recém-nascidos

Recém-nascidos expostos a ruídos podem apresentar determinados comportamentos, como:

CURIOSIDADE

Perda auditiva sensorioneural é o tipo mais comum de perda auditiva e se origina na orelha interna (cóclea) ou no nervo auditivo. Quando é na cóclea, as células ciliadas danificadas não conseguem transmitir os impulsos neuroelétricos para o cérebro. A orelha externa e a orelha média transmitem o som normalmente, mas a orelha interna transmite menos som por causa da diminuição ou lesão nas terminações nervosas da cóclea. Essa situação acarreta redução da percepção da intensidade e da qualidade do som, resultando em deficiência em ouvir o som e compreender a fala. O tratamento é realizado com aparelhos auditivos amplificadores do som.

- choro mais frequente que o de costume dele;
- agitação;
- aumento de pressão intracraniana;
- aumento das frequências cardíaca e respiratória;
- aumento do hormônio responsável pela liberação de adrenalina (ATCH);
- distúrbios do sono.

Nos hospitais norte-americanos, os níveis máximos de ruído aconselhados são de 45 dB durante o dia e 35 dB à noite, de acordo com o Departamento de Proteção Ambiental dos Estados Unidos (1974). No entanto, os níveis de ruído nos hospitais excedem grandemente esses limites.

A Academia Americana de Pediatria sugere que o nível máximo de exposição permitido para um recém-nascido seja de 58 dB. A Associação Brasileira de Normas Técnicas (ABNT) recomenda 45 dB. No Brasil, porém, esses valores encontram-se entre 56 e 77 dB (faixa mínima) e 91 e 124,5 dB (faixa máxima).

Em uma UTI neonatal norte-americana, foram encontrados níveis de pressão sonora 19 dB acima do descrito na literatura como aceitáveis. Foram considerados como **os maiores causadores desses ruídos o capacete de oxigênio (87 dB), a incubadora (62 dB) e algumas ações como bater portas (96 dB) e tamborilar sobre a cúpula da incubadora (96 dB)**.

Decibéis elevados em crianças e adolescentes

As crianças também ficam expostas a ruídos nocivos. A uma distância de 2,5 cm da superfície de certos brinquedos sonoros, encontram-se picos variando de 81 a 126 dB; e a 25 cm, picos de 80 a 115 dB. O limiar saudável para as crianças ficarem expostas é de 85 dB.

Com relação à música eletronicamente amplificada, como em **discotecas, *shows* ou baladas** (música amplificada ambiental), e ao uso de equipamentos de som com **fones de ouvido** (música amplificada individual), encontrou-se comprometimento significativo dos limiares auditivos entre jovens que utilizam equipamentos sonoros mais de uma vez por semana. O ideal é que evitem usar fones de ouvidos e frequentar lugares com músicas muito altas e, se forem fazê-lo, que seja no máximo uma vez por semana. **Essas frequências de dB altas são as que causam mais comprometimento na audição.**

ATENÇÃO

Se um indivíduo, seja criança, adolescente ou adulto, for exposto a sons de intensidade entre 85 dB e o limiar doloroso (110 dB) de maneira sistemática e contínua, poderá apresentar perda de audição sensorioneural de caráter insidioso e lento, ou seja, de efeito cumulativo e diretamente proporcional ao tempo de exposição.

A sensação de ouvir um determinado ruído difere de pessoa para pessoa e também de acordo com a idade.

Qualquer pessoa submetida a níveis de ruído superiores a 85 dB (como buzinas, "baladas" com música muito alta, *shows*, fones eletrônicos) apresenta problemas auditivos, de sistema nervoso, circulatório, irritação, falta de atenção e falta de sono. Ressaltamos que o barulho pode colaborar na percepção da dor (ou seja, uma pessoa pode sentir mais dor se já estiver com alguma outra dor qualquer), pode contribuir para o atraso na cura de feridas de qualquer tipo no corpo, e também, no caso de gestantes, pode provocar o nascimento de bebês com menor peso do que teriam se elas não tivessem se submetido a níveis de ruídos superiores a 85 dB.

CURIOSIDADE

O nível de ruído produzido por trios elétricos em Recife (PE) pode ser de 97 a 110 dB, dependendo da localização. O grupo constituído por foliões e músicos costuma ter uma exposição de 106 a 110 dB durante 7 horas, valores muito acima dos níveis recomendados pelo Ministério do Trabalho, sendo que, nessas condições, se recomenda um tempo de exposição máximo de 15 minutos. A prevalência da perda auditiva em pessoas que trabalham em trios elétricos (músicos) é de 40,4%.

Com a expressiva popularização dos equipamentos de MP3/MP4 (*mini players*), a exposição a sons de alta intensidade aumentou dramaticamente. **Os MP3/MP4 produzem sons extremamente altos e fortes, chegando a níveis de 78 a 136 dB**.

Estudos demonstram um aumento do número de adolescentes e adultos jovens com sintomas auditivos, como distorções sonoras, zumbidos e diminuição do limiar auditivo (acuidade auditiva). Outros estudos mostram também que 15% dos escolares apresentam perda auditiva igual ou maior que a de seus pais, causadas igualmente pelo hábito de exposição a sons intensos.

Suspeita de perda auditiva

A suspeita de perda auditiva ocorre a partir de sinais e sintomas auditivos e não auditivos.

O QUE VOCÊ DEVE SABER

Sintomas auditivos:

- diminuição da audição (perda auditiva), que pode ser uni ou bilateral;
- zumbidos;
- dificuldade de entendimento da fala;
- transtorno de comunicação;
- baixo desempenho escolar;
- algiacusia (dor a sons intensos);
- plenitude auricular (sensação de ouvido tampado);
- dificuldade em localizar sons.

Sintomas não auditivos:

- alteração do sono, como insônia;
- sinais neurológicos, como tremores e cefaleia;
- sintomas vestibulares, ou seja, vertigem;
- sintomas digestivos: enjôo, vômitos, dor epigástrica, gastrite, úlcera, etc.;
- transtornos comportamentais: mudanças de conduta e de humor, cansaço, falta de atenção e de concentração, inapetência, ansiedade, depressão.

O QUE VOCÊ DEVE FAZER

- Informar seu filho sobre a possibilidade de perda auditiva decorrente da exposição a tocadores de som em alta intensidade, como aparelhos celulares, MPs e outros dispositivos eletrônicos.
- Compartilhar com ele a filosofia da prevenção da perda auditiva, evitando frequentar ambientes inadequados em relação à intensidade dos decibéis e/ou usando protetores auriculares sempre que possível, especialmente em ambientes muito barulhentos, como discotecas, *shows*, baladas, e na prática de esportes radicais. Embora seja difícil convencer a criança e o adolescente a usar protetores auriculares, em alguns momentos seria muito bom!
- Orientar para que as idas a baladas e *shows* não se tornem uma prática semanal, porque esses lugares, em geral, expõem os visitantes a sons com amplitudes extremamente elevadas por várias horas. O ideal seria evitá-los ao máximo, limitando-os a uma vez por mês, e por poucas horas. Sabemos que as "baladas" para adolescentes são bastante frequentes (duas ou três vezes por semana); por isso, tente orientá-lo sempre a ficar menos horas exposto a tanto barulho.
- No caso das crianças, os pais devem estar atentos ao ruídos produzidos pelos brinquedos e evitar adquirir os que sejam prejudiciais.
- Evitar frequentar ou ficar muitas horas em festas em buffets com música muito alta e equipamentos eletrônicos com ruídos excessivamente altos.
- Se o seu filho pretende praticar esportes radicais como tiro, motociclismo, aeromodelismo, kartismo, entre outros, orientar para o uso de protetores auriculares, uma vez que essas práticas envolvem equipamentos bastante barulhentos.
- Observar se um eventual baixo desempenho escolar e/ou a dispersão em sala de aula decorrem de problemas de audição.

CONSULTE O PEDIATRA OU OTORRINOLARINGOLOGISTA

Se houver qualquer suspeita de diminuição da audição de seu filho ou se ele se queixar de estar sentindo zumbidos, tonturas ou ouvido "tapado", ou se ele demonstrar muita desatenção, consulte o pediatra (ou otorrinolaringologista) para que seja feita uma avaliação audiológica.

ATENÇÃO

O som em níveis sociais é estimulante e benéfico. Deve-se evitar, no entanto, exposição à carga sonora excessiva e desconfortável, seja em ambientes determinados, seja pelo uso de tocadores de som.

Avaliação da audição

A avaliação da audição feita por profissional da saúde deve incluir uma **anamnese detalhada**, com questionamento sobre exposição a ruídos, comorbidades e os desempenhos escolar e social. A exposição a ruídos deve ser caracterizada quanto ao tipo, ao tempo e à frequência.

O **exame físico** inclui a avaliação geral e também otorrinolaringológica, em especial a otoscopia detalhada (exame que introduz o otoscópio através da orelha externa), para afastar possíveis alterações orgânicas otológicas (cerúmen [presença de excesso de cera], malformações de meato auditivo externo, perfuração timpânica, sinais de otites ou de suas sequelas).

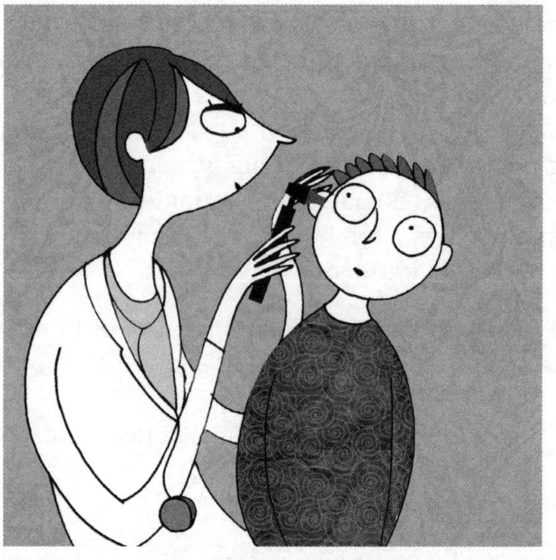

O médico solicita a **avaliação audiológica**, realizada por meio da audiometria tonal limiar, para determinar os limiares aéreos e ósseos, além de audiometria vocal e imitanciometria. A audiometria tonal pesquisa os limiares mínimos de audição por via aérea, por meio de fones; e por via óssea, por meio de vibradores.

Esses exames podem ser realizados a partir de 2 anos de idade, e crianças menores podem ser avaliadas por meio das emissões otoacústicas, potencial evocado auditivo de tronco encefálico ou de avaliação auditiva comportamental infantil, por profissional habilitado (fonoaudiólogo). A seguir, há uma breve explicação de cada exame.

- Emissões otoacústicas (EOA): fornecem informações sobre a função da cóclea. Os sons são enviados ao ouvido da criança e do adolescente por um pequeno fone e um microfone grava a resposta da cóclea para o som apresentado (conhecida como emissão). Dessa forma, é possível obter informações valiosas sobre as células ciliadas sensoriais da cóclea.

- Audiometria de tronco encefálico (PEATE ou "BERA"): são utilizados em recém-nascidos, bebês e crianças que não podem executar de modo confiável os procedimentos do teste comportamental. Esses outros testes mais objetivos, como os potenciais evocados auditivos, podem ajudar a determinar as habilidades auditivas da criança. Sons de cliques ou "bipes" tonais são emitidos nos ouvidos da criança por meio de fones de ouvido, fornecendo informações sobre o funcionamento das vias auditivas periféricas até o nível do tronco encefálico. A resposta aos cliques ou tons são gravadas, fornecendo uma estimativa da sensibilidade auditiva.

- Testes comportamentais de audição: requerem que o bebê ou a criança (a partir dos 3 anos de idade) reaja de alguma maneira (verbalmente, apontando uma figura, levantando a mão ou por meio de um "jogo") aos sons suaves produzidos pelo audiômetro. Para crianças a partir de 6 meses de vida, a reação do bebê aos sons utilizando um brinquedo animado pode ser usada com muita precisão como reforço aos testes comportamentais. Além de serem divertidos, para bebês e crianças pequenas, o ato de virar a cabeça como reação a um sinal é normalmente o melhor e mais confiável método de teste.

O QUE A SOCIEDADE DEVE FAZER

- Cobrar das autoridades e das indústrias produtoras de MP e fones de ouvido a **reavaliação desses equipamentos** a fim de se tornarem mais seguros, com indicativo de zona de perigo no seu dispositivo de controle de volume, evitando os seus efeitos deletérios.

- Promover campanhas e **programas educativos** sobre os efeitos e a prevenção da exposição sonora inadequada.

Campos eletromagnéticos e radiações

A radiação eletromagnética é constituída por ondas que se autopropagam pelo espaço, inclusive pelo vácuo. Ela compõe-se de um campo elétrico e um magnético que oscilam perpendicularmente um ao outro e à direção em que a energia se propaga. O efeito biológico mais óbvio é a luz visível, que constitui apenas uma pequena parte do espectro total.

! ATENÇÃO

As radiações ionizantes são capazes de quebrar ligações, desestabilizar átomos e moléculas e causar dano ao material genético. Já os efeitos das radiações não ionizantes, apesar de todos estarem expostos a elas continuamente, são pouco evidentes.

Radiações ionizantes e não ionizantes

As radiações, de acordo com suas frequências e comprimentos de onda, podem interagir com moléculas do corpo humano, causando uma série de efeitos. Em uma classificação simples, elas podem ser divididas em:

- **ionizantes** (alta frequência, comprimento de onda curto e muita energia): os raios cósmicos, os raios gama, os raios X e a luz ultravioleta;
- **não ionizantes:** a luz visível, a luz infravermelha, as ondas de radar, as micro-ondas, as ondas de rádio e TV.

Exposição a campos eletromagnéticos

O assunto tem despertado grande interesse desde a publicação em 1979 de estudo realizado em Denver que apontava para aumento do risco de leucemia em crianças associado à exposição a campos eletromagnéticos. A falta de um modelo fisiopatológico que explique uma possível influência dos mesmos e a dificuldade para quantificar a exposição têm sido os maiores obstáculos da pesquisa nessa área.

Persistem incertezas quanto ao perigo real representado pela exposição a campos eletromagnéticos provenientes de linhas de transmissão, fiação elétrica dentro de casa, radares militares e de aeroportos, transformadores, computadores, redes sem fio, ***wi-fi,*** *bluetooth*, telefones celulares, torres de retransmissão, fornos de micro-ondas, aparelhos de TV e vários eletrodomésticos.

Como minimizar a exposição

Televisores

- **Manter o seu filho a um metro de distância, pelo menos.**
- Reduzir o tempo de uso desses aparelhos para 1 a 2 horas por dia.
- Procurar substituir os antigos modelos (de tubo) por televisores de **tela de cristal líquido (LCD)**, pois esses emitem menos radiações. As telas de plasma também emitem uma certa quantidade de radiações.

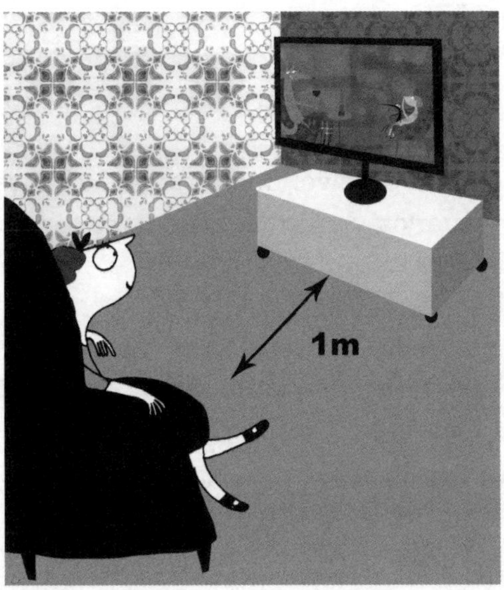

Fornos de micro-ondas

- Verificar o fechamento adequado da porta antes de ligá-los.
- **Manter o seu filho a um metro de distância, pelo menos.**
- Não ligar o aparelho na ausência de alimento.
- Averiguar periodicamente se a borracha de vedação da porta está em bom estado, substituindo-a sempre que não estiver.

O QUE VOCÊ DEVE SABER

Sabe-se, por exemplo, que quebras cromatínicas (alterações nos cromossomos) ocorrem mais frequentemente em profissionais de informática que na população em geral. Já a associação com tumores de cérebro e glandulares, leucemias, malformações congênitas, abortamento, catarata, zumbido auditivo, perda de memória, dentre outras, permanece sem comprovação. Há vultosos interesses econômicos envolvidos e, por isso, nem tudo que se publica a respeito tem caráter estritamente científico e ético.

Enquanto essas dúvidas não são resolvidas, **é prudente tomar providências para minimizar a exposição a radiações e campos eletromagnéticos.**

Monitores de computador

- Evitar se sentar a menos de um metro de qualquer dos lados do aparelho, principalmente do traseiro onde os campos magnéticos são mais intensos.

- Sentar-se a 0,5 metro da tela, no mínimo.

- Usar monitores menores e com telas de cristal líquido.

- Deixar os aparelhos desligados quando não estiverem sendo utilizados.

- Reduzir o tempo de uso dos computadores.

- Lembrar que paredes e divisórias nem sempre constituem proteção.

Celulares

Muito se tem escrito sobre os perigos da utilização de telefones celulares por crianças e adolescentes. Todos emitem uma certa quantidade de radiação eletromagnética. Dada a proximidade entre o fone e a cabeça, **é possível que a radiação cause algum tipo de dano aos usuários**. A menor espessura da pele e dos ossos da cabeça conferem menor proteção ao tecido cerebral das crianças em relação ao dos adultos.

É importante ressaltar que **quanto mais cedo se der o contato com o celular maior será o tempo de exposição durante a vida.**

O QUE VOCÊ DEVE FAZER

- **Postergar ao máximo a doação de aparelho celular ao seu filho.**

- Escolher modelos que sejam apenas telefone.

- Comprar aparelhos com baixa radiação. Informações sobre a intensidade das emissões de mais de mil modelos podem ser obtidas na descrição do aparelho a ser comprado e também na internet.

- Dar preferência, sempre que possível, ao viva voz ou ao fone de ouvido.

- Evitar o uso dentro de automóveis, em ambientes fechados ou com baixa intensidade de sinal.
- Desconfiar da capacidade de proteção das capas vendidas no mercado.

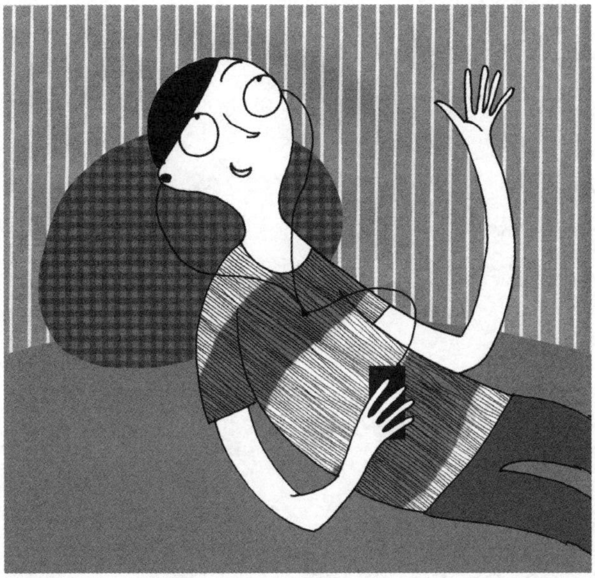

Cuidados gerais

O QUE VOCÊ DEVE FAZER

- Evitar ligar muitos aparelhos emissores de radiação (como televisor, computador, tocadores de MP3/MP4, telefones celulares, *tablets*, dentre outros) ao mesmo tempo.
- Substituir o relógio elétrico, ao pé da cama, por um convencional, de corda.
- Evitar que fontes de energia elétrica permaneçam ligadas desnecessariamente no interior dos quartos.
- Cuidar para que as camas fiquem afastadas de paredes que tenham aparelhos elétricos do outro lado.
- Desligar aparelhos de TV e computadores que não estejam sendo utilizados.
- Morar longe de torres de retransmissão da telefonia celular e de redes de transmissão elétrica.

Meio rural

ATENÇÃO

Os pais precisam conhecer os locais e as situações perigosas para seus filhos e implementar ações preventivas.

O QUE VOCÊ DEVE FAZER

- Supervisionar as crianças, tendo um olhar mais cuidadoso.
- Estar consciente de que os acidentes são previsíveis e preveníveis.
- Adotar medidas preventivas passivas, que atuam de forma automática (por exemplo, cercar os reservatórios de água).
- Associar às medidas passivas atitudes que efetivem a proteção (por exemplo, fechar com chave o local onde são armazenados os agrotóxicos), promovendo mais segurança.

O ambiente rural proporciona ar puro, silêncio, contato com animais e plantas, belas paisagens e, sobretudo, aguça a sensibilidade para perceber a natureza em toda sua plenitude.

Para que a vivência no campo possa ser desfrutada com segurança, é importante que todos os que visitam o meio rural ou lá residam e/ou trabalhem tomem alguns cuidados.

A criança e o jovem necessitam de proteção em qualquer ambiente onde há risco de injúrias com potencial de causar dor, sofrimento, hospitalização ou sequelas, colocando suas vidas em risco. No campo, vale a mesma recomendação.

As crianças no campo

As crianças e os adolescentes encantam-se com o ambiente e com toda a dinâmica do campo, imaginam-se cercadas de brinquedos e animais diferentes, e interessam-se em conhecer tudo o que as cerca. Em função de ter mais espaço para explorarem, eles se esquecem das orientações de segurança, **não são capazes de identificar as situações que podem machucá-las** e nem têm condições de evitá-las.

À medida que crescem, **é necessário ensiná-las** a reconhecer os perigos e o modo de se prevenir. Contudo, **é fundamental continuar a supervisão onde há ameaças à criança e ao adolescente**, ou seja, em ambientes aquáticos, com animais, equipamentos, produtos para uso agropecuário, entre outros. Os pais, em muitas ocasiões, comprometidos com a lida rural, encontram dificuldades em conciliar o trabalho com a vigilância dos filhos.

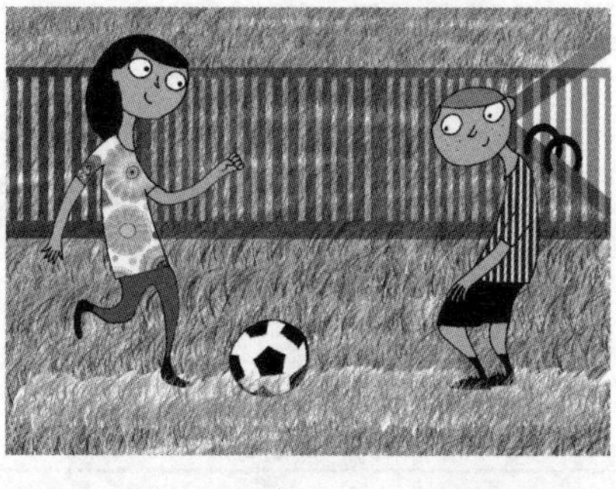

Os adolescentes no campo

Os adolescentes, segundo a Organização Mundial da Saúde, têm entre 10 e 19 anos de idade e também estão expostos aos perigos que, nessa faixa etária, se associam, muitas vezes, à dificuldade de avaliar os riscos e à crença de que vencerão os desafios e os obstáculos. Cabe aos pais a orientação e a proteção dos jovens.

Para o trabalho com máquinas, com animais, entre outros, é preciso avaliar se o jovem está apto. Essa análise leva em conta a idade, o desenvolvimento físico e intelectual, a força, a habilidade, a responsabilidade e a experiência para desempenhar a atividade com segurança. O adolescente inexperiente no manejo de máquinas acidenta-se facilmente durante o trabalho com elas. Dessa forma, a supervisão faz-se necessária.

ATENÇÃO

Mesmo ensinando a reconhecer e a evitar situações de perigo, tanto no trabalho quanto em atividades recreativas, é necessário que os pais continuem supervisionando os filhos em situações que oferecem risco.

O QUE VOCÊ DEVE SABER

No meio rural, por causa da ampla variedade de condições relacionadas a recursos econômicos dos proprietários, necessidades de trabalho, fatores ambientais e escassez de estudos sobre a prevenção de traumas nesse cenário, há dificuldades no direcionamento de medidas preventivas em um sentido geral. Assim, para facilitar a compreensão, as ações de segurança serão abordadas aqui em tópicos específicos.

Segurança do transporte no ambiente rural

Viajar em carroceria de caminhonete e/ou de caminhão, mesmo em pequenos trajetos, prática observada especialmente na zona rural, implica risco de traumas, inclusive em situações em que não há colisão do veículo. Uma freada brusca, um desvio ou uma mudança abrupta de direção poderão jogar a pessoa para fora do veículo e ocasionar lesões graves. **Em acidentes com colisão, o risco de lesões é muito maior para os passageiros que estão na área destinada à carga.**

O QUE OBSERVAR

As estradas rurais de terra, habitualmente, não têm sinalização, não são planejadas de acordo com a tecnologia viária, são estreitas, têm muitas curvas que limitam o alcance da visão e não têm conservação adequada. Há, ainda, a possibilidade de se encontrarem animais soltos nas estradas, o que representa um perigo a mais.

O QUE VOCÊ DEVE FAZER

- Seguir os mesmos cuidados recomendados para o ambiente urbano relativos à segurança no trânsito, mesmo em pequenos percursos.
- Usar capacete para ciclistas e motociclistas.
- Usar cinto de segurança, inclusive nas crianças, e também assentos apropriados para crianças.
- **Não viajar em carrocerias de caminhonetes e/ou caminhões.**
- Jamais permitir, mesmo em estradas rurais de terra, que seus filhos conduzam carro ou motocicleta se não estiverem habilitados.
- Andar devagar; as estradas de terra não permitem velocidade alta.
- Solicitar às autoridades competentes a conservação das estradas.

Para andar de charrete ou carroça

- Escolher um animal adequado: bem treinado, dócil e que não seja arisco.
- Acompanhar as crianças e os adolescentes para evitar quedas e outros tipos de acidentes.
- Evitar transitar por estradas movimentadas.
- Respeitar o sentido/mão da via e andar devagar.
- Cuidar da conservação do veículo.
- Estar sempre atento.

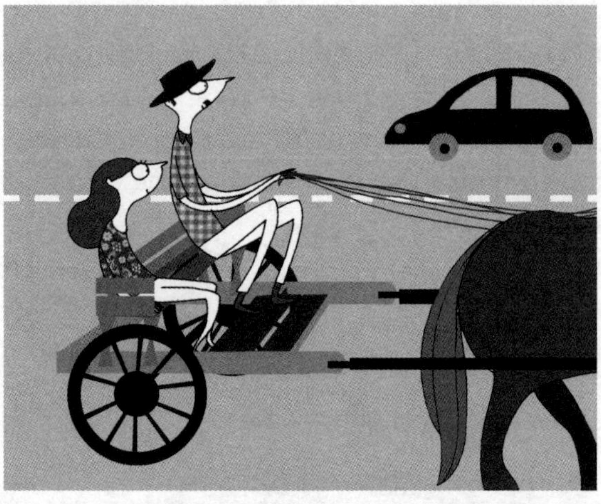

Segurança com os equipamentos de uso rural

ATENÇÃO

- O uso de equipamentos e ferramentas requer cuidados.
- Os traumas causados por tratores e outros veículos a motor usados na agricultura são geralmente graves, inclusive colocam em risco a vida e a qualidade de vida da criança e do adolescente.
- **As ferramentas e os equipamentos (enxadas, enxadões, facões, foices, machados e também máquinas de cortar cana e capim) não podem ser utilizados por crianças.** Antes de delegar ao adolescente a atribuição de trabalhar com esses instrumentos, é preciso avaliar cuidadosamente se ele tem idade e condições necessárias para realizar a tarefa. Os adolescentes inexperientes devem receber orientação, acompanhamento e supervisão. As lesões são frequentes e há risco de traumatismos graves, acometendo, especialmente, mãos, braços, pés e pernas.

O QUE VOCÊ DEVE SABER

O trator e outros veículos a motor usados na agricultura devem ser:

- considerados veículos de uso rural, que representam risco de atropelamento, queda, etc.;
- entendidos como veículos de trabalho rural, não como brinquedos, e, portanto, perigosos.

O QUE VOCÊ DEVE FAZER

- Impedir que as crianças fiquem próximas dos adultos enquanto estes trabalham com veículos de uso agrícola, equipamentos e ferramentas.
- Estar atento e verificar, antes de ligar os veículos, se há crianças por perto; se houver, retirá-las do local de trabalho.
- Proibir que as crianças fiquem perto ou em cima de tratores ou equipamentos agrícolas em funcionamento ou mesmo desligados.
- Preferir retirar a chave dos veículos ao os desligar.
- Manter em boas condições de conservação equipamentos e ferramentas e guardá-los de maneira segura, fora do alcance e do acesso das crianças.

Segurança na água

As águas naturais (termo utilizado pela CID-10 – Classificação Estatística Internacional de Doenças e Problemas Relacionados à Saúde, que inclui córrego, curso de água, lago, mar aberto e rio) são perigosas; no Brasil, segundo dados do Datasus, em 2009, morreram 2.115 crianças e adolescentes vítimas de afogamento e submersão acidentais, tendo a maioria acontecido em águas naturais.

ATENÇÃO

Quando se mergulha em água rasa ou em locais cuja profundidade e cujas condições do fundo não sejam bem conhecidas, há grande risco de lesão da coluna, que pode causar paralisia das pernas, ou das pernas e dos braços. Mergulhar ou pular, nessas áreas, é muito perigoso. **Jamais se deve mergulhar em locais desconhecidos.**

No período mais quente do ano, os afogamentos aumentam significativamente; grande parte ocorre em áreas rurais, onde, além de piscina, existem açudes, córregos, lagoas, lagos, represas, rios e tanques e todos representam risco, mesmo para as pessoas que sabem nadar. Crianças e adolescentes que residem no campo, muitos deles com poucas oportunidades de lazer, improvisam recreações nas águas naturais onde o risco de afogamento é ainda maior que em piscina, devido à correnteza, ao fundo irregular, à presença de galhos, pedras e às modificações da profundidade.

Os banhos em cachoeiras também requerem cuidados; há, ainda, o perigo de se escorregar em pedras e cair, o que causa ferimentos, fraturas e/ou traumatismo craniano.

O QUE VOCÊ DEVE FAZER

- Cercar a piscina e os reservatórios de água próximos a casa.
- Ensinar os filhos a nadar, orientá-los sobre a segurança na água e evitar que nadem em locais isolados, a nunca nadar sozinho e a jamais pular de cabeça em locais desconhecidos.
- Colocar na criança e no adolescente o colete salva-vidas adequado de maneira correta, sempre que estiver na água ou próximo dela. Os coletes não devem ser substituídos por boias de plástico. O uso do colete também é recomendado para a prática de esportes aquáticos.
- Supervisionar as crianças e os adolescentes, mesmo os que sabem nadar. As crianças não podem ficar perto da água e/ou dentro dela sem a supervisão de um adulto responsável, o qual não deverá exercer, naquele momento, qualquer outra atividade que possa distraí-lo.
- Supervisionar os jovens durante atividades aquáticas rurais, os quais devem conhecer os perigos da água e a importância de agirem de modo prudente.
- Orientar os jovens de que o uso de bebidas alcoólicas ou drogas aumentam muito o risco de afogamento.
- Explicar às crianças e aos jovens que não se deve entrar na água em locais onde não se conheça a correnteza, a profundidade e a qualidade da água.
- Recomendar nadar durante o dia, evitando o entardecer e a noite, por causa da diminuição da visibilidade.

Para mais detalhes, consulte o capítulo "Afogamento e acidente por submersão", na seção 5 – Acidentes.

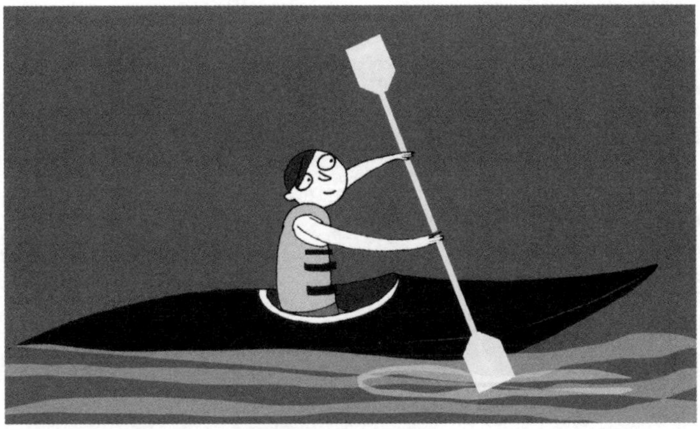

Para andar de barco

- Escolher percurso conhecido e seguro.
- Disponibilizar coletes salva-vidas para todos; boias de plástico não podem substituí-los.
- Limitar o número de pessoas ao permitido na embarcação.
- É importante que a supervisão das crianças seja realizada por um adulto que saiba nadar.
- Cuidar da manutenção da embarcação.

Intoxicação por produtos de uso agropecuário

Em propriedades rurais, o armazenamento e a aplicação de produtos destinados à agropecuária requerem cuidados especiais, considerando o risco de intoxicação, muitas vezes graves, que pode ocorrer tanto pela ingestão quanto por inalação ou contato com a pele.

Como prevenir a intoxicação

Antes de lidar com produtos agropecuários tóxicos:

- leia atentamente as recomendações da embalagem e da bula;
- utilize todos os equipamentos de proteção individual recomendados pelo fabricante;
- coloque em prática as orientações sobre o manejo correto do produto;

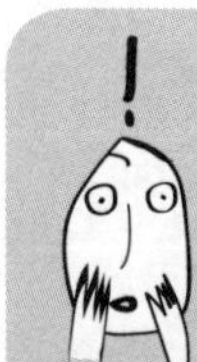

ATENÇÃO

As crianças e os adolescentes devem ser orientados quanto aos inúmeros riscos dos agrotóxicos.

ATENÇÃO

Com a finalidade de diminuir o contato com produtos tóxicos, recomenda-se aos adultos que trabalham com esses produtos:

- lavar as mãos, cuidadosamente, nos intervalos de aplicação e ao final da jornada de trabalho;
- não entrar em casa com os calçados e a roupa usados durante o manuseio do produto tóxico, e também os lavar separadamente das outras roupas.

O QUE VOCÊ DEVE FAZER

- Guardar os produtos fora da casa, em local trancado à chave, longe da vista e do alcance das crianças.
- Manter os agrotóxicos nas embalagens originais, longe de alimentos e de medicamentos.
- Nunca colocar produtos tóxicos em garrafas de refrigerantes ou em embalagens de outros alimentos.
- Não danificar nem retirar os rótulos dos produtos.
- Nunca reaproveitar as embalagens dos produtos tóxicos.
- Proibir que crianças e adolescentes trabalhem com agrotóxicos, seja no transporte, seja no manuseio e na aplicação do produto.
- Manter crianças e adolescentes distantes das áreas de aplicação dos produtos tóxicos durante e logo após o uso dos produtos.

Atendimento médico de urgência

Apesar de todos os cuidados, se a criança ou o adolescente tiver contato com produtos tóxicos, os responsáveis devem tomar as seguintes atitudes.

- **Primeiro**, entrar em contato telefônico com um centro de assistência toxicológica para receber orientações. A lista de telefones desses centros encontra-se no final deste livro e deve estar sempre disponível em lugar de fácil acesso e no celular.
- **Em seguida**, procurar atendimento médico de urgência e informar o horário em que ocorreu o evento e a quantidade aproximada de produto a que a pessoa foi exposta.
- **Para facilitar o atendimento**, levar o rótulo do produto ou a embalagem (bem fechada e embrulhada). Quando isso não for possível, anotar o nome do produto.

Intoxicações por plantas

Há risco de intoxicações por diversas plantas, entre as quais se destacam **comigo-ninguém-pode, copo-de-leite, coroa-de-cristo, espirradeira, mamona, mandioca-brava, pinhão-paraguaio e trombeteira.**

O QUE VOCÊ DEVE FAZER

- Não cultivar plantas tóxicas, inclusive as ornamentais; se houver na região, retirá-las da proximidade da residência.
- Ensinar às crianças maiores e aos adolescentes a reconhecê--las, a fim de evitar contato com elas.
- Orientar os filhos a não colocarem plantas na boca.
- Não seguir recomendações de outras pessoas para se fazer chás ou infusões com plantas cujos efeitos não sejam muito bem conhecidos por você.
- Se acontecer intoxicação, procurar atendimento médico o mais rápido possível e levar a planta para que seja identificada.

Para saber mais detalhes, leia também o capítulo "Intoxicações", na seção 5 – Acidentes.

Segurança com o gado

Há risco de a criança ou o adolescente serem chifrados, pisados, levarem coices ou serem derrubados por animais. Os adolescentes correm riscos durante o trabalho com o gado ao aplicarem medicamentos, oferecerem alimentos, tirarem leite ou reunirem os animais. Em geral, o touro e a vaca com bezerro novo são os mais perigosos.

O QUE VOCÊ DEVE SABER

- As crianças não devem ficar por perto enquanto os adultos trabalham com os animais.
- Se os pais julgarem que os filhos podem ir ao curral, ao pasto ou a outros locais onde há gado, eles devem estar continuamente acompanhados de um adulto que zele por sua segurança.
- Deve-se avaliar se o adolescente tem idade, preparo e experiência para desempenhar, com segurança, o trabalho com os animais. A supervisão também é necessária.

Segurança com cavalos

As pessoas que andam a cavalo precisam atender às normas de segurança durante o trabalho, o esporte ou o lazer (com esses animais).

! ATENÇÃO

O tipo de acidente mais comum é a queda, mas também há risco de coice, pisoteamento ou mordida (ou mordedura, que é o termo técnico) pelo cavalo. Os riscos, portanto, estão presentes tanto para a pessoa que está andando a cavalo quanto para quem está próximo ao animal, seja alimentando-o, cuidando dele, preparando-o para ser montado, ou estando simplesmente a sua volta.

Em caso de acidente, há perigo de traumas craniano, na coluna, nos membros e na face, que podem causar lesões graves com sequelas e risco de morte.

A equoterapia, quando indicada, deve ser praticada em escola apropriada e com profissionais especializados.

Não há cavalo que ofereça segurança absoluta. Mesmo tomando todas as precauções, como a escolha adequada do animal e do local para cavalgar, há risco em situações inesperadas, como o cavalo:

- assustar, escorregar e cair;
- sentir medo e sair em disparada;
- modificar a direção, agitar-se e pular ao ser mordido por inseto.

Importância do capacete

Estudos científicos mostram a importância do uso de capacete como item de segurança para se andar a cavalo, sendo indispensável para evitar e/ou diminuir a gravidade dos traumatismos cranianos.

O capacete deve ser:

- próprio para equitação, seguindo os padrões de segurança;
- confortável e de tamanho adequado ao usuário;
- colocado corretamente antes de se montar;
- usado em todas as ocasiões em que a pessoa estiver andando a cavalo;
- utilizado pelas crianças sempre que estiverem próximas dos animais, pois há risco de coice e mordida na cabeça.

Vestimentas e equipamentos de proteção

- Calças, blusas e/ou camisas devem ser ajustadas.
- Não se deve usar bermuda.
- As botas devem adaptar-se bem ao estribo.
- Se a pessoa estiver de chinelo, **não deve se aproximar do cavalo** e nem cavalgar.
- As luvas são usadas para proteger as mãos e os dedos do contato com a guia.
- Os protetores de corpo auxiliam na proteção do tronco (diminuem as lesões de pele, músculo e costelas), mas não protegem a coluna.

- Os protetores de ombro também contribuem para a proteção e devem ser adequados ao tamanho da criança.

- Cabelos longos devem ser mantidos presos.

O QUE VOCÊ DEVE SABER

- O iniciante deve ser orientado por instrutor competente, que deve ensinar inclusive como prevenir traumas quando se está perto do animal.
- As pessoas inexperientes acidentam-se mais; as primeiras aulas devem ser, preferencialmente, em ambiente cercado.
- Procure uma área segura para andar a cavalo. Evite locais onde haja objetos, animais ou veículos que possam assustar o animal.
- **Não se deve confiar inteiramente em um cavalo manso; ele também está sujeito a se assustar por vários motivos e causar traumas no cavaleiro.**
- Recomenda-se, para as crianças e os iniciantes, a escolha de animal manso, castrado, de natureza mais dócil. Cavalos mais velhos geralmente são mais previsíveis e calmos.
- O cavalo deve ser corretamente arreado; não é recomendável andar a pelo.
- Não se deve amarrar ou enrolar a rédea na mão ou nos dedos nem para puxar o cavalo.
- Deve-se andar somente uma pessoa por vez em cada animal.
- Para cavalgar em companhia de outros cavaleiros, deve-se manter distância entre os animais.
- As crianças necessitam de vigilância contínua enquanto andam a cavalo ou estão próximas a eles.
- As crianças nunca podem cavalgar amarradas ao cavalo.
- Evite o uso de álcool e/ou outras drogas antes de cavalgar.

Segurança com cães

Crianças gostam de brincadeiras com cães, considerados companheiros e amigos, mas, nessa convivência, é preciso conhecer as regras de segurança. A grande maioria das mordidas (ou mordeduras – termo mais técnico) em crianças é causada por animais da própria família ou de vizinhos, e as crianças são agredidas mais

Leia também o capítulo "Mordeduras por animais e humanas", na seção 5 – Acidentes.

frequentemente que os adultos. Os ataques mais graves geralmente acontecem com crianças pequenas e, nessa situação, é grande o risco de mordida (mordedura) na cabeça, na face e no pescoço. Em crianças maiores, as lesões ocorrem habitualmente nos braços e nas pernas.

Antes de adquirir um cão

O QUE VOCÊ DEVE FAZER

- Informar-se com um veterinário sobre as raças mais adequadas e mais mansas. Cães de raças reconhecidamente agressivas (*pit bull*, pastor alemão, *doberman*, etc.) não são recomendados. É importante lembrar que cruzamentos entre raças podem gerar animais perigosos.
- Observar bem o comportamento do cão.
- Não adquirir animal de comportamento agressivo, independentemente da raça. Cães castrados geralmente são menos agressivos.
- **Orientar as crianças sobre a maneira adequada de lidar com o animal, como não o provocar nem o machucar.** Se houver provocação ou agressão, mesmo um cão de raça dócil poderá morder.
- Combinar antecipadamente com os filhos que o cão não poderá dormir com eles nem fazer as refeições com a família.

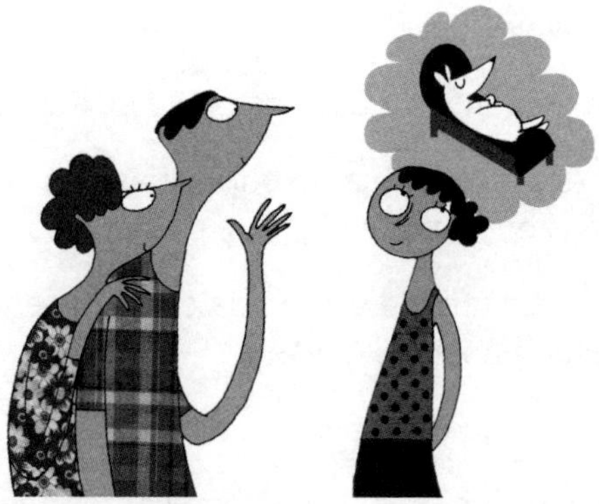

O QUE VOCÊ DEVE SABER

- Se você tem filhos pequenos, analise bem antes de adquirir um cão, porque criança pequena nunca poderá ficar sozinha perto do animal em razão do perigo de ataque. Recomenda-se avaliar o momento mais oportuno e seguro para adquirir um cão.
- Se a presença de um cão amedronta a criança, essa não é a ocasião adequada para adquirir o animal.

Se já tiver um cão

O QUE VOCÊ DEVE FAZER

- Submeter o cão a treinamento e socialização com profissional habilitado (ou capacitado).
- Supervisionar as brincadeiras entre crianças e cães.

- **Manter as vacinas do animal em dia (conferir sempre).**
- Disponibilizar assistência veterinária periódica.
- Cuidar da alimentação, da higiene e da saúde do cão.
- Orientar as crianças para não se aproximarem ou brincarem com animal estranho.
- Procurar um veterinário se o cão mudar o comportamento.
- Sempre lembrar que cão pequeno e/ou de raça mansa não é garantia de que não morderá.
- Usar coleira ao levar o cão para passear.
- Respeitar o cão.

Conduta após a mordida (mordedura)

ATENÇÃO

- Lavar o local da mordedura com bastante água e sabão, o mais rapidamente possível.
- Providenciar o cartão de vacinas do animal.
- Procurar assistência médica com urgência.

Cuidados com o animal agressor

Quando o seu animal agride alguém, recomendam-se as seguintes atitudes:

- Não matar o cão.
- Deixar o animal em observação por 10 dias em local seguro para prevenir agressões a outras pessoas.
- Tomar providências para o animal não fugir.
- Se o cão manifestar qualquer sinal de doença (inclusive mudança no comportamento), no período de observação, ou morrer, procurar atendimento médico imediatamente para o dono e/ou a pessoa agredida.
- Se o seu cão ou animal desaparecer após ter agredido alguém, avise a pessoa agredida e contate a Secretaria de Saúde ou o Serviço de Controle de Zoonoses de sua cidade para informar que ele está desaparecido.

O QUE VOCÊ NÃO DEVE FAZER

- Não se deve estimular a agressividade do cão.
- Não se deve mexer com o cão durante a alimentação, o sono, se tiver filhote novo ou se estiver com aparência de doente.
- **Não se deve puxar as orelhas, as patas e o rabo, nem colocar dedos na boca ou nos olhos do animal.**
- Não pegar o brinquedo que esteja com o cão.
- Não beijar ou ficar com o rosto perto do animal.
- Não tentar separar briga de cães.
- Manter distância de cães agressivos.
- Não encarar o cão ou qualquer animal.

Cuidados com o animal agressor

Se a pessoa sofre mordedura por um **cão da rua ou de amigo:**

- Primeira medida: lavar o mais rapidamente possível e por bastante tempo o local do ferimento com água e sabão.

- Segunda medida: procurar atendimento médico imediatamente.

As pessoas vítimas de agressão por animais precisam de atendimento médico imediato e individualizado porque a conduta depende da gravidade do acidente, da área anatômica atingida e das condições do animal agressor.

Nos casos de agressão por cães, especificamente, sugerimos consultar este link: http://bvsms.saude.gov.br/bvs/folder/esquema_profilaxia_raiva_humana.pdf.

Prevenção de picadas por cobras

As picadas por cobras são graves, acontecem principalmente nos pés, nas pernas, nas mãos e nos antebraços. As pessoas que visitam o meio rural ou lá residem ou trabalham são as mais acometidas.

Cuidados para evitar picadas

O QUE VOCÊ DEVE FAZER

- Calçar botas de cano alto ou usar perneira de couro com botinas sempre que estiver do lado de fora da casa é a principal medida preventiva.
- Orientar os filhos a nunca colocarem as mãos em locais cuja extensão não esteja completamente visível, por exemplo, em buracos.
- Sempre usar luvas de couro ao lidar com folhas secas, lenha, lixo acumulado e palha. Crianças não devem lidar com esses materiais.
- Tomar todo o cuidado ao lidar com montes de lenha, locais onde foram colhidos cana, feijão e milho e outras áreas escuras, quentes e úmidas, ambientes que as cobras buscam para se alojarem. Elas também costumam ficar próximas a cupinzeiros.
- Evitar que o mato cresça em volta da casa e o acúmulo de lixo, madeira, pedras, telhas e tijolos, mantendo a área sempre limpa, incluindo o paiol.
- Combater a presença de ratos, que são alimento para as cobras.

Leia também o capítulo "Picadas de animais peçonhentos", na seção 5 – Acidentes.

Atendimento médico de urgência em caso de picada por cobra

O QUE VOCÊ DEVE FAZER

- Lavar o local da picada com água e sabão.
- Tomar providências para que a vítima de acidente ofídico receba atendimento médico o mais rápido possível – a demora no tratamento agrava as condições do paciente.
- Identificar a cobra sempre que possível, o que permite prescrever o soro específico para o paciente.

O QUE VOCÊ NÃO DEVE FAZER

- Não colocar garrote (comprimir o membro acima do local da picada).
- Não cortar e/ou perfurar o local da picada.
- Não oferecer bebidas alcoólicas ou outras substâncias à vítima.

Para mais informações sobre acidentes ofídico e escorpiônico, consulte o Manual de Diagnóstico e Tratamento de Acidentes por Animais Peçonhentos, do Ministério da Saúde (2001), disponível em: http://portal.saude.gov.br/portal/arquivos/pdf/manu_peconhentos.pdf.

Prevenção de picadas por escorpião

Os acidentes causados por picada de escorpião, especialmente os da espécie *Tityus serrulatus* (escorpião-amarelo), são considerados graves, sobretudo, em crianças. As picadas acontecem, principalmente, nos membros superiores e atingem, em particular, as mãos e os antebraços.

Cuidados a serem tomados em volta da casa

O QUE VOCÊ DEVE FAZER

- Manter a área em volta da casa sempre limpa, retirando folhas secas, entulho, lixo, madeiras, pedras, telhas e tijolos.
- Aparar a grama frequentemente.
- Evitar vegetação densa próxima à casa, como, bananeiras, trepadeiras e outros tipos de plantas que possam servir de esconderijo para os escorpiões.
- Não depositar lixo próximo à casa, evitando atrair insetos, como baratas e moscas, que alimentam os escorpiões.
- Se possível, preservar aves de hábitos noturnos, como a coruja e o joão-bobo, além de galinha, ganso, lagarto e quatis, que contribuem para combater os escorpiões.

Cuidados dentro de casa

O QUE VOCÊ DEVE FAZER

- Tampar buracos do assoalho, das paredes e de outros locais em que os escorpiões possam entrar.
- Colocar telas nos ralos das pias e dos tanques e também nas janelas.
- Ao entardecer, vedar as soleiras das portas e das janelas.

Cuidados nos quartos

O QUE VOCÊ DEVE FAZER

- Evitar deixar roupas penduradas em contato com paredes.
- Manter berços e camas afastados das paredes.
- Cuidar para cobertores, lençóis e mosquiteiros não encostarem no chão.
- Sacudir e observar cuidadosamente toda a roupa e o calçado antes de os usar, porque há perigo de aranhas e escorpiões se esconderem nesses objetos.

Atendimento médico de urgência

Em caso de **picada por escorpião**, recomendam-se as orientações a seguir.

O QUE VOCÊ DEVE FAZER

- Lavar o local com água e sabão.
- Providenciar que a vítima de acidente escorpiônico receba atendimento médico o mais rápido possível.

O QUE VOCÊ NÃO DEVE FAZER

Não utilizar medicamento caseiro, o que pode atrasar o tratamento correto e agravar as condições clínicas da vítima.

Para mais informações sobre acidentes ofídico e escorpiônico, consulte o Manual de Diagnóstico e Tratamento de Acidentes por Animais Peçonhentos, do Ministério da Saúde (2001), disponível em: http://portal.saude.gov.br/portal/arquivos/pdf/manu_peconhentos.pdf.

Ações preventivas gerais

O QUE VOCÊ DEVE SABER

- Conscientizar-se de que os acidentes são, em sua maioria, previsíveis e preveníveis.
- Educar os filhos pensando em sua segurança.
- As crianças precisam de vigilância constante por adulto responsável.
- Os adolescentes precisam ser avaliados quanto a: idade, desenvolvimentos físico e intelectual, habilidade, responsabilidade e treinamento para realizar determinado trabalho com segurança, e precisam de supervisão.
- Utilizar equipamentos de proteção, como capacete para ciclista e para cavaleiro, colete salva-vidas sempre que a criança estiver na água ou próxima a ela, etc.
- Considerar que os animais são imprevisíveis; muitas vezes, oferecem risco para crianças e/ou adolescentes.
- Usar botas durante atividades em ambiente rural.
- Levar em conta que as águas, mesmo para as pessoas que sabem nadar, são muito perigosas, em especial as naturais.
- Avaliar se há alguma situação de risco na propriedade; se houver, colocar em prática medidas preventivas o quanto antes.
- Informar-se adequadamente sobre os primeiros cuidados às pessoas vítimas de injúrias, mordidas (mordeduras), picadas ou intoxicações e procurar cuidados médicos. Ter sempre em mente que o atraso no tratamento médico pode agravar as condições clínicas da pessoa acometida.

Praias e margens de rios

Os acidentes em ambiente de praia, muito comuns no Brasil, estão associados às atividades recreativas. No verão, com o aumento da frequência de banhistas, os riscos de acidentes são mais recorrentes. Os afogamentos, os traumatismos cranianos e as lesões de coluna vertebral são os mais graves e, infelizmente, comuns em todo o mundo. Lembre-se: conhecer as medidas preventivas pode fazer uma enorme diferença!

Acidentes mais recorrentes

Afogamento

O afogamento infantil continua sendo um desafio: das mais de 410 mil vítimas que se afogam anualmente no mundo, cerca de 20% são crianças.

No Brasil, os dados apontam para uma taxa de mais de 7 mil afogamentos por ano, sendo as regiões nordeste e sudeste as que registram a maioria dos casos.

Entre as crianças que sobrevivem após um acidente por submersão, a possibilidade de recuperação é **menor** entre aquelas abaixo de 2 anos de idade em relação aos indivíduos maiores de 2 anos, com porcentagem significativa de déficits neurológicos a longo prazo.

Lesões na coluna vertebral e traumatismo craniano

As lesões na coluna vertebral e o traumatismo craniano estão normalmente associados ao **mergulho**. Estudos mostram que a lesão de coluna vertebral decorrente do impacto sobre o fundo é resultado de mergulhos em águas rasas e apenas 10% das lesões são causadas por mergulho a partir de plataformas, árvores e outras estruturas.

Em geral, as crianças e os adolescentes gostam de se lançar de locais mais altos, o que permite que o corpo ganhe maior aceleração, aumentando ainda mais o seu peso (massa x aceleração) ao bater na água.

Em queda livre, ou após se impulsionar para o mergulho, a criança ou o adolescente pensa que a água fará o amortecimento do salto, mas, se essa profundidade for menor do que a esperada, o corpo irá se chocar diretamente com o fundo ou com algum obstáculo, como uma pedra, por exemplo. Numa situação dessas, a coluna é diretamente afetada.

ATENÇÃO

Conhecer a profundidade da água é fundamental e, muitas vezes, ela é mal estimada. A profundidade mínima para garantir um mergulho sem riscos é muito maior do que aquela normalmente percebida, e o risco de erro aumenta com a turbidez da água, que impossibilita uma avaliação adequada tanto da profundidade como do tipo do fundo (pedregoso ou com rochas).

As medidas de prevenção de acidentes

Os meios de prevenção consistem em educação e informação, que devem ser promovidas pelas escolas, pela mídia, pela família e na elaboração de regulamentos, que devem ser divulgados.

O QUE VOCÊ DEVE SABER

- A falta de supervisão por parte dos adultos é o principal fator precipitante desses eventos na faixa etária pediátrica.
- Aprender a nadar é fundamental, mas essa prática não exclui a necessidade da supervisão de um adulto, uma vez que os nadadores também estão expostos ao risco de afogamento.
- Outros fatores como o desconhecimento da profundidade, a cor escura ou turva, a temperatura muito baixa da água e a presença de rochas e pedras podem facilitar a ocorrência de acidentes.
- O paradigma básico de salvamento aquático é efetuar um resgate sem colocar em risco a si mesmo. Entretanto, quando se trata de familiar, essa máxima pode ficar comprometida: é a chamada síndrome do "afogamento por amor", que ocorre quando um parente tenta salvar uma criança e morre afogado.

Antes de ir a uma praia

O QUE OBSERVAR

- As áreas de risco e as áreas apropriadas para a natação e o banho.
- Os cartazes com as informações gerais e os perigos específicos daquela praia.
- Se a praia é própria para atividades esportivas como surfe, *windsurf*, esqui aquático e *jet-ski* – essas práticas não devem ser realizadas em áreas frequentadas por banhistas.
- Marcadores flutuantes e coloridos (boias), que são de fácil visualização, usados para demarcar as áreas perigosas para nadadores.
- Se há um sistema de atendimento de emergência (salva-vidas), obrigatório em praias de maior risco e nas mais frequentadas.
- Os alertas de balneabilidade, ou seja, sobre a qualidade das águas destinadas à recreação, medida a partir da quantidade de bactérias presentes na água.

O QUE VOCÊ NÃO DEVE FAZER

Não nade e/ou se responsabilize por outras pessoas, principalmente crianças, quando tiver ingerido bebida alcoólica ou não estiver se sentindo bem. Durante o verão, muitas pessoas se divertem nas praias e nas margens dos rios nessas condições, correndo risco de afogamento.

- Se o local é seguro e apropriado e se existem bandeiras de alerta (vermelho-amarela).
- Quais são as recomendações dos salva-vidas quanto a profundidade, obstáculos, arrebentação das ondas, buracos e correntes de retorno (repuxo).

O QUE VOCÊ DEVE FAZER

- Ensinar às crianças e aos adolescentes quais acidentes podem ocorrer durante as brincadeiras tanto em praias como em rios e a importância de não se brincar em locais perigosos.
- Manter a supervisão das crianças de modo contínuo durante a recreação em praias ou em rios.
- Entrar no mar com as crianças, lado a lado, para a melhor avaliação das condições, pois todos podem ser pegos de surpresa por uma onda mais forte.
- Identificar com nome, telefone e endereço as crianças pequenas que já começaram a andar. A curiosidade pode levá-las para longe de sua visão.
- Em barcos, exigir o uso de colete salva-vidas por todos a bordo, evitando o risco de afogamento no caso de queda do indivíduo da embarcação ou de naufrágio.
- Respeitar os avisos existentes.
- Orientar as crianças e os jovens para que não mergulhem em locais que não conheçam, lembrando que o nível da água, bem como o fundo, mudam sempre e que os afogamentos podem ocorrer também em lugares considerados rasos.

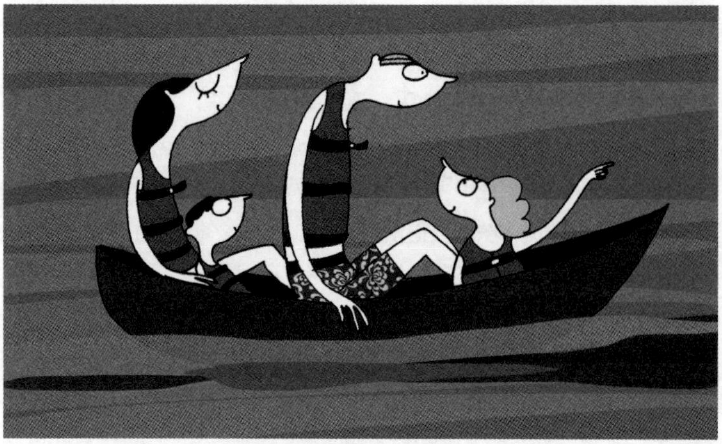

Leia também o capítulo "Afogamento e acidente por submersão", na seção 5 – Acidentes.

Doenças transmitidas pela água

As doenças transmitidas pela água de praia ou rio habitualmente são monitoradas pela comunicação de surtos, geralmente provocados por contaminação ambiental. Surtos de doença gastrointestinal aguda, doenças dermatológicas e doença respiratória aguda podem ser causados por parasitas, vírus ou bactérias.

Os parasitas intestinais (como ancilóstomos, estrongiloides e até os áscares, conhecidos por lombriga) estão entre os patógenos mais frequentemente encontrados em seres humanos e podem ser transmitidos por contaminação do solo em locais públicos, como praias, praças e jardins, onde existe grande trânsito de animais e pouca educação sanitária.

ATENÇÃO

Sempre verifique as condições de balneabilidade da praia que deseja visitar, descartando-a caso seja considerada imprópria para banho.

O QUE VOCÊ DEVE FAZER

Evitar contato com os cursos d'água que afluem às praias, porque a qualidade de sua água é desconhecida se não houver placa ou informação de que é própria ou não para banho.

O QUE VOCÊ NÃO DEVE FAZER

- Nunca levar animais de estimação à praia. Suas fezes podem conter parasitas que transmitem doenças ao ser humano, como a larva *migrans* (bicho geográfico).
- Caso leve animais de estimação, as fezes devem ser colhidas em saco plástico e depois despresadas em locais adequados.

Acidentes por animais marinhos

É justamente no verão a época de maior risco de acidentes causados por animais marinhos. É o caso das caravelas, que, muitas vezes, são confundidas com as águas-vivas pelo seu formato e cores.

Caravelas e águas-vivas

Os sintomas são desencadeados pelos venenos presentes nos nematocistos (estruturas localizadas nos tentáculos) através de uma ação tóxica ou alérgica.

O QUE OBSERVAR

Em geral, ocorrem ardência e dor intensa nos pontos de contato; eritema (vermelhidão) e bolhas, podendo também apresentar necrose superficial (ou seja, destruição do tecido da pele); e, nos casos mais graves, vômitos, câimbras, desmaios, convulsões, arritmias cardíacas e problemas respiratórios.

O QUE VOCÊ DEVE SABER

Os meses de dezembro a fevereiro, que incluem as férias escolares, correspondem à época de maior incidência de acidentes por animais marinhos como as caravelas e as águas-vivas, envolvendo especialmente crianças, que são atraídas pela sua aparência rosada ou lilás.

Dentre as diferentes classes encontradas no Brasil, as que se destacam são a Hydrozoa (caravelas) e a Cubozoa (águas-vivas). Os da classe Hydrozoa, na fase medusa, apresentam o corpo em forma de bexiga, permitindo a flutuação e possibilitando sua visualização na superfície. Na classe Cubozoa, as águas-vivas possuem corpo em forma de guarda-chuva. As caravelas são as mais perigosas e seus tentáculos podem medir até 30 metros, além de comumente serem encontradas em grupos. No Brasil, as espécies mais comuns são a ***Physalia physalis*** (classe Hydrozoa) e ***Tamoya haplonema*** (classe Cubozoa) (Figuras 1 e 2).

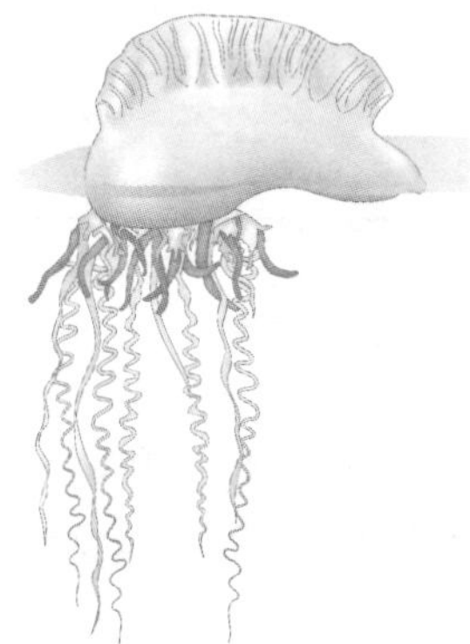

Figura 1. Physalia physalis (caravela).

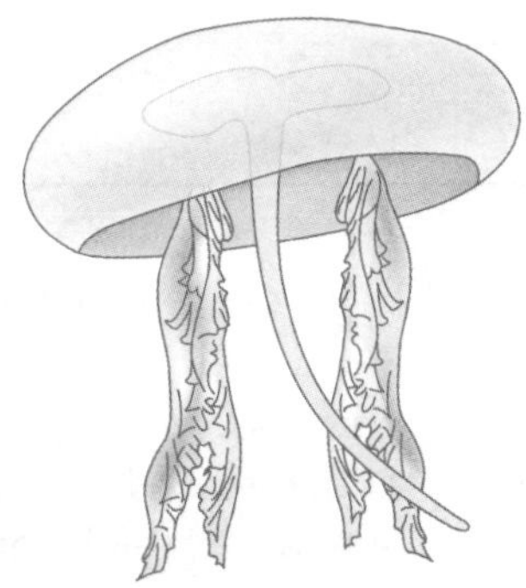

Figura 2. Tamoya haplonema (água-viva).

ATENÇÃO

- Não se deve entrar na água em áreas onde esses animais são sabidamente encontrados.
- Placas e avisos (ou até fotografias) podem ser usados para alertar o banhista da ocorrência de caravelas ou águas-vivas no local (Figura 3).

Figura 3. Aviso do perigo de animais marinhos no local.

Como tratar as feridas

O QUE VOCÊ DEVE FAZER

- Remover os tentáculos usando luvas, pinça ou lâmina, e nunca tocar com a mão nua.
- Aplicar compressas de água gelada, do mar ou gelo. Se possível, utilizar vinagre também. A água gelada anestesia o ponto do contato e o vinagre desativa o veneno, porque estabiliza os nematocistos, interrompendo descargas adicionais de substâncias tóxicas na pele.
- Não esfregar a região do ferimento.
- Nunca urinar sobre o local, nem lavar com água doce.
- Não aplicar qualquer outra substância sobre o local.
- Ir, com urgência, ao posto de saúde ou pronto-socorro mais próximo.
- Orientar as crianças e os jovens para que usem calçados ao andar sobre rochas próximas à praia.
- Caso ocorra um **acidente com ouriço**, lavar bem o local do corte com água corrente e, ao menor sinal de inflamação, consultar um médico, no serviço medico de urgência.
- Manter o calendário vacinal da criança atualizado, para evitar inflamação crônica, dores muscular e articular e erupções cutâneas.

O QUE VOCÊ NÃO DEVE FAZER

- Nunca tentar remover os tentáculos com as mãos.
- **Não usar água doce**, porque ela provoca a liberação de mais toxinas, podendo agravar a irritação da pele.

CURIOSIDADE

Pedicelárias são pequenas estruturas com a extremidade em forma de pinça, situadas entre os espinhos do ouriço-do-mar. Elas são um meio de defesa do animal, podendo injetar veneno nas suas vítimas, embora o veneno por si só raramente prejudique os humanos. O normal é que os espinhos que cobrem o ouriço-do-mar lesem a pele e provoquem danos e inflamação nos tecidos. Se não forem extraídos, os espinhos afundam-se mais, provocando inflamação crônica, ou ficam presos num osso ou num nervo, podendo provocar dor muscular e articular, além de erupções cutâneas.

Ouriços-do-mar

São animais de corpo mais ou menos esférico. Possuem espinhos abundantes, rígidos e quebradiços. Encontram-se sobre rochas, entre pedras ou em fundo arenoso, geralmente formando grandes aglomerados. Os ouriços-do-mar fazem parte da paisagem das praias e dos rochedos do litoral brasileiro. Os pretos (***Echinometra locunter***) existem ao longo de toda a costa e provocam acidentes traumáticos em grande número, sendo responsáveis por cerca de 50% dos acidentes atendidos em pronto-socorros nas cidades litorâneas. O ouriço-do-mar verde (***Lytechinus variegatus***) é mais raro, mas também pode provocar acidentes. Ambos apresentam veneno em suas pedicelárias, de difícil extração e que podem provocar processo inflamatório com febre, dor local, além de nódulos dolorosos quando elas não são retiradas totalmente.

Brincadeiras perigosas

- **Buracos na areia.** A brincadeira de cavar buracos na areia é perigosa, pois pode causar acidentes por submersão (por água ou areia) com graves consequências. As crianças podem cair nos buracos e se afogarem com a água ou mesmo com a areia.

- **Hábito de explorar, tocar e levar à boca.** Rochas em geral são cobertas por cracas e ostras, que têm bordos muito cortantes. Ferimentos provocados por esses animais favorecem o aparecimento de infecções secundárias pela presença de bactérias e fungos na própria superfície dessas espécies. Cuidado adicional deve ser tomado em locais poluídos, pois cortes são portas abertas para infecções por bactérias. Em locais rochosos ou com pedras soltas, caminhe sempre com os pés protegidos por um calçado firme de sola antiderrapante (tênis ou sapatilha).

- **Rede de pescadores.** Apesar de o Brasil ter a maior rede fluvial do mundo, a presença de animais venenosos em rios é relativamente rara. Entretanto, as redes de pescadores trazem espécies venenosas de peixes, que podem ser jogados em águas rasas ou nas areias de praias, como bagres de pequeno tamanho, além de arraias e peixes-escorpião, que são os peixes mais venenosos de toda a fauna brasileira. **Por isso, orientem seus filhos a nunca tocarem em nenhum animal trazido pela água** (seja do mar ou do rio).

> **ATENÇÃO**
>
> Uma exposição solar moderada (sem protetor solar) significa expor ao sol regiões do corpo de duas a três vezes por semana por cerca de 15 a 20 minutos, antes das 10 e depois das 16 horas.

Perigo dos raios solares

A exposição solar **moderada** é extremamente importante para a síntese de vitamina D pelo organismo humano, sendo a principal fonte de obtenção desse hormônio. No entanto, deve-se **cuidar para que, no caso de exposição prolongada**, sejam tomadas todas as medidas de proteção necessárias.

As medidas de proteção

- O uso de protetores solares no caso de exposições prolongadas precisa ser regra e se tornar um hábito.

- No caso de **exposição prolongada ao sol**, seja no ambiente urbano ou em praias e piscinas, o uso de protetor solar é obrigatório, e recomenda-se a reaplicação do protetor solar em intervalos de 2 horas ou logo após o banho em águas naturais ou em piscinas.

- Para uma melhor eficácia, **o protetor solar deve apresentar em sua composição filtros ultravioleta (com espectro de absorção nas faixas das radiações UVA e UVB)** e ser fotoestável, sem proporcionar muitas variações. Os efeitos da radiação UVA podem ser muito deletérios, pois favorecem o aparecimento precoce de rugas e a ocorrência de melanomas (um tumor de pele maligno), além de interferir negativamente no sistema imunológico. A UVB é a responsável por deixar a pele avermelhada (queimada) e pode contribuir para o aparecimento de outros cânceres de pele a longo prazo.

- Os fatores de proteção presentes nos filtros solares variam. Os mais indicados são os FPS 30.

- O filtro solar deve ser aplicado uniformemente, em quantidade suficiente e em toda a superfície cutânea.

ATENÇÃO

• **Filtros solares não são recomendados até o sexto mês de vida.** Nessa faixa etária, a proteção solar pode ser feita mantendo o bebê na sombra, lembrando de vesti-lo com roupas leves. É importante evitar o período entre 10 e 16 h, em razão da maior incidência de raios ultravioleta.

• Não se engane com dias nublados; os raios solares perigosos atravessam as nuvens e a neblina.

• Cuidado com a luz refletida; a luz do sol reflete na areia, no piso, na água, atingindo a pele, mesmo na sombra.

O QUE VOCÊ DEVE FAZER

• Evitar que as crianças e jovens se exponham ao sol por tempo prolongado, sobretudo entre as 10 e as 16 horas (período de maior incidência de radiação ultravioleta).

• Criar o hábito de reaplicar o protetor solar indicado pelo pediatra ou dermatologista nas crianças e nos adolescentes, principalmente, após o banho em águas naturais e em piscinas, e lembrar que as radiações emitidas pelo sol também atravessam as nuvens; logo, **em dias nublados (com mormaço), também há risco de queimadura solar.**

• Providenciar guarda-sol, chapéu e camisetas, lembrando que **roupas molhadas e tecidos "porosos" permitem a passagem dos raios ultravioletas.** A proteção oferecida pelos tecidos depende da fibra, da densidade e da cor. Os tecidos sintéticos (poliéster) oferecem maior proteção que os de fibras naturais, como o algodão, sendo indicados na prática de esporte aquático; e as cores claras bloqueiam menos os raios ultravioleta do que as cores escuras. Na criança maior e no adolescente, recomenda-se também o uso de óculos de sol.

Alimentação, mar e calor

As férias, o sol e a praia parecem combinar com refrigerante, espetinho, camarão, queijo coalho, acarajé, cachorro-quente, sanduíche natural, sorvete, pastel, amendoim, peixe, caranguejo, ostras, etc. Comer fora de casa, porém, deve significar a escolha de um local com adequadas condições de higiene e que ofereça alimentos de boa qualidade, evitando-se intoxicações ou infecções alimentares.

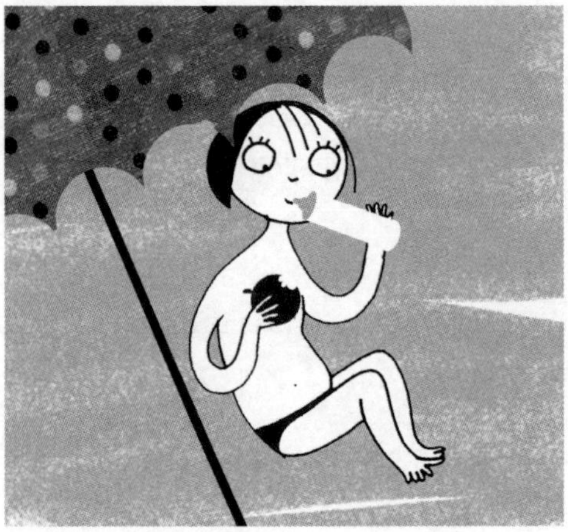

O QUE VOCÊ DEVE FAZER

- **Oferecer às crianças e aos jovens alimentos leves** (saladas, leguminosas, cereais, frutas, etc.) e uma **quantidade de líquidos maior** (água, chás, sucos, água de coco).
- **Evitar alimentos que necessitem de muitos cuidados quanto à higiene e ao controle de temperatura,** com destaque para os mariscos (lulas, mexilhões, camarões, ostras, etc.) e preparações com ovos, como saladas de maionese.

ATENÇÃO

A sede é o primeiro sinal de desidratação. A perda hídrica pela transpiração e estimulada pela atividade física deve ser reposta com o consumo de líquidos, sobretudo com a ingestão de água. Uma sugestão é sempre carregar uma garrafinha de água, como um *squeeze*, por exemplo.

O QUE VOCÊ NÃO DEVE FAZER

- Não preparar alimentos gordurosos, como frituras, ou incentivar o seu consumo pelas crianças. Eles são de difícil digestão, de elevado teor calórico devido à gordura, e o seu modo de preparo nem sempre é feito com óleo de boa qualidade, e não raramente esse óleo é reutilizado.
- Não comprar "raspadinhas" e "geladinhos" quando não se sabe nem a origem da água do gelo nem dos xaropes de açúcar com aditivos químicos utilizados. **Preferir os sorvetes e picolés de frutas de marcas conhecidas.**
- Não oferecer amendoim, castanha, uva ou alimentos com caroços pequenos para menores de 3 anos, evitando engasgos ou aspirações.
- Não deixar restos de alimentos e embalagens na areia da praia ou na margem de rios. Recolha-os em sacolas para despejar em locais apropriados posteriormente. Riscos naturais existem e não devem ser somados àqueles provocados pelo mau uso do ambiente.

Ambiente urbano e público

Segurança em esteiras e escadas rolantes

As esteiras e escadas rolantes estão cada vez mais presentes no dia a dia das crianças e dos adolescentes, seja no ***shopping***, seja no aeroporto ou no metrô, aumentando a frequência de acidentes potencialmente graves.

Medidas preventivas

O QUE VOCÊ DEVE FAZER

- Não permitir que crianças e adolescentes brinquem em esteiras ou escadas rolantes, como andar no sentido contrário ao do movimento.
- Proibir que crianças desacompanhadas com menos de 10 anos de idade andem em esteiras ou escadas rolantes.
- Verificar se os **cordões** dos sapatos estão adequadamente **amarrados** (sem pontas longas soltas) antes de usar a escada rolante, porque eles podem entrar pelos vãos entre os degraus e ficar presos nas engrenagens.
- Sempre utilizar elevadores ao transportar bebês em carrinhos, pacotes volumosos, malas pesadas e animais domésticos.
- Nunca deixar as crianças ou os adolescentes se sentarem ou se debruçarem nos corrimãos.
- Ensinar a importância do respeito às faixas de segurança das escadas e nunca colocar os pés nas laterais ou próximos às bordas e aos dentes, entre degraus subsequentes.
- **Não** utilizar as escadas usando sapatos de **solas aderentes**. Diversos acidentes relatados envolveram usuários com sandálias emborrachadas (de dedo ou "crocs").
- Manter a criança ao seu lado ou no degrau imediatamente à frente.
- Evitar percorrer escadas rolantes desligadas, pois degraus com alturas diferentes podem provocar quedas.

- Orientar as crianças e os adolescentes que usam óculos bifocais para redobrar o cuidado.
- Procurar manter o equilíbrio com o uso de um único degrau, apoiando uma das mãos no corrimão e dando a outra para a criança.

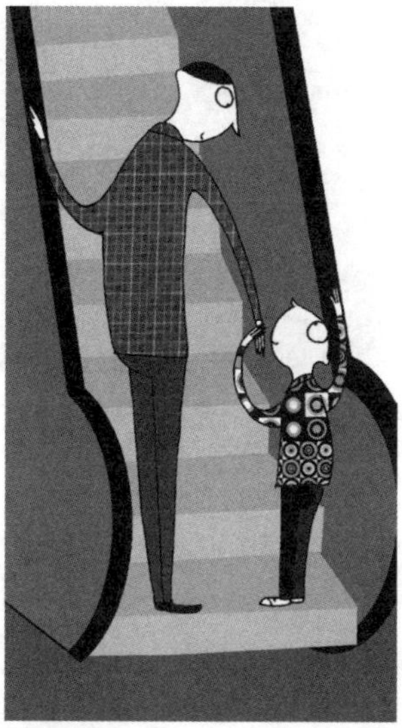

Segurança em elevadores

As crianças e os adolescentes podem ser causadores ou vítimas de acidentes em elevadores.

Medidas preventivas

O QUE VOCÊ DEVE SABER

- Crianças com menos de 10 anos de idade nunca devem andar desacompanhadas no elevador.
- Todas as pessoas, especialmente bebês e crianças menores de 5 anos de idade, devem se afastar das portas, porque elas podem prender a criança, braços ou pernas ao fechar.
- O fechamento e a abertura das portas deve ocorrer naturalmente, sem forçar.
- A carga limite jamais deve ser excedida.
- Os adultos devem entrar antes nos elevadores e sair depois das crianças, evitando que elas fiquem sozinhas dentro das cabinas. No caso de portas muito pesadas, os adultos devem segurá-las para a criança entrar e sair.

ATENÇÃO

Ensine os filhos sobre o que **não** deve ser feito ao utilizar um elevador:

- Não realizar brincadeiras (jogar bola, correr e pular) que fazem a cabina balançar, pois podem causar o travamento do dispositivo de freio de segurança e parar o elevador, ocasionando a necessidade de um resgate e todas as suas consequências.
- Não apertar todos os botões ou apertá-los com a mão molhada, pois pode ocasionar curto-circuito e paralisar o equipamento por longo tempo.

O QUE VOCÊ DEVE FAZER

Em caso de pane

- Se o elevador parar entre dois andares: ensinar a criança ou o adolescente a tocar o sinal de alarme, mostrando onde o dispositivo fica localizado, ou a chamar a portaria pelo telefone de emergência, se houver.
- Orientar seu filho a aguardar o socorro com calma, não forçar as portas nem tentar sair por conta própria.
- Se a porta se abrir quando o elevador estiver parado entre dois andares: explicar sobre o perigo de tentar sair pela abertura, uma vez que o elevador pode voltar a funcionar justo nesse momento.
- Em caso de incêndio: orientar a criança ou o adolescente a nunca utilizar elevadores. As escadas sempre devem ser a opção para sair do prédio.

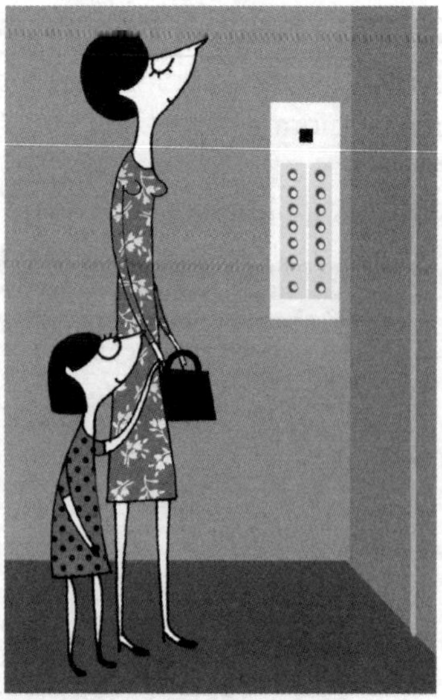

Segurança e portões eletrônicos

Acidentes comuns em condomínios têm sido relacionados ao fechamento de portões automáticos, geralmente acionados por engano. Comumente, automóveis são riscados ou amassados, mas há também relatos de crianças terem sido atingidas.

Medidas preventivas

O QUE VOCÊ DEVE FAZER

- Sugerir que sejam instalados sensores que paralisem o fechamento ou a abertura do portão da garagem do local onde mora ao detectar qualquer tipo de presença.
- Impedir que as crianças brinquem nas proximidades desses equipamentos, ensinando-as sobre o risco de uma eventual prensagem.
- Explicar os riscos, sobretudo aos adolescentes, de tentar ganhar tempo aproveitando a passagem de outra pessoa ou veículo pelo portão da garagem.
- Alertar que, além do problema do trauma físico, existe a possibilidade de a criança ficar do lado errado, eventualmente sozinha, quando os portões se fecham.

Para mais informações sobre segurança em parques e lugares muito lotados, consulte o capítulo "Parques infantis", nesta seção; e a seção 5 – Acidentes.

Creche, pré-escola e escola

Uma das funções da creche, pré-escola ou escola consiste em **minimizar os possíveis riscos à saúde** das crianças e dos adolescentes, assegurando-lhes um **lugar saudável e seguro,** formando **indivíduos conscientes das medidas de proteção à segurança individual e coletiva.** Essa preocupação deve ultrapassar os muros da escola, envolvendo os seus arredores e o trajeto até a casa da criança.

Na idade escolar, há muitas possibilidades de a criança se acidentar, seja pela impulsividade natural e pelo desejo de vencer competições e mostrar coragem e independência, seja pela falta de experiência em avaliar situações de risco.

É importante conhecer alguns aspectos da segurança nos diferentes ambientes educacionais, seja a creche, a pré-escola ou escola – aqui tratadas apenas como **ambiente escolar** – para que se desenvolva uma **consciência crítica a respeito da proteção dos espaços** nos quais seus filhos passarão grande parte da vida.

ATENÇÃO

O **Estatuto da Criança e do Adolescente** em seu art. 4º afirma que:

É dever da família, da comunidade, da sociedade em geral e do poder público assegurar, com absoluta prioridade, a efetivação dos direitos referentes à vida, à saúde, à alimentação, à educação, ao esporte, ao lazer, à profissionalização, à cultura, à dignidade, ao respeito, à liberdade e à convivência familiar e comunitária, além de colocá-los a salvo de toda forma de negligência, discriminação, exploração, violência, crueldade e opressão.

É responsabilidade de todos, portanto, assegurar às crianças e aos adolescentes o crescimento e o desenvolvimento saudáveis e com segurança.

Ambiente escolar

O QUE OBSERVAR

Para promover o desenvolvimento e a autonomia de crianças e adolescentes, em um contexto seguro, devem-se avaliar:

- o ambiente físico e social;
- a educação em saúde;
- a prática de educação física e atividades físicas extracurriculares;
- outras práticas extracurriculares (artísticas, sociais e outras);
- o acesso aos serviços de saúde;
- a resposta a situações imprevistas que afetam a comunidade escolar.

Aspectos gerais de segurança no ambiente escolar

O QUE VOCÊ DEVE FAZER

- **Reconhecer os fatores envolvidos na ocorrência de acidentes (por exemplo, tipo de piso, instalação elétrica, obstáculos)** no ambiente escolar, lembrando que os acidentes estão relacionados tanto ao ambiente e à estrutura física (dependências, padrões de construção, áreas de lazer) quanto aos arredores da escola.

- **Verificar se as instalações e os equipamentos de proteção estão sendo utilizados de maneira adequada** durante as práticas esportivas e as atividades de recreação. As quedas (no *playground,* na quadra, no pátio, no banheiro e na sala de aula) e os ferimentos decorrentes dessas atividades destacam-se dentre os acidentes mais comuns.

ATENÇÃO

Os acidentes são previsíveis e preveníveis! A maioria dos acidentes pode ser evitada com medidas simples. Consulte o capítulo "A escola como local de proteção", na seção 1 – Introdução.

O QUE VOCÊ DEVE SABER

- Os profissionais que atuam nas escolas devem estar aptos a identificar as situações de risco e garantir ambientes seguros aos alunos, além os conscientizar quanto aos **hábitos de vida seguros e saudáveis (higiene das mãos e dos alimentos, combate ao tabagismo**, comportamento seguro no trânsito e outros).

- A escola deve ter uma equipe responsável por **avaliar** de forma regular todos os espaços frequentados pelos alunos (salas de aula, quadras, *playground,* espaço do recreio, laboratórios, banheiros, etc.), detectando situações de risco e providenciando de imediato os **reparos necessários para a manutenção desses locais.**

- O **estado de conservação da construção** deve ser verificado periodicamente pelos responsáveis da escola. Devem-se avaliar rachaduras no reboco, estado da pintura, vazamentos de água ou esgoto, estado da fiação elétrica, exposição de fios ou acesso de crianças a tomadas desprotegidas e irregularidade nos pisos.

- A escola deve colaborar para a **conscientização** e a **mobilização da comunidade** na construção de ambientes e situações de proteção (por exemplo, mudanças no fluxo de veículos, iluminação, campanhas de esclarecimento).

Segurança de práticas esportivas e na recreação

Leia também o capítulo "Esportes", na seção 6 – Traumas.

O QUE VOCÊ (E A ESCOLA) DEVE(M) FAZER

- Ensinar às crianças e aos adolescentes a **respeitarem e a seguirem as regras de cada esporte** para evitar lesões.
- Incentivar o **uso dos equipamentos de segurança** apropriados a cada esporte, como caneleiras e chuteiras no futebol, além de roupas adequadas.
- **Promover a** segurança ambiental: evitar desníveis nas quadras, garantir que a superfície seja confeccionada com materiais que absorvam o impacto no momento das quedas, proteger colunas e estruturas arquitetônicas que ofereçam riscos durante as atividades recreativas e esportivas. Para mais informações, consulte os capítulos "Afogamento e acidente por submersão", na seção 5 – Acidentes e "Esportes", na seção 6 – Traumas.
- **Controlar o acesso à piscina** e garantir supervisão constante.
- Educar as crianças e os adolescentes a **respeitar os outros competidores e o trabalho em equipe.**
- Avaliar a possibilidade de **programar o lazer dirigido** (ou seja, brincadeiras organizadas, com regras preestabelecidas para serem seguidas), no recreio e em outras oportunidades, a fim de ajudar as crianças e os adolescentes a adotarem brincadeiras mais seguras.
- Incentivar a construção de locais de recreação que **permitam a supervisão** adequada e a **segurança** das crianças e dos adolescentes.
- Organizar as atividades de recreação **respeitando a faixa etária** dos indivíduos, adotando, se necessário, horários diferentes para acesso ao pátio ou parque.

Segurança de brinquedos

O QUE OBSERVAR

- Se os brinquedos são feitos com **materiais atóxicos** e selecionados conforme a idade, as habilidades, as capacidades e o interesse das crianças e dos adolescentes.
- Se a qualidade e as **recomendações do fabricante** sobre segurança são respeitadas pela escola.
- Se os brinquedos **não produzem ruídos altos ou estridentes** (ver o capítulo "Som *versus* ruído", nesta seção).
- Se **não** apresentam **pontas e bordas** afiadas.
- Se **não** apresentam **partes que se destacam e que podem ser arremessadas**, principalmente no caso de crianças menores de 5 anos de idade.
- Se a escola **evita brinquedos com correntes, tiras e cordas** com mais de 15 centímetros, em função do risco de sufocação.
- Se possuem superfícies e áreas de **fácil higiene**.

O QUE A ESCOLA DEVE FAZER

- **Desencorajar brinquedos em forma de armas** ou outros formatos que promovam e estimulem a violência.
- Estimular a aceitação das diferenças e o convívio social, **evitando brinquedos que promovam estereótipos** raciais, étnicos, culturais ou sexuais.
- **Supervisionar** as crianças de perto e os adolescentes durante as brincadeiras e ensiná-los a usar os brinquedos de forma apropriada e segura.
- Instruir as crianças e os adolescentes sobre **segurança com eletricidade.**
- **Inspecionar os brinquedos** novos e antigos com regularidade, observando rupturas, partes soltas e outros riscos potenciais.
- Fazer os reparos imediatamente ou **tirar os brinquedos danificados do alcance** das crianças e dos adolescentes.
- Usar **tintas atóxicas** para repintar brinquedos, caixas ou móveis de crianças e adolescentes.

Leia também o capítulo "Brinquedos e jogos de adolescentes", nesta seção.

- Fornecer um **local seguro para guardar os brinquedos** e ensinar as crianças e os adolescentes a guardá-los após o uso.
- Colocar **cartazes sobre segurança e prevenção** em áreas de destaque.

Segurança do ambiente físico

O QUE OBSERVAR

Esteja atento para se a creche/escola toma os seguintes cuidados:

- Obedece aos **padrões de construção civil,** segundo o Código Sanitário do Estado, **às normas de acessibilidade e às vistorias necessárias** para funcionamento.
- Não há indústrias **poluidoras**, terreno **baldio**, **córrego ou lagoa,** animais **peçonhentos**, plantas **tóxicas** no entorno da creche/escola.
- **Escadas e corredores** possuem piso antiderrapante, corrimão, degraus com largura mínima de 30 cm e altura máxima de 16 cm, além de rampas com **declive suave**; nesses locais, devem-se evitar corrida, leitura ou brincadeiras.
- Há **redes de proteção ou de segurança** nas escadas, janelas, vãos e lugares altos, reduzindo risco de quedas.
- Se houver portas de vidro na escola, nesses locais, não são permitidas brincadeiras.
- Não há buracos, madeiras, materiais de construção, mato e arame farpado dentro ou ao redor da escola/creche.
- Possui portas com **visor** e com **abertura para fora** a fim de facilitar a saída em situações de pânico.
- Tem dispositivos que **fecham as portas de forma lenta** para evitar ferimentos, principalmente envolvendo os dedos das mãos.
- Há supervisão quanto ao **uso seguro** de objetos como réguas, apontadores, estojos, dentre outros, evitando materiais pontiagudos ou cortantes.
- É feito uso adequado e estocagem segura de equipamentos, reagentes e substâncias tóxicas dos laboratórios.

ATENÇÃO

É aconselhável que a escola disponha de sala com **material de primeiros socorros e medicamentos de emergência**, em armário fora do alcance das crianças e dos adolescentes, a uma altura mínima de 1,50 metro, devidamente trancado. **A administração de medicamentos** durante a permanência da criança na escola só deve acontecer **mediante prescrição médica.**

O QUE VOCÊ DEVE SABER

- A **entrada** da criança e do adolescente deve ser **supervisionada** por funcionários treinados para acolhê-la e conversar com o acompanhante responsável.
- O **bom relacionamento** entre diretores, funcionários, monitores, pais, crianças e a comunidade local é extremamente importante tanto para impedir que dificuldades afetivas e emocionais prejudiquem o **desenvolvimento das crianças e dos adolescentes e as relações de trabalho** dentro da instituição quanto para o **desenvolvimento e a implementação de programas educativos.**

- Tem **banheiros** destinados às crianças/aos adolescentes e aos funcionários, separadamente, em condições adequadas de **conservação** e **limpeza**.
- **Possui** vasos sanitários e lavatórios dimensionados em função do tamanho e da idade das crianças e dos adolescentes, além de serem proporcionais ao número de frequentadores.
- **Adota** procedimentos e rotas de fuga em casos de incêndio, com treinamento adequado de funcionários.
- Possui **extintores** de incêndio adequadamente instalados, dentro do prazo de validade e com pessoal apto a usá-los.
- Tem **móveis ergonômicos**, com contornos arredondados, sem risco de quedas, apropriados ao tamanho e à faixa etária das crianças e dos adolescentes.
- Faz **controle** de roedores, animais peçonhentos (escorpiões, cobras, aranhas) e vetores (mosquitos e outros) na escola.
- Apresenta bom dimensionamento das áreas de recreação para permitir pelo menos um terço da área do espaço coberta.
- Faz a **segurança em parques *(playground)***, com sinalização de idade apropriada, uso de superfície de baixo impacto, supervisão constante e manutenção periódica.

Segurança no trânsito

O QUE VOCÊ (E A ESCOLA) DEVE(M) FAZER

- Incentivar e desenvolver **projetos de educação para o trânsito**, como a travessia segura, o respeito às leis e o uso de equipamentos de segurança (cinto, capacete).
- Formar futuros motoristas mais conscientes da **importância de comportamentos adequados no trânsito**, lembrando que os acidentes afetam não apenas o infrator, mas colocam em risco a vida de outros cidadãos.
- Ensinar sobre o **uso do cinto de segurança e do capacete**, o transporte de crianças no banco traseiro, a segurança de pedestres, dentre outros.

Os arredores da escola

É importante solicitar providências à escola em relação às condições das ruas e de ambientes nos arredores da instituição.

O QUE OBSERVAR

- Se as **calçadas** estão em **boas condições** de circulação e acessibilidade.
- As condições da **iluminação** pública.
- Se há **semáforos, dispositivos de redução de velocidade e faixas para travessia de pedestres** nas ruas de acesso à escola.
- Se há profissionais orientando e supervisionando a saída e a travessia dos alunos, além do fluxo de embarque e desembarque tanto dos veículos particulares quanto do transporte escolar.
- As condições de **segurança dos veículos escolares** e a **habilitação** específica **dos motoristas**.
- O **comportamento de pais, educadores, professores** e demais profissionais que trabalham com as crianças e os adolescentes.

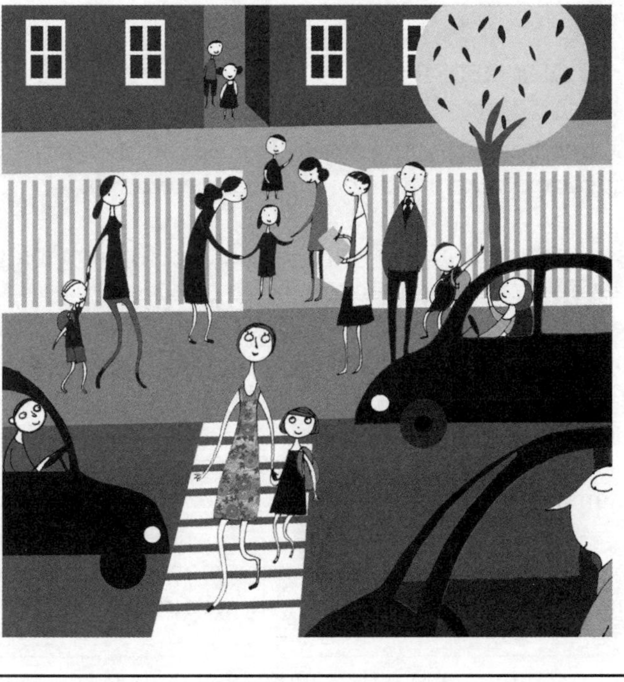

Reservatórios de água

O QUE VOCÊ DEVE SABER

Os reservatórios de água devem:

- estar **cobertos e protegidos do sol**;
- conter cinquenta litros por criança, além da capacidade exigida para combate a incêndio;
- ser inspecionados e **limpos a cada seis meses** – a verificação da qualidade da água deve seguir as recomendações de cada local, especialmente se a água vier de poço ou outra fonte além da rede geral;
- estar longe do esgoto encanado ou da fossa – esta deve ficar a pelo menos 12 metros de distância do poço, se este existir;
- ser mantidos **distantes do lixo**, o qual tem que ser acondicionado em sacos plásticos próprios e colocado em recipiente fechado.

Cozinha e refeitório

O QUE OBSERVAR

- Se há uma **barreira física** (porta fechada ou acesso por outro local) que impeça a entrada de crianças na cozinha.
- Se os utensílios utilizados para as crianças são inquebráveis e de fácil lavagem, como talheres, copos e pratos.
- O cuidado com a **higiene geral**: no preparo dos alimentos, na tarefa de servir às crianças e no destino da louça suja.
- Como é feita a lavagem das mãos das crianças, das toalhas, dos guardanapos e de outros itens.
- As condições do refeitório: se é ensolarado/arejado, bem ventilado, iluminado, e protegido de poeira, de sol direto e de intempéries.
- O controle da higiene e da saúde das pessoas que manipulam os alimentos, além do uso de equipamentos de proteção (luvas, avental, touca).

A manutenção de um ambiente seguro

O trabalho de manutenção de um ambiente seguro é contínuo e renovável, em todos os seus aspectos.

O QUE A ESCOLA, A PRÉ-ESCOLA E A CRECHE DEVEM FAZER

- Programar **reuniões com os responsáveis das crianças** para discutir problemas, ouvir sugestões e tomar decisões.
- Contar com o **envolvimento de toda a comunidade da instituição:** funcionários, administradores, pais, crianças e moradores locais.
- Promover a **educação continuada dos profissionais,** que são fundamentais na missão de cuidar e educar as crianças.
- Adotar **estratégias de promoção da saúde** com o intuito de prevenir acidentes e violências, enfocando:
  - educação para a saúde como qualidade de vida (não só como ausência de doenças), integrada ao projeto político-pedagógico da escola;
  - criação de ambientes seguros e saudáveis;
  - acesso aos serviços de saúde quando necessário.

O QUE VOCÊ DEVE FAZER

- **Participar ativamente da vida escolar de seus filhos,** dialogando com as crianças, com os professores e com demais profissionais da instituição.
- **Envolver-se nos projetos e nas iniciativas da escola** que possam promover o desenvolvimento da criança em um ambiente saudável e protegido.
- **Cultivar e incentivar relações de diálogo,** companheirismo e solidariedade na comunidade escolar.

Parques infantis

Os parques infantis ou *playgrounds* são excelentes locais para as crianças desenvolverem **habilidades relacionadas a espaço físico, movimentação, velocidade**, além de contribuírem para a **socialização** por meio da experimentação e participação em brincadeiras com outras crianças e adolescentes e com seus pais. Ao oferecer ar fresco, estimular atividades físicas e amizades, os parques também colaboram para a obtenção de hábitos saudáveis e seguros.

Contudo, os parques infantis e seus equipamentos podem representar um perigo quando não se encontram adequadamente estruturados. Os riscos não devem ser ignorados por ninguém: pais, crianças, adolescentes, fabricantes de brinquedos e responsáveis por áreas de lazer. Na maioria das vezes, os acidentes podem ser evitados com medidas simples de prevenção que, se praticadas e obedecidas por todos, previnem traumas e lesões graves. **Regras de segurança e manutenção adequada dos equipamentos são importantes para a segurança das crianças e dos adolescentes.**

Estrutura e manutenção do parquinho
Os brinquedos do parquinho

O QUE VOCÊ DEVE SABER

- O parquinho deve situar-se em **região iluminada**, onde bata sol e tenha sombras de árvores. De preferência, deve ser localizado em área afastada do trânsito e de fábricas para evitar concentração de **poluição ambiental e sonora**.
- O local deve ficar separado do tráfego de automóveis, bicicletas, patins e *skates*, e ser **cercado com barreira física** para impedir o acesso à rua.
- **Bebedouro, banheiro e telefone público** devem estar próximos ou dentro do parquinho.
- A **manutenção dos brinquedos** deve ser realizada por profissional especializado periodicamente (idealmente, **a cada 3 meses**), observando-se a presença de superfícies cortantes, parafusos soltos, alterações e desgastes nas engrenagens.

- Recomenda-se conferir periodicamente se as superfícies dos brinquedos estão perfeitamente lisas, para evitar, por exemplo, farpas.
- **Eventuais defeitos** devem ser comunicados imediatamente aos responsáveis pelo parque, os quais podem interditar o brinquedo, conforme o caso.
- A presença de **materiais de risco**, como lascas de madeira, metais cortantes e excrementos de animais, merece atenção. Nessas situações, os pais devem evitar que seus filhos utilizem estes equipamentos e comunicar a administração do parque para que sejam corrigidas as irregularidades.
- Para garantir inspeções sistemáticas e minuciosas, recomenda-se organizar uma **lista de verificação** que inclua a revisão de todos os itens.

ATENÇÃO

O Plano Nacional para Segurança em Parques Infantis/*Playground* (EUA) recomenda que os pais façam a checagem denominada S.A.F.E. (que significa "seguro", em português) nos equipamentos.

S – Supervisão.
As crianças devem ser sempre supervisionadas, principalmente quando estão subindo, balançando e escorregando nos brinquedos, avaliando-se as cordas e os cabos, para evitar estrangulamentos acidentais.

A – Adulto.
Um adulto deve estar presente para avaliar a idade apropriada para utilizar o brinquedo, facilitar o uso de equipamentos e interceder nas brincadeiras quando necessário.

F – *Falls* – Quedas.
Instalar superfícies embaixo e ao redor dos brinquedos capazes de absorver o impacto das quedas, de materiais como borracha, produtos de cortiça e de madeira, areia ou cascalho fino.

E – Equipamento.
Um adulto deve verificar todos os equipamentos do parquinho/*playground* para garantir que está em boas condições de funcionamento antes de permitir que as crianças ou os adolescentes brinquem neles.

Medidas de prevenção

O QUE OBSERVAR

- Cada brinquedo e equipamento deve ter **placa de identificação** constando a idade para a qual é destinado. **Menores de 5 anos devem brincar em equipamentos próprios**, separados de crianças mais velhas (Figura 1).
- Os brinquedos devem estar separados por faixas etárias.
- O **piso deve absorver impactos (borracha, madeira, cortiça, areia ou cascalho fino).** Pisos de concreto, asfalto, terra batida e até mesmo grama natural ou sintética não são seguros, porque, com o uso, se comportam como a terra seca, sendo incapazes de absorver impactos.
- Para **brinquedos fixos**, a área a ser coberta pelo material que absorve impacto deve se estender por pelo menos 1,75 metro a partir da extremidade do equipamento. Para **brinquedos móveis**, a área que exige proteção é de 1,75 metro **para além** do deslocamento máximo do equipamento (Figura 1).
- **Brinquedos com estrutura de madeira** exigem checagem rigorosa do material, que deve ser resistente, suportar chuva, sol e variações de temperatura, e ser difícil de se lascar.

O QUE VOCÊ DEVE FAZER

- Orientar as crianças e os adolescentes a brincarem **sentados em gangorras, balanços e gira-giras**, nunca em pé ou de joelhos.
- Ensinar as crianças a **segurarem firmemente com as duas mãos** ao brincarem nos briquedos do parque.
- Mostrar que atitudes como bater, empurrar e brincar de luta não devem ser permitidas.
- **Antes** de permitir que seu filho brinque em um parquinho, **questione-se** e faça a sua avaliação sobre o parquinho:

  - Os equipamentos estão no tamanho adequado para meu filho?
  - Os brinquedos estão instalados corretamente e de acordo com as orientações do fabricante e com as normas de segurança?
  - Meu filho alcança alguma parte do brinquedo que possa prender ou beliscar parte de seu corpo enquanto está em movimento?
  - Do que é feito o piso do parquinho? Absorve impactos?

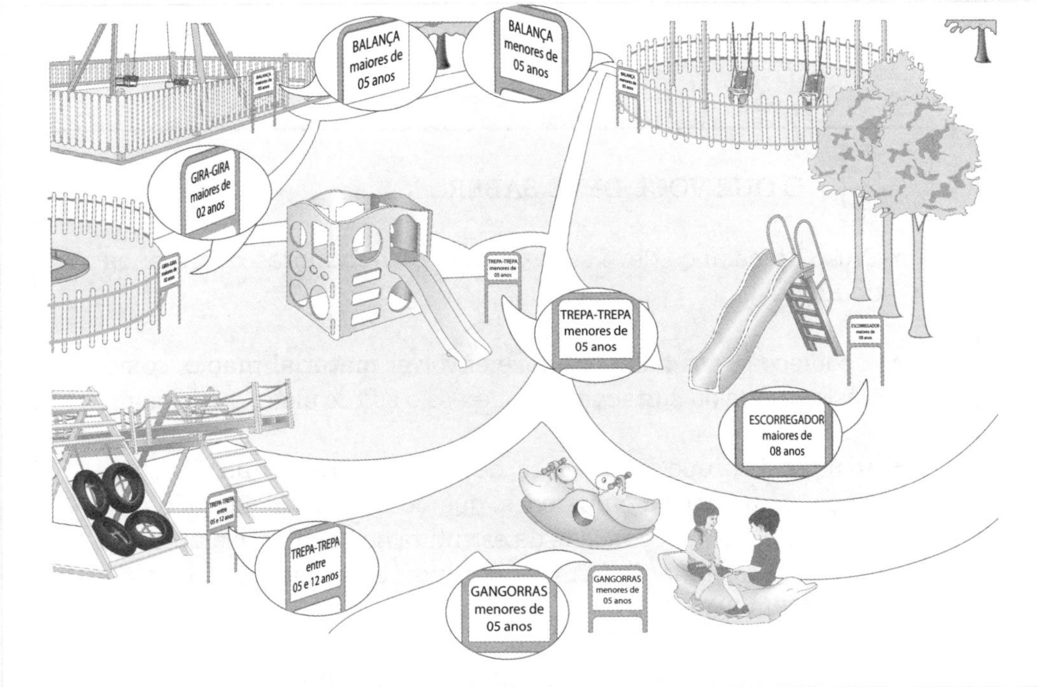

Figura 1. No parque, observar o piso, as distâncias entre os equipamentos, os materiais de confecção dos brinquedos, a presença de barreira física, entre outros itens.

O QUE VOCÊ DEVE SABER

Para prevenir lesões

- A supervisão deve ser constante, por um (ou mais) adulto(s). **Crianças pequenas não conseguem avaliar distâncias e espaços corretamente nem situações de risco por elas mesmas**; crianças maiores e adolescentes gostam de testar os próprios limites, por isso é importante a presença de um adulto atento enquanto brincam.
- As crianças e os adolescentes devem usar sempre ***short*** **ou calça, camiseta e calçado** ao utilizar qualquer brinquedo do parque. O calçado ideal é tênis ou calçado com sola de borracha. Se tiver cordão, ele deve ser bem amarrado. Se houver tiras de velcro, devem ser bem presas também. Não é recomendado usar chinelo, sapatilha, "crocs" ou sandália, pois tendem a escorregar mais que os tênis ou a aderir excessivamente ao piso, ocasionando quedas.
- Recomenda-se **tirar acessórios como boné ou capuz** durante a utilização dos brinquedos, porque atrapalham a visão da criança ou do adolescente e podem se prender em alguma estrutura dos brinquedos.
- Crianças maiores (geralmente com mais de 5 anos de idade) devem brincar separadas das menores (de 2 a 5 anos de idade), para evitar trombadas, por exemplo.

Balanço

O QUE VOCÊ DEVE SABER

- O uso do balanço deve ser exclusivo para **menores de 12 anos de idade**.
- A confecção dos balanços deve envolver **material macio**, como plástico, lona ou borracha, evitando-se o uso de metal ou madeira.
- Ao redor do grupo de balanços, devem existir **barreiras de segurança**, como cercas ou paredes, que devem distanciar pelo menos 1,80 metro de cada lado da estrutura do balanço, e a **entrada** deve ser projetada de forma a restringir a velocidade dos usuários (Figura 2).
- Balanços devem estar **longe de outros equipamentos**. A distância ideal, na frente e atrás, deve ser o dobro da altura da barra suspensa.
- A **distância entre um balanço e outro** deve ser de pelo menos **60 centímetros**.
- Os **assentos do balanço para lactentes** (até 2 anos de idade) devem ser do tipo cadeira, com encosto e proteção nas laterais, com alças de correntes fortes protegidas por plástico ou borracha para a criança se segurar (Figura 3).
- Se o balanço estiver sendo utilizado por um bebê (até 2 anos de idade), deve estar em um **modelo apropriado para essa idade** (Figura 3), e os pais devem manter a distância de um braço de alcance da criança.

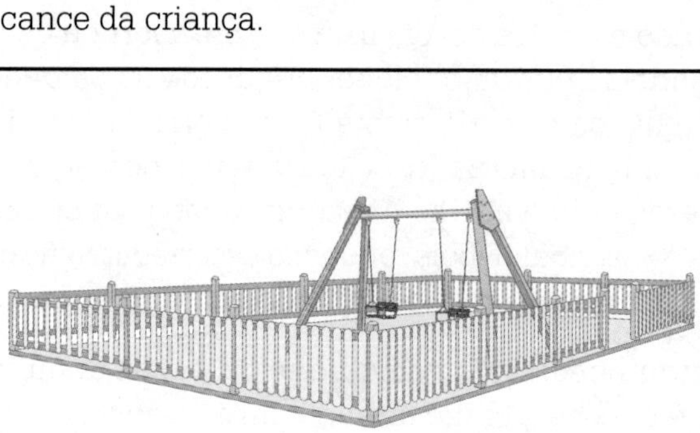

Figura 2. Balanços distantes um do outro e de outros equipamentos.

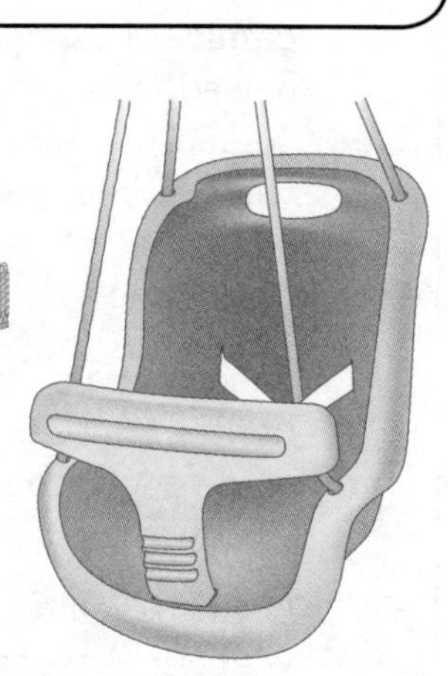

Figura 3. Modelo de balanço apropriado para bebês.

Gangorra

O QUE VOCÊ DEVE SABER

- O equipamento próprio para menores de 5 anos de idade deve possuir **alças para a criança se segurar** adequadamente (Figura 4).
- O **assento deve ter forma de cadeira**, de material confortável, e a **altura máxima de elevação do chão** não pode ultrapassar o limite de **1 metro**.

O QUE VOCÊ DEVE FAZER

- Colocar uma criança por vez em cada assento. Nunca se deve colocar outra criança no mesmo assento para equilibrar o peso.
- Mostrar às crianças a maneira correta de brincar:
  - Procurar um colega com um peso semelhante ao seu para evitar desequilíbrios.
  - **Sentar-se frente a frente** no brinquedo, jamais de costas.
  - **Segurar firmemente com as duas mãos** quando a gangorra estiver em movimento, mantendo um **pé de cada lado** e nunca embaixo.
  - **Não soltar as mãos das correntes ou alças** nem tentar encostar os pés no chão enquanto estiver suspenso.
- Ensinar a nunca subir ou descer da gangorra quando ela estiver em movimento, mostrando a importância de **avisar a outra criança quando quiser descer**.
- Orientar a criança ou o adolescente a não empurrar a tábua da gangorra nem a jogar com violência em direção ao chão para evitar acidentes e danos ao brinquedo.

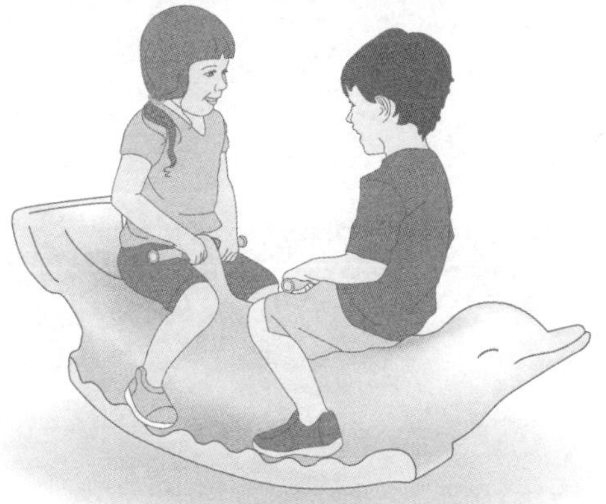

Figura 4. Modelo de gangorra para crianças menores de 5 anos de idade.

O QUE VOCÊ DEVE FAZER

- Ensinar as crianças a **usar o balanço uma de cada vez;** afinal, ele é desenhado para promover a segurança de um usuário por vez.
- Orientá-las a ficarem a uma **distância segura dos balanços**, tomando cuidado para não correr ou andar na frente ou atrás dos que estão em movimento.
- Explicar que devem se **sentar** no assento do balanço, nunca ficar de pé ou de joelhos; **segurar com ambas as mãos** enquanto estiverem em movimento; e somente sair dele quando este parar completamente.

O QUE OBSERVAR

- O mecanismo de **engrenagem** da gangorra deve ser **fechado** (coberto ou isolado), para evitar que as crianças machuquem as mãos e dedos ao tentar manipulá-lo. Lembre-se de que as crianças são curiosas.
- A gangorra deve proporcionar um **movimento suave e progressivo**, do ponto mais baixo até o pico de altura de cada lado, **sem paradas nem reversões abruptas**.

Escorregador

O QUE VOCÊ DEVE SABER

- Os escorregadores devem ser instalados em **área de sombra** e confeccionados com materiais que não acumulem energia solar em excesso para evitar queimaduras. **Escorregadores de plástico** não esquentam, mas, ainda assim, devem ser verificados antes do uso.

- A **prancha de deslizamento** deve ser constituída de **chapa única**, com **bordas arredondadas** para evitar escoriações, cortes ou que a roupa da criança se enrosque.

- No **final da rampa**, uma elevação discreta ajuda a amortecer o impacto da descida. A área livre na frente da prancha do escorregador deve se estender pela mesma distância da altura da plataforma, com um mínimo de 1,80 metro e máximo de 2,40 metros.

- A própria **altura do escorregador determina a restrição de uso**: menores de 8 anos podem brincar em equipamentos de até 1,80 metro; acima dessa altura e até 2,40 metros, recomenda-se que só crianças com mais de 8 anos usem o brinquedo.

- A **escada de acesso deve conter corrimão** e deve haver **espaço no topo** para que a criança se sente com facilidade e segurança (Figura 5).

- Convém instalar o escorregador separadamente dos outros brinquedos.

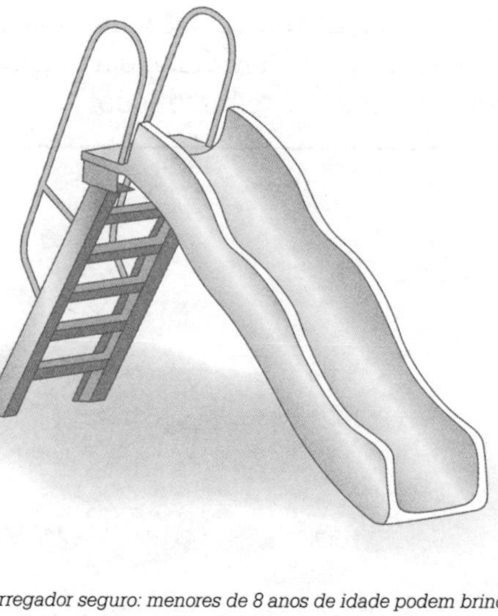

Figura 5. Escorregador seguro: menores de 8 anos de idade podem brincar em escorregadores de até 1,80 metro de altura.

O QUE VOCÊ DEVE FAZER

- Orientar as crianças a subir os degraus um a um, mantendo distância das outras crianças que a seguem, e a descer uma por vez pelo escorregador.

- Mostrar a elas como se deve escorregar:
  - **Sentar** no topo e verificar se o final da prancha está livre antes de iniciar a descida.
  - **Escorregar** com os pés para a frente, evitando encostar qualquer parte do corpo nas laterais da prancha.
  - **Levantar e andar** para longe da prancha **logo após alcançar o chão**, deixando o espaço livre para a próxima criança.

- Enfatizar que a escada serve para subir, e a prancha, para descer do escorregador, e não o inverso.

Gira-gira

O QUE VOCÊ DEVE SABER

- É contraindicado para crianças menores de 2 anos de idade, pois elas não têm habilidade de segurar com firmeza e podem cair durante o giro.
- Uma cerca ou outro tipo de **barreira física** ajuda a restringir o acesso ao brinquedo em movimento (Figura 6).
- O equipamento precisa apresentar **estruturas ou alças** nas quais a criança possa se segurar.
- A **altura** deve ser suficiente para evitar o risco de o pé da criança se prender entre o chão e o brinquedo.
- O encaixe da parte giratória com a fixa deve ser perfeito, com um dispositivo que **limite a velocidade de rotação** a 5 a 30 rotações por minuto.

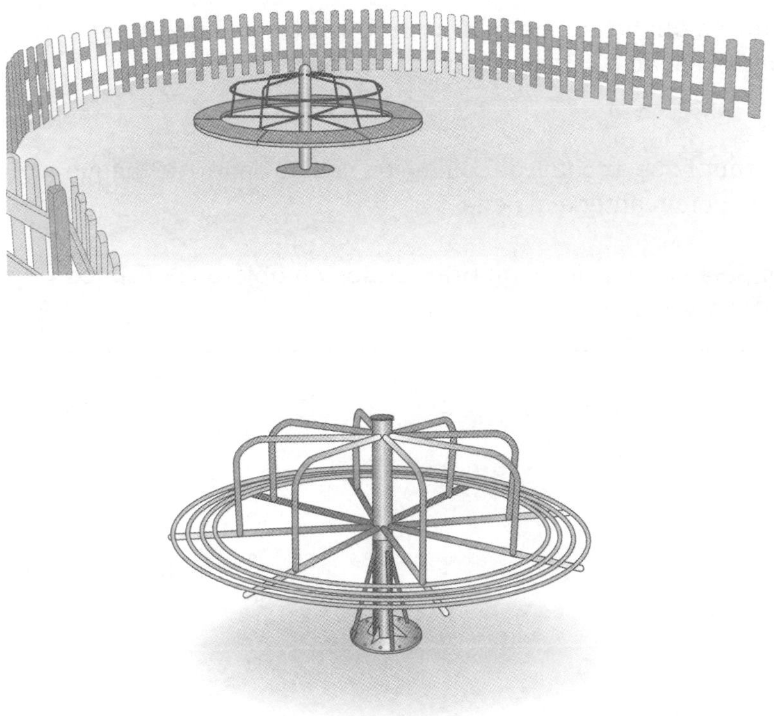

Figura 6. Gira-giras são indicados apenas para crianças maiores de 2 anos de idade.

O QUE VOCÊ DEVE SABER

- O tanque de areia deve estar situado em local que receba sol, para não acumular umidade e a areia não ficar molhada e suja.
- A **inspeção** deve ser realizada a **cada três meses**, com a **retirada de objetos** e materiais estranhos.
- A **areia** deve ser **trocada a cada dois anos** e **revolvida anualmente** a uma profundidade de 50 centímetros.
- Aconselha-se **cobrir o tanque à noite**, para evitar o acesso de animais.
- A areia "azul" que alguns dizem ser antialérgica, não é comprovada quanto a sua eficácia. O ideal é cobrir o tanque (Figura 7).

ATENÇÃO

A mureta que envolve a areia não deve ter quinas e nem ser muito alta.

O QUE VOCÊ DEVE FAZER

- Orientar as crianças para que usem o banheiro para urinar e evacuar, observar o estado das fraldas sujas e evitar trocá-las no local.
- Não permitir que as crianças comam ou bebam dentro do tanque de areia, para manter a higiene.
- Cuidar para elas não levarem **brinquedos ou objetos pontudos ou cortantes** para o banco de areia.

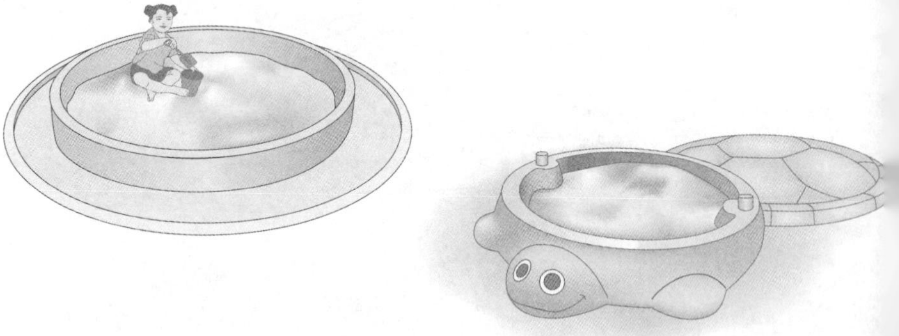

Figura 7. Tanques de areia precisam de cuidados para a manutenção da higiene.

Brinquedo de escalar (trepa-trepa)

O QUE VOCÊ DEVE SABER

- O trepa-trepa é recomendado para crianças entre 5 e 12 anos de idade, seja ele independente ou vinculado a outros equipamentos (Figura 8).
- A altura total não deve exceder 2 metros.
- Ele deve ser aberto e dispor de barras bem fixadas no solo (Figura 9).

O QUE VOCÊ DEVE FAZER

- Ensinar as crianças a **evitar colocar a cabeça e os pés entre as barras** do trepa-trepa.
- Orientar a **não pularem de qualquer altura** das barras do trepa-trepa.

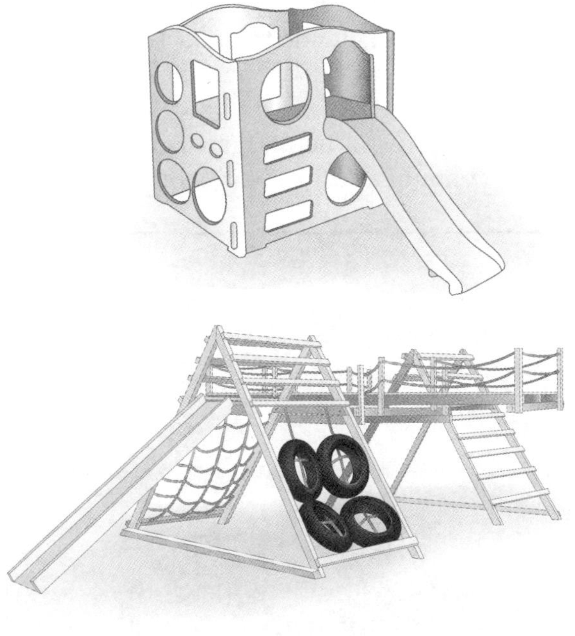

Figura 8. Exemplos seguros de trepa-trepas: são indicados para crianças entre 5 e 12 anos de idade.

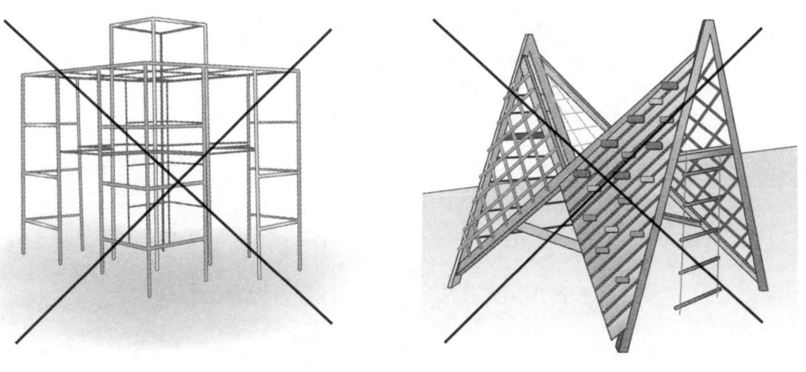

Figura 9. Exemplos inseguros e perigosos de trepa-trepas e de brinquedos para escalar.

Normas para instalação de brinquedos

A **Associação Brasileira de Normas Técnicas (ABNT)** e a **Associação Brasileira dos Fabricantes de Brinquedos (Abrinq)**, objetivando garantir a segurança das crianças em parques/*playgrounds* presentes em condomínios, hotéis, escolas e clubes, reeditaram, em 2010, as normas para sua instalação, indicando **ângulos dos brinquedos, fixação, tipos de piso e materiais adequados.**

O QUE VOCÊ DEVE SABER

Pelas normas vigentes, todo parque/*playground* deve ter um **livro para controle de inspeção**, a qual deve ser realizada por especialista. Nesse livro, deve-se emitir um **laudo técnico** a cada ano, e todos os brinquedos precisam ser identificados com a marca do fabricante.

Os interessados em **adquirir** essas normas (códigos NBR nº 14.350-1 e nº 14.350-2) podem contatar a ABNT (www.abnt.org.br).

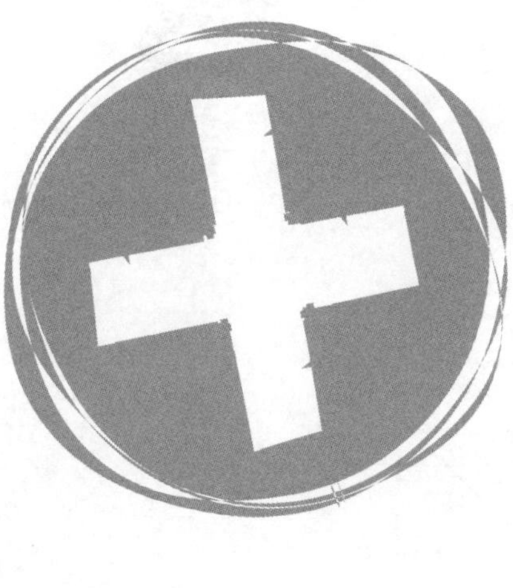

Ambiente doméstico

Crianças e adolescentes sofrem um grande número de traumas e injúrias **em casa** ou em seu entorno. Muitas são atendidas em serviços de emergência, enquanto outras recebem tratamento em casa, pelos pais ou cuidadores, havendo sempre a possibilidade de que as vítimas fiquem permanentemente desfiguradas ou mutiladas.

A maior parte desses eventos traumáticos é **prevenível**. As principais medidas preventivas incluem:

- **consciência dos riscos**;
- criação de um **ambiente doméstico seguro**;
- utilização de **equipamentos de segurança**;
- **supervisão** atenta.

ATENÇÃO

A maioria dos eventos traumáticos ocorre no **verão**, no final da tarde e no início da noite, durante **fins de semana, feriados e férias escolares.**

Fatores de risco

O QUE VOCÊ DEVE SABER

- Muitos traumas acontecem em consequência de **distrações, pressa, supervisão inadequada e mudanças na rotina da casa.**
- **Estresse, doenças crônicas, morte na família, desemprego, moradias precárias, famílias numerosas e mudanças de casa** aumentam as chances de as crianças sofrerem acidentes.
- Menores de 4 anos de idade precisam receber uma vigilância maior que as maiores, e **a educação para prevenção** deve aumentar à medida que crescem.
- **Meninos são mais inclinados a se arriscar** e ficam mais expostos às situações de risco do que meninas.
- **Moradia em mau estado de conservação, cômodos pequenos, cozinhas apertadas, lajes e terraços sem proteção** constituem fatores de risco.
- Existe uma relação direta entre **baixa escolaridade dos pais e/ou cuidadores** e o não reconhecimento dos riscos potenciais nas moradias e em seu entorno (e, consequentemente, **a ausência de medidas de prevenção primária e secundária**).
- Cada peça ou cômodo do ambiente doméstico, dadas suas características, pode provocar acidentes com determinada frequência. Os locais mais comuns, por ordem, são: **cozinha, banheiro, escada, quarto e sala.**

- Cada ambiente da casa oferece riscos diversos, que variam de acordo com a idade da criança. **Analisar cômodo por cômodo proporciona condições de detectar os principais riscos e corrigi-los.**

Segurança no ambiente doméstico

O QUE VOCÊ DEVE SABER

A combinação dos quatro fatores a seguir é necessária para que o ambiente doméstico efetivamente apresente condições de segurança para a criança:

- **Ambiente:** uma casa e seu entorno mais seguros são consequência de melhorias no desenho, no planejamento e na construção. Algumas adaptações, como detectores de fumaça e portões nas escadas, auxiliam a tornar o ambiente mais seguro.
- **Educação:** envolve aumento da conscientização do risco de acidentes em uma variedade de cenários e provê informações com o objetivo de minimizar os riscos.
- **Fortalecimento:** a partir do conhecimento das principais situações de risco, contar com especialistas que possam dar orientações para tornar os ambientes mais seguros e com o envolvimento da comunidade podem gerar um senso mais forte de comprometimento. Iniciativas de prevenção de acidentes originárias da comunidade refletem necessidades locais e encorajam uma maior adesão.
- **Execução:** existem leis relacionadas à segurança das crianças que asseguram que os produtos adquiridos e as residências novas possuam um nível aceitável de segurança. Consulte os responsáveis pela construção e pela segurança de produtos, como Inmetro e Secretarias municipal e estadual.

Razões das orientações de prevenção de traumas no ambiente doméstico

ATENÇÃO

- Cordões e puxadores de cortinas podem se enroscar e enforcar bebês e crianças. Mantenha-os longe ou não os tenha.
- Cortinas podem se enroscar em crianças e as asfixiarem. Cuidado na instalação e no posicionamento delas.

- Crianças e adolescentes podem escalar móveis e gavetas. Adquira móveis seguros e mantenha longe de janelas e sempre com gavetas e portas fechadas de forma a evitar quedas.
- Recomenda-se que todas as gavetas e portas de armários tenham travas de segurança.
- Recomenda-se que todos os móveis não tenham arestas finas, para evitar que as crianças se machuquem ou se cortem.
- Janelas, escadas e vãos devem ter grade ou tela/rede de proteção para evitar quedas.
- Janelas e portas basculantes não devem ter espaço para a passagem de uma criança.
- Todas as tomadas devem estar protegidas com protetor plástico de boa qualidade.
- Todos os fios elétricos devem ser do comprimento suficiente para alcançar o equipamento, encapados completamente sem rachaduras.
- Todos os objetos cortantes e perfurantes, produtos químicos e tóxicos, fósforos, isqueiros, medicamentos, cosméticos, produtos de limpeza, bebidas alcoólicas devem estar longe do alcance de crianças e em armários trancados à chave.
- Os pisos devem ser seguros, não escorregadios, para evitar quedas.

Cômodos da casa: pontos de risco e prevenção

Aspectos gerais da casa

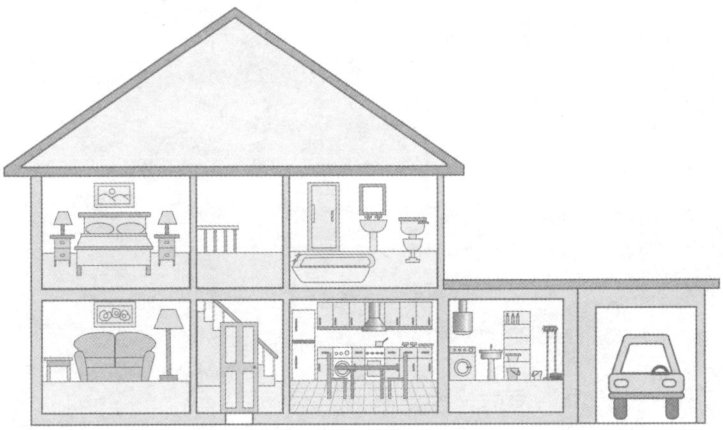

Figura 1. Visão geral da casa: garagem, lavanderia, cozinha, banheiro, escada, quarto e sala.

Pontos de risco	Prevenção
Janelas	Protegidas com grade ou rede, sem vidros quebrados ou rachados
Janelas basculantes	Sem espaço suficiente para a passagem de uma criança
Pisos	Não podem ser escorregadios nem conter elementos quebrados ou soltos
Tapetes	Antiderrapantes, sem bordas reviradas
Tomadas elétricas	Protegidas com protetores plásticos de boa qualidade
Fios elétricos	Com revestimento intacto (sem descascado e sem rachaduras); devem ser curtos e estar longe do alcance das crianças
Aparelhos eletrônicos	Os fios devem ter dimensões apenas suficientes para alcançar as tomadas e serem de difícil acesso às crianças; não ligar dois ou mais aparelhos em uma mesma tomada, pois há risco de sobrecarga, choque elétrico e queimadura
Localização dos móveis	Nunca os deixar embaixo ou perto de janelas, pois podem servir de apoio para a criança ou o adolescente alcançar a janela e tentar pular
Gavetas e porta de armários	Sempre fechadas e com travas de segurança
Portas de vidro	Devem ser indicadas com fitas adesivas para a sua visualização, se possível em 2 alturas, de baixo para cima: a 50 cm e também a 1,50 m do chão
Acessos a escadas e cozinha	Protegidos com portões
Chave elétrica	Em local de difícil acesso a crianças e adolescentes e fácil de ser desligada
Produtos tóxicos, medicamentos, produtos químicos e cosméticos	Guardados em armários altos e trancados à chave
Objetos com partes pequenas	Fora do alcance de crianças menores de 3 anos
Armas de fogo	Não ter em casa

Cozinha

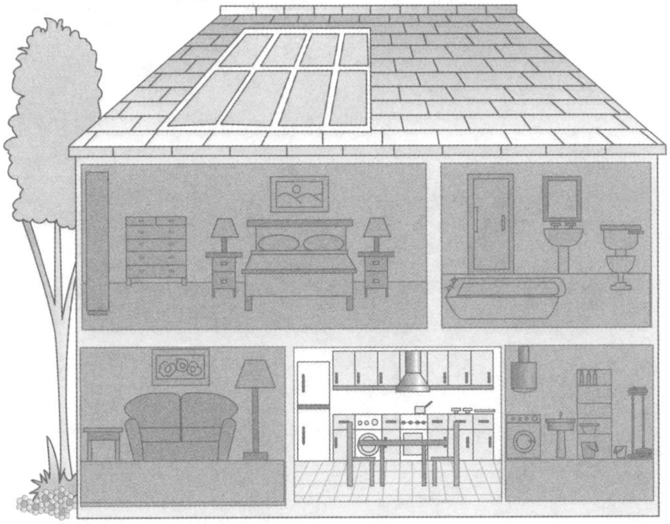

Figura 2. Cozinha.

Pontos de risco	Prevenção
Fogão	Firmemente preso e em uma posição estável; nunca cozinhar com a criança no colo; usar preferencialmente os queimadores (bocas) de trás
Panelas	Com cabos íntegros e voltados para dentro ou para o meio do fogão
Queimadores (bocas) do fogão	Em bom estado, bom funcionamento e com grades oferecendo posição estável para as panelas
Botões de acendimento	Se possível, optar por modelo de fogão que oculte os botões
Exaustor/coifa	O botão de acionamento deve estar longe do alcance de crianças e adolescentes e sem fio elétrico pendente
Bujão de gás	Fora da cozinha e com válvula de segurança, que deve ficar fechada quando não for utilizada
Forno	Com camada dupla de vidro e sistema de trava quando estiver ligado
Forno elétrico	Longe do alcance de crianças

(continua)

(continuação)

Pontos de risco	Prevenção
Forno de micro-ondas	Com desligamento automático no momento de abertura da porta
Objetos cortantes e pontiagudos	Longe do alcance de crianças e adolescentes, em gavetas com travas
Fios elétricos	Curtos ou presos, totalmente encapados, de dimensões suficientes para alcançar a tomada e de difícil acesso às crianças e aos adolescentes

Lavanderia

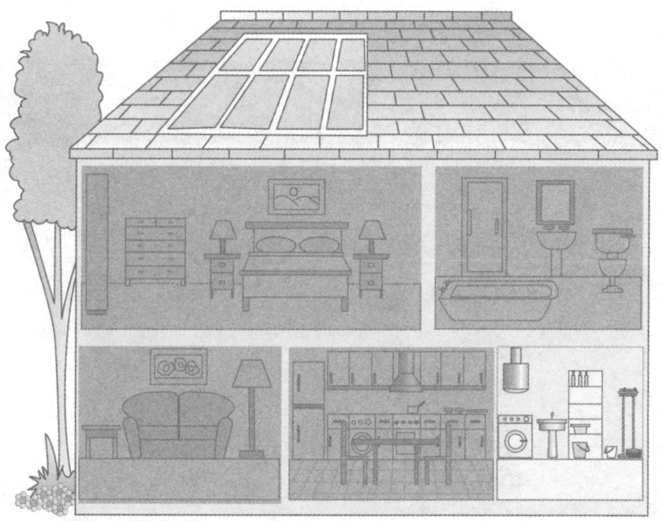

Figura 3. Lavanderia.

Pontos de risco	Prevenção
Tanque	Chumbado (fixado) na parede
Produtos de limpeza e inseticidas	Guardados e trancados à chave, nos recipientes originais
Aquecedor a gás	Sem vazamentos, em local ventilado
Baldes e bacias	Mantê-los vazios e longe do alcance das crianças

Quarto dos pais

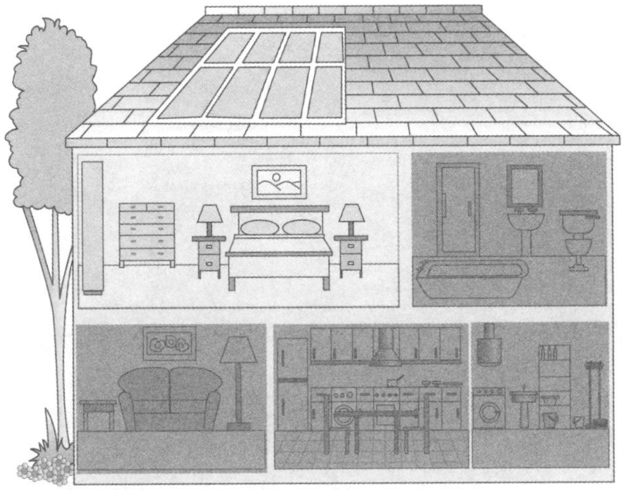

Figura 4. Quarto dos pais.

Pontos de risco	Prevenção
Cômodas e guarda--roupas	Bem arrumadas; evitar o uso como escada (com gavetas semiabertas); com travas de segurança nas portas e gavetas
Janelas	Com grade ou tela/rede de proteção; se forem basculantes, não devem ter espaço suficiente para a passagem de uma criança
Roupas de cama	Presas sob o colchão
Tomadas elétricas	Protegidas com protetores plásticos de boa qualidade
Cortinas	Sem cordões ou puxadores (para evitar que a criança se enrosque e se sufoque)
Malas	Não as colocar em cima do guarda-roupas pelo risco de quedas ou de serem puxadas pela criança
Perfumes e cosméticos	Guardados em armários ou gavetas trancados
Criado-mudo	Evitar ligar vários aparelhos eletrônicos em uma mesma tomada; não deixar medicamentos ao alcance de crianças
Armas de fogo	Não ter em casa
Cigarros, fósforos e isqueiros	Jamais fumar na cama; manter isqueiros e fósforos em armários ou gavetas trancados

Quarto da criança

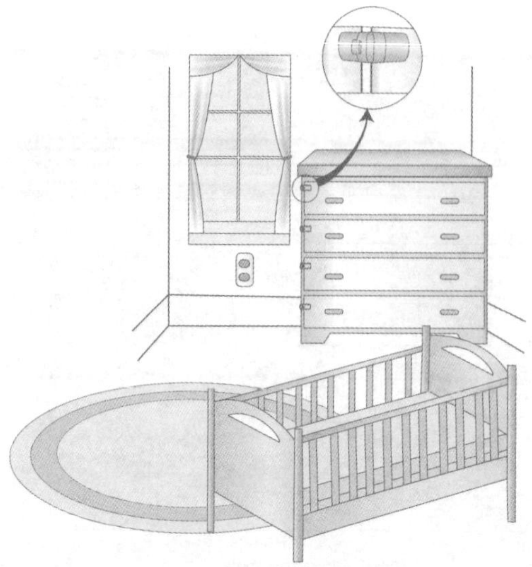

Figura 5. Quarto da criança.

Pontos de risco	Prevenção
Berços e camas	Pintados com tinta atóxica; o espaço entre as grades deve ser de até 6 cm, com altura que impeça a criança de pular (ver capítulo "Equipamentos e acessórios", item "Berço", nesta seção)
Armários	Firmes, para evitar quedas sobre a criança
Cômodas e trocador	Certificar-se de que são do tamanho adequado e de que estão posicionados de forma segura para que o bebê não bata a cabeça e não fique muito para fora; o trocador tem que se adaptar sem escorregar; nunca colocar a cômoda com trocador perto de janelas ou cortinas para evitar que o bebê ou se enrosque e se sufoque; cuidar para que os produtos de higiene não estejam ao alcance do bebê
Trocador	Antiderrapante ou preso; com proteção lateral e elevado em cima e embaixo; se possível, com cinto de segurança; sem produtos de higiene ao alcance do bebê
Janelas	Com grade ou rede de proteção; se forem basculantes, não podem ter espaço suficiente para a passagem de uma criança
Roupas de cama	Presas sob o colchão para evitar asfixia
Tomadas	Protegidas com protetores plásticos de boa qualidade

(continua)

(continuação)

Pontos de risco	Prevenção
Cortinas	Distantes do berço ou da cama para evitar enforcamento (especialmente com as cordinhas) e asfixia
Brinquedos	Guardados em caixas ou baús, evitando esparramá-los pelo chão; sem arestas cortantes ou partes pequenas que se soltem

Banheiro

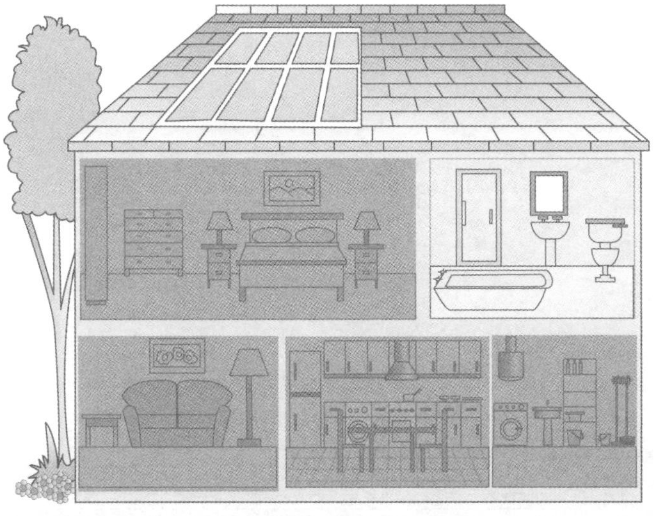

Figura 6. Banheiro.

Pontos de risco	Prevenção
Porta e chave dos banheiros	Deve-se impedir fechamento por dentro; pode ter chave do lado de fora
Água do banho	Não encher a banheira em excesso; verificar sempre a temperatura antes de colocar o bebê ou dar banho na criança
Crianças no banho	Sob supervisão
Vaso sanitário	Manter a tampa fechada e travada; utilizar redutor de assento
Pisos e tapetes (inclusive do chuveiro)	Antiderrapantes e sem bordas levantadas
Secadores de cabelo e barbeador	Guardados em local seguro; evitar que a criança os manuseie; retirar da tomada após a utilização

(continua)

(continuação)

Pontos de risco	Prevenção
Fios elétricos/chave para ligar	Usar disjuntores bem protegidos, encapados; evitar o uso de chaves
Medicamentos, cosméticos e produtos de limpeza	Bem protegidos e guardados em armário alto e trancado à chave, longe do alcance de crianças
Fósforos e isqueiros (quando há aquecedor nos banheiros)	Guardados e trancados à chave; longe do alcance de crianças
Aquecedor	Verificar existência de vazamento; situado em local com boa ventilação
Janela e ventilação	Alta, com trava de abertura e boa ventilação

Sala de estar

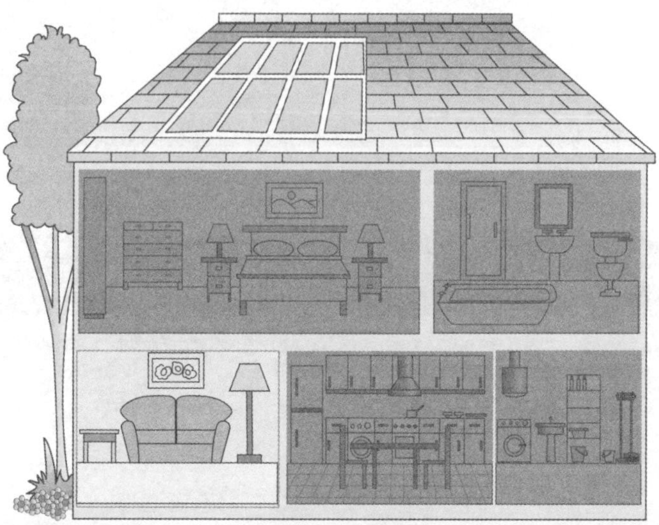

Figura 7. Sala de estar.

Pontos de risco	Prevenção
Mesas e aparadores com arestas e pontas	Substituí-los ou proteger as bordas
Estante de livros	Bem fixada ao piso e/ou à parede
Sofás, cadeiras e poltronas	Com pés nivelados e firmes

(continua)

(continuação)

Pontos de risco	Prevenção
Lareira e churrasqueira (uso de carvão ou lenha)	Em espaços com acesso restrito e boa ventilação
Plantas	Atóxicas
Pisos	Mantê-los sempre secos
Pequenos objetos e enfeites	Longe do alcance das crianças
Aparelhos eletrônicos e controles remotos	Apoiados sobre móveis sólidos, estáveis e resistentes; longe do alcance das crianças
Fios elétricos	Com dimensões apenas suficientes para alcançar as tomadas; de difícil acesso às crianças
Bar	Mantê-lo fechado e trancado à chave
Janelas e varandas	Com grade ou rede de proteção
Bebidas alcoólicas, copos e garrafas	Guardados em armários altos e trancados à chave
Isqueiros e fósforos	Guardados e trancados; longe do alcance das crianças
Luminárias	Em locais onde as crianças não tropecem ou caiam e de difícil acesso a elas

Corredores e escadas

Pontos de risco	Prevenção
Pisos	Não devem ser escorregadios, com tapetes antiderrapantes
Largura do corredor	Recomenda-se largura de 80 a 100 cm
Objetos no trajeto	Ausentes
Iluminação	Bem iluminada

(continua)

(continuação)

Pontos de risco	Prevenção
Largura dos degraus e espaço aberto entre eles	Devem ter pelo menos 15 cm para dar apoio correto aos pés e não ter espaço aberto entre eles
Corrimão	Presente nos dois lados da escada
Começo e final da escada	Não deve ter tapete ou ele deve ser de material antiderrapante
Proteção em cima e embaixo das escadas	Colocar portões de segurança em cima e embaixo das escadas, que devem ser mantidos fechados e trancados

Varanda, jardim e garagem

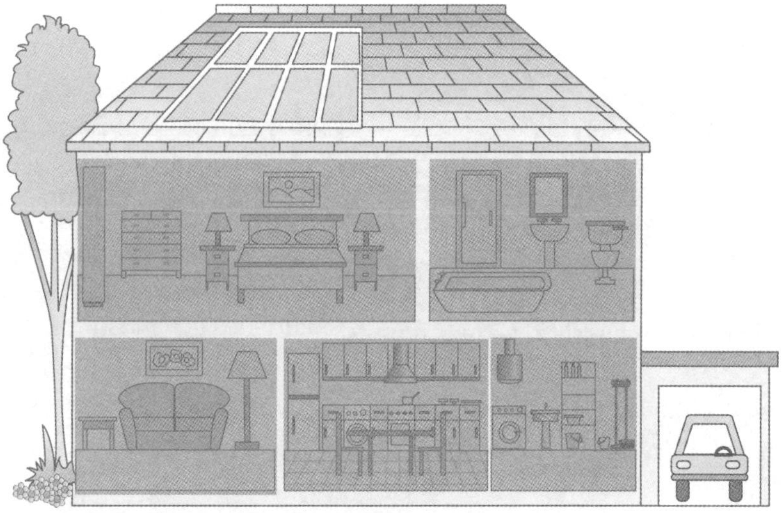

Figura 8. Varanda, jardim e garagem.

Pontos de risco	Prevenção
Janela da varanda	Com grade ou tela/rede de proteção
Móveis da varanda	Longe do peitoril e pesados, para que as crianças não possam arrastá-los, subir e olhar para baixo

(continua)

(continuação)

Pontos de risco	Prevenção
Rede	Com ganchos em bom estado e bem fixados; com espaço para o movimento
Plantas	Atóxicas
Churrasqueira	Bem instalada; não utilizar produtos inflamáveis (p.ex.: álcool) e manter as crianças afastadas quando em uso
Porta de comunicação da varanda	Com trava e, se for de vidro, com marcas/adesivos de sinalização
Produtos de limpeza, ferramentas, garrafas vazias, instrumentos de jardinagem e praguicidas	Guardados separados em armários altos e trancados, longe do alcance de crianças
Piscinas	Com cerca e portão de tranca altos; as crianças devem ser sempre supervisionadas por um adulto quando próximas da piscina
Brinquedos, triciclos, bicicletas, *skate*, patins	Guardados em locais apropriados, fora das áreas de circulação
Móveis e brinquedos	Devem ser submetidos à revisão frequente quanto ao seu bom estado de conservação
Cortador de grama	Guardado fora do alcance das crianças e utilizado na ausência delas
Solo do jardim	Sem desnivelamentos
Animais peçonhentos	Verificar regularmente a presença deles no quintal ou jardim
Lata de lixo	Coberta com tampa firme
Porta da garagem	Com mecanismo de bloqueio em caso de emergência
Carros	Nunca deixar as chaves no contato; colocá-los em posição de saída mais usual
Objetos velhos ou fora de uso	Não os manter na garagem
Portão da rua	Alto e permanentemente trancado

Equipamentos e acessórios

Nem todo equipamento utilizado pela criança, desde seu nascimento, oferece a segurança necessária. Assim, ao adquirir qualquer **móvel infantil**, os pais devem levar em consideração o que dizem as **normas específicas** em relação a cada um deles – além de, é claro, avaliar sua **qualidade**. Alguns equipamentos já possuem **certificação nacional**, segundo normas elaboradas pela Associação Brasileira de Normas Técnicas (ABNT) e regulamentadas pelo Instituto Nacional de Metrologia, Qualidade e Tecnologia (Inmetro).

O Inmetro define se a norma é voluntária ou compulsória (disponível nos sites www.inmetro.gov.br, www.abnt.org.br e www.abrapur.com.br – Associação Brasileira de Produtos Infantis). Cabe ao **fabricante** observar o **Código de Defesa do Consumidor** (CDC), cujos artigos 6º e 18º determinam, respectivamente, que: nenhum produto pode estar em desacordo com as normas regulamentares de fabricação, distribuição ou apresentação; e que os fornecedores de produtos (duráveis ou não) devem responder "pelos vícios de qualidade ou quantidade que os tornem impróprios ou inadequados ao consumo a que se destinam".

As empresas que não cumprem as normas técnicas ficam sujeitas a penalidades, que variam de multa à interdição de estabelecimento, obra ou atividade, conforme o artigo 56 do CDC.

Equipamentos usados dentro de casa

Berço

É o local onde o recém-nascido passa a maior parte do tempo; portanto, deve ser seguro e estável para ele. A norma técnica da ABNT específica para berços é a NBR 15860 (partes 1 e 2), e as normas do Inmetro são NBR 15860-1 e NBR 15860-2.

O QUE VOCÊ DEVE FAZER

- Colocar o bebê para dormir **de costas** (barriga para cima), em um berço que atenda às normas de segurança (certificado).
- Assegurar-se de que a cabeça do bebê, a região superior do tórax e os braços se mantenham **descobertos o tempo todo**.
- **Remover** tudo o que estiver solto no berço (travesseiro, almofada, protetores, brinquedos de pelúcia), por causa do risco de sufocação (falta de respiração), asfixia (por exemplo, por produtos tóxicos ou afogamento) e estrangulamento.
- Evitar ou não usar mantas, cobertores ou lençóis para cobrir o bebê, especialmente antes dos 2 anos de idade, porque são perigosos pelo risco de sufocar. Se estiver muito frio, basta agasalhar a criança com um macacão grosso e casaquinho por cima.
- Quando for indicado o uso de **almofada anti-refluxo**, ela deve ser colocada **embaixo** do colchão.
- Certificar-se de que o **espaço entre o colchão e as grades** seja de no máximo a espessura de dois dedos de um adulto.
- Adquirir um colchão que seja **firme** e de tamanho adequado nos quatro lados do berço, ou seja, que não deixe folgas entre o colchão e a grade.
- Não adquirir colchão **plastificado** pelo risco de asfixia.
- Buscar, no berço, por peças soltas, **frouxas** ou que se destacam e removê-las.
- Não posicionar o berço **próximo** a janela (risco de queda), trocador (risco de sufocar), interruptor, fio elétrico (risco de choque) ou puxadores de cortina (risco de enforcar).
- **Afastar** o berço de janelas, mesmo que tenham grade.
- **Abaixar o estrado e o colchão** quando o bebê já apoiar as mãos e os joelhos, elevar o tronco ou tentar se sentar.
- Não deixar **babá eletrônica** nem equipamentos com fio dentro do berço ou próximos ao bebê, pelo risco de ele se enroscar e se enforcar ou receber um choque.

O QUE O PAPAI PODE FAZER

A **Sociedade Brasileira de Pediatria** disponibiliza no site *Conversando com o Pediatra* (http://www.conversandocomopediatra.com.br) um texto sobre esse tema. Basta clicar em "Dicas do Pediatra" e, depois, em "Berço seguro".

O QUE VOCÊ NÃO DEVE FAZER

Nunca colocar o bebê de bruços para dormir pelo risco de se sufocar – **a posição de costas é, de longe, a mais segura** (melhor, inclusive, que a posição de lado).

ATENÇÃO

Quando a criança consegue **elevar o tronco** na posição de bruços ou chega à fase de se sentar **sem apoio**, tudo o que estiver **solto** ou puder se soltar no berço também deve ser **removido** (protetores, brinquedos, travesseiros, almofadas e fraldas), uma vez que esses objetos podem ser utilizados como "degrau" pela criança, elevando o risco de ela pular do berço.

O QUE VOCÊ DEVE SABER

Estrado

- Indica-se o estrado feito com apenas **uma placa de madeira** ao invés do de lâminas, por ser mais firme.

- É importante que possa ter **altura regulável**. A posição mais baixa é a mais segura: adote-a assim que o bebê conseguir sentar-se sozinho.

Colchão

- Deve ser de **espuma, não plastificado (para evitar que a criança se sufoque)**, próprio para berços, com **baixa densidade** (D18 é a densidade recomendada para crianças pequenas), **plano, duro, não deformável** e perfeitamente ajustado ao berço, sem deixar frestas (se houver, devem ser menores que a grossura de dois dedos de um adulto nos espaços entre os quatro lados do colchão e a estrutura do berço).

- **Deve ser virado pelo menos uma vez por mês** e substituído imediatamente se for observada alguma deformação.

Grades

- Devem sempre ser **mantidas elevadas** – não se indica a compra de modelos com grades móveis.
- As grades e hastes devem ser **arredondadas** e o espaço ideal entre as traves deve ser de 6 cm no máximo (Figura 1).
- A **altura mínima** das laterais do berço (medida desde a parte de cima do colchão) deve ser de 60 cm.
- Todas as **estruturas** que prendem e fixam as grades ao berço devem ser **metálicas** e estar **recobertas**.

Móbile

- É preferível não ter; mas, caso tenha, ele deve estar preso ao berço firmemente **em uma altura que não possa ser alcançado nem puxado** pelo bebê, principalmente quando ele começa a se sentar. Caso contrário, pode servir de apoio para a criança se levantar, com o risco de feri-la em um eventual rompimento do objeto.

Roupas de cama

- O **lençol de baixo** preso firmemente ao colchão **é suficiente**.

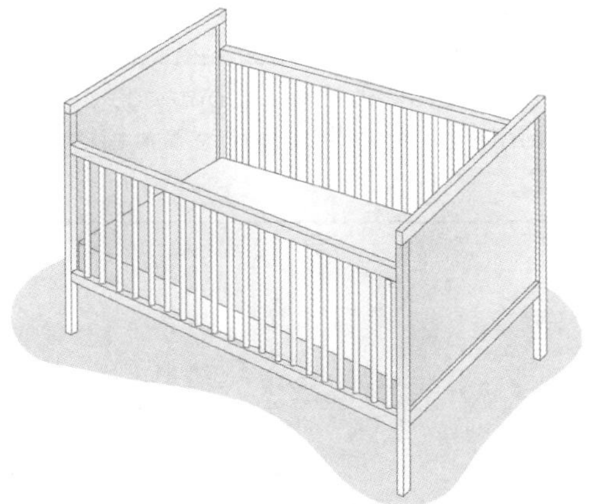

Figura 1. O berço deve ter grades laterais altas, com hastes de no máximo 6 cm de distância entre elas; sem nada solto dentro dele; e com lençol de baixo único.

ATENÇÃO

Guarde as **instruções de montagem** do berço para eventuais consultas.

O QUE OBSERVAR

- O móvel não pode apresentar: **bordas cortantes** (rebarbas), pontas agudas, **partes pequenas** (que possam ser engolidas pelo bebê) ou **material tóxico** (produtos com composição de metais pesados, como chumbo, mercúrio, bário, cádmio, entre outros).
- Metais pesados são **proibidos** na composição de quaisquer tintas, vernizes, plásticos, fendas ou acabamentos do berço.
- Não deve haver **entalhes** ou relevos com **mais de 5 mm** (0,5 cm) nas superfícies ao alcance do bebê, porque o bebê pode colocar a boca ou os dedos e se ferir, além de acumular pó e sujeira.
- Se o modelo tiver **grades laterais móveis**, os mecanismos para rebaixamento devem envolver travas que a criança (e um irmão mais velho) não consiga acionar.
- Se o móvel tiver rodas, deve conter **travas para que fique em posição travada** o tempo todo.

Berços portáteis

A montagem deve ser cuidadosa, obedecendo às instruções. Para que fique perfeitamente montado, os **mecanismos de travas** têm de estar acionados.

O QUE VOCÊ DEVE FAZER

- A estrutura do berço deve ser verificada com regularidade.
- Procure buracos e/ou rasgos nas laterais e nas hastes ou grades.

- Se o berço tiver **malhas** nos quatro lados, elas devem ser **resistentes,** não devem apresentar aberturas, buracos nem rasgos e estar **presas firmemente** à parte de baixo e aos apoios superiores do berço (Figura 2).

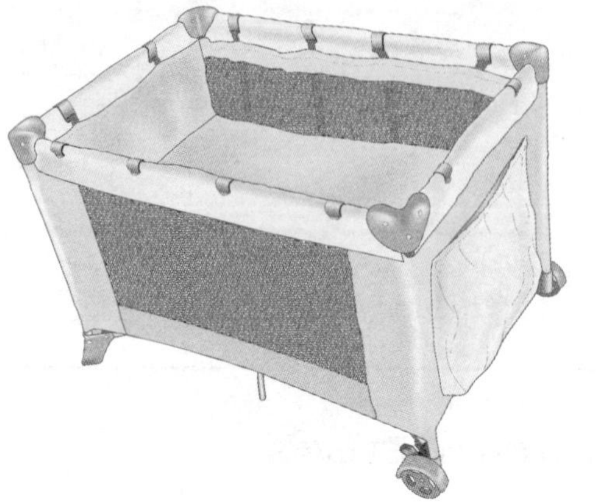

Figura 2. Berço portátil: observar a disposição adequada, as travas nas rodas e a resistência das malhas com regularidade.

O QUE VOCÊ NÃO DEVE FAZER

- Não deixar o bebê **sozinho** durante o banho pelo risco de afogamento.
- Nunca adicionar **água fria ou quente** quando o bebê já estiver na banheira.
- Jamais preparar a água para o banho com o bebê **ao colo**.

O QUE VOCÊ DEVE FAZER

Manter sempre a cabeça do **bebê elevada** para evitar ingestão de água.

Banheira

A pele do recém-nascido é **muito sensível**. A água do banho, portanto, não pode estar **nem muito quente nem muito fria** (em torno de 36 a 37ºC). Para conferir se a temperatura está adequada, o adulto deve submergir o cotovelo ou a parte interna do antebraço na água da banheira e senti-la **agradável**.

O QUE VOCÊ DEVE SABER

- Primeiro, deve-se colocar a água fria na banheira, depois acrescentar água quente até atingir a temperatura segura.
- O **nível da água** não pode ultrapassar 15 cm. Uma sugestão é marcar 15 cm com uma etiqueta a prova d'água para não ter que medir toda vez que for dar banho no seu filho.
- A banheira deve ser de **plástico**, fácil de manipular, limpar e guardar.
- Os modelos de banheira com trocador devem ter a tampa **rígida** para dar firmeza como trocador. Este deve ser de **espuma, forrada com plástico** e com **laterais mais elevadas**, que impeçam a queda da criança.

- O *design* da banheira deve permitir fácil esvaziamento e, se possuir **bolsos laterais portáteis**, eles podem ser utilizados para guardar objetos do banho do bebê.

O QUE OBSERVAR

Para o bebê, o banho significa, um **momento de relaxar**; portanto, deve ficar bem seguro, de forma que não deslize nem escorregue. Nos primeiros banhos, use uma **quantidade menor de água**, até pegar o jeito de segurar o bebê de modo firme.

Ofurô ou balde

Nos últimos anos, o banho em balde ganhou espaço entre os pais com o atrativo de deixar a criança mais relaxada, simulando o **ambiente uterino**. Entretanto, devem-se tomar alguns cuidados com o modelo a ser usado.

Existem no mercado **baldes planejados** especificamente para esse fim, com características seguras (Figura 3):

- fundo exterior **antiderrapante**;
- material **transparente**, que facilita a visualização da criança;
- bordas **arredondadas**;
- centro gravitacional planejado para aumentar a estabilidade;
- tamanho e formato **específicos** para melhorar o conforto e a segurança;
- uso de materiais **não tóxicos**.

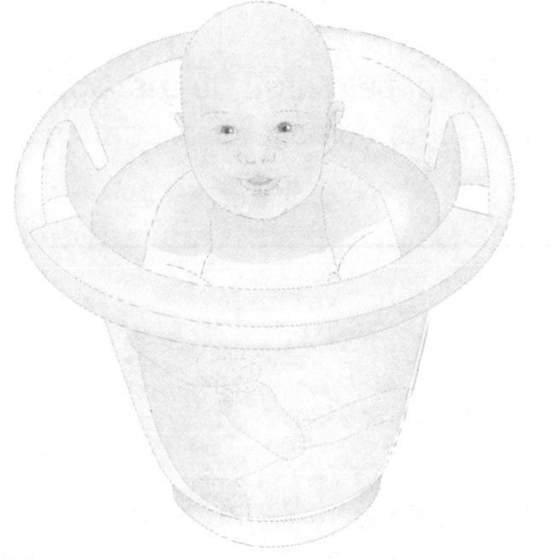

Figura 3. Baldes para banho têm características específicas para esse fim.

ATENÇÃO

Deve-se lembrar que o nível da água **não pode ultrapassar os ombros** da criança em posição sentada.

ATENÇÃO

O trocador, geralmente situado na parte superior da cômoda, embora facilite a troca de fraldas e de roupas, amplia o risco de quedas, algumas delas graves.

O QUE VOCÊ NÃO DEVE FAZER

Nunca deixar a criança **sozinha** sobre o trocador, independentemente da idade.

O QUE OBSERVAR

- As **fraldas descartáveis** devem ficar ao seu alcance no momento das trocas, mas longe das mãos da criança, que pode rasgá-las, engolir pedaços de plástico ou se sufocar.
- A lateral do trocador não pode ficar **muito pesada** nem sobrecarregada com os objetos.
- Quando o bebê estiver maior, mexendo-se bastante e tentando se sentar, as trocas devem **ser transferidas** para um lugar mais seguro.

Trocador de fraldas

O QUE VOCÊ DEVE SABER

- O trocador de fraldas deve ter bordas de pelo menos **5 cm mais altas que o fundo: de preferência**, nas quatro bordas; ou obrigatoriamente nas 2 laterais.
- O trocador deve adaptar-se perfeitamente ao espaço destinado a ele na cômoda.
- É desejável que haja uma leve **concavidade** no centro do colchão para evitar que o bebê role e caia.
- O trocador não deve escorregar em cima da cômoda.
- O trocador deve possuir **cinto de segurança**, o qual deve ser afivelado em todos os momentos em que o bebê estiver ali (Figura 5).

O QUE VOCÊ DEVE FAZER

- Deixar os produtos utilizados na troca **longe** do alcance da criança, mas é importante que estejam próximos a seus braços e mãos.
- Manter longe do alcance da criança cordões, puxadores, alças ou roupas, pelo risco de asfixia e estrangulamento.
- Manter uma mão **apoiada** no bebê todo o tempo, mesmo que ele esteja usando o cinto de segurança.
- Não utilizar **talco** nas trocas, pelo risco de **inalação** do pó e aspiração para os pulmões, além do risco de a criança se ferir com o frasco.

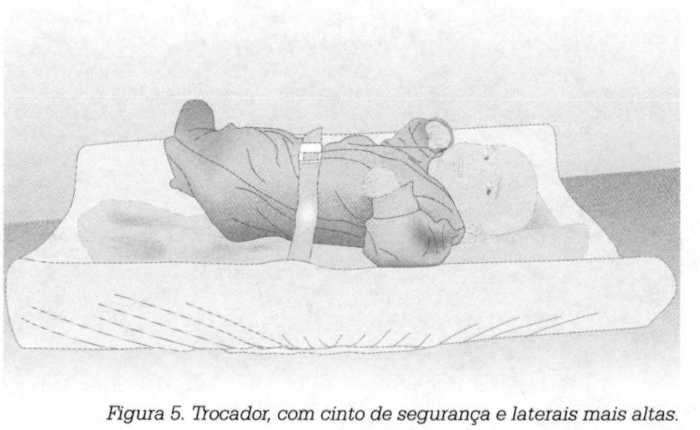

Figura 5. Trocador, com cinto de segurança e laterais mais altas.

Bebê-conforto

Verifique sempre as normas do fabricante, as **instruções de uso** e a **capacidade de peso** suportada pelo acessório.

O QUE VOCÊ DEVE SABER

O bebê-conforto deve:

- ser fácil de transportar;
- ser **acolchoado e reclinável** (com várias alturas para reclinar o dorso);
- possuir **cinto de segurança próprio**, de afivelamento rápido, que passe, de preferência, pelos ombros da criança e fique preso entre as pernas, evitando que o bebê, em sua movimentação, deslize para baixo (Figura 6);
- ter **forro desmontável** e de tecido lavável;
- ser de base larga e resistente, com **gomos de borracha** nos ângulos, para mantê-lo fixo quando no solo.

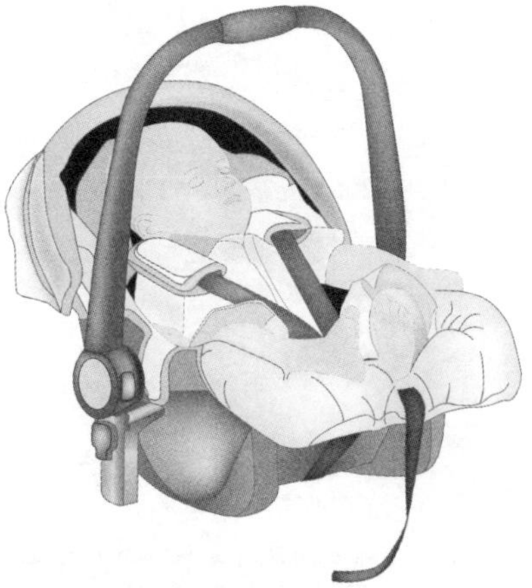

Figura 6. No bebê-conforto, o bebê deve estar usando cinto de segurança adequadamente afivelado para evitar que ele escorregue e deslize para baixo.

O QUE VOCÊ DEVE FAZER

- Sempre apoiar o bebê--conforto no **solo**, nunca em locais elevados.
- Utilizar **ambas as mãos** por baixo da alça para transportá-lo.

O QUE VOCÊ NÃO DEVE FAZER

- Não deixar o bebê-conforto apoiado em locais **elevados e macios**, como camas, ou **elevados e duros**, como mesas, pelo risco de queda e tombamento para um lado.
- Não deixar o bebê dormir ou passar **longos períodos** do dia no bebê-conforto. A posição do corpo não é muito confortável e, conforme a criança cresce, torna-se perigoso, principalmente quando for deixada sozinha.

Cadeirão

Pode ser usado nas refeições a partir da fase em que a criança se senta sem apoio, com equilíbrio suficiente para não tombar. A norma técnica da ABNT específica para cadeirões é a NBR 13.919/97.

Como não se trata de um equipamento absolutamente seguro – está sujeito a balançar ou tombar –, recomenda-se que a criança sempre esteja presa pelo **cinto de segurança** e sob **vigilância constante**.

O QUE VOCÊ DEVE SABER

- O cadeirão não pode conter **bordas cortantes** (rebarbas), pontas agudas, **partes pequenas**, que possam ser engolidas pelo bebê, nem **material tóxico** na composição de suas partes, como metais pesados (mercúrio, bário, cádmio, chumbo, entre outros).
- O modelo deve conter **cinto de segurança** de **5 pontos**.
- Os **dispositivos de ajuste** precisam ser inoperáveis pela criança quando ela estiver sentada.
- É importante que tenha uma **faixa (ou tira) larga** entre as pernas da criança para evitar que ela deslize por baixo da bandeja (Figura 7).
- A **bandeja** deve estar presa ao **encosto** do cadeirão para não haver vãos nem espaços.
- Convém que haja **apoio para os pés**.
- **A base**, obrigatoriamente, deve ser **ampla** e conferir a **estabilidade** necessária.

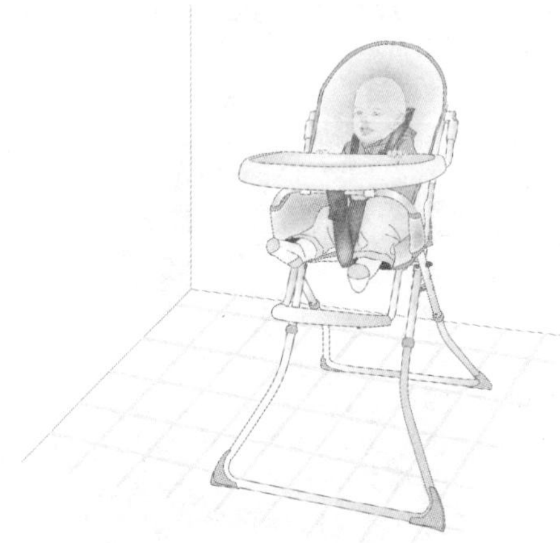

Figura 7. A criança deve ficar sentada no cadeirão, posicionado de costas para a parede e longe de móveis e eletrodomésticos.

O QUE VOCÊ NÃO DEVE FAZER

- Nunca permitir que a criança fique **de pé** sobre o assento.
- Jamais deixar a criança **sozinha** nem **virar as costas** enquanto ela estiver no cadeirão.
- Não permitir que crianças maiores **subam** ou **brinquem** no cadeirão, pelo risco de queda.

O QUE VOCÊ DEVE FAZER

- Sempre **ajudar** a criança a entrar, sentar-se e sair do cadeirão.
- **Afivelar** o cinto de segurança assim que a criança se sentar no cadeirão.
- Se o modelo tiver rodas (o que não é recomendado), deixá-las sempre **travadas**.

- Se o modelo for dobrável, testá-lo antes de ser utilizado, verificando se está **firme e bem apoiado**.
- Colocar o cadeirão de costas para a **parede**, preferencialmente, para que se movimente o mínimo possível.
- Posicionar o cadeirão longe de eletrodomésticos, armários, bancadas, pias ou mesas. Ao se **apoiar** e **empurrar** essas superfícies com os pés ou com as mãos, a criança pode fazer o móvel virar.

Cadeirão portátil

Esse modelo que se prende à mesa ou à cadeira pode ser útil em viagens ou nas refeições feitas fora de casa. Não deve, contudo, substituir o **modelo tradicional**, pois não oferece segurança para uso diário.

ATENÇÃO

A supervisão da criança deve ser **contínua**, uma vez que ela consegue derrubar objetos.

O QUE VOCÊ DEVE SABER

- Tem que ser **resistente** o suficiente para sustentar o peso da criança sem tombá-la. A indicação de peso máximo tolerado deve estar visível no cadeirão e ser seguida pelos pais.
- Deve possuir **cintos de segurança**, cujo uso é obrigatório.
- Não pode permitir que a criança alcance a mesa com **os pés**, conseguindo deslocar o assento ou empurrar a mesa (Figura 8).

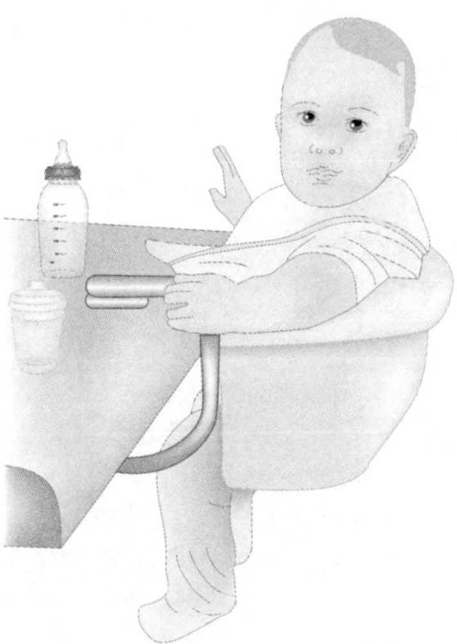

Figura 8. O cadeirão portátil não deve substituir o modelo tradicional.

O QUE OBSERVAR

- Assim que a criança conseguir, na posição de bruços, **levantar o tronco** e apoiar-se nas mãos, dobrar as pernas ou **sentar-se sozinha** (por volta dos 5 e 6 meses), os brinquedos presos na parte superior e os objetos soltos no cercado devem ser removidos, porque a criança pode tentar empilhar os objetos e fazer escada para saltar do cercado.
- Quando a criança conseguir ficar **de pé**, quaisquer objetos que possam servir de degrau ou apoio para ela pular do cercado, devem ser retirados (brinquedos grandes, travesseiros, almofadas ou caixas).

O QUE VOCÊ NÃO DEVE FAZER

- Nunca deixar a **lateral abaixada**. Bebês pequenos podem rolar, ficar presos e sufocar-se.
- Não ignorar **rasgos nem buracos** na cobertura superior ou nas malhas de rede laterais, reparando-os.

Cercado ou chiqueirinho

Conhecido há muitos anos, seu uso não oferece segurança nem para o bebê nem para a criança maior. O bebê pode enroscar os dedinhos, braços e pernas nas laterais ou pode se sufocar com travesseiros ou objetos e brinquedos. A criança maior pode se apoiar para ficar de pé, o balançar e, dependendo do modelo, até o derrubar.

Existe um modelo que simula um berço de acampamento; este pode ser usado como berço para dormir, mas não para deixar a criança brincar, pois não oferece estabilidade suficiente.

O QUE VOCÊ DEVE SABER

- Bases (piso) **plastificadas** não oferecem estabilidade e podem ser **escorregadias**.
- As estruturas **laterais e coberturas** devem estar **íntegras**.
- As aberturas das **malhas de rede**, dispostas nos lados de alguns modelos, não podem ultrapassar **2 cm**, para evitar prender a mão ou o pé da criança e lesões.
- Os espaços entre as **grades de madeira**, disponíveis em alguns modelos, devem medir até **6 cm**, para não prender a cabeça da criança.
- A estrutura (borda) **superior** coberta de **plástico ou vinil** deve ser verificada com **frequência**. Cortes ou rasgos (muitas vezes, por mordidas da criança) podem provocar **ferimentos** na boca.

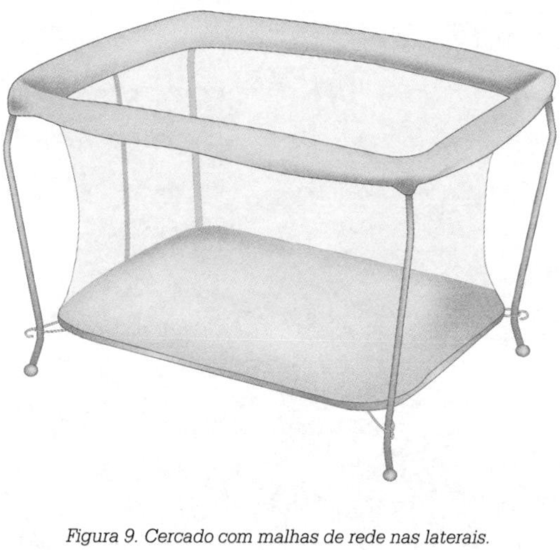

Figura 9. Cercado com malhas de rede nas laterais.

Andador

É outro equipamento de uso muito difundido há décadas, mas oferece muitos **riscos** para as crianças. Seu uso é **expressamente contraindicado** por pediatras e ortopedistas. A **venda é proibida** no Canadá desde 2004, e a Academia Americana de Pediatria tem trabalhado para a proibição da fabricação e venda de andadores com rodinhas.

Em janeiro de 2013, a **Sociedade Brasileira de Pediatria** lançou uma campanha de alerta pela **proibição da fabricação e comercialização dos andadores**. Leia mais em: http://www.sbp.com.br (na coluna da esquerda, clicar em "Campanhas" e abrir os textos "Pela proibição dos andadores").

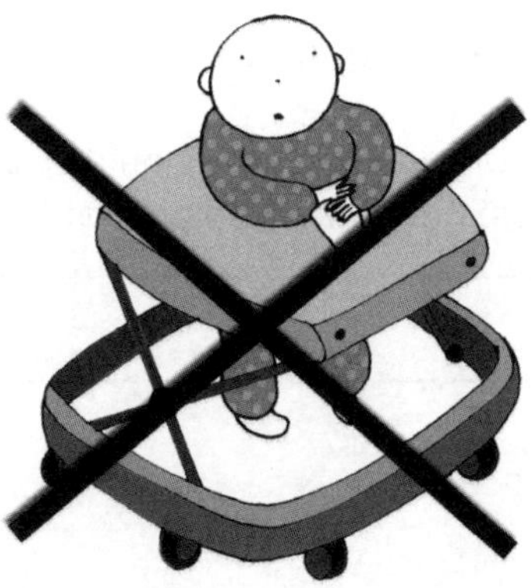

O QUE VOCÊ DEVE FAZER

- **Destruir** o andador, pois, se apenas jogar fora, ele poderá ser usado por outra criança.
- Substituir por possibilidades mais seguras:
  - **centro estacionário** de atividades, que não possui rodas, mas pode ter um assento que roda, mexe ou pula. Alguns modelos possuem mesa com brinquedos;
  - **tapetes** com brinquedos de estimulação;
  - **cercados** seguros para brincar somente nos momentos que o adulto não pode estar perto da criança no chão (por exemplo, quando está na cozinha, preparando uma refeição);
  - **cadeirões** com bandeja, sempre com a supervisão de um adulto atento.

ATENÇÃO

A maioria dos acidentes com andador acontece enquanto algum adulto está perto da criança. Pais ou cuidadores **não conseguem** atendê-la ou **afastá-la do perigo** de forma rápida.

O QUE VOCÊ DEVE SABER

- O andador pode atrasar a fase de **aprender a andar**, e a criança pode assumir uma postura inadequada de **apoio dos pés**.
- Os pés podem **virar para trás**, ocorrendo **lesões** tanto nessa região como nos tornozelos.
- A criança **acostuma-se** a andar de forma errada.
- A criança no andador pode se mover **mais do que 90 cm em um segundo**, por isso nunca deve ser usado.
- Não é estável, por isso **pode virar** facilmente.
- As rodas pequenas favorecem as **quedas**.
- Alguns modelos possuem **bordas cortantes ou arestas afiadas**, já que essas superfícies, em geral, não são protegidas.

O QUE OBSERVAR

A criança que utiliza um andador com rodinhas e não tem supervisão está sujeita a:

- **quedas** que podem ocorrer em um mesmo nível ou em uma escada e causar fraturas de ossos e trauma grave de crânio;
- **queimaduras e cortes**, uma vez que a criança, no andador, alcança alturas maiores e pode encostar a mão no forno, puxar uma panela ou a toalha da mesa, alcançar uma garrafa ou bule com líquido quente, o aquecedor ou a lareira acesa;
- **afogamento**, ao cair em uma piscina ou banheira;
- **intoxicações**, ao alcançar, mais facilmente, frascos e embalagens com produtos químicos.

Cama

O móvel pode começar a ser utilizado entre 18 meses e 2 anos de idade (ou por ocasião de a criança ter 90 cm de altura), dependendo de seu desenvolvimento e da segurança do berço (principalmente, da altura das grades).

Recomenda-se a mudança do berço para a cama assim que o nível da altura da linha mamilar da criança (em pé no berço) ultrapassar a parte superior da grade. Uma opção intermediária entre o berço e a cama com grades é o uso do estrado com proteção lateral. Nesse caso, o piso ao redor do estrado deve ser de material sintético com espessura suficiente para absorver possíveis impactos por queda.

O QUE VOCÊ DEVE FAZER

- Posicionar a cama longe de janelas e providenciar grades laterais de proteção.
- Adquirir um **colchão firme**, cuja densidade seja adequada ao peso da criança.
- Usar travesseiro antirefluxo **por baixo** do colchão, para não ficar solto na cama.
- Evitar, ao máximo, o uso de travesseiros, almofadas, cobertores, mantas ou brinquedos que possam cobrir o rosto da criança enquanto ela dorme, pois eles podem causar sufocamento, mesmo em crianças maiores.
- Cuidar da segurança do ambiente **em volta da cama**, já que a criança poderá sair dela no momento em que desejar.

Beliche

Embora seja uma atração irresistível para as crianças, o uso dos beliches é arriscado por vários motivos.

A criança que dorme na cama superior pode cair, se não forem tomadas as **precauções adequadas**, e se machucar gravemente.

O QUE VOCÊ DEVE FAZER

- Se possível, esperar a criança completar **9 anos** para ela poder dormir na cama de cima.

- Se optar pelo beliche, pelo espaço reduzido do quarto, tomar algumas **precauções**:

  - colocá-lo em um dos cantos do cômodo, para que uma lateral e a cabeceira fiquem **encostadas na parede**;

  - instalar **grades compridas nas laterais** que não estão encostadas na parede de ambas as camas;

  - providenciar uma **luminária com luz fraca** para que as crianças possam enxergar onde estão durante a noite;

  - orientar os filhos a nunca pularem da cama de cima – a **escada** deve ser usada tanto para subir quanto para descer.

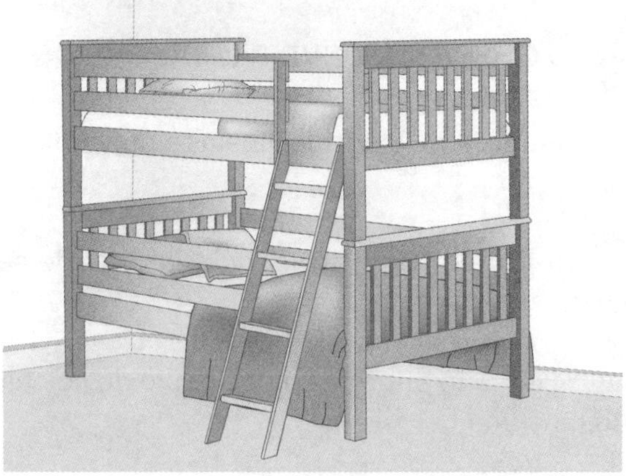

Figura 10. Beliche seguro.

Outros equipamentos de segurança

Os itens abaixo nunca devem ser esquecidos:

- protetores (grades ou telas/rede) em janelas, sacadas e varandas;

- protetores plásticos de tomadas;

- portões em cima e embaixo das escadas;

- portão no acesso à cozinha;

- banheiros com a porta fechada e com travas de segurança no vaso sanitário e nos armários;

- proteção de quinas de mesas (cantoneiras), travas de gavetas e de portas.

Chupetas

Elas não causam danos relacionados à segurança do bebê, e existem evidências demonstrando que o uso da chupeta pode reduzir o risco de morte súbita.

Nas recomendações para prevenção da morte súbita, o uso da chupeta está indicado nos períodos de sono diurno ("sonecas") e noturnos. É importante destacar que se a chupeta cair durante os sono, não há necessidade de recolocá-la.

Caso os pais já tenham introduzido o uso da chupeta, é importante seguir alguns cuidados.

ATENÇÃO

Alguns modelos de chupetas são perigosos por conter partes destacáveis que podem provocar asfixia. Antes de adquirir, verifique se a chupeta tem partes que se soltam.

Ambiente e segurança

O QUE VOCÊ DEVE FAZER

- Dar preferência a **marcas conhecidas** e testá-las antes de oferecer ao bebê.
- Conferir se a chupeta tem furos para ventilação.
- Verificar rachaduras, cortes ou mudanças de coloração na borracha ou no silicone e fazer a substituição. Lembre-se: chupetas **envelhecem** com o uso.
- Seguir as recomendações de **tamanhos de chupeta** de acordo com a idade. Uma criança maior pode engasgar ao colocar uma chupeta pequena inteira na boca.
- Higienizar as chupetas com sabão neutro e água corrente morna, para evitar contaminação com micro-organismos, e deixá-la secar naturalmente, pois a toalha pode contaminar a chupeta.
- Ao usar prendedor de chupetas, ele deve estar bem preso na roupa.

O QUE VOCÊ DEVE SABER

- **Chupetas de peça única** de plástico ou silicone são mais seguras.
- A parte que fica para fora da boca da criança deve ser de plástico firme e conter **aberturas para ventilação**.
- É importante haver um **espaço entre o bico e o anel** de pelo menos 3 cm, a fim de impedir que a criança ponha a chupeta toda na boca.

O QUE VOCÊ NÃO DEVE FAZER

- Nunca utilizar **cordão ou corrente** em volta do pescoço do bebê, pelo risco de estrangulamento.
- Jamais usar o **bico da mamadeira** como chupeta, pelo risco de a criança se engasgar e aspirá-lo.

Regulamentação nacional e internacional

1. O **Brasil** atualizou as disposições do **Regulamento de Avaliação da Conformidade para Chupetas** pela Portaria do Inmetro nº 275, de 5 de agosto de 2008, determinando que, a partir de 7 de fevereiro de 2009:

   - as chupetas comercializadas no país, por fabricantes e importadores, devem estar **certificadas** de acordo com as especificações do Regulamento aprovado;

   - a fabricação e comercialização das chupetas devem **atender** ao disposto na Lei nº 11.265, de 3 de janeiro de 2006, na **Resolução – RDC 221 (de 5 de agosto de 2002) da Agência Nacional de Vigilância Sanitária (Anvisa) e na NBR 10334/2003 da Associação Brasileira de Normas Técnicas (ABNT).**

2. Na **Europa**, existe uma norma técnica (EM 12.586) cujo cumprimento é obrigatório para a certificação de **prendedores de chupeta**.

Os principais itens de segurança relacionados ao prendedor são:

- comprimento **máximo** de fita (22 cm);

- em caso de quebra ou rompimento do prendedor, ele **não deve se fragmentar** em pedaços pequenos ou cortantes.

Mamadeiras

A maioria dos modelos disponíveis no mercado é de plástico. Em setembro de 2011, a **Agência Nacional de Vigilância Sanitária (Anvisa)** proibiu a comercialização de mamadeiras com a presença de **bisfenol A** (BPA), decisão que começou a valer a partir de 1º de janeiro de 2012.

Nos utensílios de cozinha, em especial os infantis, como mamadeiras e copos de criança, reside a maior preocupação.

Bisfenol A

É um aditivo (composto químico) usado para conferir maior resistência ao plástico policarbonato e pode ser encontrado também em revestimentos internos de latas que condicionam alimentos.

O QUE VOCÊ DEVE SABER

Não se recomenda o uso de forno de micro-ondas para o aquecimento da mamadeira, pelo risco de queimaduras. Prefira deixá-la em **banho-maria** por alguns minutos, e nunca se esqueça de **testar a temperatura** do líquido, pingando algumas gotas no pulso antes de oferecer à criança. Lembre-se de que os bebês preferem líquidos à temperatura ambiente.

A Comissão de Assuntos Sociais do Senado aprovou em novembro de 2011 **novas restrições** ao uso do BPA na fabricação de produtos para bebês, proibindo a venda de **mamadeiras e chupetas** que contenham essa substância.

Um movimento internacional alerta sobre os danos que essa substância pode causar, como câncer, problemas de comportamento, obesidade, puberdade precoce e infertilidade, porque o aditivo teria uma ação similar à de hormônios humanos.

O QUE VOCÊ DEVE FAZER

- Verificar sempre o **tamanho do furo** do bico, para evitar deglutição de muito ar (abertura muito pequena) ou engasgos (furos grandes).
- Evitar **contaminação** com micro-organismos durante a lavagem da mamadeira:
  - lavar o bico, a tampa e o copo da mamadeira com sabão neutro e água corrente morna;
  - em seguida, se possível, **ferver** as partes em panela grande por 15 minutos ou colocá-las na máquina de lavar louça (em temperatura quente);
  - deixar a mamadeira secar **naturalmente**, colocando-a com a boca para baixo – não enxugue, porque pode haver contaminação com a toalha.
- Aquecer o leite numa caneca, no fogão, ou num copo de vidro, no micro-ondas, o suficiente para tirar o gelado (por estar na geladeira). Colocar umas gotas na sua mão para testar a temperatura antes de oferecer a mamadeira à criança.
- Se for preparar leite em pó, prefira usar a água em temperatura ambiente.

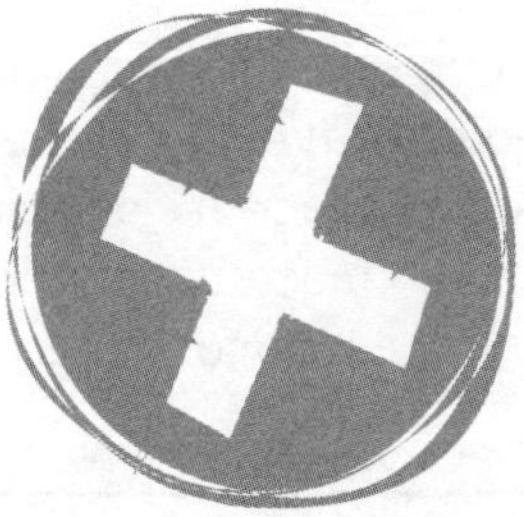

O QUE OBSERVAR

Regulamentação nacional

No Brasil, é **ilegal comercializar mamadeiras sem o selo do Inmetro**. A Portaria nº 274, de 5 de agosto de 2008, determinou que, a partir de 7 de fevereiro de 2009, as mamadeiras e bicos de mamadeira comercializados no país, por fabricantes e importadores, devem estar certificados e que a fabricação e a comercialização das mamadeiras atendam ao disposto na Lei nº 11.265 (de 3 de janeiro de 2006), na RDC 221 da Anvisa e na NBR 13793/2003 da ABNT.

Equipamentos usados dentro e fora de casa

Carrinho

O QUE OBSERVAR

Existem modelos tipo "dois-em-um", inicialmente utilizados como bebê-conforto e, mais tarde, convertidos em carrinho, no qual a criança pode passear sentada, utilizando o cinto de segurança.

O QUE VOCÊ DEVE SABER

- O carrinho não pode apresentar **bordas cortantes** (rebarbas), pontas agudas ou **partes pequenas**, que possam ser engolidas pelo bebê, material tóxico (metais pesados, como mercúrio, bário, cádmio, chumbo) e **partes metálicas**, que acumulam o calor do sol e podem queimar o bebê.
- As laterais devem ter **pelo menos 20 cm de altura**, para que a criança não caia.
- Todos os modelos devem possuir **cinto de segurança** próprio, preferencialmente de **quatro pontos**.
- Deve ser de fácil manejo, com **base e rodas grandes e largas**, para facilitar a movimentação.
- Deve ser confeccionado com **material resistente** e possuir um sistema de **freios** (bloqueio das rodas).
- A **capota** deve ser forrada internamente e sempre ser puxada em passeios ao ar livre e em dias de sol.
- O **encosto** deve ter **regulagem de altura** (com várias opções de inclinação).
- Deve ser acolchoado internamente e confeccionado com material lavável.
- O acolchoado deve ser **plano e confortável**, sem travesseiros, almofadas ou babados.
- Se o modelo tiver **cesto**, ele deve ser colocado na região inferior e próximo das rodas traseiras.
- Crianças crescem rápido, por isso mudanças para **carrinhos diferentes** também vão ocorrer.
- O modelo de **carrinho dobrável**, geralmente, possui um sistema de duas travas, uma de montagem e outra de segurança. A criança não pode ter acesso ao mecanismo que o fecha, que deve ser travado toda vez que o carrinho for usado.

ATENÇÃO

O modelo tipo "carruagem", no qual o bebê é transportado deitado, deve ser usado apenas até o momento em que a criança começa a se sentar – daí em diante, o risco de quedas é enorme.

O QUE VOCÊ DEVE FAZER

- Sempre **afivelar** o cinto de segurança no bebê, mesmo em casa.
- Observar as **normas e instruções** para o uso adequado e seguro do equipamento.
- Ajustá-lo na posição desejada e **acionar as travas** antes de colocar a criança no carrinho.
- Acionar o **sistema de freios** toda vez que parar o carrinho, independentemente do modelo.
- Lembrar que pode fazer **muito calor** no interior do carrinho, principalmente com a **capota e as laterais elevadas**.
- Certificar-se de que a **bandeja**, quando presente, esteja bem segura.
- Assegurar-se de que os **brinquedos** colocados para distrair a criança estejam firmemente presos, para que não caiam sobre ela. Removê-los assim que a criança já conseguir se sentar.
- **Puxar o carrinho (com o braço para trás e olhando para a frente)** quando for atravessar a rua, e não o empurrar. Agindo dessa maneira, evita-se que o carrinho atinja a rua antes do adulto e seja atropelado, especialmente se estiver aguardando bem próximo do meio-fio (guia).
- Enquanto aguarda o semáforo abrir, aguardar com o carrinho longe do meio-fio, inteiramente em cima da calçada.

O QUE VOCÊ NÃO DEVE FAZER

- Nunca deixar a criança **sozinha** no carrinho.
- Não **pendurar** bolsas nem sacolas na alça posterior, pelo risco de o carrinho virar para trás.

CURIOSIDADE

A norma técnica da ABNT específica para carrinhos é a NBR 14.389/99 – "Segurança de carrinhos para crianças", revisada e publicada em 01/09/2010.

Mochila de carregar bebê ("canguru")

Carregar o bebê na mochila oferece a vantagem de o adulto ficar com as mãos livres e os bebês terem seu campo de visão ampliado.

ATENÇÃO

Deve-se sempre seguir as orientações de peso mínimo e máximo especificados no produto que se adquire.

O QUE O PAPAI PODE FAZER

Levar o bebê no momento da aquisição da mochila, para checar se o modelo escolhido é **adequado ao tamanho dele**.

O QUE VOCÊ DEVE SABER

- A mochila deve ser **apropriada** ao tamanho e ao peso da criança, possuir profundidade suficiente para mantê-la com o **dorso ereto** e suportar o **peso das costas** dela.
- As **aberturas para as pernas** devem ser suficientemente **estreitas** para que o bebê não deslize e **amplas** o suficiente para não causarem lesões nem irritações.
- A mochila deve oferecer **conforto e segurança**, ser confeccionada com **material resistente** e as costuras precisam ser **testadas** com frequência.
- Deve estar equipada com **cinto de segurança** e não pode possuir arestas cortantes ou afiadas nem superfícies rugosas.
- As partes de **alumínio** devem estar cobertas e protegidas, e as **tiras da mochila** não podem ser abertas pela criança.
- **Até 3 meses de idade**, a criança deve ser carregada na frente do adulto e sua face deve estar virada para o **tórax** de quem a carrega.
- **Após 3 meses de idade**, pode ser carregada nas costas do adulto, ou na frente e de costas para quem a carrega.
- O adulto deve utilizar sapatos **baixos e confortáveis** para andar e tomar cuidado com superfícies **irregulares** no piso.
- O **calor** do corpo do adulto **somado** ao do equipamento podem aumentar a temperatura corporal do bebê.

O QUE OBSERVAR

- Se o bebê ficou cansado e adormeceu.
- Se está com a cabeça bem posicionada.
- Se as tiras de restrição estão firmes.
- Se o equipamento está apertando (se estiver, reposicionar o bebê para não apertar).
- Se aqueceu demais o bebê (nesse caso, remover o bebê da mochila o quanto antes).

O QUE VOCÊ DEVE FAZER

- Verificar se a mochila é **adequada ao peso e à altura** do bebê antes de adquiri-la.
- Ler as **instruções** da mochila e **testá-la** antes.
- Solicitar a **ajuda de outra pessoa** para colocar o bebê na mochila (ou treinar antes com um boneco) até que se sinta preparado para **fazer sozinho**.
- Apertar as tiras, colocar o bebê e, em seguida, **ajustá-las para o corpo e as pernas da criança**, até uma posição segura e confortável. É importante que o adulto saiba ajustar as tiras firmemente com **uma só mão**.
- Criar o hábito de verificar as **tiras da mochila**, antes de colocar o bebê, todas as vezes que ela for utilizada (se estão firmes e não mostram sinais de desgaste). Se alguma tira ou fivela estiver funcionando mal, contatar o fabricante ou fornecedor.
- **Redobrar a atenção** enquanto estiver com a mochila para não deixar o bebê cair, mesmo que ela lhe possibilite realizar outras atividades simultaneamente.
- **Flexionar os joelhos** e abaixar com o **dorso ereto** quando precisar alcançar algo que esteja em uma altura mais baixa. Dessa forma, o bebê não corre o risco de cair e o adulto evita machucar as costas.
- Evitar passear ao ar livre em **dias quentes** e em horários de **sol forte**.

ATENÇÃO

Cuidado ao colocar e tirar a mochila. O **equilíbrio** do adulto pode ser afetado e quedas podem acontecer. Recomenda-se **apoiar** em algo estável ou **sentar-se** no chão.

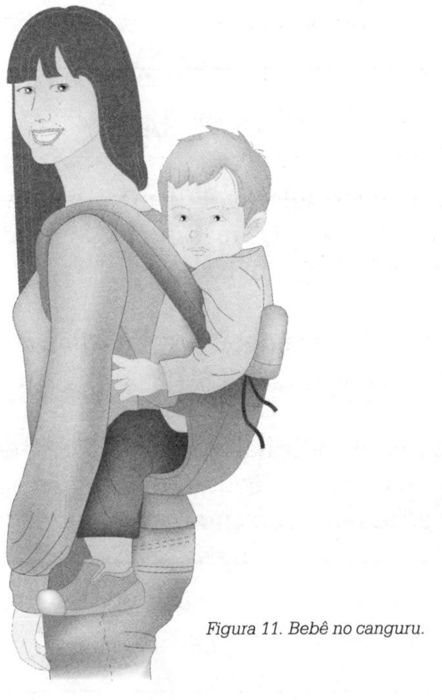

Figura 11. Bebê no canguru.

O QUE VOCÊ NÃO DEVE FAZER

Nunca se aproximar do fogão, não comer nem ingerir líquidos **quentes** enquanto o bebê estiver na mochila.

Sling

Seu uso tem sido bastante difundido nos últimos anos. Trata-se de um dispositivo que fica amarrado e preso ao corpo de quem carrega o bebê pequeno, que fica acomodado na frente do adulto.

O bebê fica bem aconchegado ao tórax ou abdome de quem o leva. Essa posição facilita as tarefas do dia a dia, os passeios e ajuda a acalmar o bebê. **Os mesmos cuidados para a mochila devem ser adotados para o *sling*.**

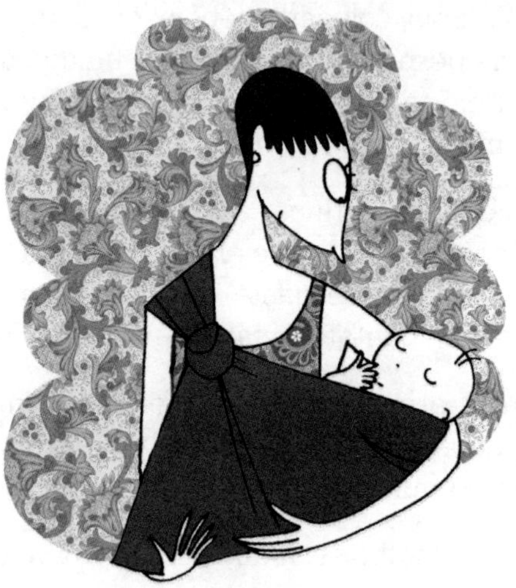

Mochila (para crianças)

Item indispensável no dia a dia das crianças e adolescentes, a mochila pode causar alterações na **coluna vertebral**, como a escoliose (desvio para os lados, em "S"), ao impor uma **alteração na postura**, se o peso dela exceder o que a criança pode carregar.

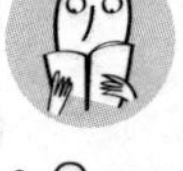

O QUE VOCÊ DEVE SABER

- O **peso máximo tolerável** de material escolar transportado diariamente não pode ultrapassar **5% do peso** do pré-escolar e **10% do peso** da criança em idade escolar.
- O material que **exceder** o peso máximo deve ficar **guardado** em armário fechado (individual ou coletivo) na escola.
- **Modelos com rodinhas** são mais fáceis de puxar e sobrecarregam menos a coluna; contudo, são difíceis de carregar ao **subir e descer escadas** ou ao circular por corredores estreitos.

O QUE OBSERVAR

- A criança nunca deve carregar a mochila com **apenas** uma das tiras passada pelos ombros, pois isso pode provocar escoliose.
- As tiras devem ser tensionadas para que a mochila fique **bem junto ao corpo** e **5 cm acima da linha da cintura**.
- A mochila deve ser **leve**, sem muitos bolsos e acessórios, com **alças reguláveis** e **acolchoadas e cinto para ser afivelado** no abdome.
- O ideal é puxar a mochila de rodinhas, mas há escolas que não permitem o seu uso em razão de ter muitas escadas e as portas abrirem para fora, dificultando a passagem.

ATENÇÃO

Fique atento aos itens carregados pela criança **sem necessidade**, como:

- apostilas e dicionários;
- brinquedos;
- toalha, roupas e calçados extras;
- instrumentos musicais;
- diários e revistas em quadrinhos;
- vários cadernos (nesse caso, sugere-se substituí-los por apenas um, com divisórias para várias matérias, ou por um fichário).

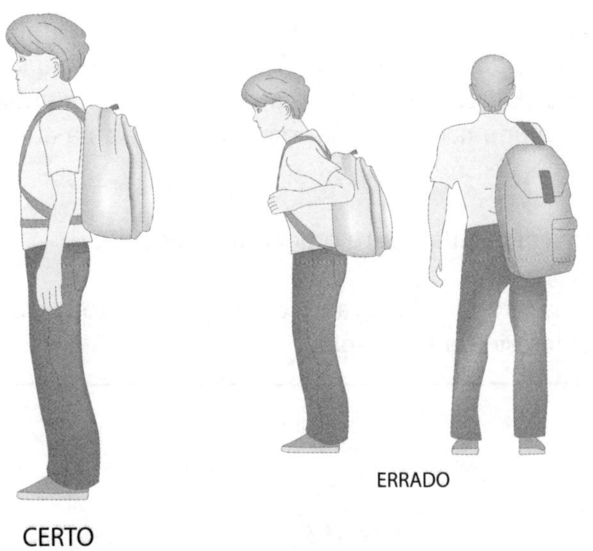

Figura 12. Posições certa e errada de carregar a mochila.

Recomendações da Proteste e da SBOT

A **Associação Brasileira de Defesa do Consumidor (Proteste)**, em parceria com a **Sociedade Brasileira de Ortopedia e Traumatologia (SBOT)**, promoveu uma campanha em 2010 e preparou um conteúdo especial que mostra **como prevenir o sobrepeso causado pela mochila**.

Nos sites das entidades (www.proteste.org.br e www.sbot.org.br), há artigos com orientações, um vídeo institucional e um folder educativo (disponível em: http://www.sbot.org.br/Portal//PDFs/Noticias/folheto_mochilas.pdf).

A Proteste recomenda que é importante estar de acordo com a Lei nº 2.772, de 25/8/1997, promulgada na Assembleia Legislativa do Rio de Janeiro.

O QUE VOCÊ DEVE SABER

Segundo as associações, é importante que:

- as mochilas venham com orientação a respeito do **uso correto** e com o **peso máximo recomendado** de carga;
- os livros e as apostilas sejam revistos quanto ao material de que são feitos, adotando-se **folhas de gramatura menor**, CDs interativos, **apostilas disponíveis *on-line***, etc., a fim de evitar o uso do papel;
- as escolas **revejam** seus horários de forma que as matérias que demandam materiais mais pesados sejam **mais bem distribuídas** ao longo dos cinco dias da semana. Uma alternativa é a adoção de **armários individuais** para que o material possa ser guardado. Dessa forma, o aluno pode carregar para a sala de aula ou para casa somente o necessário;
- **o governo federal regulamente o peso das mochilas**;
- o peso dos livros integre o **Programa de Avaliação do Livro Didático do Ministério da Educação**.

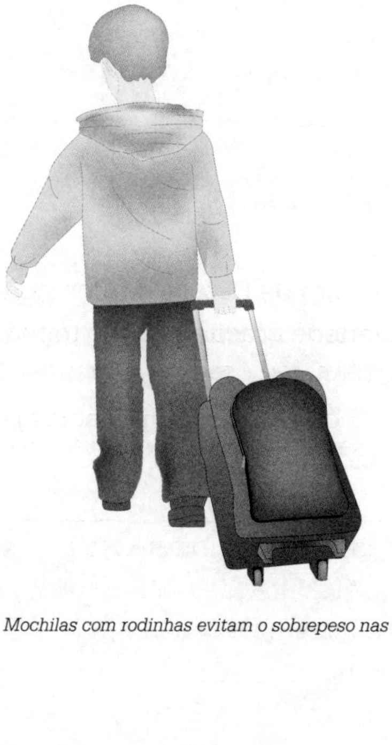

Figura 13. Mochilas com rodinhas evitam o sobrepeso nas costas.

Brinquedos e jogos para crianças e adolescentes

Jogos e brincadeiras são importantes na vida da criança e do adolescente, contribuindo para seu desenvolvimento físico, intelectual e social. Para eles, brincar equivale a aprender, e seus brinquedos são **companheiros, prêmios conquistados** ou, ainda, **objetos de inspiração**.

Brincar ajuda a desenvolver a autoestima, a confiança e a reforçar a coordenação motora e as habilidades sociais.

> **ATENÇÃO**
>
> Os brinquedos podem facilitar a **aproximação** entre pais e filhos, mas **nunca** devem ser utilizados como **substitutos** do carinho e da atenção.

A escolha de brinquedos seguros

A escolha **adequada** dos brinquedos deve ser uma preocupação constante dos pais.

O QUE VOCÊ DEVE FAZER

- No momento da compra de um brinquedo, levar em conta:
  - **a etapa de desenvolvimento** da criança;
  - sua capacidade de **manipulá-lo com segurança**, lembrando que sua **maturidade** pode ser mais importante que a idade cronológica.
- Levar seu filho para **escolher** com você, lembrando que a responsabilidade sobre o quesito segurança é dos adultos.
- Avaliar se a **propaganda** do brinquedo é enganosa, sobretudo se promete ótimos resultados didáticos. Não existe brinquedo suficientemente completo, que atenda a todas as necessidades da criança em seu desenvolvimento. Por vezes, os anúncios publicitários divulgam informações errôneas, gerando expectativas inapropriadas, gastos desnecessários ou, ainda, o sentimento de culpa nos pais que não podem comprá-lo.

O QUE OBSERVAR

Crianças não estão preparadas para escolher os melhores brinquedos – elas ainda não têm a maturidade nem o discernimento para fazer uma avaliação adequada.

A segurança dos brinquedos deve basear-se na **seleção, supervisão, manutenção e armazenamento** corretos, conforme descrito a seguir.

Seleção dos brinquedos

O QUE VOCÊ DEVE FAZER

- Selecionar o brinquedo considerando **idade, habilidades, capacidades e interesse** da criança.
- Preferir brinquedos **leves**, que não apresentem perigo caso caiam sobre a criança.
- Escolher brinquedos projetados e fabricados com superfícies e dimensões de **fácil limpeza**.
- **Evitar** brinquedos que:
  - produzam **ruídos altos** ou estridentes;
  - possuam **pontas ou bordas afiadas**;
  - **arremessem** ou lancem componentes (caso a criança tenha menos de 5 anos);
  - contenham **partes pequenas** ou que destaquem componentes (para crianças com menos de 3 anos);
  - tenham correntes, **tiras ou cordas com mais de 15 cm**: crianças têm mais facilidade para se enrolarem nelas, especialmente no pescoço, podendo estrangulá-las;
  - tenham o formato de armas, para não estimular ou dar exemplo de violência;
  - **estimulem** a violência;
  - promovam **estereótipos** raciais, étnicos, culturais ou sexuais.

O QUE OBSERVAR

- Avaliar a qualidade e seguir as **recomendações do fabricante** sobre segurança.
- Certificar-se de que os produtos são feitos de **materiais atóxicos**.

Supervisão dos brinquedos

O QUE VOCÊ DEVE FAZER

- Supervisionar os **lactentes** de perto durante as brincadeiras.
- Remover e descartar **imediatamente** os envoltórios de plástico e as embalagens dos brinquedos.

- Manter caixas, objetos grandes e acolchoados **longe** de janelas, varandas e portas, para não servirem como meio de escalar ou cair.
- Mostrar à criança **como usar** os brinquedos de forma apropriada e segura.
- Ensinar a criança sobre segurança com eletricidade, como, por exemplo, puxar da tomada pelo plugue **e não pelo fio**.
- **Brinquedos dirigidos** pela criança não devem ser usados próximo a escadas, ruas, piscinas, etc.
- Instruir as crianças com mais idade a manter seus brinquedos fora do alcance dos irmãos e amigos **mais jovens**.

ATENÇÃO

Balões e bexigas representam um **grande risco** de asfixia. Adultos devem supervisionar o uso desses brinquedos por **menores de 6 anos.**

Manutenção dos brinquedos

O QUE VOCÊ DEVE FAZER

- Inspecionar os brinquedos novos e antigos com **regularidade**, de preferência, semanalmente.
- Fazer os reparos imediatamente ou tirar o brinquedo do alcance das crianças.
- Usar somente tintas atóxicas para **repintar** brinquedos, caixas ou móveis de crianças.
- Limpar o chão e os móveis com água e **detergente líquido**; o tampo das mesas deve ser **higienizado com álcool**.
- Lavar os brinquedos de plástico e borracha **semanalmente** com água e **sabão neutro**.
- Usar **pano umedecido** em água nos demais brinquedos e prateleiras, para a retirada do **pó**.
- Brinquedos de **pelúcia** juntam muito pó e **não são aconselhados** por causarem **alergia**. Mas, como a maioria das crianças os têm, eles devem ser **lavados 1 vez por mês** e/ou mantidos dentro de sacos plásticos transparentes (especialmente os que ficam nas prateleiras e são pouco manuseados). Certificar-se de que todas as partes não laváveis foram retiradas do brinquedo antes de lavá-lo.

O QUE OBSERVAR

- **Rupturas**, partes soltas e outros riscos potenciais.
- As **partes móveis** dos brinquedos para certificar-se de que estão presas com segurança.

Armazenamento dos brinquedos

CONSULTE O PEDIATRA

O pediatra pode indicar brinquedos e brincadeiras adequados para seu filho e explicar as habilidades que ele pode desenvolver brincando.

O QUE VOCÊ DEVE FAZER

- Oferecer um **local seguro, como um baú ou uma caixa**, para que as crianças guardem os brinquedos.
- Esse recipiente tem de ser ventilado e **isento** de dispositivos de travamento que possam prender os dedos ou cair sobre a cabeça da criança.
- Ensinar as crianças a **guardar tudo após o uso**: tropeçar, escalar ou cair sobre os brinquedos espalhados pelo chão é um risco permanente.
- Brinquedos destinados a crianças com mais idade devem ser guardados em prateleiras altas ou em **armários fechados**.

Como prevenir lesões causadas por brinquedos

Os brinquedos inapropriados podem comprometer a segurança de seus filhos e acarretar vários tipos de acidentes. O **Quadro 1** apresenta os tipos de lesões **mais comuns** ocasionados por acidentes com brinquedos e como os **prevenir**.

Tipos de lesão	Como prevenir
Perfuração	Evitar brinquedos com pontas
Cortes e contusões	Verificar o bom estado do brinquedo, evitando que se quebre, pois seus fragmentos podem causar ferimentos Consertar os brinquedos avariados ou retirá-los de uso
Sufocação/asfixia	Manter objetos pequenos, sacos plásticos, bexigas, balões, imãs, baterias esféricas e embalagens longe da criança Clipes, parafusos, alfinetes, grampos de cabelo e moedas não são brinquedos; portanto, deixe-os fora do alcance da criança
Afogamento	Manter a vigilância total em banheiros, baldes, piscinas, praias, poços e rios, mesmo em águas rasas
Intoxicações	Descartar brinquedos pintados com tinta que contenha chumbo

Tipos de lesão	Como prevenir
Intoxicação por pilhas e baterias	Verificar se o dispositivo para colocação de pilhas e baterias está bem travado ou parafusado. Atentar para as pilhas e baterias esféricas, pois elas contêm conteúdo corrosivo que podem causar intoxicações graves quando engolidas inadivertidamente pela criança
Queimaduras	Evitar ou vigiar rigorosamente o uso de brinquedos elétricos ou movidos a gasolina ou derivados
Acidente de captação (dedos/roupas/cabelos)	Evitar brinquedos com estruturas contendo molas, rodas dentadas ou dobradiças, que podem provocar esse tipo de acidente

Quadro 1. Tipos de lesão e como prevenir

Brinquedos e habilidades desenvolvidas

Crianças menores de 1 ano (Quadro 2)

São mais suscetíveis aos riscos de **sufocação, aspiração e ferimentos** com bordas afiadas. Nessa idade, é importante criar um **ambiente familiar divertido, estimulante e explorador**. A partir de 7 meses, a criança deve ser deixada no chão, o que lhe ajudará a **engatinhar e andar**. É um momento de encarar desafios.

ATENÇÃO

A compreensão dos riscos inerentes a cada fase do desenvolvimento na infância ajuda na escolha de brinquedos apropriados.

Brinquedo	Habilidade
Chocalhos e música	Ouvir
Móbiles sonoros ou sem som, brinquedos com espelhos	Focar em objetos
Blocos de empilhar	Agarrar e alcançar
Livros com som, brinquedos de borracha	Apertar
Bonecos de pano, ***plush*** ou borracha, bola (pequena e leve)	Segurar e abraçar
Mordedores	Colocar na boca
Brinquedos de empurrar	Ficar de pé
Brinquedos de puxar	Andar
Painéis com botões que produzem sons	Pressionar e soltar
Bolhas de sabão	Tocar
Objetos com formatos diferentes	Manipular
Tapete de atividades ou acolchoado divertido	Todas as habilidades

Quadro 2. Crianças menores de 1 ano

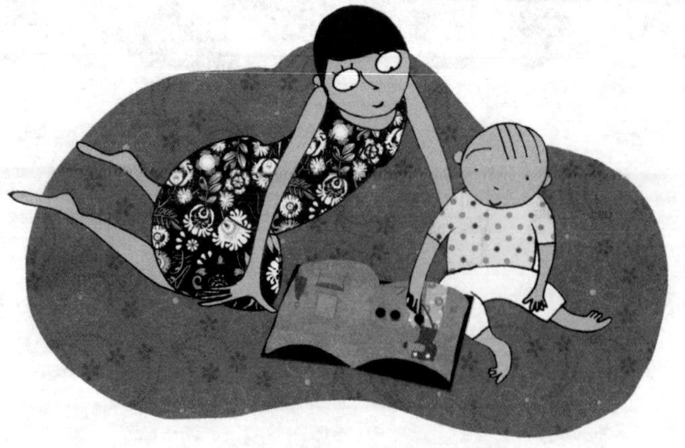

Crianças de 1 a 3 anos (Quadro 3)

Já desenvolveram a capacidade de andar, explorar e fazer de tudo. **Querem ser "grandes" e sua natureza é inquiridora**. Estão sujeitas aos riscos de **aspiração, lesões e ferimentos** provocados por **choque** nos móveis domésticos, nos locais de armazenamento de brinquedos e em bordas afiadas ou cortantes.

Brinquedos e brincadeiras	Habilidade
Bola, livro, dominó, massa de modelar, blocos de montar, marionetes, recortes, colagem e pintura	Motora fina (usar músculos pequenos, movimentos delicados, manuseio de pequenos objetos)
Ferramentas, *kits* de médico, de cozinha, bonecas, fantasias, telefone, personagens	Fazer de conta e imitar
Bola grande e leve, estrutura de subir, vagões e carrinhos para empurrar, triciclo	Motora grosseira (usar grandes grupos musculares, movimentos amplos, domínio do corpo no espaço)
Quebra-cabeças, instrumentos musicais, jogos fônicos, de memória e de combinação, alfabeto	Entender padrões e ritmos
Com controle remoto e aquáticos	Entender relações espaciais
Esconde-esconde, de encontrar, atividades-surpresa (p. ex., esconder brinquedos em locais diferentes dos usuais)	Estimular os sentidos, movimentar o corpo e diminuir a ansiedade da separação

Quadro 3. Crianças de 1 a 3 anos

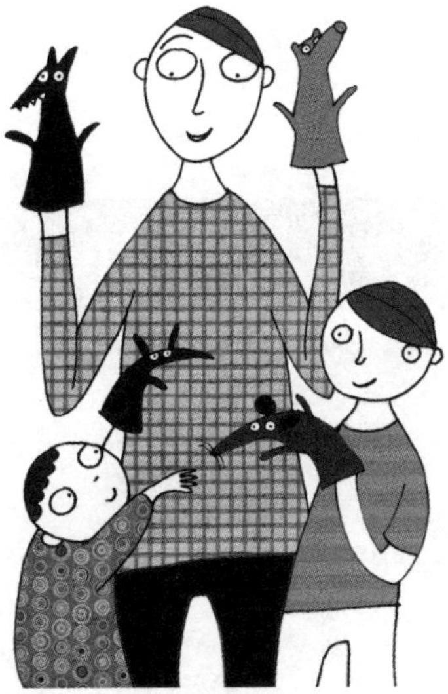

Crianças de 3 a 5 anos (Quadro 4)

São capazes de jogar, criar arte e representar histórias. **Intoxicações** (por ingestão de produtos tóxicos), **ferimentos** (por ferramentas como a tesoura) e as chamadas **lesões de combate** (nessa idade, começam os jogos interativos, e blocos de montar, por exemplo, podem se transformar em projéteis nas mãos da criançada) são os riscos físicos potenciais. **É hora de brincadeiras mais sofisticadas**.

Brinquedos e brincadeiras	Habilidade
Jogos de tabuleiro e esportes	Seguir regras
Jogos de construir, atividades externas, escaladas	Compartilhar e dividir
Jogos de soletrar, de matemática e de memorização, livros para leitura	Pré-escolar (início da alfabetização)

Quadro 4. Crianças de 3 a 5 anos

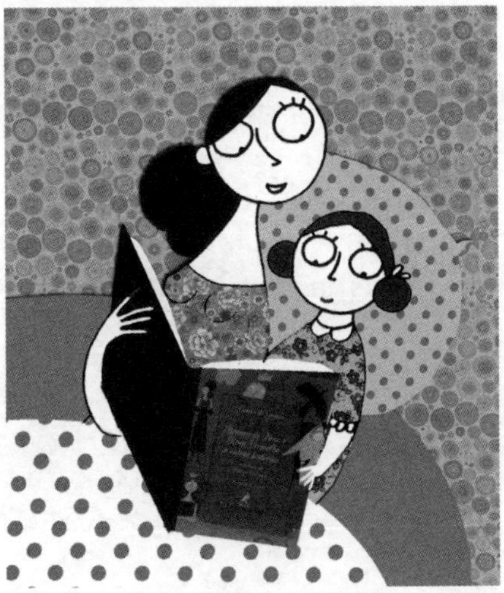

Na idade escolar (Quadro 5)

A criança já entende e obedece às regras de segurança, por isso deve ser **envolvida** na decisão de brincar de forma segura.

Brinquedos e brincadeiras	Habilidade
Trívia, conjuntos de mágica	Concentração
Jogos de tabuleiro, desafios, *kits* de ciências	Pensamento estratégico
Soletrar, jogos que contenham informações de matemática, história, geografia	Reforço escolar
Jogos de perícia e astúcia, conjuntos avançados de construção, arte, *karaokê*, microscópios	Estimular a criatividade

Quadro 5. Crianças em idade escolar

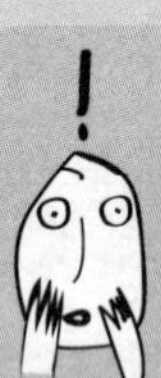

ATENÇÃO

Fique atento para os símbolos nas embalagens dos brinquedos, para verificar a faixa etária recomendada!

Oxidante (comburente)

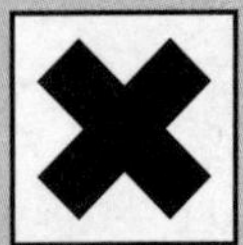

Nocivo

Corrosivo

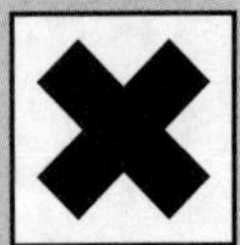

Irritante

Facilmente inflamável

Nessa faixa etária, a criança começa a fazer atividades complementares, como brincadeiras ao ar livre, corrida, escalada, pega-pega, pular corda, queimada, amarelinha. Para orientações sobre essas atividades, consulte o capítulo "Esportes", na seção 6 – Traumas.

Como prevenir acidentes na idade escolar (6 a 10 anos)

Nessa faixa etária, os riscos se ampliam; afinal, a prática de esportes e o uso de brinquedos em vias públicas se intensificam. Veja a seguir as principais recomendações envolvidas nessas situações.

Lesões com bicicletas, skates*,* scooters *e outros brinquedos com rodas*

O uso do **capacete** é obrigatório, assim como se recomenda a utilização de **protetores** de joelhos, punhos e cotovelos.

Atropelamento

Instruir a criança a andar somente em **áreas apropriadas**, mantendo distância das ruas ou de outras áreas de tráfego, como estacionamentos e garagens.

Lesões "tecnológicas"

Ficar muito tempo em frente ao computador ou ao *video game* pode causar problemas de coluna, de postura e na visão. Convém **limitar o** tempo de uso a menos de 1 hora por dia e verificar regularmente se a criança e/ou adolescente está usando a cadeira de forma correta (em relação à altura, encosto, assento, posição de apoio das costas e pés, etc.) e a posição da criança diante da tela.

Lesões esportivas
O risco varia conforme o esporte. Entre em contato com o técnico ou o professor responsável para verificar quais são os equipamentos de segurança e se há pessoal treinado em **primeiros socorros**.

Como prevenir acidentes com ímãs e metais

A preocupação atual quanto à segurança de brinquedos se refere à presença de **ímãs e metais**, principalmente **chumbo e *phthalates* (ftalatos)** em sua fabricação.

Ímãs
Pequenos e poderosos, são baratos e facilmente acessíveis. Embora tenham dimensões suficientes para passarem pela **boca** das crianças e chegarem ao **intestino** (trato gastrointestinal), os ímãs podem **aderir uns aos outros** através das paredes intestinais, causando **obstruções e perfurações**. Uma vez aderidos, eles não costumam se desligar espontaneamente.

Dessa forma, as crianças apresentam sintomas inicias **comuns** a outras doenças, levando ao **atraso** do diagnóstico e a maior prejuízo à saúde. Já foram identificados casos de morte de criança decorrente da ingestão de ímãs e lesões com necessidade de cirurgia.

Chumbo
Pela análise da composição de uma amostra de 1.200 brinquedos infantis, no Canadá, foi encontrado chumbo em 35% deles, sendo que 17% apresentavam concentrações acima do limite padronizado por órgãos de fiscalização e controle de qualidade de brinquedos. Alguns dos níveis mais altos não estavam na pintura, mas, sim, no vinil (adesivos) e nas bijuterias que acompanhavam os brinquedos. Menos de 5% também continham cádmio e arsênico*[1].

O QUE OBSERVAR

Se os brinquedos possuem imãs que podem se soltar.

1 Spotlight Product Safety on Consumer. Child and Youth Injury in Review 2009 Edition. Canadian Hospitals Injury Reporting and Prevention Program (CHIRPP). Canada. Disponível em: http://www.publichealth.gc.ca/InjuryReview2009. Acessado em nov. 2012.

ATENÇÃO

A presença de níveis elevados de **chumbo no sangue** das crianças está relacionada a **alterações cognitivas**.

Há referência de que algumas pulseiras, anéis, brincos e outras bijuterias sejam feitas quase que inteiramente de chumbo.

Para mais informações sobre a quantidade de chumbo nos brinquedos, consulte:

1. **No Brasil**, o Inmetro fez alguns testes: http://www.inmetro.gov.br/consumidor/produtos/brinquedos2.asp#conclusoes.

2. **Nos EUA**, pode ser acessado o site Consumer Product Safety Commission, disponível em http://www.cpsc.gov/cpscpub/pubs/281.pdf.

3. **No Canadá**, acesse http://www.publichealth.gc.ca.

Ftalatos (di-isononil-fitalato – *DINP*)

São substâncias utilizadas em brinquedos, responsáveis por conferir ao **cloreto de polivinila** (PVC) um aspecto de borracha, maleável e um toque aveludado.

Após 50 anos de uso na indústria química, observou-se que, em altas doses, essas substâncias podem causar **mudanças hormonais e reprodutivas**. Alguns países proibiram a sua utilização na fabricação de brinquedos. No Brasil, os brinquedos possuem sua **conformidade** avaliada de forma **compulsória**. Isso significa que todos os brinquedos comercializados, no mercado formal, têm o processo produtivo **avaliado** por organismos acreditados pelo Instituto Nacional de Metrologia, Normalização e Qualidade Industrial (Inmetro).

O QUE VOCÊ DEVE SABER

Dez passos importantes para a escolha de brinquedos

1. Tenha em mente que o brinquedo mais educativo é aquele que **promove a interação de um adulto com uma criança**. Brinquedos nunca devem substituir a atenção, o amor e o carinho dos pais e cuidadores.

2. É importante proporcionar às crianças brinquedos **seguros e acessíveis** que sejam **adequados ao desenvolvimento**, incluindo aqueles que ajudam a promover a aprendizagem e as habilidades.

3. Ofereça brinquedos que estimulam a imaginação das crianças, em vez daqueles, por exemplo, que a criança fica apenas olhando passivamente algo acontecer. **Habilidades sociais, emocionais e cognitivas** são desenvolvidas e aprimoradas quando elas brincam.

4. Faça uma seleção cuidadosa dos brinquedos e lembre-se: um bom brinquedo **não tem que estar na moda ou ser caro**.

5. Use livros e revistas para **brincar e ler junto** com a criança.

6. Seja **cético** em relação a **propagandas** e ***marketing*** de fabricantes de brinquedos, especialmente sobre produtos de aprimoramento intelectual.

7. Procure órgãos oficiais como o **Inmetro** e a **ABNT** para saber sobre a **segurança** dos brinquedos.

8. Lembre-se que alguns brinquedos promovem a violência (brinquedos em forma de armas) ou estereótipos negativos sociais, raciais e de gênero (como conjuntos de brinquedos que não possui modelos de outra etnia). **Estes não são recomendados**.

9. Limite o uso de *video games* e jogos de computador. O **tempo recomendado de utilização**, incluindo televisão e computador, deve ser de, no máximo, 1 hora por dia.

10. Crianças menores de 5 anos podem brincar com jogos de computador ou com *video game* **somente** se forem adequados ao desenvolvimento, e deve haver **acompanhamento** do pai ou cuidador.

Brinquedos e jogos eletrônicos para adolescentes

Na faixa etária de 10 a 19 anos, ocorre uma grande melhora da habilidade motora, mas os adolescentes ainda podem apresentar pequenas dificuldades de equilíbrio corporal. Adquirem capacidade de atenção seletiva, de uso da memória para estratégia em jogos, e a visão já se apresenta com o padrão do adulto.

Os **adolescentes** sentem a necessidade de **pôr à prova o próprio medo** e é difícil para os pais decidir até onde podem deixar o adolescente chegar em suas experiências. O garoto que escala um penhasco está desafiando um perigo. Já não se limita à segurança da fantasia, como faria uma criança de menos idade.

Leia também o capítulo "Riscos da televisão, internet e jogos eletrônicos", na seção 4 – Violências.

O adolescente ainda **necessita do apoio dos pais**. A **confiança no relacionamento com os pais** o torna capaz de desfrutar de passatempos repletos de aventura e perigos – escalar, acampar, esquiar, explorar, natação, ciclismo – sem imprudências. Torna-se um ponto de honra ser competente como forma de corresponder à confiança.

Brincadeiras e atividades com regras preestabelecidas bem explicadas e que precisam ser obedecidas e com objetivos claros estimulam a **responsabilidade, a disciplina e outros valores** que irão favorecer o convívio em sociedade.

Dispositivos eletrônicos

Poucas atividades exercem tanta atração sobre os adolescentes, criados em um ambiente repleto de tecnologia, quanto a **TV, a internet e os *video games***.

O QUE VOCÊ DEVE SABER

- Adolescentes aprendem **observando e imitando** o que veem na mídia, que tem o poder de fazer os **comportamentos de risco** parecerem normais.
- O uso ilimitado de dispositivos eletrônicos (*smartphones*, computadores, *tablets*, etc.), que permitem o acesso a internet, redes sociais, vídeos e jogos, pode levar a vários problemas de saúde (**distúrbios do sono, obesidade, problemas posturais**), a comportamentos agressivos e sexuais de risco, além de transtornos alimentares.

Jogos de perícia, estratégia e sorte

- **Jogos de perícia**: exigem habilidades físicas (p. ex.: artes marciais, cabo de guerra, tiro ao alvo) ou habilidades mentais (p. ex.: xadrez e damas).
- **Jogos de estratégia:** exigem basicamente um bom raciocínio lógico de seus participantes (p. ex.: Go e mancala).
- **Jogos de sorte:** a vitória é determinada basicamente por elementos aleatórios (p. ex.: bingo).

Grande parte dos jogos pode envolver mais de um desses elementos (perícia, estratégia e sorte). Esportes coletivos como vôlei e futebol envolvem tanto habilidades físicas quanto o raciocínio lógico. **Muitos jogos de tabuleiro utilizam combinações dos três jogos.**

Esportes

A escolha do esporte deve ser **direcionada para o desenvolvimento de habilidades** físicas, táticas e estratégicas da criança ou do adolescente. Crianças que se desenvolvem precocemente podem ser pressionadas a exercer um melhor desempenho pelo tamanho e força, enquanto crianças que apresentam desenvolvimento tardio podem sentir-se limitadas quanto ao seu talento e habilidade. O ideal é recomendar atividades em grupos com **maturação similar**.

Todas as atividades físicas, incluindo os esportes, implicam um risco de lesões físicas. Esportes que exigem um **contato físico maior** ou colisões, como **boxe, artes marciais, futebol, handebol, basquete**, têm maior probabilidade de causarem lesões em comparação com esportes de **contato limitado**, como **ciclismo, ginástica olímpica, tênis, natação e *squash***.

O QUE O PAPAI PODE FAZER

Providenciar equipamentos de segurança (capacete, luvas e protetores de joelhos e cotovelos) quando seu filho interessar-se por bicicleta, *skate*, patins e outros. O capacete deve ter o selo do Inmetro e ser apropriado ao tamanho da criança ou adolescente.

Orientações gerais

O QUE VOCÊ DEVE FAZER

- Acompanhar e **limitar a exposição** de seus filhos aos dispositivos eletrônicos.
- Evitar colocar **televisão fixa** no quarto do seu filho.
- Instalar o computador de mesa em uma sala ou em local onde os adultos **transitem com frequência**.
- Discutir o conteúdo dos dispositivos eletrônicos com a criança e o adolescente e **estimular** a sua **visão crítica**.
- Estar atento às suas **próprias práticas** de comunicação social, porque o maior preditor da utilização de dispositivos eletrônicos pelas crianças e adolescentes é o uso intenso desses dispositivos pelos pais.
- Não permitir que o adolescente dirija **veículos motorizados** (carro, moto, *jet ski*) sem habilitação.
- Obrigar o uso de **dispositivos de segurança** quando necessário à prática da atividade física.

Leia também o capítulo "Esportes", na seção 6 – Traumas.

Viagem com crianças e adolescentes

Viajar com crianças é divertido, mas requer **cuidados especiais** que envolvem desde escolher o destino, providenciar a documentação e atentar para a saúde até o preparo das malas.

Regras gerais

- Levar os **telefones** do pediatra, da seguradora do carro, da central de atendimento do plano de saúde e dos parentes mais próximos.
- Todas as crianças necessitam de supervisão constante durante a viagem, pois podem se envolver em situações perigosas, como **banhos de mar** em locais com fortes correntezas ou em lagoas e rios inadequados para banho ou mergulho, **passeios em matas** ou contato com **animais selvagens**.
- **Adolescentes** precisam ser orientados sobre possíveis contatos com **drogas ilícitas** e **doenças sexualmente transmissíveis**.
- Em qualquer viagem, os pais ou responsáveis devem levar a **certidão de nascimento ou a identidade** dos menores (qualquer pessoa com menos de 18 anos).

Viagens com bebês

O QUE VOCÊ DEVE SABER

- **Nos primeiros meses de vida**, o bebê precisa ter apenas as necessidades básicas satisfeitas: alimentação, banho, troca de fraldas e local confortável para dormir.
- A **adaptação** do bebê ao novo local será mais rápida se **objetos familiares** (manta, cobertor ou brinquedos) forem levados de casa.

Leia também o capítulo "Trânsito e transporte de crianças e jovens", na seção 5 – Acidentes.

O QUE VOCÊ DEVE FAZER

- Oferecer a **alimentação de costume**, sem a introdução de elementos novos às refeições durante o período da viagem.
- Em viagem de carro, sempre acomodar o bebê em **cadeirinha apropriada** para o seu tamanho e idade, no banco de trás e de costas para o painel.
- Não esquecer que as regras de segurança para viagens de **avião** são exatamente as **mesmas**; assim, o bebê deve ter o seu bilhete próprio, com direito a um assento individual, e ser colocado no assento de segurança (próprio, levado pelos pais ou responsável).
- Preferir **fraldas de boa qualidade**, que suportem um grande volume de xixi e que sejam mais macias, para amenizar a espera do momento da troca.
- Verificar sempre a **segurança do berço** que será utilizado nos hotéis.

Viagens com crianças de 1 a 3 anos

O QUE VOCÊ DEVE FAZER

- Considerar um **destino** que seja **adequado à idade e às necessidades da criança**, com áreas para correr, brincar e se divertir em segurança.
- Levar alguns **brinquedos, "paninhos"** ou quaisquer objetos familiares de casa para auxiliar a criança na aclimatação.
- Realizar uma **inspeção no quarto em que forem ficar**, observando:
  - estabilidade da cama;
  - instalação sanitária;
  - proteção das tomadas;
  - mecanismo de trava das portas de entrada e da varanda;
  - proteção da varanda;
  - frigobar (altura, abertura da porta, conteúdo).

O QUE VOCÊ DEVE SABER

- Nessa faixa etária de 1 a 3 anos, a criança gosta de olhar para novas paisagens e buscar novidades, mas pode ficar **irrequieta, irritada e desconfortável** por estar em um ambiente diferente.
- É importante reservar um momento tranquilo assim que chegarem ao destino e em todos os dias da viagem, para que possam relaxar, descansar e ficarem juntos "sem fazer nada" para a criança se adaptar mais calmamente ao novo local.

Documentação exigida em viagens

Viagens ao exterior

Em junho de 2011, foi publicada uma nova resolução pelo Conselho Nacional de Justiça (CNJ), a qual pode ser encontrada no *Manual relativo a viagem de menores brasileiros ao exterior* (3ª edição) da Polícia Federal (disponível em: http://www.dpf.gov.br/servicos/viagens-ao-exterior/3_edicao_manual_menores.pdf), que facilita a autorização para menores que vão viajar ao exterior. É preciso observar os seguintes itens:

- o reconhecimento de firma do documento de **Autorização de Viagem para Menores** pode ser feito por semelhança, em firma já registrada em cartório;
- dispensa a fotografia como parte do documento de autorização;
- o prazo de validade é de 2 anos.

O QUE VOCÊ DEVE SABER

O que diz o Estatuto da Criança e do Adolescente

O Estatuto da Criança e do Adolescente (ECA) determina:

Art. 83. Nenhuma criança poderá viajar para fora da comarca onde reside, desacompanhada dos pais ou responsável, sem expressa autorização judicial.

§ 1º A autorização não será exigida quando:

a) tratar-se de comarca contígua à da residência da criança, se na mesma unidade da Federação, ou incluída na mesma região metropolitana;

b) a criança estiver acompanhada:

1) de ascendente ou colateral maior, até o terceiro grau, comprovado documentalmente o parentesco;

2) de pessoa maior, expressamente autorizada pelo pai, mãe ou responsável.

§ 2º A autoridade judiciária poderá, a pedido dos pais ou responsável, conceder autorização válida por 2 anos.

Art. 84. Quando se tratar de viagem ao exterior, a autorização é dispensável, se a criança ou adolescente:

I - estiver acompanhado de ambos os pais ou responsável;

II - viajar na companhia de um dos pais, autorizado expressamente pelo outro através de documento com firma reconhecida.

Art. 85. Sem prévia e expressa autorização judicial, nenhuma criança ou adolescente nascido em território nacional poderá sair do País em companhia de estrangeiro residente ou domiciliado no exterior.

ATENÇÃO

Ao renovar o passaporte de menor (qualquer indivíduo com menos de 18 anos), pode-se incluir, se necessário, uma **autorização de viagem** (opcional), que permite viajar com apenas um dos pais, com terceiros ou desacompanhado. A autorização pode ser por prazo determinado ou ter a validade do passaporte.

- Em **viagens ao exterior**, se o menor de 18 anos for viajar **sozinho**, é necessário que porte:

  - um cartão de identificação com seus dados e passaporte;
  - números de telefone de alguns parentes;
  - endereço;
  - grupo sanguíneo;
  - problemas de saúde.

- Menores de 18 anos que forem viajar para o exterior **com terceiros** devem apresentar o documento de identificação (RG ou passaporte) e uma **autorização de viagem por escrito emitida pelos pais**, com firma reconhecida em cartório. Se um dos pais não puder assinar a autorização, deve-se requerer o documento na Vara da Infância e da Juventude.

Para menores de 18 anos que moram no exterior

- É necessário providenciar no consulado um **Atestado de Comprovação de Residência no Exterior**, que deverá ser apresentado no momento do embarque.
- O documento tem **validade de 2 anos**.

Viagens pelo Brasil

- Se o menor de 18 anos for viajar **sem os pais**, ou seja, sozinho ou com terceiros, é necessário que porte:

  - um cartão de identificação com seus dados;
  - números de telefone de alguns parentes;
  - endereço;
  - grupo sanguíneo;
  - problemas de saúde.

- **Com acompanhante sem grau de parentesco:** menores de 18 anos que forem embarcar com acompanhante sem grau de parentesco devem apresentar uma **autorização de viagem** por escrito emitida pelos pais, com firma reconhecida em cartório.

- **Sozinho:** o menor que tenha **entre 12 e 18 anos** pode viajar sozinho, mas é necessária a **autorização dos pais com firma reconhecida**.

O QUE VOCÊ DEVE SABER

- Os **modelos das autorizações** de viagem podem ser encontrados no site do Tribunal de Justiça de São Paulo (disponível em: http://www.tj.sp.gov.br).

- O **novo passaporte** (modelo azul) não tem informações sobre **paternidade**. Dessa forma, crianças ou adolescentes que forem viajar acompanhadas por seus pais ao exterior devem apresentar no *check-in* um documento que comprove a **filiação**.

Antes da viagem

O QUE VOCÊ DEVE FAZER

- Consultar o pediatra e o dentista de 4 a 12 semanas antes da partida.
- Atualizar a **vacinação** da criança para que se estabeleça o **máximo de proteção** possível, principalmente se a viagem ocorrer para locais onde certas doenças (hepatite, cólera, febre amarela ou meningite) existem de forma **endêmica**.
- Revisar e complementar a **imunização** de todos que irão viajar, caso seja necessário.
- Verificar a **cobertura** que o plano de saúde oferece. Caso a viagem seja para o exterior e a família não tenha convênio, recomenda-se contratar um **plano especial de seguro de saúde**, feito apenas para a viagem.
- Antes de sair de casa, converse sobre as **regras da viagem** e os **contatos de emergência** com as crianças maiores.

CONSULTE O PEDIATRA

A medicação a ser levada deve ser indicada pelo pediatra: antitérmico, analgésico, antialérgico, antisséptico, antiemético, medicamentos de uso específico ou de uso crônico, termômetro, pomada para picadas, curativos adesivados, repelente e filtro solar.

Escolha do roteiro

É importante planejar com antecedência o local de destino e a hospedagem, o meio de transporte, a duração da viagem e a estação do ano em que será feita.

O QUE VOCÊ DEVE FAZER

- Escolher **locais adequados** para a **idade** das crianças.
- Evitar lugares muito quentes ou muito frios, ou com variações bruscas de temperatura no decorrer do dia, para que a viagem seja confortável.
- Entrar em contato com o **hotel** (ou com outro lugar de destino) para saber **o que é oferecido.**
- Preferir locais que tenham **espaços para diversão**, próprios para as várias faixas etárias.

Preparando as malas

- Evitar bagagem desnecessária e escolher **malas práticas**, como a de rodinhas.
- Providenciar uma **pequena mala ou mochila** para seu filho, estimulando-o a **responsabilizar-se** pela própria bagagem.
- **Permitir** que seu filho leve na bagagem algum **brinquedo ou livro**.
- Levar **roupas adequadas** e essenciais **ao clima** do local de destino.
- Deixar **espaço vazio** na mala, a fim de ter espaço para alocar as compras e os sacos de roupas sujas.

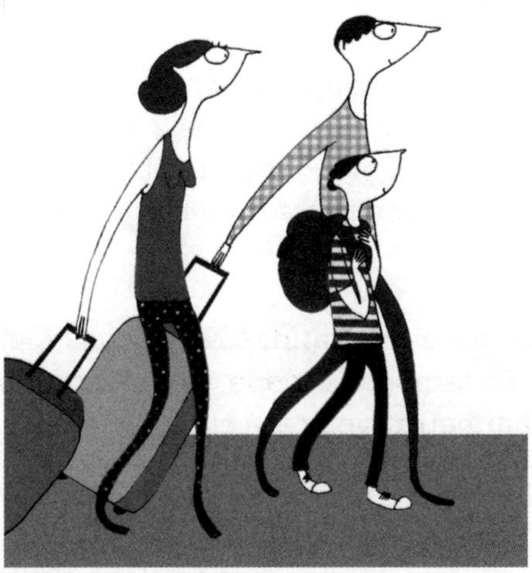

Caso seu filho ainda durma no berço

Será preciso levar os equipamentos a seguir:

- **Berço desmontável**, se o hotel ou pousada de destino não tiver berço adequado e seguro. Recomenda-se levar um que já tenha sido montado e utilizado anteriormente.
- **Carrinho** leve e fácil de desmontar e carregar.
- **Canguru, *sling* ou mochila** de carregar crianças pequenas.
- **Sacola menor**, própria para levar os objetos das crianças durante passeios e, de preferência, com trocador plastificado.
- **Troca de roupa** completa para as crianças e **camiseta extra** para os pais.

Para a criança não se perder

- Providenciar um **cartão, crachá ou bracelete de identificação** com nome e endereço completos da criança, além de telefones (celulares e do local onde estão).

- Combinar com a criança um local de encontro de **fácil identificação** e instruí-la a pedir ajuda a policiais e seguranças.

Viagens internacionais

O QUE VOCÊ DEVE FAZER

- Verificar se **vacinas adicionais**, que não constam no calendário oficial brasileiro, são necessárias.

- Para evitar o desconforto causado pelo **fuso horário** (*jet lag*), convém ajustar o horário de sono das crianças **2 a 3 dias antes** da viagem. Após a chegada ao destino, para facilitar esse ajuste, recomenda-se que elas sejam encorajadas a praticar atividades **ao ar livre** durante o dia.

- Buscar escolher destinos sem **grandes diferenças** climáticas e levar em consideração também a idade das crianças, pensando em lugares que tenham **atrativos** para elas.

Durante a viagem

Segurança em viagens de automóvel

O QUE VOCÊ DEVE FAZER

- Orientar que cada passageiro utilize **assento individual** com cinto de segurança afivelado.

- Acomodar a criança **sempre** no banco de trás, em assento infantil apropriado para o seu tamanho e idade, durante **todo** o trajeto.

- Trancar as portas do veículo enquanto o automóvel estiver em movimento e abrir os vidros somente o necessário para permitir a **ventilação**.

- Oferecer **água e suco** com frequência ao longo da viagem, para manter a criança hidratada, e alimentos leves, como frutas e iogurtes.

- Fazer paradas **a cada 2 horas** se possível, sobretudo se os trajetos forem longos, para descanso e por causa das necessidades fisiológicas.

- Prestar atenção em eventuais riscos de acidentes, como atropelamentos no **estacionamento** e próximos à estrada, e verificar as condições de higiene do local de parada (lanchonete e restaurante).

- Levar os CDs e brinquedos **prediletos** das crianças e conversar com elas sobre o que se vê pela janela durante a viagem, para distraí-las.

- Providenciar atividades de **passatempo**, como jogos e histórias inventadas (a leitura pode ocasionar **enjoos**).

- Carregar na **bagagem de mão** fraldas, lenços umedecidos, troca de roupas, cobertor, medicamentos, entre outros.

- Antes de sair da garagem de casa, **prender** todos os itens que podem se transformar em projéteis no interior do veículo e ferir os ocupantes na situação de freada brusca ou colisão.

- Antes de viajar, fazer uma revisão **completa** do automóvel e atualizar a documentação e o seguro.

O QUE VOCÊ NÃO DEVE FAZER

- Jamais deixar a criança **sozinha** dentro do automóvel.

- Nunca se esquecer das **regras de segurança** no transporte de crianças (ver o capítulo "Trânsito e transporte de crianças e jovens", na seção 5 – Acidentes).

- **Jamais** fumar perto da criança ou no automóvel.

Enjoo de movimento (cinetose)

É muito comum crianças que têm **hipersensibilidade** do cerebelo e do labirinto ao movimento apresentarem enjoo durante viagens, sobretudo de **automóveis e ônibus**.

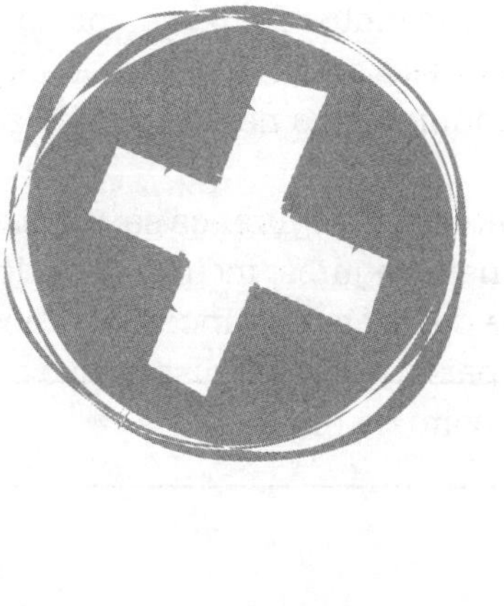

ATENÇÃO

- Caso a criança apresente **suor frio, palidez e náusea**, parar o automóvel em local apropriado e deixá-la deitada no banco traseiro ou na cadeirinha por alguns minutos, com os olhos fechados. Se possível, aplicar uma **compressa fria** sobre a testa, para aliviar os sintomas. Bebês e crianças menores não reclamam de náuseas, mas ficam **pálidos, inquietos e choram**, antes de vomitar.
- Procurar um pronto-socorro se os vômitos persistirem.

O QUE VOCÊ DEVE SABER

Algumas medidas podem ser tomadas para **prevenir** o aparecimento dos enjoos:

- A **alimentação** antes da viagem deve ser leve e **medicamento** contra vômitos pode ser administrado caso haja indicação do pediatra.
- A criança precisa ser acomodada em **assento adequado** para ela no automóvel, e a localização da cadeirinha deve permitir que ela consiga **olhar** para fora.
- As paradas **frequentes** (a cada 2 horas) permitem que ela saia do carro e se movimente um pouco.

Segurança em viagens de avião

O QUE VOCÊ DEVE SABER

- O Departamento de Segurança da Sociedade Brasileira de Pediatria recomenda que crianças de qualquer idade viajem de avião em assento **individual**, acomodadas da mesma maneira como nas viagens de automóvel:
  - **bebês até dois anos, em torno de 13 kg**, devem ir em assento de segurança tipo bebê-conforto, voltado para trás;
  - **crianças entre 13 e 20 kg** devem ir em assento de segurança voltado para a frente;
  - **crianças com mais de 20 kg**, em torno de 5 anos, podem usar o cinto de segurança regular da aeronave.
- O **único** dispositivo para crianças aprovado em testes de segurança para uso somente em aeronaves é o AmSafe Child Aviation Restraint System (CARES)®. Pode ser usado por **crianças entre 10 e 20 kg** e consiste em quatro cintos de fixação presos a uma faixa transversal e ao cinto da aeronave. Ele deve ser adquirido pelos pais da criança; a companhia aérea não disponibiliza.
- Quaisquer outros dispositivos de segurança são **contraindicados**, pois não são eficientes nem seguros, incluindo os do tipo colete, bem como extensões de correias para incorporar aos pais ou ao cinto de segurança dos pais e qualquer dispositivo que posicione a criança no colo ou no peito de um adulto.

O QUE OBSERVAR

Algumas aeronaves disponibilizam uma espécie de moisés para ser usado por bebês no decorrer da viagem aérea. Esse equipamento deve ser usado por crianças pequenas. É necessário solicitá-lo antes do voo, porque este berço fica encaixado na parede à frente de alguns assentos no avião.

- Os pais devem assegurar-se de que a criança tenha direito a um assento próprio, o que, atualmente, significa pagar por um bilhete integral, embora algumas companhias ofereçam **preços especiais** para menores de 12 anos. Alternativamente, os pais podem fazer **contato prévio** com a companhia aérea, indagar sobre a **política de uso dos assentos** não ocupados e combinar sobre a possibilidade de instalar o assento de segurança (levado pelos pais) da criança em um desses, mas sempre ao lado de um dos pais.

- No Brasil, **não** existe qualquer tipo de **regulamentação**, e algumas companhias aéreas, mesmo que os pais paguem um bilhete especial para que seu bebê menor de 2 anos possa viajar em assento individual, obrigam os pais a manter a criança **no colo** durante a decolagem e o pouso.

- Especialistas em segurança recomendam que todas as companhias aéreas sejam obrigadas a transportar cada passageiro em **assento individual**, independentemente da idade, e exijam o uso de **dispositivo restritivo** em decolagens, pousos e situações de turbulência.

- Para atenuar **desconfortos e dores nos ouvidos** durante pousos e decolagens, recomenda-se o movimento de sugar, seja o dedo da mãe ou do pai, seja a chupeta, seja a mamadeira. Os bebês não devem sair dos seus assentos, se nele estiverem, para serem amamentados. Crianças maiores de 4 anos podem mascar chiclete, beber água ou suco utilizando canudo ou, ainda, soprar o canudo em um frasco com água.

- **Gestantes** e passageiros com crianças pequenas têm **prioridade** de embarque. É importante chegar ao aeroporto com antecedência, para despachar a bagagem e passar pela segurança.

- Todos devem usar calçados e roupas confortáveis e fáceis de tirar ao passar pela segurança.

- Gestantes podem viajar **até quatro semanas antes** da data prevista para o parto, sem necessidade de atestado médico, e não devem viajar **sete dias antes nem sete dias depois** do parto.

ATENÇÃO

Não é permitido o transporte de **leite em pó** ou qualquer outro tipo de comida para bebê nas aeronaves, pois há risco de serem confiscados, especialmente em **vôos internacionais**. Os alimentos infantis podem ser solicitados à companhia aérea com antecedência, de preferência no ato da compra do bilhete, e os comissários podem oferecer a comida de bebê e esquentar o **leite do bebê que eles providenciaram**.

Para mais informações, consulte o site "Conversando com o pediatra", disponível em: http://www.conversandocomopediatra.com.br/website/paginas/materias_gerais/materias_gerais.php?id=84&content=detalhe; clique em "1º ano" e depois em "Transporte seguro de bebês e crianças em viagens de avião".

ATENÇÃO

Em caso de **turbulência**, situação em que as companhias aéreas costumam exigir o **afivelamento** do cinto de segurança de todos os passageiros, crianças conduzidas no colo têm **risco muito grande** de traumatismo grave e até morte.

Em viagem de **trem, navio ou avião**, disciplinar as crianças a respeitarem as regras de segurança **de bordo**.

- Recém-nascidos só devem embarcar após terem completado **1 mês de vida**, para evitar problemas respiratórios provocados pelas **variações de pressão** dentro da cabine da aeronave.
- Para viagens **longas**, preferir **voos noturnos** sem escalas nem conexões.

Segurança em viagens de navio

O QUE VOCÊ DEVE SABER

- Os navios têm a bordo um **médico**, que cobra pelos serviços prestados.
- Gestantes necessitam de **atestado médico** para fazer a reserva e podem não ser aceitas **a partir do sétimo mês** por algumas companhias.
- Em alguns navios, os bebês são aceitos somente após o **4º ou 6º mês de vida**; em outros, apenas depois que a criança completa **1 ano de vida**. Menores de 18 anos devem estar sempre acompanhados por um adulto, ou devem portar autorização dos pais.
- Antes de o navio zarpar, os passageiros passam por um treinamento sobre **procedimentos de emergência**, para garantir a segurança de todos.
- Deve-se evitar fumar **dentro** da cabine, manter o chão **livre** de obstáculos e deixar uma luz **acesa** à noite, para facilitar a visualização do ambiente.

Segurança em viagens de trem

Algumas companhias oferecem tarifas especiais para crianças, dependendo da viagem. Em geral, bebês de colo e crianças pequenas **não pagam tarifa**, desde que não ocupem um assento.

O QUE VOCÊ DEVE FAZER

- Ao transitar com crianças pequenas, conduzi-las sempre **pela mão**.
- Viajar somente em lugar **destinado** aos passageiros.
- Evitar **agrupamentos** diante das portas.

Alimentação em viagens

A criança é mais **vulnerável** do que o adulto aos germes que contaminam os alimentos e a água, por causa das peculiaridades do **sistema imunológico**. Os pais devem ficar atentos a tudo o que for oferecido às crianças para comer ou beber.

O QUE VOCÊ DEVE FAZER

- Lavar as mãos das crianças **antes** das refeições.
- Observar a **higiene** do local escolhido para as refeições.
- Evitar alimentos de vendedores **ambulantes** na rua ou na praia, pois as condições de conservação, manipulação e higiene dos produtos tendem a ser **ruins**.
- Evitar alimentos **crus** ou com cozimento inadequado.
- Consumir somente **água mineral** e usá-la para lavar as frutas que a criança vai consumir.
- Em fase de lactação, manter o **aleitamento materno** até o fim da viagem.
- Preparar o leite em pó, caso esteja sendo usado, somente com água mineral.
- Levar alimentos para os bebês de até 1 ano, como **papas salgadas e de frutas**, aproveitando também as frutas do restaurante para as sobremesas e lanches, desde que em condições adequadas de higiene.

O QUE VOCÊ DEVE SABER

- Crianças **maiores de um ano** podem comer os alimentos servidos no hotel.
- Copinhos e mamadeiras podem ser **esterilizados** na cozinha do hotel.

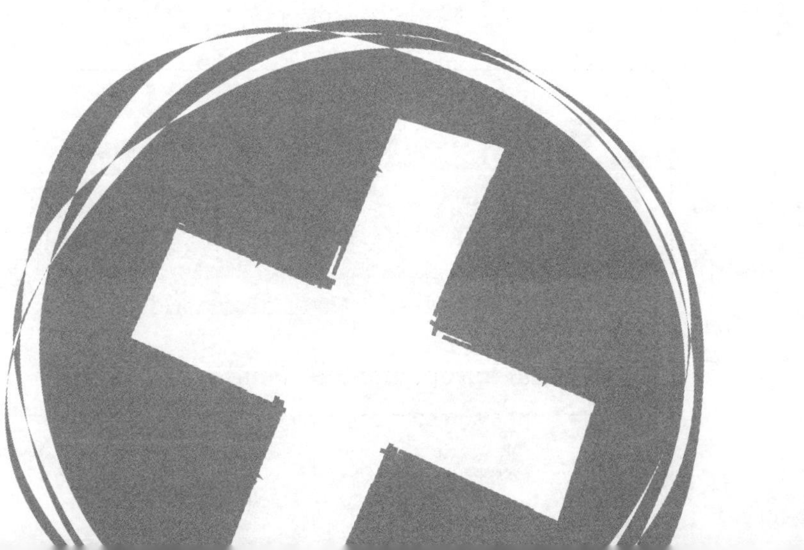

Violências

Violências

Coordenação
Luci Pfeiffer

Conteúdo

Apresentações da violência contra crianças e adolescentes

A criança aprendiz do mundo

Até aproximadamente os 7 anos de idade, os pais e cuidadores apresentam o mundo à criança, que nasce sem nenhum sentido de si mesma, de seu corpo ou do que a rodeia. Aos poucos e depois muitas tentativas, erros e acertos, a criança aprende como viver consigo mesma e em sociedade, aprimorando sua crescente capacidade de apreender e elaborar os ensinamentos recebidos, comparando-os com as atitudes dos adultos responsáveis.

A criança observa e absorve o que vê, percebe e participa, tanto pelos exemplos dados pelos adultos, especialmente os pais, quanto pelas respostas, faladas ou não, que consegue para seus questionamentos. Nessa fase, adquire toda a base de valores morais e éticos que levará para o resto de sua vida e, principalmente, desenvolve a noção do que ela representa para seus pais, para si mesma e para o meio em que vive.

Uma educação coerente, baseada em limites necessários para que se aprenda a conviver em sociedade, ensinados sem dor física ou emocional, permite à criança uma estruturação desses conceitos de forma positiva para si e para os outros. É essencial que ela seja bem aceita e compreendida em suas tentativas de conhecer o que a rodeia e seja valorizada pelo que consegue. Não se deve esperar dela nem menos nem mais do que sua capacidade física e, especialmente, psíquica, de acordo com sua idade e etapa de desenvolvimento. Assim, com estímulos e limites adequados, a criança pode desenvolver plenamente bons valores e amor-próprio para, então, fazer uso de toda sua potencialidade.

A adolescência e suas fases peculiares

Na adolescência, esses valores são revistos e questionados de acordo com tudo o que foi aprendido, apreendido e assimilado pelo adolescente de seu meio familiar, de seu ambiente social, das oportunidades de conhecimento que lhe foram oferecidas e, especialmente, por todos aqueles que lhe serviram como modelo ou espelho.

Nessa fase de evolução para a vida adulta, ainda repleta de dúvidas, o adolescente busca se diferenciar dos pais e da família para chegar à maturidade com sua própria maneira de ser e viver.

O QUE VOCÊ DEVE SABER

A adolescência é tempo de uma nova busca de identificações, com a formação de grupos marcados por comportamentos, vestimentas e aparência comuns, seja no colégio, no bairro onde moram ou, mesmo, por meio da internet. Temporariamente, os costumes e hábitos familiares ficam em segundo plano; o senso comum torna-se um preço que o adolescente deve pagar para que possa pertencer a um determinado grupo, em que tudo que é individual se perde na mescla do conjunto.

Ao mesmo tempo, o que é de cada um passa a ser analisado e as questões familiares são discutidas, em busca do entendimento dos mandos e desmandos das gerações que os antecederam.

Muitos pais sentem-se ofendidos ou desprezados quando o filho ou filha adolescente passa a dar preferência aos programas do seu grupo em vez dos em família. No entanto, na verdade, trata-se de uma fase necessária.

Tendo recebido bons valores morais e construído uma imagem positiva a respeito de si mesmo e de sua família na infância, o adolescente vai rever e ampliar os conteúdos que lhe foram transmitidos como corretos e verdadeiros. Como consequência, reforçará seus critérios sobre o que é certo ou errado, de acordo com a cultura de seus antecessores e das leis de seu tempo social e histórico.

Porém, aquele que não recebeu dos pais e responsáveis o estímulo adequado ao desenvolvimento nem o ensino coerente do certo e do errado dentro de sua capacidade psíquica de acordo à sua idade e maturidade chegará à adolescência sem base moral para definir positivamente seu modo de agir e ser.

O QUE VOCÊ DEVE FAZER

É preciso perceber, de maneira diversa, a delicadeza e a fragilidade do desenvolvimento do ser humano, dando-lhe especial valor. A proteção, o afeto e o estímulo dedicados à criança e ao adolescente determinam seu presente, seu futuro e a convivência em harmonia consigo mesmo e com a sociedade.

De onde vem a violência na infância e na adolescência?

Existem várias formas de imposição da violência contra a criança e o adolescente. As mais frequentes acontecem **dentro de suas próprias casas**.

Há até muito pouco tempo, não havia um olhar diferenciado para a infância: as crianças cresciam apenas para se tornarem adultas e ocupar papéis de homens e mulheres em suas famílias e na sociedade. Somente no meio do século XX, a criança deixou de ser vista como miniatura do adulto e passou a ser encarada como um ser especial, com características e necessidades próprias que variam de acordo com sua fase de desenvolvimento.

Porém, junto com o legado cultural, o ato de educar por meio da punição, seja ela física ou moral, acabou sendo transmitido através das gerações.

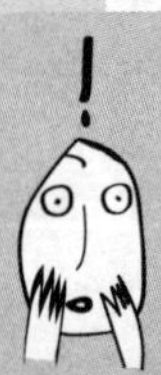

ATENÇÃO

Ao nos tornarmos pais, revivemos nossas infâncias e nossas histórias como filhos e irmãos. Muitas pessoas reproduzem, com os filhos, tudo aquilo que receberam ou sofreram na própria infância – nem sempre por desamor de seus pais, mas, sim, porque aquela era a forma aceita e conhecida de se educar na época.

Soma-se a esse quadro a herança do pré-conceito de que a educação da criança e do adolescente deve passar pelo uso do castigo na forma de atos de violência como meio de punição.

Potencializada pelo suposto "direito de posse" dos pais sobre seus filhos – e não de acolhimento e proteção – e banalizada o tempo todo em todo o mundo, essa violência vem sendo aceita pelo desconhecimento dos adultos, muitas vezes impacientes e despreparados, de outras formas de ensinar. Acaba ocultando distorções nos cuidados com os filhos e causando verdadeiros distúrbios de relacionamento, deixando marcas cada vez mais intensas e evidentes em muitas crianças e adolescentes, que se multiplicarão para a sociedade.

Muitos pais esperam que seus filhos façam o que eles próprios não conseguiram fazer em suas vidas, como se sua descendência fosse uma segunda chance de realizações ou compensações do não alcançado. Esquecem que os filhos nunca serão iguais a eles, tampouco seus sonhos e metas, pois vêm de outro par, de outros genes, de outra mistura de diferentes famílias com suas próprias culturas e em outro tempo social.

Com o nascimento dos filhos, os pais revivem suas histórias de infância, com suas boas e más recordações do lugar e do relacionamento que seus pais conseguiram oferecer.

A adolescência dos filhos, ao contrário, muitas vezes apaga nos pais o tempo vivido e carrega o desejo de vivê-lo através ou junto aos filhos, aparentemente com oportunidades melhores que a que tiveram. Assim, muitos pais enfrentados pela juventude dos filhos e pelo próprio envelhecimento, amedrontados com a progressiva independência de seu filho, que está caminhando para a vida independente em breve, adotam atitudes e comportamentos que os alienam das funções paternas e maternas. São pais que tentam aprisionar os filhos, isolá-los da convivência de seus grupos e de seu tempo, tratando-os ora como adultos, na cobrança das responsabilidades, ora como criancinhas dependentes e frágeis, incapazes de se defenderem e fazerem suas próprias escolhas.

Para outros pais, a ideia da fonte da juventude sorvida dos filhos adolescentes leva a tentativas de igualdade, como a mãe que se veste como adolescente, querendo participar dos programas sociais da filha ou do filho e para quem passa a contar suas intimidades e segredos; ou como o pai que retorna às roupas e atividades de sua adolescência. Soma-se a esse quadro a herança do pré-conceito de que a educação da criança e do adolescente deve passar pelo uso do castigo na forma de atos de violência, como meio de punição. Potencializada pelo suposto "direito de posse" dos pais sobre os filhos – e não de acolhimento e proteção – e banalizada o tempo todo no mundo, essa violência vem sendo aceita pelo desconhecimento dos adultos, muitas vezes impacientes e despreparados, de outras formas de ensinar. Acaba ocultando distorções nos cuidados com os filhos e causando verdadeiros distúrbios de relacionamento, deixando marcas cada vez mais intensas e evidentes em muitas crianças e

O QUE OBSERVAR

A violência por omissão de cuidado, assim como a física, a psíquica ou a sexual, especialmente nos primeiros anos de vida, distorce a formação dos valores morais, éticos e de caráter, impedindo ou distorcendo a formação de estruturas psíquicas que determinam o respeito a si mesmo e ao outro. Entre as consequências, a principal é a perpetuação das violências sofridas, com a manutenção da posição de vítima, por meio da escolha de parceiros e amigos que a maltratem. Ou, ainda, a sua transformação no agressor de outros e/ou de si mesmo.

adolescentes, que se multiplicarão para a sociedade. Para piorar, alguns pais tentam acompanhar os filhos, querendo ser o "tio legal" para o grupo, permitindo que todo o seu papel de autoridade e de nível superior de responsabilidade seja desfeito.

O insucesso dessas tentativas de aproximação dos pais pode levar a muitas frustrações e, até mesmo, à inveja perversa e ao ódio do filho que tem o que não é possível mais alcançar: a beleza e a força da juventude.

Outros pais, ainda, agridem seus filhos colocando neles a culpa de seus fracassos e de suas frustrações, como se a vinda deles, talvez sem o preparo necessário ou fora do tempo ideal para o casal, fosse originada pelo desejo e pela determinação dos filhos, configurando uma inversão de papéis. Não é raro encontrar pais que dizem a seus filhos: "nasceu só para me incomodar!" Podemos imaginar a repercussão dessa e de outras afirmações ditas por um adulto – que não pensa nos efeitos danosos delas – na mente de uma criança ou um adolescente, que tem nesse adulto que a desmerece o seu modelo e o seu primeiro e maior objeto de amor.

Inúmeros adultos ou responsáveis temporários buscam as posições de pais, cuidadores e educadores sem o mínimo de conhecimento sobre quais são as atitudes e as razões do comportamento normal de uma criança ou um adolescente. Como ensinar a uma criança se não se conhece os instrumentos adequados, como e quando utilizá-los? Assim, o preparo para uma maternidade e paternidade seguras e acolhedoras (ou para a ocupação da posição de responsável por uma criança ou adolescente) é indispensável.

As formas da violência na infância e na adolescência

A violência contra crianças e adolescentes, o lado frágil e indefeso da humanidade, sempre fez parte da história, como uma forma de relacionamento perverso do mais forte sobre o mais fraco.

Muitas crianças vêm ao mundo sem serem desejadas por seus pais e familiares, restando-lhes o **descaso** e a **desproteção** dos pais. São mantidas como reféns das histórias de insucessos e fracassos daqueles que deveriam ter a satisfação em cuidar e vê-las crescer, buscando sua saúde física e intelectual.

A violência contra uma criança ou um adolescente pode se apresentar de diversas maneiras, inclusive fora do âmbito familiar, como no caso da violência social, situação em que não lhe é garantido o necessário para sua subsistência e crescimento físico e emocional dignos.

É pressuposto que a infância e adolescência deveriam ser protegidas da violência urbana e da macroviolência, como conflitos populacionais e guerras. Porém, em toda a história da humanidade, muito pouco se modificou com a evolução da raça humana nesse sentido; os mais frágeis sempre pagaram um preço muito alto por sua indefensibilidade. Adicionalmente, a violência nas ruas, escolas e instituições tem deixado suas marcas nessa faixa etária.

Devido às suas particularidades, algumas formas violência e os temas autoagressão, *bullying*, *cyberbullying* e pedofilia são tratados em capítulos separados nesta seção deste livro.

ATENÇÃO

A violência contra crianças e adolescentes representa uma realidade bastante cruel em todo o mundo, sendo responsável por altas taxas de mortalidade e danos severos à saúde física e psíquica da infanto-adolescência. No Brasil, a violência é, junto com os acidentes ou injúrias não intencionais, a principal causa de morte entre crianças a partir de 1 ano até 19 anos de idade, constituindo um grave problema de saúde pública (Datasus, Ministério da Saúde, 2009).

A Organização Mundial da Saúde (OMS) considera que centenas de milhares de crianças morrem a cada ano em consequência de traumas ou de violência, e milhões de outras sofrem como vítimas de injúrias não fatais. Não se tem ideia de quantas têm suas vidas destruídas ou sua potencialidade inutilizada por formas silenciosas ou menos gritantes de maus-tratos.

O QUE VOCÊ DEVE SABER

Como formas mais comuns de violência contra crianças e adolescentes, tanto doméstica como extradomiciliar (descritas em capítulos separados), tem-se:

- violência psíquica ou psicológica;
- omissão do cuidar ou negligência;

ATENÇÃO

A forma mais frequente e mais devastadora de violência contra crianças e adolescentes acontece **dentro de casa**, praticada por aqueles com quem os menores têm vínculo de afeto, dependência, confiança ou convivência, principalmente pelos pais ou responsáveis, chamada de **violência doméstica ou maus-tratos**.

A violência doméstica apresenta características próprias, devido à fragilidade e dependência física e psíquica da vítima em relação ao agressor, levando a consequências desastrosas neste ser que está em fase especial de desenvolvimento.

- violência física;
- violência sexual;
- autoagressão.

Outras formas complexas de violência (descritas entre outros capítulos desta seção):

- síndrome de Münchansen por procuração;
- síndrome da alienação parental;
- violência química.

Violência doméstica ou maus-tratos

Violência doméstica ou maus-tratos é toda ação ou omissão por parte de adulto cuidador (na qualidade de responsável permanente ou temporário) que possa resultar em dor para a vítima, seja ela física ou emocional, levando a prejuízo no desenvolvimento físico, psíquico, intelectual, social ou moral da criança e do adolescente.

Nos países em que a denúncia dos maus-tratos está plenamente instituída, inclusive no Brasil, estima-se que apenas um em cada vinte casos de violência contra crianças e adolescentes chegue ao atendimento médico e às autoridades competentes. Quase a totalidade desses casos (mais de 90%) refere-se à violência doméstica.

Para informações detalhadas e específicas, consulte os capítulos "Crianças e adolescentes com atitudes de risco: da autoagressão ao suicídio", "Estresse pós-traumático" e "Prevenção da violência intrafamiliar".

O QUE OBSERVAR

As crianças e os adolescentes sempre tentam contar para um adulto interessado e atento, à sua maneira, que estão sofrendo alguma forma de violência. Seja pela queixa direta, seja pelas marcas em seu corpo da agressão física, ou por meio de alterações de comportamento ou adoecimento orgânico (alergias, cefaleia, gastrite) decorrente da agressão psíquica.

Violência psíquica ou psicológica

Em sua forma pura ou isolada, este tipo de violência consiste na submissão da criança ou do adolescente a qualquer forma de agressão que **não inclua o uso da força física**.

O QUE VOCÊ DEVE SABER

A violência psicológica ou psíquica costuma ser cometida por um adulto ou adolescente com maior maturidade física, intelectual e/ou emocional, que mantém relação direta com a criança ou o adolescente, como pais, responsáveis permanentes ou temporários, professores, educadores, familiares e outros, numa **relação desigual de poder**, seja pelo domínio psíquico, de linguagem, de mando ou força, como pela utilização de instrumentos de manutenção de domínio e controle. Utilizam agressões verbais, humilhação, desqualificação, tratamento como de *minusvalia*, culpabilização, depreciações, desafeto, responsabilidade excessiva, impedimento à socialização ou lazer, indiferença ou rejeição, entre outros.

Esse tipo de violência geralmente se traduz na forma de sentenças depreciativas por parte dos cuidadores ou de atos que levam a criança a vivenciar sentimentos de medo, vergonha e humilhação, bem como a crer que não é o filho que seus pais desejavam.

São **atitudes indicativas** de violência psíquica ou psicológica:

- queixas frequentes direcionadas ao filho, sem intenção real de cuidar, ensinar ou proteger;
- intolerância às atitudes próprias da idade do filho;
- dificuldades na expressão do afeto;
- superexigências parentais, ou seja, exigências acima da capacidade ou maturidade do filho.

O QUE OBSERVAR

Nem sempre os pais e responsáveis se dão conta das consequências do que falam e de seus julgamentos sobre as atitudes da criança ou do adolescente. A personalização das falhas cometidas, esperadas em seres em desenvolvimento como as crianças e os adolescentes, permitindo que sejam assumidas como defeitos, pode desencadear uma inversão ou deturpação dos valores que a vítima tem de si mesma.

Outras vezes, porém, a agressão é usada de forma dirigida e **intencional** para realmente causar danos, numa forma doentia de violência manifestada pelos pais ou cuidadores, os quais, muitas vezes, colocam no filho a causa de seus fracassos e frustações.

ATENÇÃO

Sempre é possível identificar sinais gerais da violência psíquica ou psicológica isolada (Quadros 1 a 3), que também surgem em outras formas de violência e, por vezes, são os primeiros sintomas a chamar a atenção do adulto responsável.

Quais são as consequências da violência psíquica ou psicológica

Pode desencadear sintomas agudos de sofrimento como irritabilidade, crises de agressividade ou apatia, medos ou mesmo terror noturno e outros; ou progressivamente atrasar, bloquear ou destruir etapas do desenvolvimento, num processo crônico e contínuo que pode deixar sequelas em vários níveis de gravidade. Ocasiona sinais de angústia e ansiedade, que acabam por determinar desvios do comportamento ou do aprendizado esperados para aquela faixa etária, desvios estes que habitualmente incomodam o mundo adulto e motivam a procura dos serviços de saúde. É necessário que seja feito um diagnóstico apurado da causa desse tipo de violência seguido de tratamento adequado para que não se vitime mais uma vez a criança, imputando a ela a responsabilidade por seus sintomas, desencadeados pela violência sofrida.

Trata-se de um tipo tão grave de violência quanto as demais, uma vez que envolve a noção de dor emocional, talvez pouco perceptível em comparação com a física, mas não menos desestruturadora.

Há de se considerar, no entanto, que todas as outras formas de violência, seja ela física, sexual, omissão do cuidar (negligência), síndrome de Münchausen por procuração ou violência química (tratados nesta seção), também levam a vários níveis de sofrimento psíquico, determinando sinais comuns a todas elas, que dizem respeito à agressão ao psiquismo de um ser humano em peculiar fase de desenvolvimento. Estes sinais de sofrimento podem ser notados logo após o nascimento, mesmo quando ainda não existe o controle da linguagem pela criança, que reage de acordo com as suas possibilidades de entendimento e elaboração das angústias e ansiedades a que é submetida.

Como identificar a violência psíquica ou psicológica

Da gravidez ao primeiro ano de vida

A gravidez é um período de grandes mudanças na vida de um casal, em especial da mulher, que vai abrigar e nutrir uma nova vida. As transformações de seu corpo e também de seu psiquismo, que revive sua história de filha, vão acarretar uma variedade de sensações, desde as excepcionalmente boas às de grande angústia. Muitas dúvidas e inseguranças sobre a saúde do bebê, o nascimento, como cuidar e se realmente se está pronto para assumir a posição de pai e mãe vão acompanhar a gestação.

O esperado é que o casal procure acompanhamento médico mesmo antes da gestação, para garantir que ambos estejam em bom estado de saúde para conceber, o que garantirá o melhor potencial ao filho a ser gerado. As consultas e os exames pré-natais em um ginecologista-obstetra são necessários desde o início da gravidez e os sentimentos de incertezas e ansiedades devem ser levados a essas consultas para serem esclarecidos e trabalhados pelo casal.

No entanto, quando as dificuldades tomam maior importância, ou mesmo quando situações externas de sofrimento ou infelicidade podem prejudicar a vinculação dos pais, em especial da mãe com o bebê, é preciso buscar acompanhamento médico e psicológico especializado de imediato.

Além disso, muitos bebês são gerados sem planejamento, o que leva a um período inicial de gravidez com muitas dificuldades de adaptação para a sua vinda. No entanto, mesmo que tenha havido grande dificuldade inicial, se o filho é aceito e passa a ser desejado, nada deverá restar do princípio mal começado.

Se o desejo pelo filho não surge ou se esvazia por dificuldades de relacionamento do casal, pela ocorrência de doenças maternas, doenças de entes queridos, necessidade de abandono de metas ou projetos e outras situações de risco para o feto, cria-se um grande risco de um caminho para a violência. São situações que podem desencadear um menor investimento físico e emocional ao filho, que passa a ser visto como aquele que trouxe à mãe, ou a ambos os pais, principalmente dor ou transtornos (Quadro 1).

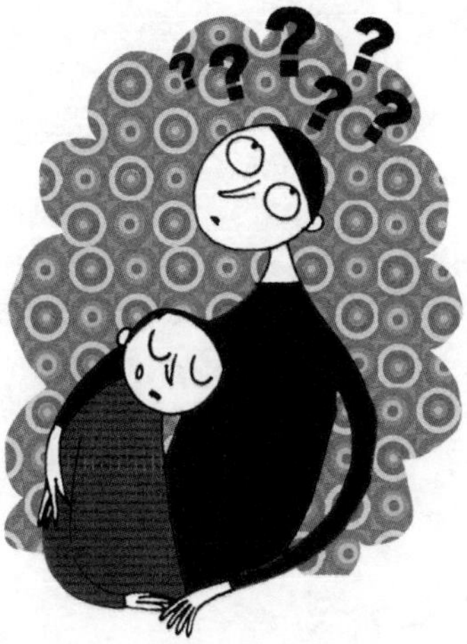

O QUE OBSERVAR

A dificuldade excessiva para a maternagem, com a demonstração de insegurança constante e transferência do cuidado para terceiros, bem como a recusa em amamentar devem ser identificados como alterações no relacionamento mãe-bebê. A sensação persistente de cansaço materno, queixas exageradas frente às demandas da criança e a frequente e injustificada suposição de doenças evidenciam vários níveis de dificuldades, que podem chegar à impossibilidade do cuidar.

Em casos mais graves, a presença de violência familiar ou de gênero, de distúrbios de comportamento, depressão ou outras doenças intelectuais em um dos genitores ou, ainda, da psicose puerperal na mãe deve ser interpretada como sinal de risco iminente de violência ao feto e ao recém-nascido.

Sinais de alerta para a desvinculação dos pais com seu bebê desde a gravidez
Não aceitação da gestação.
Não reconhecimento da paternidade.
Falta dos preparativos habituais para o acolhimento do filho.
Retardo no reconhecimento da gravidez e, em casos mais graves, do próprio feto (mãe não se percebe grávida mesmo após aparecimento de sinais evidentes).
Dificuldades constantes ou desinteresse em acompanhar o pré-natal.
Não seguimento dos tratamentos ou das recomendações médicas propostas.
Referências negativas ao filho como frequente causador de situações desagradáveis, como dor, cansaço extremo, abandono de metas e ideais, dificuldades financeiras ou relacionamento do casal.
Demonstração de intenção de deixar o bebê para ser cuidado por terceiros logo após o nascimento.
Medo exagerado em assumir a função materna e ou paterna.
Drogadição.
Tentativa de interrupção da gravidez.

Quadro 1. Desvinculação pais-filho: desde a gravidez.

Após o nascimento, os problemas não resolvidos na gravidez podem se somar aos do próprio cuidado e da necessidade, que deveria ser intransferível, de dedicação ao filho em tempo integral.

O lactente irá reagir à impossibilidade dos pais em assumi-lo com satisfação e prazer, ou com sinais de insegurança e ansiedade (ver Quadro 2).

Sinais de alerta do recém-nascido ou lactente para a desvinculação pais-filho
Choros desmotivados e/ou irritabilidade constante.
Olhar indiferente, falta de contato com o meio, apatia.
Demonstrações de desconforto quando no colo.
Dificuldades progressivas na amamentação, podendo chegar à recusa alimentar.
Vômitos persistentes e frequentes, resistentes aos tratamentos habituais.
Distúrbios do sono, com dificuldades para iniciar ou mantê-lo.
Dificuldades de socialização.
Aumento da incidência de doenças, injustificável por causas orgânicas.
Sinais de agressividade ou apatia.
Medos direcionados a objetos, sons, atitudes e/ou ao que caracteriza determinado sexo ou pessoa.
Atraso do desenvolvimento afetivo e ou psicomotor.

Quadro 2. Desvinculação pais-filho: recém-nascido e lactente.

Após 2 anos de idade

Habitualmente, até o terceiro ano de vida, a criança tem pouca capacidade de entendimento e elaboração do que lhe é oferecido como forma de relacionamento ou cuidado, aceitando, sem defesas, os diversos tipos de violência como forma normal de convivência.

Como depende do mundo adulto para sua sobrevivência física e psíquica, a criança reage a ele pelo que lhe é ensinado, recebe, vê e percebe. Assim, ela passa a agir com as pessoas ao seu redor – tanto com as que a agridem como com as que participam de sua vida, independentemente da idade – reproduzindo a forma como é tratada, ou, ao contrário, se colocando também à mercê destas outras, no lugar de vítima que a ensinaram a ocupar.

Com o domínio crescente da linguagem e também da percepção do mundo externo, a criança passa a captar com maior intensidade os estímulos que recebe, sejam eles bons ou maus, tendo como sintomas mais frequentes os enunciados no Quadro 3.

Sinais e sintomas psíquicos da violência na infância e adolescência: após 2 anos de idade
Irritabilidade ou choro frequente sem causa orgânica aparente.
Reações negativas exageradas a estímulos comuns ou imposição de limites.
Comportamentos extremos de agressividade ou apatia.
Tendência ao isolamento, tristeza.
Deslocamento de atenção, dificuldades de aprendizagem.
Comportamento hiperativo.
Atraso no desenvolvimento da fala, dificuldades com palavras ou sons específicos, dificuldades de comunicação, gagueira.
Sinais de ansiedade ou medo ligado a determinadas pessoas, objetos ou situações.
Distúrbios do sono: insônia, pesadelos frequentes, terror noturno.
Tiques ou manias, comportamento compulsivo.
Baixa autoestima e autoconfiança.
Dificuldades no controle dos esfíncteres (enurese, encoprese), ou seja, falta de controle para urinar e para evacuar.
Afecções de pele frequentes sem causa aparente.
Aumento injustificável da incidência de doenças, especialmente as de fundo alérgico.
Perdas ou regressão de etapas de desenvolvimento já atingidas.
Destrutividade e/ou autodestrutividade.

Quadro 3. Violência na infância e adolescência.

No escalonamento da situação de violência, os sintomas de destrutividade e autodestrutividade vão tomando conta do comportamento rotineiro da criança ou do adolescente, levando a comportamentos de risco, com maior incidência de traumas, envolvimento com outras situações de violência, fracasso na escolaridade, uso e abuso de drogas, automutilação, escarificações e até mesmo tentativas de suicídio.

Crianças e adolescentes submetidas à violência psíquica frequentemente se sentem desmotivadas e subvalorizadas, perdendo a capacidade de lutar pela vida e de se relacionar com outros. Guardarão dentro de si as marcas de nunca terem correspondido suficientemente às expectativas de seus pais ou cuidadores, sobrando poucas esperanças de se tornarem suficientes até para si mesmos.

Para mais informações, sugerimos ler os capítulos "Acidentes e violências: um olhar atual" e "Estruturas atuais da família: como educar com segurança, na seção 1 – Introdução; e todos os capítulos desta seção 4 – Violências.

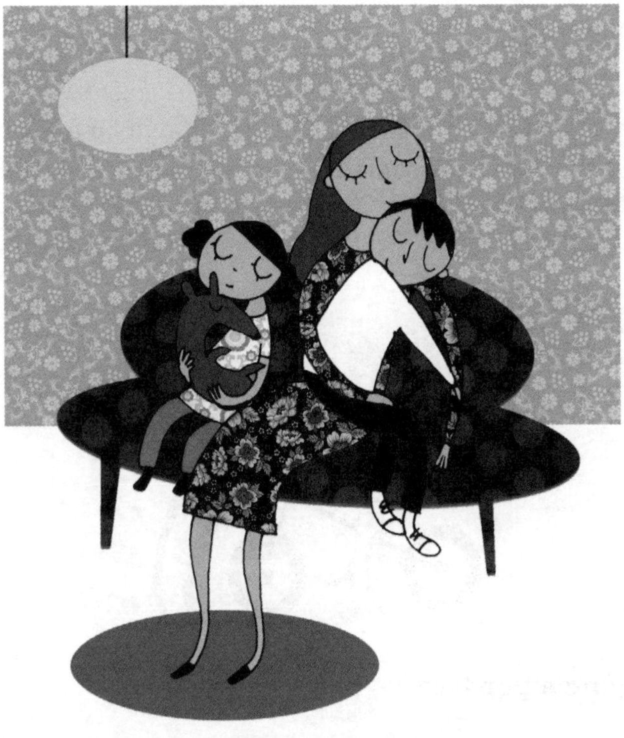

Negligência ou omissão do cuidar

Negligência ou omissão do cuidar caracteriza-se pela **falta crônica** dos pais ou responsáveis em prover os cuidados básicos necessários ao bom desenvolvimento global da criança e do adolescente em relação a questões como **higiene, nutrição, saúde, educação, proteção e afeto**. Tal tipo de omissão apresenta vários aspectos e níveis de gravidade, sendo o **abandono** o grau máximo de negligência.

Por se tratar de uma agressão crônica, a negligência traz diariamente à criança e, no futuro, ao adolescente a percepção clara de sua total desvalorização como filho e como pessoa. Sem valor para a família, a vítima não consegue desenvolver autoconfiança ou respeito a si próprio; muito menos, então, com os outros.

É uma forma de abuso frequente em todos os níveis socioculturais, muitas vezes se apresentando de modo velado, pois nem sempre se manifesta pela falta de higiene ou desnutrição, mas de maneiras mais sutis e perversas. É importante, contudo, **diferenciar a negligência intencional daquela associada a fatores biopsicossociais**.

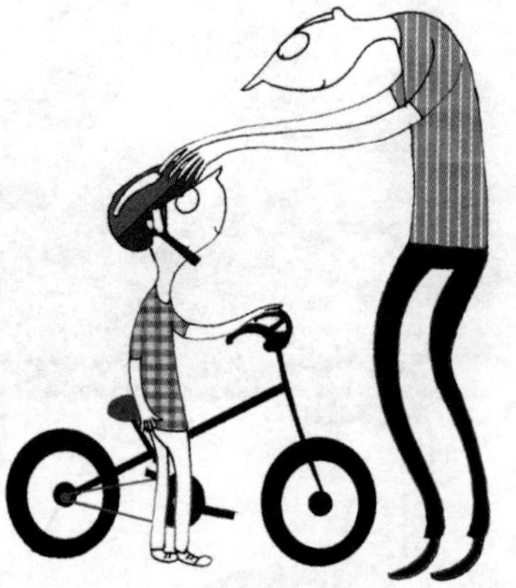

Negligência por fatores biopsicossociais

Representa o fracasso dos mecanismos sociais e culturais de proteção às pessoas e à vida. Provocada pela ausência de condições sociais mínimas – o que limita o foco de atenção familiar apenas à sobrevivência – ou por fatores culturais, predispõe ao progressivo desvirtuamento de valores. Impossibilita que pais ou responsáveis dêem importância a si mesmos e, consequentemente, aos filhos, bloqueando o reconhecimento de sua responsabilidade em garantir um desenvolvimento saudável aos dependentes.

Essa forma de negligência se revela quando a família está submetida a padrões precários de atenção em relação à saúde, à educação e à possibilidade de vida digna. Ligada à miséria e muitas vezes justificada por ela, não deve ser considerada uma condição irreparável ou inseparável da pobreza, uma vez que acontece por conta da **precariedade tanto financeira como de valores ou de educação**. O problema exige notificação e tratamento, pois se os responsáveis não conseguem oferecer as condições de vida necessárias ao desenvolvimento dos filhos, os organismos sociais e o Estado têm a obrigação e o dever de intervir.

Negligência intencional

Atinge **todos os níveis socioculturais** e está ligada à **desvinculação entre pais e filhos**, e não à carência de recursos. Sua ocorrência pode ser de forma isolada para apenas um dos membros da família, ou de forma que afete todos os dependentes. Muitas vezes, é confundida com a negligência por fatores biopsicossociais, o que a torna mais aceita socialmente. No entanto, é essencial esclarecer sua origem com precisão, pois sua real causa é que determina toda a abordagem para o tratamento do problema.

A negligência intencional compreende níveis diferenciados de descuido e abandono (na maioria das vezes, despercebido e velado) do acompanhamento do desenvolvimento físico e emocional da criança ou do adolescente.

Nesses casos, em qualquer classe social, os cuidados em relação à vítima e sua aparência contrastam com aqueles reservados a outros membros da família ou com a forma como os responsáveis cuidam de si mesmos.

Existe a necessidade de um acompanhamento que vá além dos fatores sociais, pois os motivos para a falta de investimento dos pais no filho devem ser descobertos e tratados. Nos **sinais de alerta** relacionados a seguir nos Quadros 1 e 2, há itens próprios de populações de nível socioeconômico precário, mas também há outras características comuns a todas as classes sociais.

Sinais e sintomas observados em quem sofre negligência
Desnutrição por falta de oferta de alimentação.
Má nutrição por alimentação inadequada.
Comportamento apático ou de irritabilidade constante.
Balanço (movimentos ritmados) de cabeça ou de corpo quando sozinho ou com sono.
Aspecto de má higiene corporal, contrastando com o aspecto dos pais.
Roupas inadequadas ao clima, à idade, ao sexo ou desconfortáveis.
Atraso de desenvolvimento psicomotor e/ou de linguagem.
Faltas frequentes à creche ou à escola.
Dificuldade de aprendizagem.
Atraso na escolaridade.
Acidentes frequentes.
Comportamentos de risco ou de autodestruição.
Problemas de adaptação social.

Quadro 1. Sinais e sintomas de negligência.

Atitudes de negligência praticadas pelos responsáveis
Acompanhamento precário de saúde: o tratamento médico não é procurado ou, então, é cumprido de forma irregular ou parcial (p.ex., atrasos repetidos no calendário de vacinas).
Despreocupação com os locais onde a criança ou o adolescente passa seu tempo.
Ausência de acompanhamento ou preocupação com o rendimento escolar.
Minimização das dificuldades apresentadas pelo filho, tanto em saúde como educação ou de relacionamento social.
Crianças deixadas aos cuidados de outras crianças ou adolescentes cujas responsabilidades incluam preparo da alimentação, organização de seus horários, pertences e outros.

Quadro 2. Atitudes de negligência.

Vida moderna e negligência

Hoje, independentemente do padrão social, muitas crianças e adolescentes acordam e tomam café da manhã sozinhos, sem a possibilidade de se reunir com a família antes de começar o dia.

Outros tantos saem de casa em jejum, vão para a escola em transporte coletivo, compram e tomam seus lanches horas depois de acordados e em meio a outras atividades.

Muitos de melhor poder aquisitivo também almoçam longe dos pais, com funcionários da casa ou em grupos de amigos, nas cantinas do colégio ou em restaurantes de ***fast-food*** dos shopping centers.

Ao voltarem para casa, esta continua vazia. As crianças e os adolescentes, então, decidem por si mesmos o melhor a fazer, seja permanecer durante horas em frente à televisão, ao *video game* ou ao computador. Outros percorrem uma jornada extenuante de aulas extracurriculares que teoricamente deveriam prepará-los para um "futuro melhor". Jantam lanches ou pizza em seus quartos e dormem ao som de jogos de computadores ou programas de televisão.

Essas crianças crescem de acordo com a sorte: com a sorte de ter uma boa babá, um bom berçário, amigos certos, creche ou escola adequada, professores competentes e interessados. Quando chegam à adolescência, os pais se surpreendem por não reconhecerem nos filhos seus traços, valores e conceitos.

Alegando a necessidade de oferecer aos filhos cada vez mais e melhores oportunidades de estudo, roupas de marca e novidades eletrônicas (que se desatualizam continuamente), muitos pais dedicam todo o tempo ao trabalho ou aos seus próprios interesses. Ao final, perdem-se na incessante **busca do "ter" e acabam por esquecer a necessidade de "ser" pai ou mãe para seus filhos**. Poderão descobrir, mais para a frente, que o tempo passou e não há como recuperar o que se perdeu na evolução de sua prole.

Como resultado, é cada vez maior o número de crianças e adolescentes **semiabandonados** ou submetidos a uma negligência velada. Nas camadas mais carentes, por uma série de fatores (entre os quais os mais visíveis são a desestruturação familiar e a falta de mínimo apoio social), há os **meninos e meninas em situação de rua**, vistos pela sociedade como consequência inevitável da miséria.

Para mais informações, leia os capítulos "Acidentes e violências: um olhar atual" e "Estruturas atuais da família: como educar com segurança", na seção 1 – Introdução; e todos os capítulos desta seção 4 – Violências.

Mas **seria realmente a miséria o fator desencadeante** para todo o desinteresse ou a falta de investimento dos pais em seus filhos?

Como explicar, então, as crianças e adolescentes de classe média ou alta que poderiam ser **chamados "meninos de shopping", que passam o dia sem contato com seus pais**, perambulando em ambientes com fácil acesso às drogas, à delinquência e a muitas formas de violência, da mesma forma que os que estão na rua?

Os "meninos de shopping" geralmente se relacionam mais com outras pessoas (não necessariamente os pais, mas avós, tios, professores ou, até mesmo, pais de colegas) que se interessem por eles, e lhes mostrem modelos saudáveis de relacionamento e desenvolvimento, permitindo a formação e manutenção de valores positivos. Também têm a vantagem de poder voltar para casa à noite, ainda que para ficarem sozinhos – diferentemente dos meninos de rua, que se reúnem no final do dia para contar seus feitos e dormir todos juntos, num ritual de proteção de grupo.

Em casa, os "meninos de shopping" esperam por seus pais, que na maioria dos dias chegam cansados, sem tempo nem vontade para o diálogo e exasperados pelo estresse da vida que escolheram, cobram exclusivamente deles o sucesso, as tarefas do dia e a responsabilidade de se cuidarem. Muitas vezes, essa responsabilidade é estendida para o cuidado dos irmãos menores e da casa, sem que a afetividade, o lazer e o prazer de estarem juntos façam parte desses breves contatos cotidianos.

Então fica a pergunta: **que espaço de nossas vidas planejamos e realmente dedicamos a nossos filhos?**

Violência física

Considera-se violência física toda ação que, pelo **uso da força corporal ou através de objetos**, possa levar a um **dano ao organismo** de uma criança ou um adolescente, deixando ou não marcas evidentes. Como são lesões provocadas, é possível identificar algumas características da vítima e do dano causado, de acordo com o tipo de instrumento utilizado, intensidade e local do trauma, distribuição da lesão, assim como sinais gerais e específicos dos traumas secundários à violência física.

Para mais informações, sugerimos ler os capítulos "Acidentes e violências: um olhar atual" e "Estruturas atuais da família - como educar com segurança, na seção 1 – Introdução; e todos os capítulos desta seção 4 – Violências.

O QUE VOCÊ DEVE SABER

A violência física é a violência mais comumente notificada e causa importante de morbidade e mortalidade na infância e na adolescência. As lesões podem ser infligidas em qualquer área do corpo. Os pais, responsáveis e profissionais das áreas de saúde, educação, ação social, segurança e justiça devem estar preparados para reconhecer os sinais característicos do trauma causado intencionalmente. Uma variedade deles pode ser encontrada, sendo os mais frequentes na pele, nos ossos, na cabeça, no tórax e no abdome.

Sinais gerais de violência física

Os traumatismos não intencionais, como quedas, atropelamentos, acidentes de trânsito com a criança como ocupante do veículo e outros, podem indicar uma falta de cuidado nas medidas gerais de prevenção. Devem sempre ser vistos como um grande alerta para que se avalie a qualidade de proteção que está sendo oferecida às crianças.

Nesses casos de **traumas não intencionais**, as lesões, marcas ou **cicatrizes** costumam ser encontradas nas **áreas mais expostas do corpo** e que obedecem ao princípio da atividade frontal do ser humano. Isto é, as áreas que estão mais propensas ao risco de lesões não intencionais são as de maior extensão e de maior proeminência (que primeiro chegam ao chão ou são atingidas por qualquer objeto), como fronte, nariz e queixo, palma de mãos, área de extensão de braço e cotovelo, região anterior de perna e ponta do pé, além do dorso, nuca, região das escápulas e de maior proeminência da cabeça, e nádegas.

As lesões advindas de traumas intencionais (por violência) são diferentes em localização e aspecto daquelas de caráter involuntário ou acidentais. Nos **traumas intencionais** podem aparecer lesões em **locais normalmente protegidos** ou **escondidos**, tais como costas, nádegas, parte interna de braços e pernas, couro cabeludo, peito, face, orelhas, mãos e pés. A **lesão de repetição** ou **lesões em fases diferentes de evolução** (como a ocorrência de hematomas de cores diferentes, significando traumas em tempos diversos) exigem uma investigação sobre o que ou quem as tem provocado.

Além dos sinais gerais de danos psíquicos já citados anteriormente, deve-se suspeitar de violência física quando há ocorrência de sinais gerais listados no Quadro 1.

Sinais específicos de violência física

Sinais gerais que levam à suspeita de violência física
Lesões ditas "acidentais" não compatíveis com a idade ou o desenvolvimento psicomotor da criança, como fraturas de crânio em bebês com menos de 3 meses de vida, que ainda não têm capacidade de rolar ou se arrastar.
Lesões que não combinam com o acidente relatado: p. ex., fraturas de fêmur em crianças com menos de 4 anos de idade, ditas como consequentes à queda de bicicleta; porém, a criança não teria capacidade de andar em uma bicicleta tão alta da qual a queda poderia provocar um trauma tão intenso a ponto de provocar uma fratura.
Lesões em vários estágios de cicatrização ou cura, evidenciando traumas sucessivos, como a presença de hematomas em áreas diversas e com colorações diferentes ou o encontro de fraturas recentes e antigas.
Lesões bilaterais ou simétricas, indicando ao menos dois traumas sucessivos (como lesões nos dois olhos, fraturas de crânio dos dois lados, fraturas de costelas iguais dos dois lados) e sem histórico de acontecimento de grandes traumatismos, como acidentes de trânsito.
Lesões em áreas habitualmente cobertas ou protegidas do corpo, como regiões laterais de tronco, interna de braços ou coxas, região perineal ou genital, pescoço e axilas.
Grandes lacerações, hematomas ou fraturas em crianças com menos de 2 anos de idade.
Histórias inconsistentes para explicar o trauma ou conflitantes entre os responsáveis ou entre eles e a criança, ou mesmo aquelas que vão sendo contadas de formas diferentes no decorrer do tempo, devem sempre indicar uma investigação maior da situação.

Quadro 1. Suspeita de violência física.

1. **Equimoses (manchas roxas) na região dos olhos** ou ao redor das órbitas são preocupantes, especialmente se forem nos dois lados (bilaterais), já que a maioria dos acidentes comuns afetaria apenas um dos lados da face ou incluiria o nariz e a região orbitária superior (sobrancelha).

2. **Lesões com marcas ou formas do instrumento-agressor:** são marcas específicas provocadas por instrumentos utilizados nas surras ou nos espancamentos, desde os mais comuns, como mãos, pés, fios, corda, cinto ou fivela, chinelo e até frigideiras, escovas e outros.

3. **Mordidas**: quando são identificadas as marcas da arcada dentária de um adulto (em tamanho e número de dentes), não deve haver dúvidas quanto à intenção do ato violento. Recomendamos a leitura do capítulo "Mordeduras por animal doméstico e humanas", na seção 5 – Acidentes.

4. **Queimaduras**: infelizmente também frequentes, podem ser provocadas de várias maneiras e por diversos instrumentos, como pela imersão de parte do corpo em líquido quente, pelo contato prolongado com objetos aquecidos, como ferro de passar, aquecedor, acendedor de cigarros de automóvel, cigarro, etc. A simetria da queimadura, limites uniformes e homogeneidade da profundidade da lesão são indicativos de intencionalidade. Recomendamos a leitura do capítulo "Queimaduras", na seção 5 – Acidentes.

5. **Queimaduras com cigarros:** podem ocorrer por descuido ou negligência, mas, nesses casos, elas são geralmente superficiais e lineares, distinguindo-se das provocadas intencionalmente, mais profundas, circulares e com diâmetro aproximado de 8 mm a 10 mm, devido ao contato direto e prolongado com a fonte de calor.

6. **Lesões ósseas ou esqueléticas**: acontecem de formas variadas especialmente na infância, mas é possível suspeitar de maus-tratos frente a algumas características do mecanismo da lesão (como a torção de braço, levando uma fratura "em espiral") e idade da vítima. Recomendamos a leitura do capítulo "Fraturas", na seção 6 – Traumas.

7. A presença de **fraturas** em crianças com menos de 2 anos de idade exige uma pesquisa detalhada das circunstâncias da ocorrência e o exame físico minucioso por parte do médico. Diante da suspeita de trauma intencional, a criança deve ser levada para avaliação a um serviço de saúde de referência, onde um profissional habilitado deverá investigar a real causa dos ferimentos.

8. **Traumatismo craniano**: é a maior causa de morte em crianças vítimas de violência, devido à própria fragilidade dessa fase de desenvolvimento e da desproporção entre o grande volume do cérebro e do corpo. Recomendamos a leitura dos capítulos "Quedas", na seção 5 – Acidentes e "Traumatismo cranioencefálico da infância", na seção 6 – Traumas.

9. **Traumatismos de tórax**: podem ocorrer em todas as idades, mas são de maior gravidade em crianças menores de 6 anos de idade. Incluem contusões, lacerações e hemorragias nos pulmões, na pleura e no miocárdio. A vítima pode apresentar dificuldade respiratória, dor torácica ou colapso súbito.

10. **Traumatismo abdominal:** constitui a segunda causa mais frequente de mortalidade na criança vitimizada. O diagnóstico nem sempre é fácil, pois, com frequência, as crianças não apresentam sinais externos; frente à suspeita ou ao conhecimento da existência de um trauma, o médico pediatra deve ser procurado. Os sintomas podem ser dor abdominal intensa ou sinais de peritonite súbita sem explicação, vômitos e/ou parada de eliminação de gazes e fezes. Caracteristicamente, essas lesões resultam de socos e pontapés violentos ou de choque contra objetos fixos. São frequentes, também, como resultado de agressões entre crianças maiores ou adolescentes.

O QUE VOCÊ DEVE SABER

A síndrome do bebê sacudido é uma das mais severas formas de violência física na infância, especialmente em crianças com menos de 2 anos de idade. O mecanismo das lesões se dá pela sacudida da criança de forma intensa, no ar ou contra alguma superfície. Sua massa encefálica movimenta-se bruscamente, em velocidades diferentes, chocando-se com a calota craniana e levando à ruptura de neurônios e de vasos sanguíneos. São lesões muito graves, capazes de provocar **danos neurológicos permanentes** ou mesmo a **morte por hemorragia cerebral**, acompanhada de hemorragia de retina.

ATENÇÃO

De maneira geral, as agressões físicas, das mais leves às mais severas, deixam, além do dano corporal, marcas no desenvolvimento psíquico da criança ou do adolescente e na estruturação de sua personalidade que podem permanecer para o resto de suas vidas.

Violência sexual

Como se caracteriza a violência sexual na infância e na adolescência

Define-se violência ou abuso sexual na infância e adolescência como o uso da criança ou do adolescente para qualquer tipo de gratificação sexual de pessoa com maturidade física e psicossexual mais adiantada (adulto ou adolescente mais velho). Manifesta-se pela imposição de carícias, manipulação de genitália, mama ou ânus, *voyeurismo*, pornografia, exibicionismo ou mesmo pelo ato sexual completo, com penetração anal ou vaginal. Quando é cometido por pais, responsáveis ou por aquele que detém ou deteve algum vínculo familiar, de afeto, de convivência ou de dependência, caracteriza-se o incesto.

A violência sexual na infância e na adolescência apresenta-se principalmente de três formas: o abuso sexual como forma de violência doméstica, caracterizando o incesto; a violência sexual e o estupro extrafamiliar; e a exploração sexual comercial. Nessas três modalidades, o Código Penal Brasileiro define como estupro de vulnerável a conjunção carnal ou prática de atos libidinosos com menor de 14 anos de idade, sem distinção de gênero para a vítima ou agressor (Lei n. 12015/2009).

Na **exploração sexual comercial**, a criança ou o adolescente são negociados e tratados como mercadoria, para remuneração de terceiros (com frequência, familiares da vítima, mas também pode envolver agenciadores estranhos ao núcleo familiar). Nessa modalidade, a associação com a indução ao uso de drogas é muito comum. As vítimas podem ter qualquer idade ou sexo, porém as meninas são as mais atingidas.

Os agressores masculinos são os mais comuns, mas as mulheres têm sido responsabilizadas por abuso sexual com frequência cada vez maior – fato ainda bastante encoberto ou tolerado devido ao conceito falso e arcaico de que a estimulação sexual precoce seria um benefício para a virilidade masculina. Quanto ao abuso sexual de meninas por pessoa do sexo feminino, a denúncia é rara, mas isso não significa que não ocorra.

ATENÇÃO

O **incesto** é a forma predominante de violência sexual e pressupõe uma relação de ascendência ou outro grau de parentesco, confiança ou dependência. Na maioria dos casos, estabelece-se um pacto de silêncio tácito (secreto) que oculta o abuso do agressor, desprotegendo a vítima e criando uma situação que pode passar de geração para geração. De acordo com as estatísticas mundiais, a violência praticada por estranhos contra menores de 14 anos envolve menos de 8% dos casos.

Leia também o capítulo "Pedofilia e outras formas de abuso sexual", nesta seção.

Leia também o capítulo "Prevenção da violência intrafamiliar" e "Estresse pós-traumático", nesta seção.

Nos serviços de referência para acompanhamento de vítimas de abuso sexual, constata-se que a grande maioria dos agressores (mais de 90%) são pessoas do relacionamento direto da criança ou do adolescente, como, por exemplo, os companheiros da mãe, padrastos, pais, avós, tios, padrinhos e irmãos. Também aparecem como abusadores aqueles que coabitam o lar da criança ou mantêm com ela e sua família uma relação de confiança, como amigos, vizinhos, babás e professores.

Quando a violência sexual é intrafamiliar (dentro da família), com um dos pais praticando o abuso, a outra parte do casal costuma se ver impotente diante do domínio e, muitas vezes, da violência do parceiro, ficando também à sua mercê, sem possibilidades psicológica de agir em defesa da vítima.

Estatísticas mostram que muitas mães de crianças sexualmente abusadas sofreram algum tipo de violência na infância e sentem-se submetidas ao domínio total do sexo oposto, o que as torna incapazes de proteger seus filhos. Por outro lado, em caso de suspeita de abuso sexual como forma de violência doméstica por parte de um dos pais, há de se investigar a possibilidade de conivência e até de participação, mesmo que silenciosa, do outro parceiro na agressão.

Como identificar a violência sexual

O QUE OBSERVAR

Deve-se **suspeitar de abuso sexual** quando a criança ou o adolescente apresentarem, além dos sinais gerais de sofrimento intenso descritos anteriormente em relação à violência psíquica ou psicológica, os **seguintes sinais e sintomas**:

- em crianças muito pequenas, irritabilidade exacerbada, chegando ao desespero, quando é feita a higiene da região genital;
- distúrbios constantes de comportamento, como agressividade exagerada, apatia e desinteresse pelo próprio corpo;
- alterações nos hábitos diários, como uso de roupas que escondam demais o corpo ou, ao contrário, exibicionismo ou necessidade de mostrar exageradamente partes do corpo;

- comportamento sexual adiantado para a idade ou exacerbado, como a masturbação frequente e descontrolada ou o uso constante de meios de sedução erotizada para conseguir objetivos;
- sangramento vaginal em crianças pré-púberes (desde que afastadas as hipóteses de infecções, corpo estranho ou puberdade precoce);
- rompimento de hímen (avaliado pelo pediatra ou ginecologista);
- dilatação de esfíncter anal, fissuras ou cicatrizes perianais, sem problema orgânico que as justifiquem (por exemplo, obstipação severa);
- doença sexualmente transmissível;
- gravidez;
- aborto.

A descoberta da ocorrência de violência sexual

No caso de estupro ou qualquer outra forma de contato com sêmen ou secreções vaginais, a avaliação e o tratamento devem ser feitos imediatamente, em até 72 horas, para possibilitar a prevenção e/ou a terapia das doenças sexualmente transmissíveis, incluindo HIV, e da gravidez nas adolescentes.

Em **todos os casos**, é necessário que a vítima possa contar com acompanhamento psicológico, com apoio dos familiares não envolvidos no crime, para que possa expor seu sofrimento e receber o tratamento físico e emocional adequado.

Habitualmente, para que haja a denúncia do abuso por parte de algum dos membros da família, é preciso que haja uma ruptura do equilíbrio doméstico a que as pessoas são impostas, numa distorção relacional denominada, por muitos autores, de família incestuosa. Nos casos mais comuns e dentro de uma estrutura patriarcal de poder, herança das gerações anteriores, a mãe passa a ocupar o papel de ***silent partner***, tendo uma participação muda de impotência ou conivência dentro de um quadro geral de violência.

ATENÇÃO

Nem sempre ocorre penetração ou outras lesões aparentes no abuso sexual crônico e doméstico, não gerando marcas físicas evidentes que poderiam levar à comprovação direta do crime. Assim, exibicionismo, manipulação do corpo e da genitália e sexo oral são os atos libidinosos mais frequentes.

Na imensa maioria dos casos, quando ela acontece, a denúncia formal do abuso só é feita anos depois do crime, no final da adolescência ou idade adulta, quando o indivíduo se vê livre do domínio do agressor – tanto pelo medo, como por culpa, afeto ou dependência.

Isso não significa que as vítimas não tenham tentado contar sobre o abuso anteriormente. De muitas maneiras, por meio das repercussões emocionais da violência crônica, elas tentam expor a situação. Muitas se fazem de doentes, na esperança de que algum médico descubra o motivo de sua dor; outras mudam seu comportamento, tornam-se agressivas ou, como resultado do descrédito no mundo adulto, apáticas. Outras, ainda, passam a apresentar dificuldades de atenção progressivas e prejuízo do aprendizado, sinais e sintomas muitas vezes diagnosticados erroneamente como casos de transtornos de déficit de atenção, depressão ou outras síndromes organicamente determinadas. Essas crianças e adolescentes evoluem com sintomas de regressão em todas as áreas de seu desenvolvimento.

Há casos de crianças que se isolam e outras que passam a assumir o papel que lhes foi imposto, adotando atitudes que revelam uma sexualidade e erotização precoces nos outros relacionamentos que conseguem ter, seja com familiares, na escola ou nos ambientes sociais.

O QUE VOCÊ DEVE SABER

O agressor

Por parte do agressor, existe, muitas vezes, o relato de que a criança o seduziu e que tudo o que ocorreu foi a seu pedido. Alguns descrevem sua aproximação da vítima como um ato de "apaixonamento", que será substituído por outro quando houver medo de ser denunciado ou pelo ingresso da criança na puberdade. Outras vezes, descrevem o abuso como simplesmente uma obrigação da criança em "servi-lo", pois, afinal, como pai ou responsável, esse indivíduo teria todo os direitos.

Quando conseguem delatar ou contar sobre a violência, costumam relatar o tempo de abuso como de grande sofrimento. Quanto mais tempo de abuso ou maior a compreensão do acontecido, mais desprezo demonstram pelo abusador e maior ainda é o ressentimento pelos outros adultos que, de alguma forma, também foram responsáveis, como pais, familiares, professores e médicos, que não protegeram o menor ou o socorreram.

Em outras situações, somente a compreensão da sexualidade trazida pelo próprio desenvolvimento ou pelas tentativas de relacionamentos amorosos na adolescência ou na idade adulta trará para a vítima a memória da agressão sofrida no passado.

Como prevenir a violência sexual

Todas as crianças e adolescentes devem ser instruídos sobre proteção e prevenção a todas as formas de maus-tratos, incluindo o abuso sexual. Cabe aos pais e responsáveis a orientação sobre o desenvolvimento da sexualidade e suas manifestações, deixando sempre uma porta aberta ao diálogo para o esclarecimento de qualquer dúvida.

É necessário ensinar às crianças, desde muito cedo, mas sem grande valorização ou amedrontamento, que existem partes do corpo que não devem ser tocadas ou manipuladas pelos outros. Elas também devem ser instruídas a relatar, à pessoa de sua inteira confiança, qualquer comportamento alheio que as levem a algum constrangimento, vergonha ou que as façam se sentir ameaçadas.

Para mais informações, sugerimos ler os capítulos "Acidentes e violências: um olhar atual" e "Estruturas atuais da família – como educar com segurança, na seção 1 – Introdução; além de todos os capítulos desta seção 4 – Violências.

Violência na infância e na adolescência: intoxicações e envenenamentos intencionais

Para informações completas, leia também o capítulo "Intoxicações", na seção 5 – Acidentes.

Cada vez mais os produtos de limpeza e de conservação de ambientes domésticos têm sua comercialização baseada em aspecto e cheiro agradáveis, cores vibrantes, rótulos chamativos, mas, sem embalagens e tampas de segurança. Também a grande maioria das medicações, a fim de facilitar a aceitação especialmente das crianças, é fabricada em cores e sabores agradáveis. Adicionalmente, em nosso país, a maior parte das medicações não é acondicionada em embalagens seguras a ponto de não permitirem o acesso por uma criança.

Assim, a todo tempo, muitas crianças acabam por ingerir esses tipos de substâncias, com grande risco de lesões diretas e localizadas (substâncias corrosivas) e de reações sistêmicas, como no caso dos medicamentos.

ATENÇÃO

Como norma básica de segurança, nenhuma destas substâncias deve estar ao alcance das crianças, nem elas devem permanecer sem a supervisão direta de um adulto, o que caracterizaria uma situação de negligência.

Em graus extremos – e, felizmente, raros – de maus-tratos, o agressor se vale do uso de **substâncias tóxicas ou venenosas** como forma de causar dor ou, até mesmo, de levar a criança ou o adolescente à morte. Trata-se de uma violência cometida por pessoas com transtornos mentais, onde os mais frágeis são escolhidos como vítimas de suas descompensações, através do uso de medicações psicoativas, produtos de limpeza doméstica, inseticidas, raticidas e outros.

Em situações menos severas, porém não menos danosas, muitos bebês e crianças pequenas são expostos a diversos tipos de **medicação** e até mesmo ao **álcool**, dados na mamadeira ou misturados a outros alimentos, com o propósito de mantê-los quietos, fazê-los dormir ou "para que parem de incomodar".

Considera-se que, por trás dessas atitudes, o **despreparo** para a função de cuidar esteja associado ao desconhecimento dos riscos e das consequências de tais atos. Às vezes, convencidos pela falsa ideia da inocuidade de muitos medicamentos, alguns adultos administram, sem nenhum critério, **analgésicos** ou **calmantes**, os quais, dependendo da dosagem e da frequência de uso, podem levar a criança a quadros agudos de intoxicação ou mesmo à inconsciência. Com o uso constante, provocam um estado crônico de torpor ou sonolência – o que pode impedir a alimentação adequada, bloquear o desenvolvimento psicomotor e até levar à morte.

Álcool

Por incrível que pareça, alguns pais orgulham-se de oferecer doses aparentemente pequenas de bebidas alcoólicas à criança, vendo nisso uma demonstração de força, masculinidade, desenvolvimento precoce ou, até mesmo, como forma irresponsável de brincar. Convém ter sempre em mente que os efeitos nocivos da bebida alcoólica são inversamente proporcionais ao peso e à maturidade física de quem a consome. Uma pequena dose de bebida afeta muito mais a saúde de uma criança com menos de 20 kg do que um adulto com mais de 60 kg.

O consumo frequente de bebidas alcoólicas por crianças e adolescentes, fato cada vez mais comum, pode causar sérios danos à saúde física e psíquica e também prejuízos ao desenvolvimento; por exemplo, perturbações digestivas, com má absorção do alimento, desnutrição e anemia, além desacelerar o crescimento. O uso de maiores quantidades pode desencadear quadros de intoxicação aguda, com risco de morte; ou, com o uso crônico, resultar em hepatite química e cirrose, com todas as suas gravíssimas consequências.

Infelizmente, pesquisas mostram que a maioria das crianças e adolescentes que fazem uso frequente e progressivo de bebidas alcoólicas iniciou esse hábito em suas próprias casas, tendo nesta um adulto responsável como modelo. Quanto mais precoce o início do contato com o álcool, mais fácil a dependência. Sob os seus efeitos, maiores os riscos de acidentes, de envolvimento em situações de risco e mesmo do abuso de outras drogas ilícitas.

Como identificar uma intoxicação ou um envenenamento intencional

Habitualmente, nos casos de **ingestão acidental de substâncias tóxicas**, ou os responsáveis estão presentes no momento do acidente ou descobrem o fato logo depois, procurando atendimento médico imediatamente e identificando o agente causal. A criança, com frequência, mostra o que tomou aos responsáveis, especialmente se o gosto não for agradável, solicitando ajuda. A quantidade ingerida voluntariamente costuma ser pequena, sendo raros os casos de morte em ingestão acidental de produtos tóxicos.

Nas tentativas de **envenenamento**, os agentes utilizados são os mais variados, desde produtos de uso doméstico até venenos, muitos disponíveis em supermercados comuns. Dessa lista constam inseticidas, raticidas, produtos de limpeza como água sanitária e querosene, diluidores de tinta, itens cáusticos (soda cáustica), além das drogas lícitas e ilícitas.

Nesses casos, os exames laboratoriais e toxicológicos podem fornecer o diagnóstico do agente causal, sendo sempre necessária a investigação da possibilidade de negligência ou de envenenamento intencional.

ATENÇÃO

Pais e responsáveis devem estar alertas a qualquer possibilidade de agressão, mesmo as mais veladas, como envenenamentos ou intoxicações.

Os sinais e sintomas de alerta que indicam a necessidade de avaliação pediátrica são:

- Doença de origem indefinida e com sintomas complexos, envolvendo comprometimento do sistema nervoso central ou dos mecanismos de coagulação, quadro exuberante de distúrbio digestivo ou sinais de depressão respiratória, sem que se possa enquadrá-los em patologia conhecida.

- Histórico de envenenamento acidental (com relato do acidente confuso e contraditório por parte dos cuidadores, habitualmente associado à ausência de preocupação pela identificação do agente tóxico).

- Ingestão ou uso de grandes quantidades de substâncias tóxicas, especialmente se for de sabor agradável ou de efeito agressor imediato (o que motivaria a recusa pela criança).

- Demora na procura de ajuda médica após envenenamento dito "acidental", sem demonstração de preocupação dos responsáveis ou cuidadores pelo tempo perdido para tratamento.

- Sintomas crônicos de doença desconhecida, sem diagnóstico, caracterizando a síndrome de Münchausen por procuração, na qual normalmente os sintomas são fabricados ou criados pelos responsáveis ou cuidadores para que a criança seja submetida a exames ou internação hospitalar absolutamente desnecessários (ver capítulo "Tipos complexos de violência na infância e na adolescência", a seguir).

- Associação a sinais de negligência ou outras formas de maus-tratos.

Para mais informações, sugerimos ler os capítulos "Acidentes e violências: um olhar atual" e "Estruturas atuais da família: como educar com segurança, na seção 1 – Introdução; e todos os capítulos desta seção 4 – Violências.

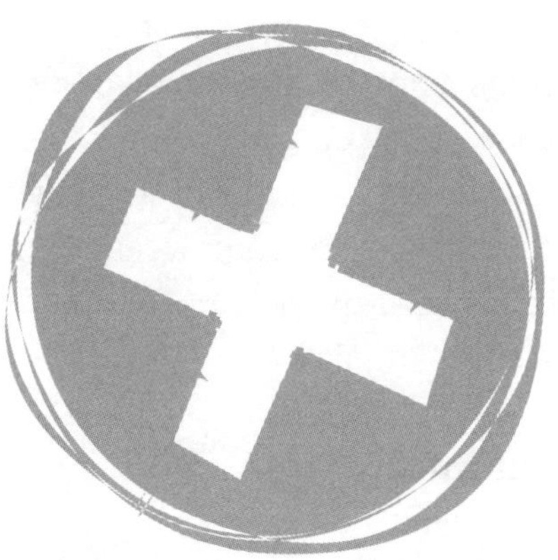

Tipos complexos de violência na infância e na adolescência

A seguir, são descritos brevemente 3 tipos complexos de violência que não estão em capítulos separados, mas que não deixam de ter a importância no cenário da violência na infância e na adolescência.

Síndrome de Münchausen por procuração

A síndrome de Münchausen por procuração é uma forma de violência mista – física e psicológica – para a qual os responsáveis, pais familiares, cuidadores, professores e, especialmente, o pediatra deve estar atento. É assim chamada por não ser praticada pelo próprio paciente, mas por seu cuidador, e pode ser definida como a situação na qual o paciente é levado para cuidados médicos, mas **os sintomas e sinais que apresentam são inventados ou provocados por seus pais** (com grande frequência, a mãe) ou responsáveis.

Em geral, os filhos são levados ao médico e o pai ou a mãe (sempre a mesma pessoa) relata, com demonstrações de orgulho, queixas de doença recorrente e de diagnóstico obscuro, que não responde a tratamentos habituais, não havendo concordância entre os sinais e sintomas com os achados laboratoriais. Essa prática impõe sofrimentos físicos ao paciente, como exigências de exames complementares desnecessários, uso de medicamentos ou ingestão forçada de substâncias, além de provocar danos psicológicos pelas consultas e internações sem motivo.

A violência química

O contexto familiar

Na convivência diária, costuma pesar sobre as crianças e os adolescentes uma expectativa superestimada de desempenho. Desde muito cedo, é exigido de muitos bebês e crianças que acompanhem o ritmo acelerado e de pouca disponibilidade dos pais. Sem tempo para brincar livremente, crescem em vidas paralelas a de seus pais e o

ATENÇÃO

Os filhos de famílias conflituosas levarão para seus outros relacionamentos comportamentos nada saudáveis, fazendo o papel de vítimas ou como agressores. Há, hoje em dia, uma verdadeira epidemia de crianças e adolescentes sendo diagnosticados como hiperativos, com déficit de atenção, depressivos, bipolares e compulsivos, como se fosse possível simplesmente transferir os diagnósticos do mundo adulto para as crianças, seres totalmente dependentes do psiquismo de pais e cuidadores.

tempo de proximidade se resume a cobranças ou ausência de limites. As crianças e os adolescentes irão tentar acompanhar os pais e satisfazer suas exigências, mesmo que isso as leve a um desenvolvimento antecipado e comportamento adulto precoce. Tudo isso repercutirá em seu comportamento e na sua capacidade de raciocínio e de memória.

Nesse contexto, pode-se chegar, então, a uma outra forma de violência, a de medicar sem necessidade, ou seja, a violência química, resultado de **diagnósticos superficiais**, que não levam em conta o histórico desta criança ou deste adolescente nem as suas condições de vida diária.

E, então, a partir das queixas dos pais ou dos professores e os questionários respondidos por estes, que se sentem preocupados ou incomodados com as atitudes da criança ou do adolescente, surge o primeiro erro de uma sequência de atitudes equivocadas: uma variedade enorme de diagnósticos que depositam na criança todo o problema, isentando aquela família violenta ou negligente de qualquer participação nos sintomas dos filhos.

Os protocolos médicos aplicados universalmente, sem respeito à cultura e à individualidade de cada um, vêm trazendo ao mundo um número assombroso de diagnósticos de transtornos mentais na infância, como se não fosse mais permitido a elas as reações normais ao sofrimento.

O transtorno do déficit de atenção com hiperatividade (TDAH) é descrito como um comportamento negativista, hostil e desafiador que dura pelo menos seis meses, com aos menos 4 das seguintes características:

- frequentemente perde a paciência, discute com adultos, desafia ou se recusa a obedecer solicitações ou regras dos adultos;
- perturba as pessoas de forma deliberada;
- responsabiliza outros por seus erros e comportamentos;
- é suscetível ou fica aborrecido com facilidade pelos outros;
- fica enraivecido ou ressentido, rancoroso ou vingativo.

O QUE OBSERVAR

Professores e dirigentes de estabelecimentos educacionais também agem como se houvesse um padrão de comportamento a ser aceito, sendo considerado transtorno mental qualquer conduta que não se encaixe no "padrão". São esquecidos os distúrbios de aprendizagem consequentes de problemas familiares, da incapacidade e da impaciência dos educadores, do *bullying* e de outras agressões àqueles que não têm como se defender, nem ao menos provar sua sanidade mental.

ATENÇÃO

Antes de qualquer fechamento de diagnóstico de distúrbios ou transtornos de comportamentos, há de se avaliar o histórico familiar e as condições do relacionamento de seus responsáveis entre si e também com a criança ou o adolescente. Estes devem ser vistos como seres únicos e com suas próprias características, resultado do que trouxeram ao mundo e do que o mundo lhes ofereceu.

Esse sistema de avaliação recomenda, ainda, que se considere o comportamento como de maior frequência apenas se ele for superior ao observado em indivíduos de idade e nível de desenvolvimento comparáveis. Isso, por si só, pressupõe uma ampla experiência do avaliador em indivíduos em crescimento, em todas as suas fases, bem como em todas as suas variações e individualidades. Pressupõe, também, uma possibilidade de interpretação dos relatos acima de quaisquer questionamentos, posicionamentos ou pré-conceitos pessoais.

Mas e quanto à história de cada um? Como os adultos responsáveis que hoje não suportam as reações daqueles pequenos os receberam e educaram? Como é o ambiente familiar e que lugar esta criança ocupa na organização relacional? Está num lugar de amor e possibilidades, ou de culpa e fracasso do casal? Veio ao mundo para dar continuidade a um laço de carinho e respeito, ou para amarrar uma relação de impossibilidades e violências?

Seria correto classificar como doença a falta do cuidado e proteção, fornecendo códigos para enquadrar as crianças em situações tratáveis através de medicamento? Como tratar a consequência concreta da falta de paciência, a insatisfação, a contrariedade, a frustração e os fracassos dos pais que são repassados a seus filhos?

Assim, impõe-se às crianças e aos adolescentes novos castigos e novas amarras, por meio **do controle químico de seu comportamento**, ou seja, os remédios de "tarja preta", que sempre possuem efeitos colaterais importantes, especialmente quando prescritos a um ser em desenvolvimento.

Para muitas crianças e muitos adolescentes, esses diagnósticos e remédios são usados como forma de transferir a culpa das impotências e fracassos do mundo adulto para a prole, silenciando as atitudes próprias da idade ou inibindo reações normais ao sofrimento.

Não se está aqui afirmando a completa inutilidade desses medicamentos, altamente recomendáveis em síndromes e distúrbios severos de comportamento ou em portadores de sintomas convulsivos; mas há de se repensar o porquê de uma epidemia mundial de TDAH e de outros transtornos de comportamento, que chegam a números assustadores, com escolas com mais da metade de seus alunos recebendo alguma medicação psicoativa.

Síndrome da alienação parental

A criança se desenvolve por meio dos cuidados e estímulos que recebe, sendo que cada faixa etária corresponde a uma série de aquisições evolutivas, tanto na área motora como na psíquica e relacional. São aquisições que se sucedem e que formarão os alicerces e as estruturas que sustentarão todo seu crescimento em peso e em altura, como também nos aspectos intelectual, cognitivo, social e emocional.

Como dito anteriormente, os pais apresentam o mundo aos seus filhos e os ensinam a maneira de viver em harmonia com os outros e consigo mesmos por meio do que dizem e do que fazem. Representam o espelho através do qual a criança vai enxergar a figura feminina e masculina, para, então, tentar se assemelhar a elas.

Infelizmente, alguns casais têm relações mais conturbadas que acabam resultando em separações, com muitas cargas de culpa, fracasso, amor e ódio de ambas as partes. Se os filhos existem, nada deveria quebrar os laços de afeto de seus pais com eles, que podem ser totalmente independentes da relação existente entre o casal.

No entanto, nas separações conflituosas, muitas vezes a criança ou o adolescente passam a ser usados como mercadoria de troca ou de mau-trato para o outro, como se os sentimentos desses pequenos seres em desenvolvimento pudessem ser reprogramados a partir da quebra da relação entre seus pais.

Como se manifesta a violência por alienação parental

São situações que podem se iniciar com a destruição progressiva da imagem materna ou paterna, com palavras e atitudes depreciativas de um em relação ao outro, fazendo da criança uma testemunha indefesa que, muitas vezes, é usada por um dos pais (ou ambos) para passar recados desagradáveis para o ex-parceiro.

Há também casos em que a criança é usada como instrumento de barganha ("Não pagou a pensão, não pode ver o filho"). Mas e o sentimento da criança e seu desejo de estar com o outro par parental, como fica?

Muitos que detêm a guarda do filho se colocam como aqueles que se sacrificaram para cuidar e acompanhar sua prole, transformando em dívida o que é uma obrigação moral e legal. Esse pai ou essa mãe com a guarda do filho pode determinar o afastamento do filho do ex-companheiro(a); e a criança, totalmente dependente, passa a fabular situações de desprezo e afastamento do outro, até que este outro consiga "pagar o que deve", suportando a distância de quem ama. Em situações extremas, ex-cônjuges e advogados inescrupulosos e amorais chegam a forjar denúncias de situações de violências, especialmente sexuais, submetendo a criança a investigações extremamente invasivas e transformando-a em instrumento de guerra contra o outro.

É preciso separar e proteger a criança e o adolescente das desavenças, rivalidades, raivas e disputas de patrimônio de um sonho que se acabou; caso contrário, os pais estarão destruindo seu maior e melhor investimento, que é sua prole.

O impacto desse tipo de comportamento dos pais pode ser de extrema intensidade na criança, acarretando nela verdadeiro horror a qualquer relação conjugal futura e mesmo de filiação.

Independentemente da relação do casal, toda criança tem direito a um relacionamento estável com seus pais.

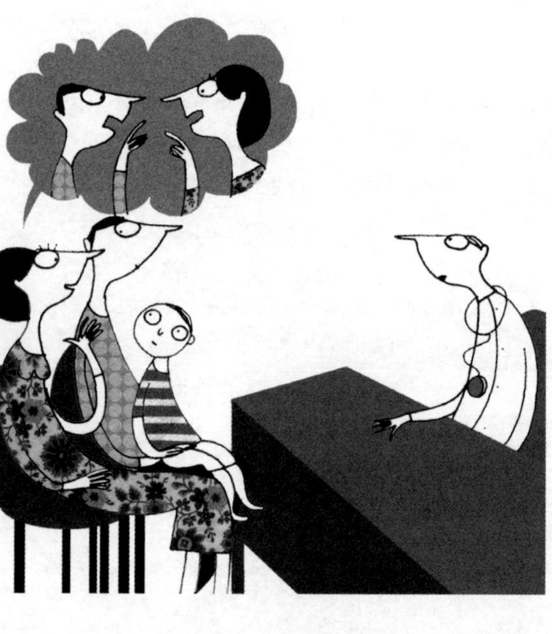

Como a lei protege crianças e adolescentes?

Nada é mais poderoso do que o amor e a dedicação dos pais para proteger seus filhos e estimular seu pleno desenvolvimento, tanto físico como emocional. Isso inclui o interesse em planejar o melhor momento para tê-los, bem como o de procurar obter conhecimento sobre como cuidar e educar, para que se possa oferecer a eles todas as oportunidades para o pleno aproveitamento de suas potencialidades. Nem todos os pais ou responsáveis, contudo, conseguem alcançar esse equilíbrio e planejamento – daí a necessidade da existência de leis e normas culturais, morais e sociais do Estado.

No Brasil, a Constituição Federal de 1988, em seu artigo 227, contemplou, pela primeira vez na história do país, a criança e o adolescente como sujeitos de direitos. Na década de 1990, o Estatuto da Criança e do Adolescente (ECA – Lei Federal n. 8.069/90) ganhou força de lei, tornando obrigatória a notificação de casos suspeitos ou confirmados de violência contra a criança ou o adolescente, com o Conselho Tutelar sendo o colegiado escolhido para tratar de tais assuntos (artigo 13).

Pelo artigo 5º do ECA, é vedada qualquer forma de negligência, discriminação, exploração, violência, crueldade ou opressão, com punição legal a qualquer atentado, por ação ou omissão, aos direitos fundamentais da criança e do adolescente. É dever moral e legal de todos os profissionais que atuam com esse público notificar qualquer suspeita de maus-tratos (artigo 245). Da mesma forma, todo cidadão e a sociedade em geral também deveriam assumir o papel de proteção e defesa da infância e da adolescência.

Qualquer tipo de violência pode deixar marcas!

O vínculo pais-filho (ou com alguém que exerça a função de pais) é imprescindível para a sobrevivência física e psíquica do bebê humano, além da sempre necessária participação da função paterna, além da materna. Por nascer sem qualquer noção de seu valor pessoal

O QUE VOCÊ DEVE FAZER

Em algumas cidades brasileiras, já existem serviços de referência para diagnóstico, tratamento e acompanhamento das famílias envolvidas em situações de violência, em especial, a doméstica. Utilize esses serviços em prol do combate à violência contra crianças e adolescentes.

Adicionalmente, é necessário que ocorra uma mudança da visão sobre a infância e a adolescência em todos os níveis da sociedade, para que se respeite o direito à vida da criança e do adolescente de acordo com as peculiaridades próprias de um ser em desenvolvimento.

e de autoestima, a criança só pode construí-las a partir do amor, da dedicação e do desejo de vida que recebe dos que cuidam dela.

Para tomar conta da criança ou do adolescente, seja no papel de pais ou de responsáveis, é preciso conhecer as peculiaridades do desenvolvimento do indivíduo na infância e adolescência e as necessidades próprias desse período.

Todos os pais ou responsáveis e os profissionais que atuam na área da infância e juventude devem saber identificar ou suspeitar da violência contra crianças e adolescentes. Nesse sentido, a área da saúde oferece, até mesmo para os leigos, desde que interessado, mas especialmente aos pediatras, informações sobre os sinais e sintomas específicos que darão o diagnóstico de violência na infância e na adolescência. Por isso, consulte sempre um pediatra ao identificar ou suspeitar desse tipo de agressão contra crianças e adolescentes.

As consequências da violência contra crianças e adolescentes

A violência contra crianças e adolescentes forma, em quem é vítima, personalidades distorcidas e constrói caminhos para maltratar, no presente ou num futuro próximo, seus companheiros de escola, seus irmãos, parentes, amigos, animais, seus filhos do amanhã, desconhecidos anônimos, pequenos grupos ou grandes populações ou, até mesmo, ela própria.

Muitas vezes, crianças e adolescentes são submetidos durante anos a torturas, violência física, psicológica e moral ou a abusos sexuais por pessoas de sua convivência e que, antes, desfrutavam de sua confiança. Sob o domínio exercido pelo agressor através da culpa e do medo, as vítimas só conseguem delatar o abuso no final da adolescência ou na idade adulta, quando se sentem protegidos ou a salvo. Muitos se calam por toda a vida.

Outra questão comum e preocupante é o fato de que, com certa frequência, quando conseguem finalmente denunciar o abuso, a criança ou adolescente não são levados a sério. Em grande parte dos casos de maus-tratos, ocorre uma interpretação equivocada de que a denúncia do abuso faz parte do distúrbio de comportamento e conduta que a criança ou adolescente apresentam, resultando na falta de diagnóstico e acompanhamento adequados.

Como os pais podem prevenir a violência

É preciso estar sempre alerta para os sinais de sofrimento que a criança e o adolescente podem apresentar como reação natural a qualquer tipo de agressividade alheia – seja na forma de violência física, psicológica e sexual ou de negligência.

Cabe aos pais ou responsáveis o dever de perceber a diminuição, perda ou ausência de vínculos. É sua função, também, repassar à prole, com dignidade e respeito, os valores morais e sociais, ensinando a criança a identificar e respeitar limites impostos para sua própria proteção e educação – mas, sempre, sem a necessidade de provocar dor. Isso vai lhe possibilitar a convivência consigo mesma, com a família e com a sociedade da forma mais equilibrada e adequada possível. Não existe relacionamento, em especial do adulto com a criança ou o adolescente, que se baseie na imposição de valores ou vontades por meio do sofrimento.

Sempre é tempo de restabelecer os vínculos enfraquecidos ou perdidos. Tanto a criança como o adolescente possuem extrema capacidade de recuperação quando lhes é dada a oportunidade de uma vida com respeito e afeto.

Nenhum ser humano, especialmente na fase de crescimento e desenvolvimento, precisa sentir dor, seja ela física ou emocional, para aprender o que quer que seja de bom, tanto para sua vida, como para a dos que o cercam.

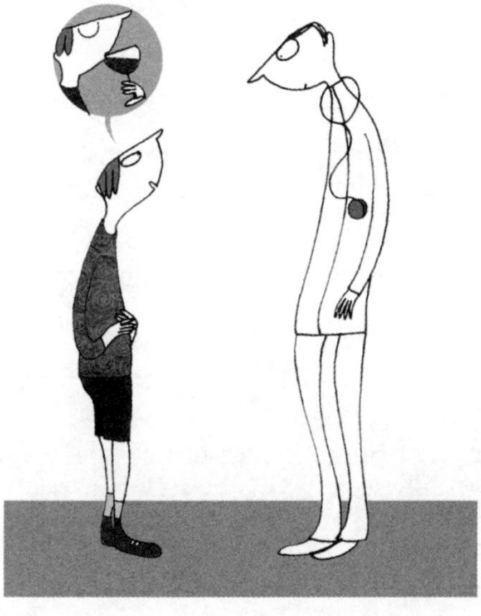

ATENÇÃO

Também os responsáveis temporários, como babás, avós, tios, primos e educadores, exercem papel importantíssimo no desenvolvimento da relação da criança consigo mesma, com os outros e com a sociedade. No caso, constitui-se um outro tipo de relação de dependência, com iguais possibilidades de distorções e riscos. Outras fontes de violência podem, assim, ser impostas às crianças e aos adolescentes, tanto por membros da família de sua convivência quanto por adultos que fazem parte de seu dia a dia.

Pedofilia e outras formas de abuso sexual

A **pedofilia** é uma forma de exteriorização pervertida da sexualidade humana, em que as **características infantis constituem atração sexual** para um adulto ou adolescente, homem ou mulher, com maturidade psicossexual mais adiantada que sua vítima. Essa atração compulsiva e incoercível leva os pedófilos à busca constante de situações que os coloquem em contato direto com crianças ou pré-adolescentes, de idade habitualmente pré-eleita como de preferência, para transformá-los em seus objetos de gratificação sexual.

ATENÇÃO

Os pedófilos são indivíduos **aparentemente normais**, geralmente acima de qualquer suspeita aos olhos da sociedade, e pertencem a todas as camadas sociais. Procuram sempre **se inserir no mundo infantil** de alguma forma, habitualmente através de cargos e funções ou por parentesco e afinidades. Atualmente, outro meio bastante comum de aproximação dos pedófilos é a internet e os sites sociais.

O QUE VOCÊ DEVE SABER

O simples desejo sexual em relação a crianças já caracteriza o distúrbio, que é considerado uma psicopatia. Não é necessário que ocorram contatos sexuais ou mesmo relações sexuais completas para que se constitua como tal.

Modo de agir dos pedófilos e dos abusadores sexuais

Frequentemente, os pedófilos agem de forma sedutora para conquistar a confiança da criança, aproveitando-se do imaginário lúdico próprio da idade para delas se aproximarem. Podem, entretanto, tornarem-se violentos e até mesmo matar suas vítimas.

Oferecem presentes, como brinquedos e guloseimas, ou convidam as crianças para **brincar** de esconde-esconde, de médico, de dança, etc., com o propósito de tocá-las de forma íntima e erotizada, o que inclui desde a prática de carícias, manipulação de genitália, mamas ou ânus, *voyeurismo*, exibicionismo, masturbação, sexo oral, anal ou vaginal, com ou sem penetração, exibição de material pornográfico, dentre outras.

CURIOSIDADE

Voyeurismo na pedofilia é a busca da excitação e prazer sexual na observação da criança em atividades de higiene ou excretoras, ou ainda sexualizadas ou eróticas.

Pela **internet**, nos contatos iniciais em salas de bate-papo virtual, procuram investigar os gostos e preferências das crianças e adolescentes para, então, se tornarem cada vez mais sedutores, confiáveis e íntimos.

Para os pré-adolescentes e adolescentes, os abusadores sexuais e outros psicopatas assumem o papel do **amigo** perfeito, sempre prontos a escutar suas novidades e angústias, as dificuldades de relacionamentos com os pais ou colegas de escola, a valorizar suas ideias, sua beleza e seu corpo.

Crianças e adolescentes habitualmente **não** conseguem perceber a indução a que estão sendo submetidos nem a falsa imagem criada pelo abusador. Ao contrário, **pactos de silêncio logo são estabelecidos** pelo pedófilo ou agressor sexual, assim que ele passa a conhecer os segredos de sua vítima.

Violência sexual no mundo eletrônico

A internet proporciona para a criança e o adolescente uma infinidade de oportunidades educacionais, culturais e de lazer. Esse mar de novas ideias está também acessível aos **pedófilos**, agressores e aliciadores sexuais, que se aproveitam da tecnologia para utilizá-la de forma inadequada e criminosa, com o objetivo de **captar a confiança** de crianças e adolescentes nas famosas salas de **bate-papo** e **redes sociais**.

Com o tempo, os pedófilos iniciam conversas cada vez mais íntimas, invasivas e com cunho sexual. Com o uso da ***webcam***, convidam e convencem suas vítimas a posarem para fotografias e filmagens; possivelmente, de início, com vestimentas normais, mas, aos poucos, começam a fazer sugestões e depois exigências em relação a roupas, posições, nudez, atitudes eróticas e até simulações de atos sexuais.

Com os adolescentes, os agressores sexuais aproveitam para explorar suas fantasias românticas e até mesmo exibicionistas, alimentadas por carências afetivas e emocionais.

Sexting

Outra forma de comunicação eletrônica que vem crescendo é conhecida como *sexting*. Trata-se da produção e envio/publicação de fotos sensuais ou eróticas ou, então, de textos eróticos com insinuações sexuais. É praticada pelos jovens e, muitas vezes, até por crianças, usando aparelhos eletrônicos, como celulares, câmeras fotográficas, computadores, outros comunicadores instantâneos e sites de relacionamento.

O QUE OBSERVAR

As crianças e os adolescentes que não têm com quem dialogar, que têm menor atenção de seus pais, estão mais isolados da família ou dos colegas de escola, e são mais facilmente atraídos pelo pedófilo ou abusador, que normalmente é um adulto que se coloca como "amigo ou amiga ", sempre disponível e favorável às ideias do adolescente.

O QUE VOCÊ DEVE SABER

O aliciamento é um processo utilizado pelo pedófilo e abusador sexual de crianças e adolescentes para "conhecer" sua vítima, entrar em contato com ela, obter informações a seu respeito e prepará-la para o abuso sexual propriamente dito.

ATENÇÃO

Muitas crianças e adolescentes já envolvidos pelo abuso sexual usam o *sexting* para aliciar novas vítimas para seus abusadores ou exploradores sexuais.

O QUE VOCÊ DEVE SABER

Define-se como **pornografia infantil** a produção, utilização, exibição e comercialização de material de áudio e/ou visual, como desenhos, histórias, fotografias e vídeos, com cenas desde eróticas até o sexo explícito, envolvendo crianças e adolescentes, ou imagens de partes do corpo, como genitália, para fins de estimulação sexual.

Pornografia infantil no mundo virtual

No mundo virtual, organizações criminosas e pervertidos sexuais de toda natureza comercializam a pedofilia e o aliciamento sexual de adolescentes, **selecionando crianças e jovens** para os mais variados **fins sexuais**, que vão desde a produção de material pornográfico até a prática sexual explícita. Essa forma de exploração, que vem crescendo de forma assustadora, encaixa-se na categoria de "crimes virtuais".

A pornografia infantil alimenta verdadeiros "clubes de pedofilia", com símbolos próprios para identificação dos adeptos dessa perversão sexual, que servem para "associar" pedófilos pelo mundo todo, com comércio de produtos ou mesmo como meio de "contratar" serviços dos exploradores sexuais de crianças e adolescentes. É **caminho** também **para o turismo sexual** e tráfico de crianças e adolescentes para práticas de abuso sexual.

A promoção da pornografia infantil, via internet, permite a formação de redes de fornecedores e de usuários sem possibilidade direta de identificação. Visa diretamente os pedófilos e psicopatas sexuais, vendendo material para suas fantasias, masturbações, manipulações, exibicionismo e outras parafilias.

A Lei brasileira a respeito da pedofilia e do abuso sexual de crianças e de adolescentes

No Brasil, a pedofilia não tem tipificação de crime, mas, sim, a violência sexual que a caracteriza. Pela nova legislação que trata dos crimes contra dignidade sexual (Lei n.12.015, de 2.009), entre outros artigos, "ter conjunção carnal ou praticar outro ato libidinoso com menor de 14 anos" é considerado estupro.

Essa lei cria a figura da pessoa vulnerável, que seriam aqueles menores de 14 anos, portadores de algum tipo de deficiência ou de fator que leve ao impedimento de sua defesa.

Os pedófilos que são eventualmente presos devem ser monitorados continuamente após a libertação, pois, pelo caráter compulsivo e obsessivo do distúrbio que apresentam, tendem a continuar sua atuação perversa por toda a vida.

Outras leis estão sendo propostas para tentar abarcar os novos meios para aliciamento e abuso de crianças e adolescentes, como as que controlam sites e acessos à pornografia infantil via internet.

Como proteger os seus filhos desse tipo de violência

ATENÇÃO

Os sites de pedofilia não costumam ser de fácil acesso, para proteção de seus organizadores e frequentadores. Muitos exigem cadastros para comprar, vender ou trocar materiais ligados a atividades sexuais. No entanto, sites e canais de uso de pedófilos podem ser mascarados como de entretenimento, tendo como palavras-chave as do universo infantil, como, por exemplo, quando a própria criança digita, em um site de busca, a palavra "desenho" ou "imagens de crianças" e surge, em meio a outros, um *link* para um site de pornografia ou pedofilia. Os pais e responsáveis, além da orientação, supervisão e acompanhamento dos filhos no mundo virtual, podem se utilizar de **programas específicos para bloqueio de sites de risco**, como forma eficiente de monitoramento de acessos a esses conteúdos.

O QUE VOCÊ NÃO DEVE FAZER

Cuidado para não ser invasivo demais: é preciso respeitar a privacidade das crianças e dos adolescentes. Eles podem se sentir agredidos ou mesmo violados em sua privacidade e **acabar se isolando ainda mais dos pais**.

O QUE VOCÊ DEVE FAZER

Não há forma de se obter uma proteção absoluta contra esses agressores, mas algumas medidas preventivas podem ser adotadas:

- Deixar claro para as crianças e os adolescentes que há segredos que não podem, nunca, existir entre pais e filhos, aconselhando-os a **sempre contar** quando se sentirem ameaçados, intimidados ou induzidos a praticar algo de que se envergonhem.
- Encorajá-los a dizer "não" para alguém que faça ou lhes peça algo que os perturbe, constranja ou lhes coloque medo ou culpa.
- Tanto na adolescência como na criança maior, desde o momento em que lhes seja liberado o uso da internet, os pais devem orientá-los sobre os riscos e as possibilidades de serem enganados por pessoas mentalmente doentes, como os pedófilos e os aliciadores para drogas e sexo.
- Atualmente, ainda vale o conselho para que não conversem com quem não conhecem, ou seja, estranhos, tanto nas ruas como na *web*.

- Evitar situações de contato isolado de crianças e adolescentes com adultos (de ambos os sexos) que não sejam bastante conhecidos ou dos quais não se tenha certeza da intenção da maior proximidade.

- Evitar situações em que a criança e o adolescente dependam extrema e exclusivamente de pessoas adultas não conhecidas.

- Conhecer e supervisionar sempre as companhias e os locais frequentados pelos filhos.

- Suspeitar e supervisionar sempre que alguém passa a ser muito próximo de uma criança em particular, demonstrando interesse/afetividade exagerada; oferecendo presentes; tirando fotos ou filmando, sem uma razão lógica; dando demonstrações de ciúme ou de desejo de posse; ou tentando criar situações de intimidade e isolamento.

- Avaliar sempre o histórico anterior daqueles aos quais se confia a guarda, mesmo que temporária, dos filhos.

- Investigar a procedência e as justificativas de objetos ou valores trazidos pela criança ou pelo adolescente, desconfiando sempre das intenções desses presentes quando vêm de forma repetida de uma mesma pessoa ou de alguém relacionado a ela.

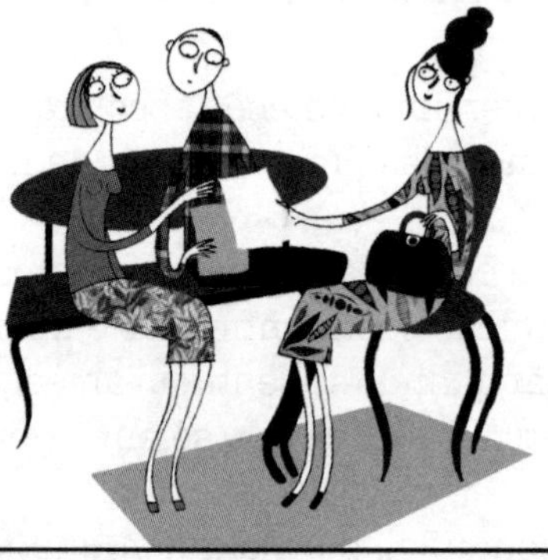

Locais e sites de informações e denúncia

É dever da família, da sociedade e do Estado assegurar à criança e ao adolescente, com absoluta prioridade, o direito à vida, à saúde, à alimentação, à educação, à dignidade, ao respeito, à liberdade, à convivência familiar e comunitária, além de os colocar a salvo de toda forma de negligência, discriminação, exploração, violência, crueldade e opressão, sendo punido na forma da lei qualquer indivíduo que não cumprir integralmente com esses preceitos. Segundo o artigo 227 da Constituição Federal, apoiado pelo Código Penal, e o Estatuto da Criança e do Adolescente: "a lei punirá severamente o abuso, a violência e a exploração sexual de crianças e adolescentes".

Leia mais sobre o tema no capítulo "Violência contra crianças e adolescentes", nesta seção.

A melhor maneira de evitar que crianças continuem sendo vitimadas por pedófilos é divulgar esses conhecimentos, alertar pais e educadores sobre o perigo, cobrar dos legisladores o aperfeiçoamento das leis e denunciar qualquer suspeita ou ocorrência, sempre procurando documentar o fato com filmagens, gravações, impressão de e-mails, fotos, etc.

Em situações em que se suspeite de que alguma criança ou adolescente esteja sendo vítima de alguma forma de violência, deve-se **notificar as autoridades** competentes para desencadear a avaliação dessa situação e promover as medidas de tratamento e proteção necessárias (Conselho Tutelar, Ministério Público, Delegacias, Varas de Proteção da Infância e Juventude, Varas de Crimes contra a Criança e o Adolescente).

Nas suspeitas da prática de violência via internet, a denúncia também é fundamental para frear esse tipo de crime. As apurações necessárias para verificar a veracidade da suspeita cabem às autoridades e às organizações legais destinadas para tal.

O QUE VOCÊ DEVE FAZER

Em caso de **suspeita** de qualquer forma **de violência** contra crianças e adolescentes, inclusive as cometidas via internet, **oriente e proteja a vítima e notifique** essa suspeita para:

- **Denúncias**: http://www.denuncie.org.br.
- **Telefone nacional do Disque-denúncia**: 100 (vários municípios e estados brasileiros têm seus números regionais para denúncia direta).
- **Instituições: Conselho Tutelar**; delegacias; delegacias especializadas em cibercrimes; Ministério Público; Varas da Infância e Juventude; Varas de Crimes Contra a Criança e o Adolescente.
- **Rede Insafe**: http://www.diadainternetsegura.org.br/site/sid2012.
- **SaferNet Brasil**: denúncias, encaminhamentos e acompanhamento *on-line* de denúncias anônimas:
  - http://www.safernet.org.br/site/denunciar;
  - http://www.safernet.org.br/site/cartilha.
- **Comitê Gestor da Internet no Brasil**: http://www.cgi.br.
- **Secretaria de Direitos Humanos**: http://www.sedh.gov.br.

Riscos da televisão, internet e jogos eletrônicos

São múltiplas as raízes da violência e a sua escalada nas últimas décadas tem proporções epidêmicas. O seu controle e, principalmente, sua prevenção tornaram-se um problema de saúde pública, demandando ações em diversos níveis.

Novas tecnologias de comunicação têm sido introduzidas na sociedade atual sem que haja uma preocupação efetiva quanto ao seu impacto nas vidas das crianças, dos adolescentes e de suas famílias. Especialmente nos últimos 20 anos, muitos artigos têm sido publicados abordando **problemas relacionados ao que é veiculado nas diversas formas de mídia (especialmente televisão, internet e *video games*) e suas consequências no desenvolvimento e no comportamento do ser humano.**

ATENÇÃO

Milhares de crianças e adolescentes passam muitas horas por dia expostos tanto a programas de televisão como a filmes, *video games*, computadores, música e internet. Essa **permanência por tempo prolongado** em funções que não exigem atividade física e que, ao mesmo tempo, convidam a ingerir guloseimas de baixo valor nutritivo (pipoca, bolachas, etc.) tem sido considerada como **desencadeante da obesidade**, atingindo adultos e crianças em todo o mundo.

O poder da televisão

O QUE VOCÊ DEVE SABER

- Estudos que avaliam a violência na televisão mostram que, frequentemente, ela é representada por atraentes atores protagonistas, e de forma até mesmo simpática, contra mulheres, negros e minorias. O contexto no qual a violência é apresentada tem papel importante na sua propagação.

- A **televisão** é a principal fonte de informação e entretenimento das crianças em muitos países e o **conteúdo** de sua apresentação **atinge a todos** ao denegrir valores morais e éticos e ao banalizar a violência e o sexo.

- Adolescentes consistentemente citam os veículos de comunicação em massa (**televisão, cinema, revistas e internet**), além de seus amigos, como importantes **fontes de informação sexual**. Estudos recentes mostram que os filmes vistos por eles que abordam o tema sexo geralmente o fazem de uma forma descompromissada e sem riscos ou responsabilidades. Outros estudos têm mostrado que a exposição a conteúdo sexual na televisão predispõe o adolescente a uma atividade sexual mais precoce, contribuindo para o crescimento de um grave problema nacional, o da gravidez na adolescência.

A televisão e o estímulo ao consumo

As crianças representam parcela expressiva do consumo familiar, o que explica a saturação de imagens e de publicidade dirigidas especificamente a elas. **Personagens**, em um colorido mundo de sonhos, promovem a necessidade de consumir alimentos, roupas, brinquedos, jogos e grifes, ao mesmo tempo em que veiculam mensagens diversas. Para se ter uma ideia do poder de influência desses programas, basta observar o modo como as crianças de hoje dançam e se vestem, não causando espanto o grande consumo de brinquedos, eletrônicos, bonecas, botas, ***kits*** de beleza, sandálias, etc. Obviamente, a televisão **com moderação pode ser algo bom**, auxiliando na alfabetização, na socialização, na educação, estimulando a prática de esportes, dentre uma série imensa de outras atividades construtivas e de lazer sadio. Portanto, é importante que os pais e cuidadores promovam um **uso moderado e consciente da televisão**, de preferência com sua companhia e sempre sob sua supervisão.

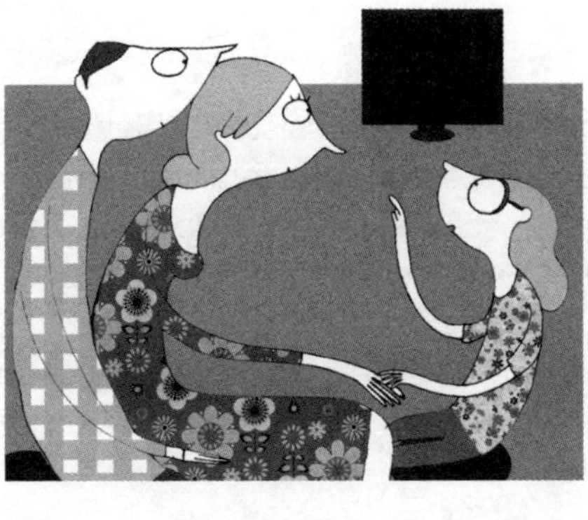

O QUE OBSERVAR

Mais recentemente, têm sido publicados artigos relacionando a exposição à **televisão antes dos 2 anos** de idade e **problemas de atenção** na idade escolar. Para muitas mães, é bastante prático deixar seus filhos aos cuidados da "babá eletrônica" – a televisão – enquanto se dedicam aos demais afazeres domésticos ou outros. Essa praticidade, entretanto, não é isenta de riscos, pois, nesse período de vida, ocorre grande parte do desenvolvimento cerebral, sendo **muito importante a interação face a face** entre pais, filhos, irmãos e demais cuidadores para um desenvolvimento adequado das habilidades sociais, emocionais e cognitivas.

Com relação à televisão, o que os pais podem fazer?

O QUE VOCÊ DEVE SABER

Assistir à televisão durante as refeições é totalmente contraindicado. A televisão distrai demasiadamente a criança e o adolescente e não permite que eles se alimentem de forma adequada. A criança não vê e não aprende o que está comendo, apenas come, além de não mastigar corretamente. O adolescente pode comer muito rápido e também não vê quais alimentos e qual a quantidade que está comendo. Isso é um **fator de risco para a obesidade e outros transtornos alimentares.**

Um **exemplo prático** é o que acontece com adultos quando comem **pipoca ao assistir a um filme**: um saco ou balde grande é ingerido sem ao menos perceber o quanto comeu. Quando o adulto se dá conta, já comeu o saco/balde inteiro.

Imagina o que acontece com uma criança e/ou um adolescente?

O QUE VOCÊ DEVE FAZER

- **Cuidar** para que crianças menores de 2 anos não a assistam.
- **Desligar** o aparelho de TV durante as **refeições**.
- Limitar o tempo para assisti-la a **uma ou duas horas por dia**.
- Estabelecer **regra** importante: antes de ver programas na televisão, a criança **já deve ter concluído os afazeres escolares** e outros estabelecidos pelos cuidadores.
- Ajudar os filhos a **encontrar alternativas sadias de lazer**, como esportes, *hobbies* e atividades familiares em grupo.
- Escolher antecipadamente os programas adequados para as crianças, elaborando um esquema a ser seguido durante a semana, por exemplo, uma lista com os **programas selecionados e seus horários**.
- **Conhecer** os programas que seus filhos adolescentes veem, procurando **orientá-los** na escolha. Quando eles, por acaso, mostrarem cenas de sexo, álcool e abuso de outras drogas ou violência, ajudá-los a compreender o que estão vendo, mostrando toda a **extensão do problema** – por exemplo, explicando as dificuldades que eles e suas famílias irão passar se adotarem aquelas atitudes que estão sendo mostradas.
- **Não permitir** que aparelhos de televisão sejam instalados **nos quartos** das crianças e dos adolescentes, favorecendo maior tempo para sua utilização e onde é muito mais difícil para os pais controlarem o que está sendo visto.
- Manter livros, revistas e jogos de tabuleiro em local de **fácil acesso** às crianças e aos adolescentes, estimulando-os a utilizá-los no lugar da televisão, especialmente com a companhia dos pais ou cuidadores.
- Ensinar as crianças pequenas que assistir à televisão pode ser uma atividade interativa. Isso pode ser feito repetindo palavras marcantes ou frases interessantes ouvidas durante o programa, encorajando-as a cantar e a dançar.
- Ser um **exemplo real** do que se deseja ensinar, isto é, lendo livros, participando dos jogos de tabuleiro com os filhos, praticando esportes, fazendo passeios, etc.

O uso da internet

Constituída por uma vasta rede de computadores e dispositivos distribuídos por todos os países, a internet permite que as pessoas tenham acesso a uma quantidade praticamente infinita e permanentemente renovável de informações.

Mais recentemente, as precauções necessárias em relação à influência massiva da mídia se intensificaram com a disponibilização universal do acesso à internet, hoje encontrado não só em grande parte dos lares brasileiros, mas também em escolas públicas e privadas, bibliotecas, hotéis, livrarias, cibercafés, *smartphones* e outros locais públicos de fácil acesso.

De qualquer dispositivo eletrônico conectado à internet, é possível ler as últimas notícias, conferir o resultado da bolsa de valores, acessar e movimentar contas bancárias, ouvir música, visitar museus, fazer cursos, conversar e participar de jogos interativos com pessoas no mundo inteiro, dentre uma infinidade de outras possibilidades.

Os riscos do uso inadequado da internet para crianças e adolescentes

A internet constitui rica **ferramenta educacional e também de lazer sadio, mas** contém grande quantidade de **temas impróprios para crianças** – e são justamente elas, por serem crédulas e curiosas, as **presas mais fáceis** de criminosos e exploradores de diversos tipos.

Os **adolescentes**, bem mais que as crianças menores, constituem um **grupo de risco importante**, pois participam de redes sociais, como Facebook e Twitter e frequentam os *chats*/bate-papo (salas de conversação), por meio do qual conversam com estranhos sobre os mais diversos temas, buscam relacionamentos e eventual atividade sexual.

A **falsa** sensação de segurança que o anonimato propicia permite que os diálogos frequentemente se tornem mais pessoais e íntimos do que se tornariam em uma conversa cara a cara com estranhos.

A internet é pródiga também na propaganda de tudo aquilo que algumas famílias mais temem na adolescência, como *piercings*, tatuagens, drogas, álcool, sexo, etc.

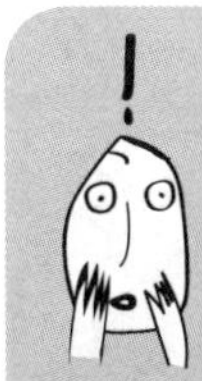

ATENÇÃO

Milhões de crianças e adolescentes navegam diariamente pela internet, com liberdade de escolha sobre o que desejam ler, conversar, ver ou ouvir. Não é possível controlar tudo aquilo que é publicado e, por isso, todo tipo de informação pode ser disponibilizado, aumentando muito a chance de uma criança acessar, por mero acaso, um site totalmente inadequado para sua faixa etária. Além disso, o surgimento das chamadas ferramentas de busca permite, em frações de segundo, encontrar centenas de sites contendo informações de toda a sorte sobre qualquer assunto.

O QUE VOCÊ DEVE FAZER

O fato de centenas de crimes serem cometidos ou iniciados pela captação da vítima *on-line* não é razão suficiente para impedir o acesso de crianças à rede. Elas já são e serão obrigadas a usar cada vez mais as suas habilidades no computador em diversas atividades no futuro, a partir da alfabetização. Por essa razão, **é uma estratégia muito mais eficaz instruí-las quanto aos benefícios e perigos** que o ciberespaço oferece do que as excluir do seu uso. Assim como se ensinam medidas de segurança às crianças que vão atravessar a rua, deve-se orientá-las sobre o modo mais seguro de usar a internet.

ATENÇÃO

Milhares de crianças e adolescentes têm sido envolvidos em fotos e filmagens pornográficas; e até mesmo o estupro de crianças ao vivo pode ser encontrado na internet. A comunicação via internet constitui importante meio de atuação de psicopatas sexuais, especialmente na *deep web*, cujo acesso é um pouco mais complexo, mas não impossível mesmo para crianças e adolescentes.

O QUE VOCÊ DEVE SABER

A *deep web* é constituída por conteúdo na internet mantido nas "profundezas" do ciberespaço e que não aparece nos mecanismos comuns de busca. A maioria das pessoas desconhece a forma de acessar esse conteúdo, mas existem mecanismos especializados capazes de fazê-lo. Na *deep web*, podem ser encontrados materiais ilegais, imorais, de culto à violência e de aliciamento para as drogas ou para o sexo, como filmagens de assassinatos, estupros, pornografia, pedofilia, sadismo, masoquismo, violência de todo o tipo, terrorismo e muito mais.

Principais riscos da internet

Alguns dos principais riscos da internet são:

- **Exposição a material inapropriado**: seja de conteúdo violento ou sexual, exibindo perversões, encorajando atividades perigosas ou ilegais, com conteúdo ideológico, vulgar, etc.

- **Violência física**: a criança pode passar informações *on-line* que coloquem em risco a sua segurança e a de sua família, como, por exemplo, fornecendo dados pessoais a um estranho (nome, idade, fotos, endereço, profissão dos pais, características de sua casa) ou, até mesmo, marcando encontros, etc.

- ***Cyberbullying***: por ser uma prática de agressões psicológicas repetidas, na forma de texto, voz, fotos ou filmes, o ***cyberbullying*** deixa a vítima em uma condição psíquica bastante desconfortável. Essa forma de ***bullying*** é particularmente danosa, pois invade a privacidade dos lares (onde deveria haver segurança) e não tem testemunhas. Para mais informações, consulte o capítulo "***Bullying***", nesta seção.

- **Legais e financeiros**: há também a possibilidade da prática de crimes que envolvam perdas monetárias, como realizar compras – de passagens, bens de consumo, etc. – com o cartão de crédito de outra pessoa, movimentar aplicações e contas bancárias, participar de leilões, jogar em cassinos virtuais, invadir sites sem permissão, etc.

- **Exposição a uma comunidade praticamente infinita e incontrolável**: embora a maioria das pessoas navegando pela internet seja bem intencionada, muitos não o são, podendo tratar-

-se de ladrões, assassinos, traficantes e usuários de drogas, membros de seitas ou gangues, pedófilos ou outros abusadores sexuais, que exploram a violência, o sexo, o jogo, as drogas e os vícios em geral. O grupo dos pedófilos é particularmente importante e bastante ativo (ver também capítulo "Pedofilia e outras formas de abuso sexual", nesta seção).

Consequências para a saúde

Esteja **atento para observar indícios** de que a criança ou o adolescente possa estar sofrendo alguma forma de abuso, aqui entendido como qualquer forma de maus-tratos físicos, emocionais ou sexuais, como as seguintes **alterações de comportamento**:

- agressividade ou apatia excessivas ou persistentes;
- aparente desmotivação;
- distúrbios de fala, como gagueira e dificuldades em elaborar ideias;
- problemas de sono, como insônia, pesadelos ou terror noturno;
- mudanças súbitas de comportamento;
- regressão do desenvolvimento psicomotor;
- sentimentos negativos em relação a si próprio;
- dificuldade em permanecer sozinho em companhia de determinadas pessoas;
- utilização de termos pouco usuais no convívio familiar, de baixo calão ou pornográficos;
- queda abrupta do rendimento escolar, faltas à escola injustificadas ou desconhecidas pelos pais;
- comportamento autodestrutivo, como fracasso escolar, alterações da aparência através do uso abusivo de ***piercings*** ou tatuagens, arranhões ou cortes na pele (escarificações), produções de outras lesões corporais, como arrancar cabelos e roer unhas excessivamente, abuso de substâncias como álcool e drogas ilícitas (drogadição).

O QUE VOCÊ DEVE SABER

As razões para proibir o acesso a determinados sites têm de ser explicadas de acordo com a idade do seu filho, não subestimando suas capacidades de percepção e seus entendimentos.

O papel educativo dos pais e dos cuidadores

É fundamental a ação dos pais como orientadores, supervisores e protetores, como deveria ser também a da escola e da comunidade em que vivem, para que se construa, junto às crianças e aos adolescentes, um caráter comum de valores e de ética, especialmente em se tratando de um mundo sem limites.

Pais, professores, educadores e familiares que dediquem seu tempo a **ouvir as histórias e experiências das crianças e adolescentes vão diminuir a necessidade destes em procurar estranhos** para serem ouvidos e, assim, reduzir os riscos de que caiam em armadilhas oferecidas por alguns contatos virtuais. A sensação de vazio causada pela falta de comunicação e orientação em casa pode ser preenchida em outro local e por outras pessoas, cujas intenções são desconhecidas e podem ser maléficas.

A simples interdição ou proibição do uso da internet não tem se mostrado um método eficaz para prevenir qualquer forma de violência. Essa medida ainda pode colocar os filhos em desvantagem em relação aos amigos e colegas, com dificuldades até mesmo de seguir os conteúdos da própria escola, pois, hoje em dia, a internet é uma grande fonte de pesquisa. O **exemplo é essencial**. Os **pais** devem ser para os filhos a **referência de conduta estável**, coerente e presente em suas necessidades e ansiedades.

Supervisione e acompanhe sempre

Em relação a controlar o uso da internet, os pais e cuidadores devem **aprender** sobre seu funcionamento e suas possibilidades de uso.

Para isso, devem navegar sozinhos ou com seus filhos, o que pode abrir um bom espaço para adquirir a **confiança** deles. Não se pode lutar contra o que não se conhece, embora seja necessário aceitar que quem cresce em meio a essa evolução tecnológica, como as crianças e adolescentes de hoje, terá maior facilidade de lidar com ela no futuro.

Existem muitas formas de aprender sobre o assunto, seja por meio de livros e revistas, seja pela própria internet, em sites voltados para segurança da criança facilmente encontrados através das ferramentas de busca.

ATENÇÃO

É fundamental definir **regras a serem respeitadas** pelas crianças e pelos adolescentes desde o início do uso do computador, como: tempo e horário de uso, sites permitidos, não conversar com estranhos e, especialmente, não oferecer dados pessoais e da família, não se deixar fotografar ou filmar, não concordar em fazer algo que poderia envergonhá-lo.

Mantendo essas práticas, de acordo com o crescimento e a maior maturidade psíquica da criança e do adolescente **bem orientado** em sua formação, não há razão para uma excessiva supervisão ou proibições incoerentes.

A demonstração de confiança dos pais no discernimento dos filhos adolescentes quanto aos conteúdos que eles acessam e os que devem evitar é muito importante.

O QUE VOCÊ DEVE FAZER

- Ensinar aos seus filhos os **bons usos** da internet. Por exemplo: mostrar a eles que a internet é muito **útil para** pesquisas sobre as **matérias escolares** ou sobre temas interessantes como a vida dos animais, os avanços na tecnologia, a leitura de livros; valorizar a possibilidade de comunicação com parentes e amigos da mesma faixa etária, orientando sempre a **não conversar com pessoas que não conhecem**.

- Mostrar os **riscos** que correm ao marcar encontros com desconhecidos, fornecer informações pessoais, frequentar salas de conversação sem nenhuma referência ou maior segurança da identificação dos participantes, por exemplo.

- Tentar navegar **junto** com eles, buscando sites seguros e que contenham informações confiáveis, orientando-os sobre esses critérios.

- Manter o computador em uma sala de uso comum da casa, **limitando** coerentemente **o tempo de utilização a uma ou duas horas diárias** para crianças e de duas a três horas diárias para adolescentes.

- Sempre deve haver um repouso visual a cada 40 ou 50 minutos de uso, com paradas de 10 a 15 minutos, independentemente da faixa etária.

- Lembrar os filhos de que o computador deve ser um instrumento auxiliar de pesquisa e lazer, **não o principal e nem o único**, e **não deve substituir as conversas e o tempo junto da família**. O exemplo dos pais também é fundamental.

- Verificar por quais sites seu filho têm navegado, especialmente quando está sozinho, o que pode ser feito consultando o histórico de acessos. No caso dos adolescentes, sempre respeitar a privacidade dos conteúdos das conversas, desde que não se identifique situação de risco.

CONSULTE O PEDIATRA

Quando perceber algo de errado, aja com cautela, sem pânico ou preconceitos, e procure ajuda de um especialista. Converse com o pediatra sobre as alterações de comportamento de seu filho e peça a ele orientações sobre como melhor proceder.

- Escolher um provedor que ofereça **recursos para bloquear sites** não desejados.

- Estabelecer **regras razoáveis e possíveis** de serem cumpridas para o uso do computador e da internet, como tempo de uso, horários e tipos de acessos permitidos. Um bom lugar para fixá-las é junto à própria máquina.

- Instalar *softwares*/programas que permitam o **controle parental** e o **bloqueio de acesso a sites inconvenientes** ou de maior risco, como Windows Live Family Safety, Windows 7 Parental Control ou Windows Vista Parental Control, disponíveis para download gratuito no site da Microsoft, o Mac Parental Control, Mac Kaylogger, entre outros.

- Ao optar por programas que filtram ou bloqueiam sites, escolher um que se adapte às normas estabelecidas em sua casa.

- **Ouvir com atenção** aos dizeres das crianças, por mais fantasiosos que pareçam ser, interessando-se pelo conteúdo apresentado e pelo conteúdo latente que pode estar nas entrelinhas dos enunciados. Muitas vezes, elas nos surpreendem com um entendimento maior que o esperado para a idade.

- Os **adolescentes** precisam e querem mais privacidade; por isso, devem ser **mais orientados** ainda sobre todos riscos, por meio de **conversa e diálogo saudável**.

- Organizar e participar com seus filhos de **atividades físicas, culturais e sociais**, promovendo um desenvolvimento saudável.

- Planejar horários de **lazer com a família**, longe da televisão e do computador.

- Ser firme e coerente no cumprimento das normas estabelecidas e bem apresentadas a seus filhos. O "não" deve ser efetivo, sem necessidade de nenhum tipo de violência física ou psicológica (como ameaças e chantagens de se retirar algo que goste ou impedir alguma atividade de lazer, por exemplo).

- Se **encontrar** algum material de cunho violento, ofensivo ou ameaçador, explicar e conversar com seu filho sobre o que deve ser feito e **denunciar** o agressor ao Disque-Denúncia, a delegacias, etc.

- **Tornar-se o administrador (com senha)** do seu computador e deixar seus **filhos como usuários convidados**, pois assim será possível limitar várias de suas ações, como a instalação de novos *softwares* ou a modificação de limites previamente estabelecidos por você.

O QUE VOCÊ DEVE SABER

Com a constante "invasão da privacidade" dos lares, das famílias e do consciente e inconsciente infantil pela mídia, há que se reavaliar a certeza dos pais e responsáveis de que seus filhos estão protegidos dentro de casa. A atitude de ficar **muitas horas na** frente do **computador,** jogando ou acessando a **internet** (redes sociais, skype, *chats*, *blogs* e *webcams*), deve ser vista, no mínimo, como a busca por um **prazer solitário**, o que **não é esperado na infância e na adolescência normais**.

Os pais e cuidadores devem estar atentos e entender que o isolamento e o uso excessivo do computador, de forma a excluir outras atividades de lazer próprias da idade, como encontro com amigos, festas e prática de esportes, não significam, de forma alguma, uma proteção da criança ou adolescente da violência urbana ou outra qualquer.

Ter a internet, os jogos eletrônicos e os amigos virtuais como meio de ocupar a maior parte do tempo dos filhos, funcionando como uma verdadeira "babá robótica", é, no mínimo, um desperdício de oportunidades para estarem juntos. É também uma forma de **expô-los a muitos riscos e informações distorcidas sobre o mundo** e sobre valores científicos, éticos e morais.

ATENÇÃO

O uso que os pais e outros adultos do convívio da criança ou adolescente fazem dos meios de informação e de lazer, como a internet, servirá de **exemplo** para eles. Pais que passam horas na frente do computador, seja por trabalho ou lazer, em detrimento da atenção aos filhos, estão demonstrando a importância que dão a cada um.

Mesmo na escolha dos e-mails, de mensagens e pequenos filmes repassados em grupos de amigos, as crianças e adolescentes reconhecerão como correto tudo o que vier dos pais e responsáveis. Assisti-los divertindo-se com cenas de sexo, pornografia ou violência dará aos filhos **exemplo para adotarem a mesma conduta** e mostrar a ambiguidade do discurso **sem** fundamentação: "faça o que eu digo, mas não faça o que eu faço!". Os riscos não valem à pena!

Oriente e ensine seus filhos a se protegerem

O QUE VOCÊ DEVE FAZER

Ensinar seus filhos a se protegerem dos riscos do mundo virtual é a melhor forma de praticar a **segurança**. Para isso, recomenda-se orientar as crianças e os adolescentes de acordo com as seguintes **regras**:

- **Nunca fornecer suas senhas** de acesso de e-mail, redes sociais ou salas de bate-papo na internet para outras pessoas, conhecidas ou não, e mudá-las com frequência.
- **Jamais revelar informações pessoais** como nome completo, dados sobre seus pais e irmãos, endereço, número do telefone ou detalhes sobre atividades diárias e da escola em que estuda.
- Comunicar-se apenas com pessoas que conhece bem e pessoalmente.

O QUE OBSERVAR

- A criança ou o adolescente fica *on-line* horas a fio dedicando mais tempo a isso do que a outras atividades, como estudo e lazer?
- Quando está conectado à internet, procura esconder ou fechar rapidamente a tela quando alguém se aproxima?
- Reduz progressivamente as atividades que gostava de participar para ficar na internet?
- Demonstra que conheceu alguém *on-line*, mas prefere não falar desse novo "amigo" nem dar detalhes sobre a pessoa, evidenciando um segredo do qual os pais não podem fazer parte?

- No caso de adolescentes, conectar-se com e adicionar pessoas que ele já conhece ou que ele saiba como e porquê foi encontrado.
- Tomar muito cuidado com o conteúdo que vai disponibilizar.
- Nunca enviar fotografias pessoais ou de sua família a desconhecidos ou conhecidos apenas na internet.
- Não dar prosseguimento a conversas que o deixe **desconfortável** ou que se tornem demasiadamente pessoais ou íntimas.
- **Informar** aos pais se ocorrer qualquer conversa **desagradável** ou se receber mensagens **ameaçadoras**, de conteúdo pornográfico ou com linguajar de baixo calão.
- Nunca se encontrar com alguém que conheceu pela internet sem o conhecimento e o acompanhamento de seus pais, assim como não levar uma pessoa para dentro da casa sem a presença de adultos de confiança.
- Nunca preencher cadastros *on-line* ou questionários com informações pessoais **sem a aprovação** dos pais.
- **Desconfiar** da insistência de uma pessoa para saber detalhes sobre sua vida, seus gostos e os lugares que frequenta.
- Lembrar-se de que pessoas na internet podem estar em qualquer lugar e que não existem garantias de que são quem dizem ser, independentemente da quantidade de tempo a que estejam mantendo contato.
- Nunca usar cartões de crédito para compras *on-line* **sem** o conhecimento dos pais ou cuidadores.
- Deletar, sem abrir, os emails enviados por firmas/pessoas desconhecidas.

ATENÇÃO

A mera leitura desses itens pode levar os pais a proibir que seus filhos usem a internet por mais de 1 hora por dia. Entretanto, esses riscos estão presentes no dia a dia de todos, dentro ou fora do mundo virtual. É preciso que os filhos estejam preparados para viver a sua época, o seu mundo, que cada vez estará mais emaranhado nessa fantástica rede.

O QUE VOCÊ DEVE SABER

Os pais devem avaliar sempre a possibilidade de discernimento do filho quanto ao respeito às regras de segurança do uso da internet e especialmente nas redes sociais como Orkut, Facebook, Twitter e outros, sendo imprescindível proibir esse acesso para crianças menores de 13 anos de idade e limitar o uso após essa idade.

Jogos eletrônicos

Em relação aos *video games*, há alguns anos são conhecidos os efeitos nocivos que muitos deles produzem, existindo centenas de trabalhos comprovando o fato. A técnica empregada em alguns é a mesma usada para o treinamento de soldados: fazer que o jogador automatize a sua resposta violenta, tornando-a um reflexo, com pouca ou nenhuma participação cerebral consciente. Muitos jogos exploram temas extremamente violentos. Frequentemente, o jogador deve matar seu oponente antes que ele o faça; em alguns, a violência é dirigida contra animais, e, pasmem (!), existem até os que premiam barbaridades, como atropelar ou matar pessoas.

ATENÇÃO

Cuidados quanto aos jogos eletrônicos:

- Examinar o conteúdo do jogo antes de o comprar ou baixar para seus filhos, nunca adquirindo aqueles que usam pessoas ou outros seres vivos como alvos ou premiam por matar ou cometer atrocidades, uma vez que ensinam as crianças a associar prazer e sucesso à habilidade de causar dor e sofrimento.
- Controlar o tempo de uso, pois vários problemas de saúde física e mental têm sido atribuídos ao seu uso excessivo (mais de 1 hora/dia), como déficits de aprendizagem, alterações posturais, miopização (alteração visual), aumento de peso pela inatividade física, isolamento social, vício/dependência, etc.
- Impedir o seu uso quando em atividades familiares ou em grupo, como, por exemplo, durante as refeições.

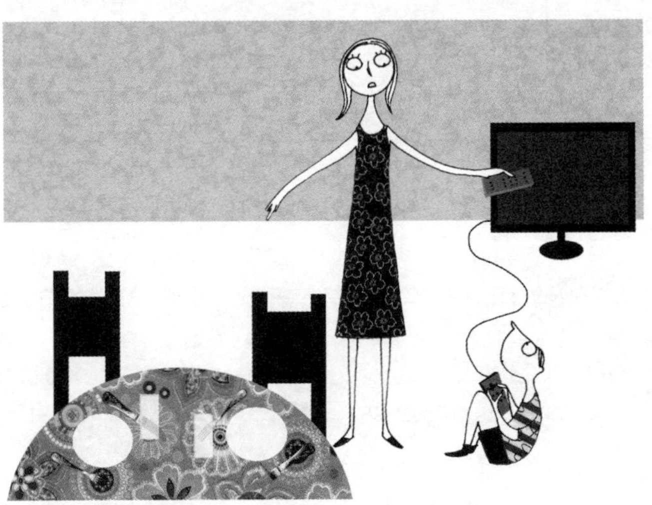

PARA REFLETIR

Se for verdade que as crianças aprendem o que vivem, cabe à atual geração se perguntar em relação aos seus filhos: se eles vivem continuamente, sem nenhum filtro saudável, o isolamento e a violência, dentro e fora de suas casas, na mídia e na vida real, o que estarão aprendendo? Que herança está sendo deixada para eles?

Bullying

O que é *bullying*?

O termo *bullying* compreende todas as formas de atitudes **agressivas**, intencionais e **repetidas**, que ocorrem sem motivação evidente, adotadas por uma ou mais pessoas contra outro(s) e executadas dentro de uma relação desigual de poder, causando dor e angústia à vítima. Portanto, **os atos violentos repetidos entre iguais** (estudantes parceiros de times, vizinhos, colegas de trabalho e outros) e o desequilíbrio de poder são as características essenciais dessa prática, que tornam possível a intimidação da vítima.

É observado em qualquer lugar, como escolas, condomínios, trabalho, asilos, etc. **Aqui, direcionamos o tema às escolas**, por sua importância neste ambiente e por tratar de crianças e adolescentes neste livro.

Trata-se de um problema mundial, encontrado em toda e qualquer escola local de vivência entre pares, não estando restrito a nenhum tipo específico de instituição: primária ou secundária, pública ou privada, rural ou urbana.

O QUE VOCÊ DEVE SABER

Para que o *bullying* possa efetivamente ocorrer, ou seja, ser considerado como tal, é necessário que os **indivíduos** estejam envolvidos em relacionamentos **duradouros e frequentes**, estabelecidos em um determinado período, como acontece no ambiente escolar. Sem esse cenário, a caracterização dos atos agressivos torna-se improvável.

A forma como cada escola organiza as comunicações/relações sociais está baseada no estabelecimento das relações interpessoais determinadas pelo que entendemos como convivência. São as relações sociais formadas por educandos e docentes e as formas particulares de relacionamentos entre si e de um grupo com o outro que sustentam a convivência de forma positiva ou negativa.

O QUE VOCÊ DEVE SABER

Por não existir uma palavra na língua portuguesa capaz de expressar todas as situações de *bullying* possíveis, a relação a seguir enumera algumas ações que podem estar presentes nessa prática:

- Colocar apelidos
- Ofender
- Zoar
- Gozar
- Encarnar
- Sacanear
- Humilhar
- Fazer sofrer
- Discriminar
- Excluir
- Isolar
- Ignorar
- Intimidar
- Perseguir
- Assediar
- Aterrorizar
- Amedrontar
- Tiranizar
- Dominar
- Agredir
- Bater
- Chutar
- Empurrar
- Ferir
- Roubar
- Quebrar pertences

Como classificar o *bullying*

O *bullying* é classificado como direto ou indireto de acordo com as formas de agressão praticadas, exigindo ou não a presença ou participação das vítimas. São considerados ***bullying* direto** a colocação de apelidos, agressões físicas, ameaças, roubos, ofensas verbais ou expressões, gestos que geram mal-estar aos alvos, etc. Esse tipo de comportamento ocorre com uma frequência quatro vezes maior entre os meninos. O ***bullying* indireto** é mais frequentemente utilizado pelas meninas e compreende atitudes de indiferença, isolamento, difamação, furto, negação aos desejos, etc.

ATENÇÃO

As **atitudes** de professores, alunos, famílias e sociedade causam impacto significativo sobre o ambiente escolar, propiciando a ocorrência de situações de *bullying* em **maior ou menor frequência**.

O QUE OBSERVAR

Não há padrões definidos que permitam prever quem será agressor e/ou vítima de *bullying*. Qualquer que seja a forma de atuação de cada participante (criança ou adolescente), algumas características relacionadas aos papéis que eles representam podem ser destacadas:

- **Alvos:** são as crianças ou os adolescentes que **só sofrem** *bullying*.
- **Alvos-autores:** são as crianças ou os adolescentes que **ora sofrem, ora praticam** *bullying*.
- **Autores:** são as crianças ou os adolescentes que **só praticam** *bullying*.
- **Testemunhas:** são as crianças ou os adolescentes que **não sofrem nem praticam** *bullying*, **mas convivem** em um ambiente onde isso ocorre.

Como são os alvos de bullying*?*

Alvos são vítimas, ou seja, as pessoas ou grupos que são prejudicados por ou que sofrem as consequências dos comportamentos de outros e que não dispõem de recursos, ***status*** ou habilidades para reagir ou fazer cessarem os atos danosos contra si. Geralmente, têm poucos amigos, são pouco sociáveis, passivos, quietos e **não reagem** efetivamente aos atos de agressividade sofridos. Um forte sentimento de vergonha e insegurança os impede de solicitar ajuda. São pessoas sem esperança quanto às possibilidades de se adequarem ao grupo a que pertencem.

ATENÇÃO

A **baixa autoestima** dos alvos é agravada por intervenções críticas ou pela indiferença dos outros (especialmente os adultos) sobre seu sofrimento. Alguns creem ser merecedores do que lhes é imposto. Muitos passam a apresentar baixo desempenho escolar, resistem ou recusam-se a ir para à escola e chegam a simular doenças. Trocam de colégio com frequência ou abandonam os estudos. Há jovens que, por causa da **extrema depressão** causada ou agravada pelo *bullying*, acabam **tentando ou cometendo o suicídio**.

O QUE OBSERVAR

Estudos internacionais demonstram que as crianças e os adolescentes que pertencem ao grupo dos autores apresentam uma tendência quatro vezes maior de aderir ao consumo de álcool e drogas.

Como são os autores de bullying?

Os **autores** são, em geral, indivíduos que têm **pouca empatia**. Frequentemente, pertencem a **famílias desestruturadas**, nas quais há pouco relacionamento afetivo entre seus membros. Seus pais exercem uma supervisão pobre sobre eles ou oferecem o comportamento agressivo ou explosivo como modelo para solucionar conflitos. Admite-se que os que praticam o *bullying* têm grande probabilidade de se tornarem adultos com comportamentos antissociais e/ou violentos, podendo vir a adotar, inclusive, atitudes delinquentes ou criminosas.

Como são as testemunhas do bullying?

As **testemunhas**, representadas pela grande maioria das crianças e dos adolescentes, **convivem** com a violência e **se calam em razão do temor de se tornarem as próximas vítimas**. Apesar de não sofrerem as agressões diretamente, muitas delas podem se sentir incomodadas com o que presenciam, inseguras sobre o que fazer e descrentes diante da omissão ou indiferença da comunidade social (bairro, escola, pais). Algumas reagem negativamente diante da violação de seu direito de aprender e conviver em um ambiente seguro, solidário e sem temores. Tudo isso pode prejudicar sua capacidade de progredir acadêmica e socialmente.

Como são os alvos-autores de bullying?

Aproximadamente 20% dos autores também sofrem *bullying*, sendo denominados **alvos-autores**. A combinação da baixa autoestima com atitudes agressivas e provocativas é indicativa de que uma criança ou um adolescente apresenta, como razão para a prática de *bullying*, prováveis alterações psicológicas, merecendo atenção especial. Podem ser **depressivos, inseguros e inoportunos**, procurando **humilhar os colegas para encobrir suas próprias limitações**. Diferenciam-se dos alvos típicos por serem impopulares e pelo alto índice de rejeição entre seus colegas e, por vezes, pela turma toda. Sintomas depressivos, pensamentos suicidas e distúrbios psiquiátricos são mais frequentes nesse grupo de pessoas do que nos outros.

Bullying: um problema comum em escolas

Pode-se afirmar, com absoluta certeza, que **não há escolas sem *bullying***, e as que não admitem a ocorrência dessa prática entre seus estudantes ou desconhecem o problema, ou se negam a enfrentá-lo.

O enfrentamento desse tipo de violência deve ser feito não apenas pela criança ou pelo adolescente que é vítima de *bullying*, mas também por seus pais, professores, diretores e colegas de escola. Não se pode ignorar que **também aqueles que o praticam necessitam de acompanhamento médico e psicológico**.

O QUE VOCÊ NÃO DEVE FAZER

Não se deve criticar a atitude do filho que sofre *bullying*, incentivando-o a "devolver na mesma moeda", a se defender através da violência ou humilhá-lo como se fosse um incapaz. Essas atitudes vão criar na criança ou no adolescente sentimento de vergonha e culpa ainda maiores, além de ensinar exatamente o que é errado.

O QUE VOCÊ DEVE SABER

Os danos que o *bullying* causa são subestimados por crianças, adolescentes e adultos. Educadores e pais interessados na prevenção da violência devem se preocupar com a prática de *bullying* e sua relação com outras formas de comportamentos violentos.

Em primeiro lugar, não se pode esquecer que conflitos são inevitáveis em qualquer meio social, inclusive dentro de nossas casas. Evidentemente, a escola não é uma exceção. Assim como no seio familiar, os conflitos nas escolas devem ser sanados ali mesmo e de forma positiva, com acompanhamento médico e psicológico, proporcionando aos estudantes e aos professores uma fonte real de aprendizado e uma chance de mudar a situação.

Consequências do *bullying* para a escola

Quando não há intervenções efetivas contra o *bullying*, o ambiente escolar torna-se totalmente contaminado. Todas as crianças ou adolescentes, sem exceção, são afetadas negativamente, passando a experimentar sentimentos de ansiedade e medo, o que prejudica o desempenho escolar de todos os alunos. Alguns estudantes que testemunham as situações de *bullying*, quando percebem que o comportamento agressivo não acarreta nenhuma consequência a quem o pratica, poderão passar a adotá-lo.

O QUE VOCÊ DEVE SABER

As medidas adotadas pela escola para o controle do *bullying*, se forem bem aplicadas e envolvendo toda a comunidade escolar, contribuirão positivamente para a formação de uma cultura de não violência na sociedade.

Inúmeros casos já divulgados na imprensa, principalmente em escolas norte-americanas, nos quais um ou mais estudantes entraram armados na escola, atirando contra quem estivesse a sua frente, retratavam, em sua grande maioria, reações de crianças vítimas de *bullying*. Algumas reflexões sobre isso merecem destaque:

- Esses estudantes, depois de muito sofrerem, optaram por utilizar a arma como instrumento de "superação" do poder que os subjugava.
- Em praticamente todos os casos, as vítimas não foram os estudantes que os agrediam ou intimidavam. Quando resolveram reagir, o fizeram contra todos da escola, pois todos foram testemunhas de seus sofrimentos e teriam sido indiferentes ou omissos diante da agonia a que eram submetidos.

Casos semelhantes já ocorreram no Brasil, nas cidades de Taiúva (SP), Remanço (BA), Recife (PE) e, o mais famoso, no bairro de Realengo, no Rio de Janeiro, RJ.

Consequências do *bullying* para os alunos

Para quem sofre (alvos/vítimas)

As crianças que sofrem *bullying*, dependendo de suas características individuais e de suas relações com os meios em que vivem, em especial a família, poderão **não superar totalmente os traumas** sofridos na escola. Poderão crescer com **sentimentos negativos**, especialmente com **baixa autoestima**, tornando-se adultos com sérios problemas de relacionamento pessoal e/ou profissional. Poderão vir a sofrer *bullying* também no trabalho (*workplace bullying*). Em casos extremos, alguns deles poderão **tentar ou cometer suicídio**.

Para quem pratica (autores)

Aqueles que praticam *bullying* contra seus colegas poderão levar para a vida adulta o mesmo comportamento antissocial, adotando **atitudes agressivas** no seio familiar (violência doméstica) ou no ambiente de trabalho. Estudos realizados em diversos países já sinalizam para a possibilidade de que autores de *bullying* na época da escola venham a se envolver, mais tarde, em **atos de delinquência ou criminosos**.

Para as testemunhas

As testemunhas também são afetadas por esse ambiente de tensão, tornando-se **inseguras e temerosas** de que possam se tornar as **próximas vítimas**. Muitas delas poderão entender a violência como atos banais e corriqueiros ou passar a admitir a agressividade como instrumento efetivo e eficaz para a obtenção de poder e popularidade.

Efeitos do *bullying* sobre a saúde

Sofrer *bullying* pode ser um fator predisponente importante para a instalação e manutenção de sinais e sintomas clínicos. A **identificação de algumas dessas queixas pode ser indicativo de maus-tratos** perpetrados por colegas e demonstra a necessidade de atenção dos profissionais de saúde.

Como se trata de uma forma de **violência psicológica grave**, tanto a criança como o adolescente que são alvos de *bullying*, ou mesmo testemunhas, podem apresentar todos os sinais e **sintomas a seguir** (no quadro "O que observar").

O QUE OBSERVAR

Os seguintes sinais e sintomas podem ser observados em estudantes **alvos de *bullying***:

- Enurese noturna (fazer xixi na cama todas as noites, especialmente após os 6 anos de idade)
- Alterações do sono
- Cefaleia (dor de cabeça)
- Dor epigástrica (dor na parte de cima do abdome/estômago)
- Desmaios
- Vômitos
- Dores em extremidades
- Paralisias em geral (por exemplo, "dormências", paralisia facial ou de membros)
- Hiperventilação (aumento de ar nos pulmões)
- Queixas visuais
- Síndrome do intestino irritável (dor abdominal e diarreia)
- Anorexia
- Bulimia
- Isolamento
- Tentativas de suicídio
- Irritabilidade
- Agressividade

- Ansiedade
- Perda de memória
- Histeria
- Depressão
- Pânico
- Relatos de medo
- Resistência em ir à escola
- Demonstrações de tristeza
- Insegurança por estar na escola
- Mau rendimento escolar
- Atos deliberados de autoagressão

Agregam-se a esses sintomas:

- a resistência em se juntar a determinado grupo de "amigos";
- sensações de mal-estar e ansiedade, que se tornam mais intensas no horário ou no percurso de ida e retorno da escola;
- baixo rendimento no aprendizado, podendo chegar ao abandono dos estudos;
- comportamento autoagressivo, muitas vezes, com desejo de morte.

Prevenção de *bullying*

A ideia de convivência pode ajudar nas ações de prevenção e redução do *bullying*, desde que haja **mobilização de todos**, valorização dos próprios processos interpessoais existentes e compreensão de que a **solução** de grande parte dos problemas **já está dentro** da estruturas **da própria família, comunidade e escola**.

O maior objetivo do programa anti*bullying* é prevenir esse tipo de atitude entre crianças e adolescentes por meio da **redução das oportunidades e da tolerância ao comportamento agressivo**.

Professores e demais funcionários da escola são responsáveis pela introdução e continuidade do programa anti*bullying* praticado na comunidade e na família, e seus esforços devem ser direcionados para a melhoria do relacionamento entre estudantes e para a **garantia de um ambiente escolar seguro e prazeroso**.

O QUE VOCÊ DEVE FAZER

Para que o programa de prevenção ao *bullying* seja bem-sucedido, é fundamental a participação das famílias e da sociedade, assim como a efetivação de políticas públicas que incentivem e apoiem a **promoção da amizade, da solidariedade e do respeito às diferenças**.

O QUE VOCÊ DEVE SABER

A prática de *bullying* entre os estudantes não é um fato pontual e momentâneo. Trata-se de um processo alimentado constantemente pelo meio onde ocorre (no caso, a escola), mas que interage de forma permanente com outros cenários, como a família e a sociedade.

Programa de prevenção ao bullying

O **programa de prevenção do *bullying*** busca aumentar os níveis de **conhecimento** e de **consciência sobre o problema**, envolvendo ativamente professores, demais funcionários da escola, estudantes, pais e representantes comunitários. Desenvolve **regras claras contra atos de violência** e cria estratégias direcionadas à **proteção** e ao **apoio a todos os estudantes**, sejam eles alvos, autores ou testemunhas. Os componentes essenciais do programa são aplicados em três níveis:

Na escola:

- todos os estudantes devem responder, sem se identificar, a um **questionário** que determina a natureza e a prevalência do *bullying*, e os dados obtidos devem ser conhecidos por todos;
- um comitê escolar, formado por representantes de todas as categorias, fica encarregado pela implantação, coordenação, supervisão e avaliações de todas as **ações**;
- a **vigilância** em áreas e horários em que a incidência de *bullying* é maior deve ser intensificada;
- formas de **divulgação** do tema, **regras** e sanções válidas para toda a escola devem ser definidas.

Na sala de aula:

- professores e outros funcionários devem **introduzir o tema** em suas classes;
- devem-se realizar **reuniões** regulares com os estudantes, promovendo discussões e criando com os alunos um **contrato de convivência**, no qual serão definidas, de forma clara, as regras a serem cumpridas e as sanções a serem aplicadas no caso de desobediência ao documento;

ATENÇÃO

A divulgação permanente das regras adotadas, assim como a demonstração clara do comprometimento de todos, são fatores fundamentais para criar confiança entre os estudantes.

- procurar organizar **atividades** não formais que incentivem a criatividade dos estudantes (cartazes, peças teatrais, músicas, danças, jogos, etc.) e promovam a amizade, solidariedade e respeito às diferenças, para que **despertem o sentimento de intolerância ao *bullying***;

- promover reuniões com os **pais** para encorajá-los a participar do programa.

Individual (cada pessoa da comunidade):

- uma pessoa que **identificar** um *bullying* deve **intervir** imediatamente, seja essa pessoa um tio, um pai, uma mãe, um cuidador, professor ou diretor de escola;

- se for na escola, deve-se acionar os "grupos de amigos" e outros mecanismos de apoio tanto para as vítimas como para os autores, **escutar os autores e as vítimas** separadamente, e, caso necessário, convocar os pais para discutir as razões do posicionamento de cada um dos envolvidos no *bullying* e as soluções possíveis;

- note que este tipo de intervenção citada é necessário, mas não suficiente para modificar o cenário escolar com relação ao *bullying*. Nem sempre o autor se manifesta como tal, dificultando uma conversa mais sincera;

- encaminhar tanto os autores como os alvos para atendimento psicoterapêutico, quando as medidas anteriores não surtirem bons resultados.

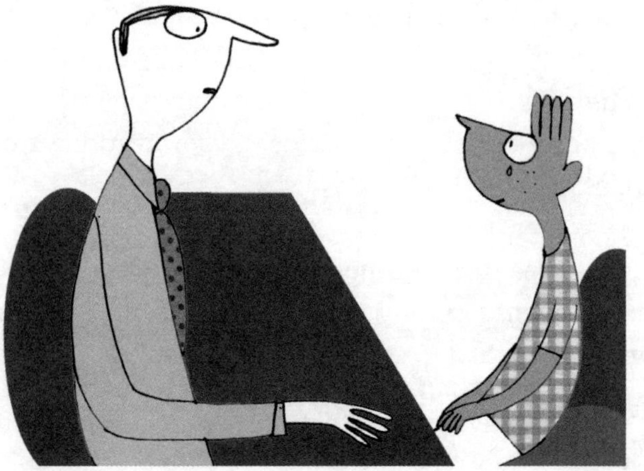

Para mais informações sobre o *bullying* pela internet, consulte o item "*Bullying*: um problema comum", anteriormente; e "*Bullying* digital ou *cyberbullying*", a seguir.

O QUE VOCÊ DEVE SABER

As intervenções na escola, nas salas de aula e as individuais asseguram aos estudantes um **sentimento de segurança, garantido por um programa consistente**, cujos objetivos serão atingidos em diferentes contextos e por diferentes pessoas, respeitando-se sempre a visão da escola quanto à intolerância ao *bullying*.

O Programa de Redução do Comportamento Agressivo entre Estudantes, executado pela Associação Brasileira Multiprofissional de Proteção à Infância e Adolescência (Abrapia), conseguiu reduzir em 30% a frequência de *bullying* em um ano no Brasil. Consequentemente, observaram-se melhoras no ambiente das escolas e no desempenho acadêmico dos estudantes, além da redução de comportamentos antissociais, como agressividade, absenteísmo, furto e vandalismo.

Evidentemente, não existe uma fórmula milagrosa capaz de erradicar o *bullying* e outras formas de violência nas escolas, pois se trata de um fenômeno complexo e de difícil solução. Portanto, cada escola, de acordo com a sua realidade, deve desenvolver também suas próprias estratégias, especialmente de prevenção.

CURIOSIDADE

O **Programa de Redução do Comportamento Agressivo entre Estudantes** da Abrapia visou diagnosticar e implementar ações efetivas para a redução do comportamento agressivo entre estudantes de 11 escolas localizadas no Município do Rio de Janeiro, com objetivo de sensibilizar educadores, famílias e sociedade para a existência do problema e suas consequências, buscando despertá-los para o reconhecimento do direito de toda criança e todo adolescente de frequentar uma escola segura e solidária, capaz de gerar cidadãos conscientes do respeito à pessoa humana e às suas diferenças. Ele pode ser consultado integralmente neste link:
http://www.observatoriodainfancia.com.br/IMG/pdf/doc-154.pdf.

A Associação Brasileira Multiprofissional de Proteção à Infância e Adolescência (Abrapia) foi fundada pelo pediatra Lauro Monteiro Filho, em 1988, mas teve de fechar as portas após 20 anos de funcionamento, por falta de apoio financeiro.

A Abrapia desenvolveu vários projetos e introduziu, de forma pioneira no país, a divulgação e a discussão de temas vinculados à violência contra crianças e adolescentes. Para atender às pequenas vítimas e formar um banco de dados que possibilitasse o desenvolvimento de políticas públicas e, acima de tudo, para informar a população através da mídia, a Abrapia criou, desenvolveu e operacionalizou os serviços telefônicos SOS Criança em todo o Estado do Rio de Janeiro, o Disque-denúncia para todo o país e o Telefone Amigo da Criança (TECA) para o município do Rio de Janeiro.

Com o fechamento da ONG Abrapia, infelizmente também foram desativados os serviços do TECA e do SOS Criança do Rio de Janeiro.

Mas, o doutor Lauro não desistiu de seu sonho de lutar pelos direitos da infância e adolescência e fundou o site "**Observatório da Infância**", que continua e amplia o seu trabalho na área, pois ele acredita que a **informação é a peça fundamental e indispensável para mudarmos condutas e comportamentos**.

CURIOSIDADE

Bill Belsey é um dos ativistas pioneiros no combate ao *bullying* e *cyberbullying*, presidente da *bullying*.org e fundador de muitos sites sobre o assunto.

Bullying digital ou *cyberbullying*

Segundo o renomado educador e professor canadense Bill Belsey, *cyberbullying* envolve o uso de tecnologias da informação e da comunicação, com a finalidade de legitimar comportamentos hostis, deliberados e repetidos, produzidos individualmente ou em grupos para causar danos a outros.

ATENÇÃO

O *cyberbullying* é um fenômeno emergente entre crianças e adolescentes, cujo intuito é **causar violência psicológica, utilizando diversos recursos tecnológicos** como e-mails, telefones celulares, *pagers*, mensagens instantâneas, redes sociais, salas de conversação, *sites* difamatórios e enquetes pessoais com fins pejorativos colocados *on-line*.

Como ocorre

O ***bullying* digital** apresenta algumas características semelhantes à forma tradicional, como o fato de ser uma conduta violenta, em que os atos são premeditados, intencionais e repetidos, fundamentados em uma relação desigual de poder sobre o outro. No entanto, a prática do *cyberbullying* mostra algumas especificidades próprias, relacionadas à **agilidade** na transmissão das informações, à sua grande capacidade de **disseminação** e ao fato de que as agressões à base de textos e imagens contêm maior **concretude**, permanecendo acessíveis por mais tempo e permitindo sua **reprodução** e retransmissão.

Atualmente, a tecnologia da comunicação faz parte do cotidiano das crianças e dos adolescentes, representando um recurso a mais em suas vidas. É graças ao acesso e ao domínio desses recursos que os autores de *bullying* passaram a utilizá-los como mais uma via para a prática de atos violentos.

Outro destaque importante é a grande variedade de recursos tecnológicos, a facilidade em utilizá-los simultaneamente e a possibilidade de mudança de um para outro quando houver algum impedimento. Essa versatilidade favorece a execução de violências camufladas, **sem autoria revelada ou identificadas com nomes falsos** ou pseudônimos.

Como classificar o cyberbullying

Por não exigir a presença física da vítima, esse tipo de *bullying* é classificado como indireto. Os recursos tecnológicos utilizados, como fotos, vídeos, ***clippings***, telefonemas, e-mails, sites de relacionamento, mensagens instantâneas (torpedos), sites difamatórios, entre outros, servem para a efetivação da agressão.

Tipos de cyberbullying

Existem duas modalidades de *cyberbullying:*

- a que é utilizada para **reforçar o *bullying* já praticado** pessoalmente;
- aquela em que **não há antecedentes**.

A primeira modalidade é considerada uma forma de agressão mais sofisticada, que se desenvolve quando as formas de assédio tradicionais deixam de ser atrativas e satisfatórias.

No que diz respeito à segunda modalidade, ela é praticada por agressores que não têm antecedentes conhecidos, de forma que, sem motivos aparentes, as vítimas começam a receber alguma forma de hostilidade pela internet.

O QUE VOCÊ DEVE SABER

O poder de propagação do ***cyberbullying*** é muito grande, permitindo, inclusive, sua invasão em ambientes aparentemente seguros, como as residências. Isso o transforma em um tipo de agressão que **não respeita limites**, diferente do *bullying* tradicional, que se restringe a um local determinado (como a escola) e permite que as vítimas se sintam mais seguras em seus lares, como um refúgio que permite momentos de menor sofrimento. Daí o entendimento de que **as consequências do *bullying* digital sejam mais graves**.

Sexting

Uma forma diferente, que destoa das iniciativas observadas em outras situações, é o denominado ***sexting***, neologismo construído pela contração das palavras inglesas ***sex*** e ***texting***, e que diz respeito à divulgação de conteúdos eróticos e sensuais por meio de celulares (mensagens, fotografias ou vídeo). É uma prática cada vez mais comum entre jovens e adolescentes. Também pode ser entendida como envio de conteúdos eróticos, sensuais e sexuais com imagens pessoais pela internet, utilizando-se de qualquer meio eletrônico, como câmeras fotográficas digitais, ***webcams*** e celulares.

A grande diferença entre o ***cyberbullying*** tradicional e o ***sexting*** é que, no segundo caso, a imagem ou o texto é produzido pelo próprio alvo, cuja intenção é seduzir alguém especificamente. No entanto, o destinatário (autor) retransmite o material em meios abertos e, assim, expõe a pessoa publicamente.

> **ATENÇÃO**
>
> Os atos de *cyberbullying* são mais frequentes fora do ambiente escolar, mas pesquisas comprovaram que mais da metade dos autores identificados estudava na mesma escola de seus alvos. Portanto, o *bullying* pode começar no meio digital e, posteriormente, estender-se para o meio escolar ou vice-versa.

Cyberbullying *envolvendo crianças e adolescentes*

A prevalência do ***cyberbullying*** varia com a idade, sendo mais frequente entre adolescentes, e parece estar ligada à autonomia e ao acesso à tecnologia. Não se observaram diferenças significativas relacionadas ao gênero.

Trata-se de um problema global, com vários incidentes registrados em diversos países, inclusive no Brasil. Uma pesquisa realizada pela empresa de segurança Symantec, divulgada em julho de 2010, aponta que 80% dos jovens brasileiros já tiveram alguma experiência negativa durante a navegação na internet. O número é superior à média global, que chega a 62%. Entre os entrevistados, 58% disseram que já receberam convites de desconhecidos em redes sociais e 34% já assistiram a conteúdos de violência e nudez, além de relatos de assédios, ataques de vírus e, principalmente, de ***cyberbullying***.

> **O QUE VOCÊ DEVE SABER**
>
> Assim como no *bullying* tradicional, não há padrões definidos que permitam prever quem será agressor e/ou vítima de *bullying*. Qualquer que seja a forma de atuação de cada criança ou adolescente, algumas características relacionadas aos papéis que venham a representar podem ser destacadas como agressividade de um lado e passividade de outro. Dessa forma, a classificação de alvos, autores, alvos-autores e testemunhas também se presta à prática do *bullying* digital.

A possibilidade de esse tipo de violência ser realizado sob o manto do anonimato converte o agressor em um fantasma que passa a destroçar cruelmente a vida de outras crianças e adolescentes, aumentando a sensação de impotência e inviabilizando a adoção de mecanismos tradicionais de resposta ou proteção contra essas humilhações.

Quando o *bullying* digital complementa as agressões diretas já realizadas, o agressor é identificado com mais facilidade, já que se trata do mesmo autor do *bullying* presencial. Os efeitos desse tipo de *cyberbullying* são somados aos de que já padece o alvo, mas amplificam e aumentam os danos, dada a abertura mundial e a generalização das agressões nas páginas da internet.

Nas circunstâncias em que as agressões digitais não são continuidade de *bullying* tradicional, a identificação dos "cyberautores" nem sempre é factível, a não ser que, depois de um tempo, eles decidam completar suas ações com experiências presenciais, mostrando-se aos seus alvos.

Consequências possíveis do cyberbullying

As consequências do *bullying* digital são semelhantes às do *bullying* tradicional, embora alguns autores admitam que o **seu poder agressivo seja maior**, considerada a sua grande capacidade de disseminação, a inexistência de fronteiras e o fato de as agressões à base de textos e imagens conterem maior concretude, permanecendo acessíveis por mais tempo e permitindo a sua reprodução e a retransmissão, como já foi exposto.

Para os alvos

Assim como no *bullying* tradicional, as crianças e os adolescentes que sofrem *cyberbullying* poderão não superar os sentimentos negativos, acarretando consequências temporárias ou permanentes.

O QUE OBSERVAR

Um fato muito interessante é que o *cyberbullying* pode ser praticado por estudantes vitimizados pelo *bullying* tradicional. A garantia do anonimato os libera do confronto direto com seus alvos e da necessidade do apoio social do grupo. Pressionados pela baixa autoestima e diante da ansiedade em se tornarem pessoas diferentes, a proteção dada pelas teclas e telas de computador transforma-os em indivíduos seguros, corajosos, ousados e desinibidos.

O QUE OBSERVAR

O silêncio dos alvos é um dos comportamentos mais comuns e ocorre por razões diversas, como por sentimentos de vergonha e humilhação, já que alguns **adultos** adotam atitudes críticas, **banalizam o sofrimento das vítimas**, cobram reações que esses não são capazes de realizar ou transferem a responsabilidade pelas agressões aos próprios alvos.

A opção por não revelar o sofrimento é também motivada pelos temores de que seus pais retirem seus celulares e computadores. Apesar dos riscos, os jovens preferem continuar sofrendo *cyberbullying* a serem excluídos da rede digital, o que seria considerado um castigo ainda maior. Muitos jovens veem a internet como uma forma de conviver com seu grupo.

Para os autores

Uma das primeiras reações de professores e pais em relação ao *bullying* dentro das escolas é punir os autores de *cyberbullying*. No entanto, assim como nos casos de *bullying* tradicional, **as intervenções de apoio não acusatórias funcionariam melhor** também nos casos de *bullying* digital.

Esse tipo de apoio acontece ao se demonstrar aos próprios autores que esses **atos devem ser combatidos**, mas, ao mesmo tempo, mostrar-se aberto para **ouvir o que eles têm a dizer**, a fim de que sejam entendidas as suas motivações. Isso pode ajudar a identificar deficiências morais e psicológicas que os levem a essas atitudes. Por exemplo, "eu estou com você, mas não apoio suas atitudes" ou os pais falando: "eu te amo, mas não concordo com isso".

ATENÇÃO

Aqueles que praticam *cyberbullying* contra seus colegas poderão levar para a vida adulta o mesmo comportamento antissocial, adotando atitudes agressivas no ambiente de trabalho ou familiar.

Para as testemunhas

As testemunhas também se veem afetadas por esse ambiente de tensão, tornando-se **inseguras e temerosas de que possam se tornar as próximas vítimas**. Muitas delas poderão passar a ver a violência como algo banal e corriqueiro, ou a admitirem a agressividade como instrumento efetivo e eficaz para a obtenção de poder e popularidade.

O QUE VOCÊ NÃO DEVE FAZER

Não se deve ignorar o problema ou deixar que o filho enfrente e resolva sozinho a situação de violência a que está sendo submetido. Os pais nunca devem se eximir da responsabilidade de supervisionar seus filhos, transferindo-a para a escola ou terceiros.

Prevenção do cyberbullying

Da mesma forma que os programas anti*bullying* estimulam as possíveis **vítimas e testemunhas** a terem **posturas mais ativas, não se calando** diante das agressões contra seus colegas, o mesmo deveria ocorrer em relação ao *cyberbullying*.

No Canadá, por exemplo, diversos adolescentes usam os sites de relacionamento para defender os que forem alvos de *bullying* digital.

O QUE VOCÊ DEVE FAZER

Recomendações como não retransmitir ou gravar imagens e textos pejorativos pode ser uma iniciativa positiva a todas as crianças e adolescentes.

*Efeitos do cyber*bullying *sobre a saúde*

Assim como no *bullying* tradicional, sofrer *cyberbulllying* pode ser um fator predisponente importante para a instalação e a manutenção de **sinais e sintomas clínicos, como já indicados** (ver página 279). A identificação de algumas dessas queixas pode ser indicativa de maus-tratos perpetrados por colegas e demonstra a necessária atenção dos profissionais de saúde.

Responsabilidade

O grande desafio que paira sobre o *bullying* digital passa pela identificação das facilidades, causas e circunstâncias de sua ocorrência, das consequências possíveis aos participantes diretos e indiretos e das soluções comprovadamente eficientes para preveni-lo e interrompê-lo.

Nas ações de **prevenção do *cyberbullying***, uma das primeiras metas a serem alcançadas é **garantir que as pessoas estejam informadas** a respeito do problema. A capacitação de professores e pais é necessária para o correto entendimento do que é o *bullying* digital e suas possíveis consequências, principalmente quando praticado de forma frequente e prolongada. Os pais e responsáveis devem também avaliar qual a sua participação para favorecimento do comportamento tanto dos autores como dos alvos.

ATENÇÃO

Até o momento, não há experiências comprovadamente exitosas de estratégias de prevenção e redução do *bullying* digital. No entanto, já existem delegacias especializadas para busca e criminalização dos autores, e leis estão sendo elaboradas para esse novo tipo de contravenção.

Programas curriculares que incorporam o ensino de valores, educação e empatia, além de histórias e dramatizações, poderiam ser recursos para a redução do *cyberbullying*. Em resumo, as ações já utilizadas para a prevenção do *bullying* poderiam também ser utilizadas para o controle do *cyberbullying*. No entanto, é necessário o desenvolvimento de experiências comprovadamente efetivas.

CURIOSIDADE

Pais e filhos relacionam-se com a tecnologia de forma diferente. Pesquisas demonstraram que metade dos pais entrevistados não sabe como operar ou monitorar os programas de relacionamento ou mesmo as atividades de seus próprios filhos na internet.

O QUE VOCÊ DEVE SABER

Há muita controvérsia a respeito das responsabilidades legais sobre os danos causados pelo *cyberbullying*. Cabe aos pais a responsabilidade de supervisionar seus filhos, mas existem dúvidas quanto ao direito das escolas e outras instituições em punir ou censurar as agressões digitais praticadas fora destes estabelecimentos.

Quando os atos de *cyberbullying* são executados nas casas de seus autores, nos finais de semana ou durante a noite, as escolas teriam direito ou responsabilidade de intervir? Podem as escolas retirar os celulares de seus estudantes, se eles foram dados aos jovens por razões de segurança? Podem as escolas impedir o acesso dos estudantes a computadores, considerando-se que esse ato poderia influenciar em seu aprendizado?

Crianças e adolescentes com atitudes de risco: da autoagressão ao suicídio

O QUE VOCÊ DEVE SABER

Filhos agressivos, autoagressivos, depressivos em demasia, que se envolvem em situações de risco proposital ou inconscientemente e que estão em conflito constante, acreditam desde muito pequenos que não são amados e, ainda, que são a causa das desavenças, dos fracassos, das frustações dos pais.

Se os pais receberem esse sentimento de revolta dos filhos com acolhimento, diálogo, amor, compreensão e carinho, ele será apenas transitório e não marcará o resto da vida das crianças e dos adolescentes.

Como entender e proteger crianças e adolescentes que apresentam comportamentos de autoagressividade e se expõem à morte?

Viver o pouco tempo que passamos entre o nascimento e a morte – e vivê-lo da melhor forma possível – deveria ser o objetivo lógico de todos os seres humanos.

Desperta curiosidade, no entanto, saber que existem pessoas que, além de não se dedicarem a obter o melhor para si, também parecem fazer coisas que lhes trazem danos físicos, emocionais ou, ainda, prejuízos materiais. Neste grupo, estão **crianças e adolescentes** que parecem sempre estar tomando as **decisões erradas**, provocando constantemente a **ira dos adultos**, desafiando as figuras de autoridade e **machucando-se** mais do que a média. Envolvem-se com pequenos **acidentes** domésticos ou de trânsito **com mais frequência do que o habitual** e tanto os pais como as crianças, sem associar os fatos ou a sua frequência, tendem a considerar esses acontecimentos como mera coincidência ou má sorte. Ao observar de forma imparcial o que acontece a essas pessoas, pode-se verificar que têm participação ativa nas ocorrências que as prejudicam. Trata-se de pequenas **distrações, aparentemente acidentais, que redundam em uma conduta autoagressiva**, cujos propósitos escapam à vontade consciente. É como se houvesse uma falta de registro daquilo que os prejudica ou os põem em risco, levando à **repetição** dos mesmos erros.

O que se pode identificar como autoagressão

Define-se a autoagressão na infância e adolescência como:

- **busca** de forma constante, objetiva, inconsequente e progressiva por **situações de risco**;

- execução de **atividades rotineiras** de maneira frequentemente **perigosa**;

- necessidade geralmente inconsciente de **causar dor a si mesmo**, sendo seu grau máximo o suicídio.

É possível interpretá-la como forma de violência que se destina a uma **autopunição**, necessidade gerada por culpas em relação a situações negativas vivenciadas, seja de forma direta, nos conflitos entre os pais ou responsáveis e a criança ou adolescente, ou de forma indireta, na participação como testemunhas ou vítimas das dificuldades de relacionamento entre o casal parental ou familiares e entes queridos próximos.

ATENÇÃO

Os autoagressores são crianças e adolescentes que trazem consigo as **marcas do sofrimento**, pois acreditam não serem suficientes para o amor dos pais, ou, de alguma forma, são levados a **acreditar que foram a causa** dos fracassos e frustrações de seus pais.

Filhos envolvidos em situações de violência e conflitos constantes entre os pais acreditam, desde muito pequenos, que são a **causa das desavenças**. Também as mudanças no ambiente familiar, como o nascimento de um irmão, podem levar a muitos questionamentos, alguns bastante saudáveis e outros nem tanto, como: "Por que meus pais precisam de outra criança, se eu já estava aqui? Por que eu não fui suficiente para o amor dos dois?".

Se a revolta com essas sensações normais de desamparo **encontra acolhimento e compreensão** dos pais, sem reações agressivas, mas, sim, de reforço das posições materna e paterna, elas não passarão de questionamentos e colocação de sentimentos que se mostrarão **transitórios**.

O QUE VOCÊ NÃO DEVE FAZER

Não é raro encontrar pais que dizem a seus filhos, muitas vezes por realmente acreditarem nesta forma confortável de encobrir suas dificuldades: "Por que você nasceu?", "Tive de abandonar todos os meus projetos.", "Para cuidar de você, larguei meu melhor emprego, meus estudos...", "Mantive este relacionamento violento com seu pai ou sua mãe porque tinha você para cuidar...", ou ainda, "Você é o inferno de minha vida!". Esses tipos de afirmações podem **destruir a autoimagem e o amor próprio** de uma criança ou um adolescente e levá-los a cometer atos de **autoagressão**, como forma de **castigo a si mesmos**.

O QUE VOCÊ DEVE SABER

Na memória, nem sempre os acontecimentos que geraram esses sentimentos estarão acessíveis. Ao contrário, quanto mais impactantes as violências sofridas, mais rapidamente serão "esquecidas" ou "retiradas" do nível da consciência. Sem que essas experiências de violência tenham sido entendidas ou elaboradas, seus efeitos serão ainda maiores, e o autoagressor não terá consciência do porquê de seus atos contra si mesmo.

O que pode desencadear a autoagressão nas crianças e nos adolescentes

Situações de **desamparo** que se repetem podem criar na criança a sensação de **falta de lugar e de amor**. As demonstrações de **insatisfação constante dos pais** pelo desempenho ou comportamento do filho, ou **exigências acima do possível** para sua faixa etária e fase de desenvolvimento físico e psíquico, muitas vezes utilizadas erroneamente como formas de educar, podem levar a criança ou o adolescente a uma desistência de tudo, até do que lhes seria possível. É preciso avaliar se a insatisfação não seria dos próprios pais com suas escolhas ou com suas condições de vida, insatisfações estas transferidas diretamente ao filho, como se ele tivesse a obrigação de compensar os seus fracassos e incapacidades.

As crises graves e/ou constantes de **violência familiar** ou, ainda, as alterações drásticas do ambiente familiar, como nas separações do casal, sem que haja um cuidado e proteção extra com o bem-estar físico e psíquico da criança ou do adolescente, poderão deixar marcas de sofrimento profundas.

São ansiedades e angústias que restarão guardadas em sua memória, determinando uma vasta possibilidade de maus-tratos a si mesmo, como um castigo supostamente merecido pela sua impotência em resolver a situação de violência testemunhada ou também sofrida e de sua insuficiência como objeto de amor.

O QUE OBSERVAR

A autoagressão caracteriza-se por atitudes e condutas marcadamente desarmônicas, envolvendo várias áreas de funcionamento, como, por exemplo, da afetividade, da excitabilidade, o controle de impulsos, os modos de percepção e de pensamento, levando a estilos distorcidos de relacionamento com os outros e consigo mesmo. Como exemplos, podem-se citar:

- As crianças acima de 3 ou 4 anos ou os adolescentes que sempre chamam a atenção de seus pais por meio de atos de oposição ou desobediência, como se necessitassem provocá-los a ponto de receberem um castigo.

- Aqueles que vão apresentando resultados escolares progressivamente piores, apesar de terem capacidade e se dedicarem ao estudo, relatando com frequência grande angústia na época das avaliações ou mesmo que "deu um branco na memória", isto é, o que era sabido ficou bloqueado, inacessível, determinando seu fracasso.

- Crianças e adolescentes que assumem comportamentos desafiantes ou mesmo agressivos com os mais próximos, não conseguindo manter relacionamentos saudáveis com irmãos, parentes ou colegas de escola, condenando a si mesmo a um isolamento de seus pares.

- Adolescentes que buscam amparo em grupos de risco, como vícios e abusos de substâncias.

- Crianças ou adolescentes que criam comportamentos estigmatizantes, como, por exemplo, fazendo-se de "palhaço" para fazer todos rirem deles mesmos, ou mesmo se oferecem para motivo de escárnio ou objeto de maus-tratos pelos parceiros, criando propositalmente situações de *bulliyng* para si mesmos como vítimas.

- Crianças e especialmente adolescentes com comportamentos de agressão direta a seu corpo, como os que se cortam; ou bloqueiam sua vida através da prática compulsiva de rituais e manias; ou deformam seu corpo com *piercings* e/ou tatuagens exageradas; ou se tornam obesos, anoréticos ou bulímicos.

A autoagressão e o desejo de morte

Diferentemente dos animais, o ser humano usa sua vontade para resolver se continua ou não vivendo. É de longa data o debate ao redor da questão sobre o direito do homem de tirar a própria vida. A questão do suicídio comporta uma pergunta relevante: o que leva alguém a desistir completamente da vida? Quando o suicídio é efetivado, as causas precisas jamais serão descobertas. No histórico das tentativas fracassadas de suicídio de adultos, adolescentes e crianças, no entanto, geralmente se identifica não apenas um motivo, mas uma série de razões que motivaram esse ato extremo. **Na infância e adolescência, os sinais e sintomas de intenção de desistir da vida costumam aparecer de várias formas e de maneira progressiva** (veja a seguir). **A observação desse desejo de abandono da vida nunca pode ser minimizada ou desvalorizada.**

O que pode motivar o suicídio

Entre as motivações mais comuns para o suicídio em qualquer idade, estão as **grandes perdas**, seja por dificuldades familiares, conflitos conjugais, morte com luto não resolvido, **fracasso** nas metas profissionais, grandes **injustiças**, **dívidas** e/ou falta de realização pelo trabalho. Outras causas incluem:

- dificuldade em aceitar mudanças importantes na vida;
- incapacidade ou fracasso em organizar sua vida segundo suas metas e desejos, ou ainda, o determinado pelos pais;
- desejo ou inclinação sexual incompatível com seus padrões morais e culturais;
- perda de crédito, honra ou dignidade por ter feito algo errado ou por não ter cumprido com as expectativas próprias ou alheias, especialmente dos pais ou cônjuges.

Nem sempre os motivos que levam às tentativas de suicídio são evidentes, e a ideia de marcar um encontro com a morte pode ser uma saída para problemas crônicos de relacionamentos familiares. Com frequência, a adaptação àquele modo de vida conflituoso ou de insatisfações pelos demais membros da família não os deixa perceber que essa é exatamente a causa de sofrimento para a criança/adolescente.

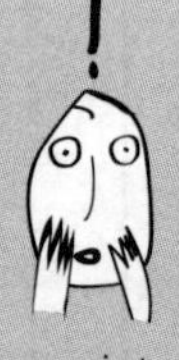

ATENÇÃO

Na infância e na adolescência, **o suicídio é habitualmente resultado de muitas tentativas anteriores**, elaboradas por meio do que assistem em filmes, novelas e noticiários e do que buscam na internet.

Nem sempre o desejo da morte está associado a uma vontade de tirar a própria vida: muitas vezes, a morte é vista como a **única solução para** acabar com **algum sofrimento insuportável**. Surge nas situações de grande desamparo, sensação de solidão e de vazio com a existência, em constituição psíquica favorável, em que as falhas de sua estruturação de personalidade não reconhecem razões consistentes que os lacem à vida, em qualquer cultura, gênero ou padrão social.

O desejo de morte não costuma aparecer de repente, mas vai se mostrando nas atitudes de autoagressão e exposição progressiva a riscos, como pedidos de atenção e socorro.

O QUE VOCÊ DEVE SABER

Os caminhos para as tentativas de acabar com a vida são **planejados** de várias formas, por meio de **conversas** entre as próprias crianças e adolescentes, pelas **histórias** que sabem, **notícias** que ouvem, **filmes** e até mesmo **desenhos** que assistem na televisão. Pode também ocorrer pela busca direta, como acessando sites de culto à morte na **internet**, onde é possível encontrar informações claras sobre como se suicidar de várias formas diferentes: mais rápida ou mais lentamente, com mais dor ou menos dor, além de esclarecimentos sobre a dosagem de drogas ou medicamentos usuais que podem matar. É um mundo de horrores à disposição de qualquer bom pesquisador.

Esse grupo específico de crianças e adolescentes não estará sujeito a "acidentes" ou fracassos em diversas áreas do funcionamento humano apenas por situações de descuidos não intencionais ou azar, mas especialmente por suas escolhas fixas, ou seja, repetitivas ou mesmo compulsivas, em determinados aspectos, como as escolhas que envolvem a forma de relacionamento com familiares, colegas de escola, amigos e consigo mesmo.

O QUE VOCÊ DEVE FAZER

Algumas crianças ou adolescentes submetidos a situações de conflitos e desamor durante seu período de desenvolvimento poderão procurar perpetuar esse estado negativo oferecido por seus pais ou responsáveis, buscando sempre a posição de vítima nas escolhas de suas vidas. Como consequência, buscam, sem se darem conta, um jeito triste de viver.

Para ajudá-los, é importante que os pais ponderem, dentro de sua formação de valores, **sobre o que faltou, o que deixou de ser ensinado, estimulado, valorizado, etc., tentando não comparar as suas condições de vida** na adolescência e os resultados obtidos com as condições que oferecem ao filho e sua resposta. O **cuidar do filho da melhor maneira** possível para o momento de vida, **com carinho, dedicação e respeito** é o esperado de todos que se propõem a serem pais.

Por isso, é importante que os pais sempre observem de perto o comportamento de seus filhos e fiquem atentos a qualquer mudança nos padrões normais. A busca coerente e amigável das razões para as insatisfações com o filho, com a vida e consigo mesmo é um bom caminho. Caso já se identifiquem atitudes de autoagressão persistentes ou constantes, a busca de orientação e tratamento pelo pediatra e profissional da área psíquica se faz necessária.

O QUE OBSERVAR

Há crianças e adolescentes que demonstram **dificuldade de lutar pelo que desejam**, como se a mola que impulsiona a busca pelo que se quer estivesse travada. Mostram-se tímidos e resignados, **como se nada valesse a pena**, e aparentam **falta de ambição** e de agressividade na luta pela vida. Apresentam-se frequentemente com **falta de iniciativa** pelo que querem, à espera do comando que habitualmente os acompanharam.

Em geral, são diagnosticados como pessoas sem autoestima ou sem determinação, mas **também seria correto afirmar que permanecem à espera de serem ajudadas por outros** ou procuram despertar nestes piedade ou culpa por suas dificuldades ou impossibilidades. Demonstram, assim, o quanto seu **sofrimento está ligado às relações interpessoais desde o início de suas vidas**, e não se inibem em atribuir a culpa pelo que fazem consigo mesmas automaticamente a um terceiro.

Essas crianças e adolescentes sempre colocam no irmão, no amigo ou mesmo no professor a **causa** de seus insucessos, seja nos estudos, nas ações de irresponsabilidade ou nos relacionamentos fracassados. Muitas vezes, têm a cumplicidade ou o apoio dos pais ao repassar suas responsabilidades.

Uma criança pode querer se matar?

O suicídio na infância **existe**, especialmente entre crianças submetidas a formas constantes de violência, como física, psicológica, por alienação parental (quando um dos pais tenta afastar o filho do outro genitor), por abandono ou até mesmo por abuso sexual, especialmente quando doméstico. A maioria dos estudiosos considerava o fenômeno raro, mas hoje se acredita que os números publicados não correspondem à realidade, seja por ocultamento de dados, seja por falta de diagnóstico da causa da morte. Isso forma a falsa ideia de que o suicídio infantil é raro ou que as causas mais comuns das mortes violentas são acidentais.

Suicídio entre adolescentes

A partir da puberdade, as atitudes de risco e também as tentativas conscientes de suicídio podem se intensificar. As **causas gerais** preponderantes são: conflitos familiares, violência doméstica, rejeição de genitores e/ou familiares, depressão, solidão, separação amorosa, transtornos psiquiátricos e vício em drogas.

Já entre as **causas pessoais** mais frequentes, estão os transtornos depressivos, consequentes habitualmente dos desajustes familiares; mas também deve ser considerado o conflito de ideais que o adolescente vive, tanto nos seus relacionamentos com os outros como consigo mesmo. Seu ideal de ser ainda está distante de acontecer, e a realização dos seus sonhos ainda está em vias de construção. O adolescente, em geral, tem a autoimagem desvalorizada, em razão das alterações sucessivas e fora de controle de seu corpo, aliadas ao poder de agir como adulto no que tange ao aspecto físico, mas ainda não em termos mentais.

Leia também os capítulos "Estresse pós-traumático" e "Prevenção da violência intrafamiliar", a seguir.

O QUE VOCÊ DEVE SABER

Em geral, o **adolescente:**

- atribui a outros a visão crítica que tem de si mesmo, o que torna difícil para os pais fazerem qualquer comentário direto e pessoal;
- tem dificuldades de aceitar os próprios limites, rebelando-se contra os limites que lhe são impostos;
- sua fragilidade psíquica o impede de se opor àqueles a quem dá alguma importância fora da família;
- sua vontade de se contrapor aos valores familiares, para fazer valer sua identidade única e exclusiva, leva-o a cultuar quem se põe a desvalorizá-los;

Por conta dessa carência de identidade, o **adolescente precisa do grupo exogâmico (fora da família)** para se completar. Os grupos, contudo, cobram um preço para aceitá-lo. Alguns propiciam uma convivência normal, mas existem os que cultuam a violência a si mesmos e aos outros como "ritual de iniciação". Há também aqueles que cultuam a morte – por incrível que pareça, há sites na internet sobre o tema, explicando e orientando com detalhes a melhor forma de se matar.

Dificuldades da adolescência

A grande maioria das pessoas tenta viver de acordo com sua cultura familiar e seu tempo histórico-social. No entanto, em um mundo globalizado e com informações que chegam quase de forma instantânea a uma boa parcela da população, como lidar com as exigências da vida atual? Os vários ditames da moda, seja em relação a vestuário, moradia, alimentação, comunicação, estudos ou trabalho, são apresentados habitualmente sem filtros ou análises críticas sobre o que é moralmente correto ou não às crianças e adolescentes. E, assim, cada vez mais as formas de viver se confluem.

Quanto mais imatura for a criança ou o adolescente e quanto menos formada é a sua personalidade, mais força terá esse poder da comunicação e maior o preço para ser aceito e pertencer a um grupo no qual possa se identificar.

Dentro da evolução do ser humano, as crianças passam da dependência absoluta dos primeiros anos de vida para uma autonomia lenta e progressivamente conquistada até a adolescência, inicialmente no grupo familiar, depois na escola e, finalmente, na sociedade em geral. E como são difíceis esses passos, tanto para os filhos como para os pais!

Na adolescência, as normas sobre como se vestir e se comportar correspondem às dos pequenos grupos que se reúnem a partir de afinidades (trazidas da família, nos bons casos), sejam elas ideológicas, musicais, de estilo ou de metas. Seja qual for o motivo, todos tentam se igualar.

De acordo aos valores recebidos na infância, para alguns, esse traço de igualdade é o da agressividade, que pode ser expressa por meio da **mudança da própria imagem como forma de agressão ao outro**. Exemplos disso são os cabelos raspados ou pintados, o corpo tatuado, a profusão de ***piercings*** e as roupas extravagantes ou exóticas, a ponto de se perder sua aparência original. Tais manifestações de agressividade a si mesmo e ao outro certamente são secundárias diante de uma necessidade maior: a de suplementar, por meio do grupo e de seus elementos comuns, as falhas na estruturação de sua personalidade, levando a uma exacerbação da falta de identidade na adolescência.

Nessa fase, há uma busca por **algo que preencha tal carência**, sentida pelo adolescente como um vazio difícil de suportar. É aí que entra o grupo ou a tribo, como preferem alguns, que tem uma função de destaque na transição da adolescência para a idade adulta.

Consequências para a saúde

Algumas atitudes radicais assumidas especialmente pelos adolescentes podem levar a sérios danos à saúde, como os transtornos alimentares da **anorexia**, **bulimia** e **obesidade mórbida**, o abuso de **álcool** e outras **substâncias psicoativas**, ou ainda a **prática sexual sem critérios e proteção**. Grupos menos fechados também podem se formar a partir de afinidades em relação a hábitos de vida; por exemplo, o culto ao corpo, seita ou religião, atividade física ou mental, vícios e compulsões.

> ATENÇÃO
>
> A experiência tem demonstrado que quanto mais problemática foi a infância em relação aos vínculos familiares, mais difícil é a fase de transição para a adolescência e desta para a idade adulta, da mesma forma que quanto maior a sua carência de personalidade, maior risco terá o grupo no qual ele se insere.

Transtornos alimentares como forma de autoagressão ou de agressão ao adulto cuidador

Já há algum tempo, ser muito magro ou "bombado" tornou-se algo tão ordinariamente aceito que passa despercebida a verdadeira alienação que hoje é imposta às pessoas, desde a infância, mas em especial aos adolescentes e aos adultos jovens. Não se trata de condenar os hábitos alimentares saudáveis nem os cuidados normais com o corpo. O problema é dedicar a vida à "malhação", à guerra contra a balança e à contagem de calorias, como se nada mais tivesse importância. Essa maneira simplista de pensar a vida, com a busca ilusória de um **tirânico padrão de beleza**, pode afastar a pessoa de quaisquer outros objetivos. O estudo, a cultura, o lazer em família ou entre pares dá lugar a uma **fixação de conduta**, como se todos os objetivos de vida se afunilassem em um só.

> O QUE OBSERVAR
>
> Os atos extremos mais conhecidos desse grupo incluem **infindáveis horas** nos ambientes fechados das academias e **transtornos alimentares**, como a obesidade mórbida, a anorexia e a bulimia.
>
> A anorexia e a bulimia são exemplos de uma transformação do próprio instinto de autoconservação: a vítima do transtorno não **perde** somente a noção da dimensão corporal e do gosto pela comida, mas **também** o **apetite pela vida**.

O QUE VOCÊ NÃO DEVE FAZER

Muitas vezes, existe uma preocupação exagerada dos pais ou cuidadores com a boa alimentação da criança na primeira infância e, por isso, eles passam a forçar a ingestão de quantidades acima do desejado e necessário. Ou, então, pode acontecer de quererem dar ao filho tudo aquilo que eles mesmos têm desejo de comer.

Persistindo nesse modelo e nos erros alimentares, essas crianças ou adolescentes seguirão com o incentivo ou a promoção do sobrepeso, mesmo sabendo de todas as intercorrências à saúde e ao bem-estar que essa prática causará em sua prole.

Por outro lado, há também aqueles pais que, por fixações suas distorcidas quanto à alimentação, querem controlar tudo que os filhos comem, com preocupações acima do necessário, fazendo das refeições um motivo de sermão constante e uma tortura diária.

O QUE VOCÊ DEVE FAZER

O passo para a obesidade, a anorexia ou a bulimia é pequeno e essas distorções de comportamento e formas de autoagressão aparecem para suprir outras faltas. Portanto, é preciso:

- rever as relações familiares e a posição de cada um dentro do lar, procurando identificar as carências dos filhos e os excessos dos pais;
- procurar a ajuda do pediatra e, se necessário, de especialista na área de saúde mental, como psicólogo ou psicanalista, que possa avaliar com cada um, pais e filho, as causas de seu sofrimento e sintoma e orientar sobre a melhor forma de conduzir a situação.

ATENÇÃO

Muitos pais (ou cuidadores) justificam suas atitudes perante os hábitos alimentares dos filhos dizendo: "Mas as crianças querem...", ou "Meu filho quis e eu não tive como intervir", "Elas pedem...". Essas atitudes dão a seus filhos o poder de serem "nutricionistas de si próprio", permitindo que eles decidam sobre a adoção de maus hábitos alimentares, promovendo a deterioração da saúde da criança/adolescente, num total abandono das funções maternas e paternas.

É preciso que os pais sejam autocríticos e **avaliem sua atitude diante dos filhos** e se não estão transferindo a eles seus distúrbios ou seu descaso com a alimentação. **Não se pode culpar os filhos pela escolha, pois a decisão final da qualidade da alimentação depende única e exclusivamente dos pais** e esta começa nas compras do supermercado ou na escolha do restaurante.

Os desvios alimentares levam a má nutrição, anemias, distúrbios no metabolismo das gorduras, da glicose, do cálcio e outros, afetando o desenvolvimento atual e a saúde futura.

Em muitos casos, o alimento passa a ser um instrumento de batalha entre pais e filhos e o fato de a criança não comer passa a ser a angústia constante dos pais. Os pais devem se autoanalisar e identificar se as intervenções na nutrição do seus filhos estão desencadeando neles visões e atitudes distorcidas quanto à boa alimentação.

A anorexia na infância e no início da adolescência pode ser a resposta a uma série de comportamentos invasivos dos pais, numa negação do desenvolvimento para a idade e para o corpo adulto.

A obesidade pode surgir como consequência a uma imposição de hábitos alimentares familiares distorcidos e há que se avaliar o mau-trato que isto significa. A identificação da criança com o adulto obeso também pode levar à busca constante do alimento, bem como a busca do prazer oral nas tentativas de compensação de faltas em sua existência.

O QUE VOCÊ DEVE SABER

Outras razões de insatisfação e sofrimento, como **diferenças** físicas e ou psíquicas **entre irmãos**, valorização maior de um dos filhos pelos próprios genitores, grandes **proibições de convivência** entre pares em famílias muito "fechadas", impedimento ao lazer, critérios rígidos quanto à sexualidade, **tratamento infantilizado** e mantenedor de dependência extrema podem determinar os **quadros de transtornos alimentares, que surgem como formas de autoagressão severa**, com dano direto à saúde física e consequência de dano psíquico e risco de morte.

O uso de drogas como forma de autoagressão

Talvez ainda mais intenso que os transtornos alimentares seja o hábito de **abuso de substâncias**, tanto as ditas legais (como o álcool e o tabaco) como o consumo regular de tóxicos ilegais (maconha, *crack*, cocaína, heroína, *ecstasy*, óxi e outros).

Esses **vícios**, também chamados de **adições**, vão, à medida que se aprofundam, tomando conta da vida da pessoa, tirando-a do convívio dos demais e afastando-a progressivamente do presente. Para o dependente, o vício não faz parte de sua vida; ao contrário, torna-se a razão de sua existência.

O QUE OBSERVAR

É bastante conhecida a transformação de conduta derivada da adição, que pode levar o usuário à delinquência e à venda de seus pertences (ou mesmo de seu corpo) para sustentar a dependência.

O QUE OBSERVAR

Pais menos atentos não conseguem perceber no comportamento do filho um risco de dependência e de exposição a várias outras formas de violência, e só entendem as consequências quando os prejuízos se tornam evidentes, como, por exemplo, com abandono de metas, baixo rendimento escolar e vitimização por violência entre pares ou urbana.

O QUE VOCÊ NÃO DEVE FAZER

Todo cuidado é necessário quando os pais tomam conhecimento que seu filho está envolvido com o uso de droga. Os julgamentos precipitados, as punições severas, a depreciação ou as restrições podem afastar ainda mais o filho que está sem rumo certo.

O QUE VOCÊ DEVE SABER

Não é possível dizer que hoje em dia o jovem entra no caminho do vício por não receber orientações sobre os riscos de uso da droga. Atualmente, a informação está disponível de forma abundante, tanto para alertar sobre os riscos das drogas como para incentivar seu uso. Há, até, sites oferecendo serviço de entrega de drogas a domicílio. No entanto, a verdade é que **nenhum vício começa sem razão**.

O uso de álcool, por exemplo, tão banalizado em nossa sociedade e em meio à juventude, geralmente se inicia dentro de casa. Muitas vezes, os próprios genitores, que são usuários frequentes, oferecem bebidas de teor alcoólico mesmo para crianças muito pequenas, como se a bebida fosse sinônimo de força e potência.

Massacrados pelas mensagens da mídia e dos grupos sociais, o uso do álcool por pessoas de todas as idades passou a ser cartão obrigatório para o crédito da felicidade, da desinibição e até de potência sexual.

Quanto às drogas, a maioria dos adolescentes é levada a acreditar que deve experimentar as drogas como parte de um ritual de passagem ou de condição de seu tempo, pois seria forte o suficiente para se afastar delas quando assim o quisesse. No entanto, dependendo do tipo de droga, da sua concentração e de combinações de uso, a dependência química tem grandes chances de acontecer. Além disso, muito mais intensa do que a dependência química estará a psíquica, relacionada à estrutura de personalidade de cada um e à situação emocional que o levou à experimentação. **A estrutura de personalidade formada nos primeiros anos de vida é que definirá esse destino** – nem todos que experimentam um cigarro de maconha, por exemplo, irão se tornar viciados.

O QUE VOCÊ DEVE FAZER

Ao perceber que seu filho está abusando de substâncias (seja álcool ou drogas), devem-se **rever os laços** de interesse e afetividade com o filho e se colocar ao lado dele, predisposto a **ajudá-lo a vencer mais essa dificuldade** em sua vida.

O pensamento mais comum entre os familiares é de que as más amizades ou grupos levaram o adolescente ao uso da droga. No entanto, é preciso coragem para admitir que algo aconteceu na caminhada comum e nos relacionamentos entre a família para que esse filho precisasse de algo a mais para enfrentar sua vida ou, então, fugir dela.

Com o apoio dos pais e familiares, alguns conseguem deixar de precisar da droga, que age como um tampão aos sofrimentos e angústias. Entretanto, pode haver uma grande surpresa quando se descobre que a má companhia é, na verdade, o próprio filho, que fornece a droga aos outros.

Após tomar essas medidas apoiadoras, se os pais não conseguirem controlar ou cessar o vício dos seus filhos, recomenda-se procurar ajuda especializada, como psiquiatras.

O que os pais devem fazer

Exercer bem o papel de pais é que proporcionará ao filho a segurança em si mesmo e no mundo adulto. A personalidade do ser humano não nasce pronta, vai se formando aos poucos, de acordo com os cuidados que recebe, lugar que ocupa na família que o gerou ou o recebeu e valores que conseguiu agregar por meio do **ensino** e dos **exemplos** oferecidos pelo mundo adulto.

Aquela criança que sempre conseguiu o que queria com o choro e a birra – ações normais dos primeiros anos de vida e muitas vezes incompreensíveis para os pais e cuidadores – não saberá defender suas ideias e metas de forma coerente.

A influência das atitudes dos pais

Algumas atitudes dos pais promovem a falta de responsabilidade dos filhos. Isso pode ser visto mesmo em pequenas atitudes diárias, desde o início das primeiras explorações do mundo pelo bebê. Por exemplo: o filho está aprendendo a andar; bate a cabeça na mesa e cai no chão; um adulto "dá um bronca" no pé da mesa de jantar, dizendo "que mesa feia"; este adulto tem um "bom" intuito de consolar a criança pequena, mas, na realidade, ele está dando vida e personalidade a um objeto e ainda tirando a responsabilidade da criança pelo seu ato, transferindo a culpa para algo irreal.

Quando esse tipo de atitude passa a ser repetitivo, essa criança ou esse adolescente cresce poupado de encarar as consequências de suas ações, que nem sempre serão adequadas e corretas; afinal, estão no tempo de crescer, de explorar o mundo e de aprender a viver nele. Muitos seguem a vida desistindo de seus sonhos e metas assim que encontram alguma dificuldade, pois **não conseguem enxergar qual a sua responsabilidade** em seus fracassos para, então, poderem finalmente escolher ou enfrentar novos caminhos.

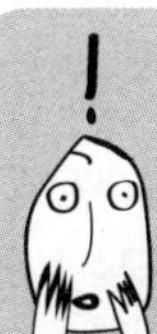

ATENÇÃO

Os responsáveis que acabam por ceder a tudo, fugindo da função materna ou paterna de ensinar e proteger, deixam como legado ao filho um jeito fraco de lutar por suas metas para o resto da vida.

Ou seja, a falta de responsabilização pelos atos desafiadores ou destrutivos da criança maior ou adolescente, ignorando a necessidade constante de ensino e proteção, pode trazer sérios prejuízos à formação de sua personalidade.

ATENÇÃO

Pelas condições próprias da infância e da adolescência, as crianças e os adolescentes são extremamente mais sensíveis ao bombardeio constante das tendências impostas pelo modo de viver de sua época. Isso, às vezes, passa quase despercebido pelos adultos ou, de forma irresponsável, os adultos os estimulam a seguir essas tendências sem nenhum critério ou análise.

O QUE VOCÊ DEVE FAZER

São os pais que apresentam o mundo às crianças, bem como a forma de viver nele. Por isso, pais infelizes, dependentes de drogas, com transtornos de comportamento indicarão um modelo equivocado de ser para o filho, em que os desvios de conduta e a autoagressividade poderão ser considerados normais.

Pais com essas características citadas precisam **buscar tratamento e cura**. Se não for por si mesmo, que seja pelo filho que deles dependem, para não eternizar seus sofrimentos através da destruição da vida dos filhos.

Por outro lado, crianças controladas demais, para as quais se exigiu precocemente um comportamento maduro e socialmente adequado, vão sofrer uma "adultização" de sua infância. Sem possibilidades de expressar seus desejos, obrigadas a aceitar tudo que lhes é imposto e, ainda, sem direito de errar ou vacilar como parte de seu desenvolvimento, terão poucos motivos próprios para seguir a vida. Desde a infância, essas crianças continuarão com a tendência de procurar, de forma inconsciente, várias formas de relacionamentos difíceis com os outros e com o mundo, para a eles atribuir a razão de sua incapacidade e de seu sofrimento.

Pais adoecidos, filhos com sintomas

Pais presentes e interessados na vida e no desenvolvimento dos filhos deixarão para estes sua forma de ver o mundo, seus princípios morais e seus valores pessoais.

No entanto, **muitos adultos hoje apresentam várias formas de sofrimento psíquico, muitas vezes com transtornos de comportamento visíveis, que interferirão no relacionamento com os que dependem deles, como os filhos. Deixarão para os filhos um modelo não saudável de viver ou enfrentar as dificuldades da vida**. Alguns pais escondem-se atrás de seus diagnósticos de estresse, depressão, bipolaridade, transtornos obsessivos, abuso de substâncias e outros para anular ou desviar sua função materna ou paterna.

Esses filhos crescem como se fossem órfãos, decidem sozinhos seus caminhos, ou suportam o peso da agressividade incontida de seu responsável, **carregando a culpa** pelo sofrimento que testemunham.

O QUE VOCÊ DEVE SABER

Assim como os adultos, as crianças e os adolescentes dependem da relação com o meio em que vivem e com o qual buscam constituir laços. É necessário, portanto, que a família e a comunidade **devolvam a valorização e a dignidade** às crianças e aos adolescentes com atitudesde risco (autoagressão e suicídio). É dessa forma que se constrói um ser humano pleno, considerado pelos demais por seu valor e respeitado por suas particularidades.

Portanto, as influências do meio e da família na formação de uma pessoa podem produzir um grau maior ou menor de vínculo saudável com a comunidade, com o tempo em que ela vive e, em especial, com a vida.

Como manter um laço com a vida?

Nas manifestações autodestrutivas relatadas, o grau de participação ativa nas escolhas da vida pode variar desde a posição de apatia ou passividade até a escolha ativa do modo de aplicação do dano a si mesmo. A forma extrema deste último tipo de atitude é o suicídio consumado.

Sabe-se que **quem tem firmes laços** familiares, de amizade, religiosos, ideais de grupo ou profissionais apresenta **menos probabilidade de praticar o ato suicida**. Recompor esses laços, portanto, pode ser de grande ajuda para a reintegração daquele que maltrata a si próprio, ao meio e à vida.

Contudo, vale lembrar que nem todo mundo tem a capacidade de manter a alegria de viver – o que muitos imaginam como aspecto comum a todos, na verdade é um privilégio, construído desde antes do evento do nascimento, quando a família e a comunidade criam o lugar que vai acolher o bebê.

ATENÇÃO

As necessidades da vida atual impõem, cada vez mais, que crianças e adolescentes fiquem longe dos cuidados paternos, seja na rua, nos *shopping centers* ou sozinhos em casa, expostos a riscos que os pais parecem desconhecer. Cria-se, assim, um círculo vicioso. Os adultos perdem contato com o filho e não sabem o que ele faz. O filho, por conviver quase o tempo todo com seu grupo, já não tem muito a dizer aos pais e supõe que eles não queiram mesmo saber sobre sua vida. Os pais sentem que perderam a importância para o filho ou o seu respeito. O resultado final é a ausência de comunicação e de vida comum pelos dois lados.

O QUE OBSERVAR

Ao longo dos séculos, o suicídio – palavra que vem do latim *sui* (si mesmo) e *cídio* (dar morte), ou seja, "dar morte a si mesmo" – sempre despertou horror e curiosidade, além da pergunta: é um ato de coragem ou de covardia? A morte é um fato absolutamente certo. Não se sabe a hora, o lugar e a forma, mas sabe-se que ela ocorrerá. Abreviar essa espera de forma ativa pode ser visto, em um certo sentido, como um ato de coragem para alguns, na medida em que envolve o enfrentamento do desconhecido por meio da aniquilação da existência. Por outro lado, sempre se supõe que o suicídio é a forma definitiva de evitar alguma situação aparentemente insolúvel ou extremamente penosa, a ponto de fazer da morte uma opção preferível – e aí estaria configurado o gesto de covardia.

Outra pergunta comum diz respeito aos entes queridos deixados pelo suicida. Quem decide pela própria morte pensa no efeito de dor e perda que vai causar? Os laços com familiares e amigos não foram suficientes para manter a pessoa comprometida com a vida? Será que ela não mais se sentia acolhida pelos outros? Ou será que já não tolerava mais o que recebia e como era vista em seu círculo de convívio?

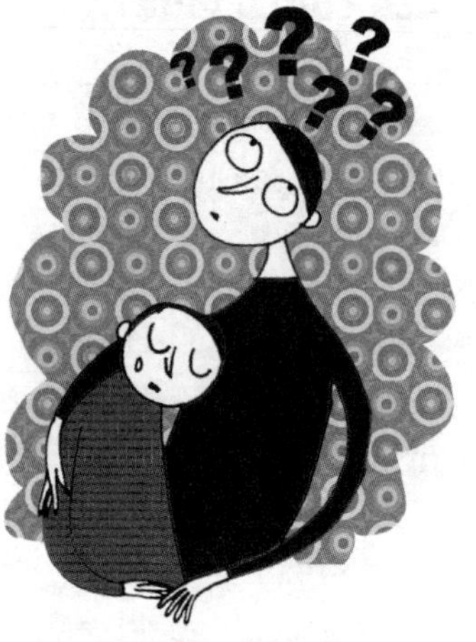

Quem ameaça se suicidar deve ser levado a sério?

Sempre! Não se pode tomar uma ameaça dessa natureza apenas como desculpa para chamar a atenção ou como mera fanfarria ameaçadora. **O simples fato de pensar na morte como meio de acabar com o sofrimento não faz parte das reações consideradas normais do ser humano**. O lugar que não é dado à criança ou ao adolescente na vida familiar ou em seu meio pode ser instituído ou melhorado a partir de uma situação extrema como a dessa ameaça, que poderá se transformar em realidade caso eles sejam desafiados ou caso haja permanência da situação que os levou ao desejo de morte.

CONSULTE O PEDIATRA, PSICÓLOGO OU PSICANALISTA

O acompanhamento de especialistas é **indispensável**. Pediatras e profissionais da área psíquica devem ser procurados, tanto para a criança ou o adolescente como para seus pais. Na infância, a criança poderá repetir ou assumir os sintomas dos pais.

O QUE VOCÊ DEVE SABER

Sempre é mais fácil acreditar que se deu tudo ao filho, que ele recebeu mais do que precisava e permanecer incrédulo diante da identificação de atos de autodestruição e de extremo desespero. **No entanto**, a verdade é que algo estava acontecendo há mais tempo, e ressentimentos, sentimentos de ingratidão e raiva não irão ajudar.

Não existem medidas totalmente eficientes de supervisão e controle de uma criança ou adolescente e, se o motivo da desistência da vida persiste, **a morte como solução definitiva** ou como prova final do sofrimento não reconhecido ou minimizado será **considerada** novamente.

O QUE VOCÊ NÃO DEVE FAZER

Afirmações desafiadoras como "só queria chamar atenção", "se quisesse morrer, teria se matado mesmo", "tantas vezes querendo se matar e nunca consegue, com certeza só quer assustar os outros", "nem se matar consegue!" são totalmente inadequadas e só reforçam o aspecto fracassado daquela existência, podendo desencadear uma nova tentativa, desta vez, bem-sucedida.

O QUE VOCÊ DEVE FAZER

- Rever as condições de convivência familiar, a história desse filho desde sua idealização, concepção, nascimento e desenvolvimento, e como nos identificamos com ele e que lugar ele tem ocupado na família e na sociedade.
- Parar e pensar, sem reservas ou preconceitos, o que faltou ou sobrou no relacionamento entre pais e filhos e por onde haveria possibilidade de outro melhor caminho.
- Ponderar sobre como foi recebida essa criança e tentar encontrar, ali, traços de identificação negativa, repetição ou motivos de intolerância para com o filho.
- Avaliar em que pontos e situações este filho provoca dificuldades com a própria história de infância e adolescência dos pais.

ATENÇÃO

É comum, especialmente nas tentativas de suicídio de crianças e adolescentes, que, diante do ato, toda a família se mobilize imediatamente. No entanto, surpreende que, passado o susto, em pouco tempo muitos voltem às suas posições e comportamentos anteriores e o acompanhamento terapêutico seja interrompido, como se essa memória tivesse de ser apagada e o risco de morte fosse minimizado. Quando um desejo de suicídio é evidenciado, mesmo que os adultos próximos ou responsáveis não consigam ainda enxergar o sofrimento e desespero que levou àquele ato, **todo o cuidado é pouco**.

A solução é lutar juntos pela vida

Expusemos os progressivos graus de danos que se podem provocar à vida, dos pequenos traumas ditos acidentais ao ato suicida. Em todos eles, foi possível levantar a hipótese de que não se trata de frutos de uma simples vontade isolada, pessoal e irreversível, mas, sim, de um **pedido desesperado de ajuda**, por mais infantil que o ato tenha sido. Isso deve levar os pais e profissionais a pensarem que qualquer intervenção de **ajuda sempre deve incluir o maior número de pessoas envolvidas com a criança ou adolescente e profissionais especializados**.

Pensar que os atos de autoagressão, que podem chegar à tentativa de suicídio, são manobras para chamar a atenção serve muito bem a um propósito: entender o ato desesperado como um recado de que algo não vai bem, não só para quem atentou contra a própria existência, mas para todos os que participam da sua vida da criança ou do adolescente em questão.

Estresse pós-traumático

O QUE OBSERVAR

Algumas das situações que causam sofrimento a uma pessoa ocorrem de repente e causam um **efeito abrupto**: alteram a vida cotidiana, produzindo reações de luto, angústia, transtornos de humor, apatia, sintomas digestivos, cardiovasculares e outros. Trata-se de componentes da chamada **reação aguda ao estresse**. Seus sinais e sintomas aparecem imediatamente ou, então, em questão de horas ou dias. À medida que a pessoa se afasta da causa do problema, é comum que seus efeitos se dissipem aos poucos. Essa melhora pode acontecer espontaneamente ou com ajuda da psicoterapia ou da farmacologia, mas nem sempre significa a resolução do problema/trauma.

Muitas são as situações que podem provocar **infelicidade**; e muito diferentes são as reações de cada pessoa a elas. As variadas possibilidades – violência urbana, violência cotidiana, separação de casais, morte de entes queridos, desemprego, dificuldade de inserção social, problemas profissionais, perda de patrimônio, fracasso familiar ou amoroso – podem acontecer com qualquer pessoa, em qualquer momento da vida e, nem sempre, as pessoas estão preparadas para enfrentá-las.

Na infância e na adolescência

É difícil organizar uma lista que ordene a enorme quantidade de eventualidades capazes de afetar negativamente as pessoas, especialmente crianças e adolescentes, bem como o grau de repercussão de cada um desses eventos sobre suas vidas. Fatores como a preparação para o acontecimento, a possibilidade de compartilhar da experiência com adultos responsáveis e a oportunidade de tomar distância física ou psicológica do fato facilitam a elaboração das circunstâncias traumatizantes.

A **criança** e o **adolescente**, dependentes física e emocionalmente dos laços familiares e sociais, estão incluídos nessas situações traumatizantes e também em suas consequências. De forma isolada, estão também **sujeitos a outra série de traumas**, intencionais ou não, infligidos por parte do adulto (especialmente o responsável ou cuidador) ou por si mesmos, e que podem deixar marcas severas em seu desenvolvimento.

Trauma não intencional (acidente)

Nos traumas ou injúrias não intencionais, reconhecidos popularmente como acidentes, **nem sempre existe a proporcionalidade entre a lesão física e a psíquica**. Por exemplo, um pequeno corte na pele após cair da bicicleta na rua pode criar um bloqueio para ele sair de casa ou andar de bicicleta, tanto em razão do que foi dito a ele sobre o perigo e especialmente sobre o que poderia ter acontecido se tivesse passado um carro no momento em que ele estava no chão.

Não se deve menosprezar, portanto, as possíveis sequelas advindas do imaginário (lesão psíquica): "O que poderia ter acontecido comigo ou com quem estava comigo?".

É preciso levar em conta também o envolvimento de outras pessoas, especialmente os pais, nas situações traumáticas da infância e adolescência; a sensação de **falta de proteção** por parte dos pais ou do responsável pode permanecer como uma **marca de insegurança permanente** no dia a dia da criança ou do adolescente.

É comum o filho surpreender os pais ao, orgulhoso, mostrar aos colegas de escola o braço engessado ou os pontos de sutura de sua mais recente ousadia ou descuido. No entanto, o que isso lhe custou emocionalmente, muitas vezes, só o tempo dirá.

ATENÇÃO

Muitas vezes, o medo de perder algo é tão intenso que a simples possibilidade de se ter perdido pode traumatizar a criança ou o adolescente tanto como se o tivesse realmente perdido; mas isso é comumente subestimado pelos pais ou responsáveis.

O QUE VOCÊ DEVE FAZER

A perda temporária da integridade física (ou seja machucados, cortes, fraturas, etc.) deve ser sempre explicada e justificada para a criança, respeitando-se a capacidade de entendimento e a maturidade próprias da idade, para que se assegure a ela a compreensão do acontecido e, também, da necessidade do tratamento, nem sempre menos traumatizante.

CONSULTE UM ESPECIALISTA

A possibilidade de que a sequela psíquica se torne definitiva, o que dificilmente passa despercebido pela criança ou pelo adolescente, demanda o acompanhamento especializado multiprofissional para facilitar a absorção e a elaboração das perdas que se somam ao trauma inicial.

Trauma intencional (violência)

As mais variadas **situações de violência** – doméstica, urbana, social, moral, ética e também as de grande impacto na população, como as catástrofes, o terrorismo e as guerras – são **divulgadas** a todo momento pela mídia e reproduzidas nos desenhos, *video games* e jogos virtuais, não havendo qualquer **preocupação em se respeitar** a maturidade e a capacidade de compreensão dos possíveis espectadores ou usuários, como as crianças e adolescentes.

Infelizmente, a violência não se encontra apenas no noticiário do jornal, da televisão ou da internet. Todos estão suscetíveis a ela. Os roubos, os assaltos e as agressões urbanas dão a sensação não apenas de perda, mas também de invasão, de impotência e de risco permanente. Essas vivências deixam imagens, sentimentos e sensações que poderão **visitar a memória** da vítima a cada referência de situações semelhantes ou, até mesmo, em qualquer outra circunstância de estresse cotidiano.

A memória do trauma

Quanto **maior o laço** afetivo ou de dependência da criança ou do adolescente com o agressor, **piores as consequências**. Isso significa que a **violência doméstica**, preponderante na faixa etária pediátrica, é a que vai deixar as **marcas mais graves**.

Sejam quais forem as situações violentas – das mais ínfimas às de grande intensidade –, a memória não só testemunha sua existência como também relaciona suas marcas com outras situações parecidas ou ocorridas simultaneamente.

A memória humana registra tanto os fatos agradáveis como as circunstâncias que gostaríamos de esquecer, mas que permanecem ali, arquivadas, **retornando à mente independentemente de nossa vontade** – despertadas, por exemplo, pela ocorrência de acontecimentos semelhantes.

ATENÇÃO

O **menosprezo** geral às possibilidades de entendimento e de elaboração da criança e do adolescente diante das diversas manifestações violentas do ser humano podem tanto banalizar a violência como transformá-la em um fantasma onipresente no dia a dia, alimentando medos, angústias e fobias pelo que acontece ao outro ou pelo que poderá lhes atingir diretamente e aos seus entes queridos.

O QUE VOCÊ DEVE SABER

O ser humano pode, normal e voluntariamente, **rememorar** situações difíceis ou dolorosas seguidamente, de modo que, com o tempo, essas cenas sejam "digeridas", **amenizando o eventual sofrimento** a elas associado.

Outro mecanismo de seleção opera por meio dos esquecimentos involuntários: determinados fatos são apagados da memória como se não tivessem acontecido. No entanto, a lembrança está na mente, mesmo que inacessível à consciência, porque o fato aconteceu, foi registrado e, por alguma razão, especialmente quando se trata de algo doloroso e insuportável, o caminho até ele, na memória, está bloqueado.

Por esse motivo, a intensidade patogênica, ou seja, a capacidade de desencadear doenças relacionadas àquela lembrança mantém elevado nível de impacto. Muitas crianças, adolescentes e adultos têm a sensação de não se lembrar de importantes ou mesmo longos períodos de suas vidas, como se nada tivesse acontecido naquela época ou, então, como se eles não tivessem existido.

À medida que evolui, a mente humana tende a aumentar cada vez mais o número de conexões de memória e, consequentemente, a desenvolver maior capacidade de absorver e elaborar um evento traumático de grande intensidade. Essas situações podem exceder a capacidade de as crianças e os adolescentes compreenderem e minimizarem questões que os atingem. Esse "excesso" não tem uma intensidade mensurável; nem comparável. Trata-se de um valor sempre subjetivo, que varia conforme as condições de idade, maturidade, história de vida e circunstâncias do momento em que o fato traumático ocorre.

Sintomas do estresse pós-traumático

No estresse pós-traumático imediato, os sintomas que apontam para um fator excessivo, especialmente na infância e adolescência, nem sempre são evidentes. No caso de pessoas mais maduras, são comuns as queixas de **dificuldade de concentração, ansiedade, insônia, pesadelos, perda pontual de memória, cansaço, apatia e desânimo**, muitas vezes tidas como síndromes depressivas.

Sem maturidade verbal suficiente e, às vezes, também **sem ambiente propício** para se fazer ouvir e falar, crianças e adolescentes sofrem física e psiquicamente de **quase todos** esses males, dada sua impossibilidade de elaborar e absorver o trauma a que foram submetidos.

ATENÇÃO

É lógico pensar que, quanto mais grave e duradouro o trauma, maiores as consequências para a criança e para o adolescente; e que, quanto mais imaturas as vítimas, menor a capacidade de entendimento e de absorção do sofrimento. No entanto, em situações que envolvem injúrias intencionais e não intencionais, muitos outros fatores, além da ocorrência em si, vão determinar a reação daquela criança ou daquele adolescente.

A estrutura familiar habitual, a presença ou não de valores coerentes dentro de casa, a existência de um responsável a quem a criança ou o adolescente possa procurar apoio e, até mesmo, o papel que considera ter em seu núcleo familiar e social poderão possibilitar ou bloquear neles a expressão de seus sentimentos e a busca por alguém que dê atenção ao seu sofrimento.

O QUE OBSERVAR

Ao sofrimento desses sintomas soma-se, com frequência, a sensação de que se tem participação naquilo que ocorreu. Ou seja, a criança e o adolescente não só não entendem o que aconteceu, como geralmente **acreditam ter responsabilidade** total ou parcial sobre o dano percebido. Nesses casos, essa falta de entendimento produz condutas de risco ou resulta em sintomas de ansiedade, como:

- taquicardia;
- dificuldade respiratória;
- falta de ar;
- distúrbios do sono;
- pesadelos;
- medos de difícil explicação.

O quadro pode evoluir para sintomas físicos, como:

- distúrbios digestivos (anorexia, náuseas, dor abdominal, obstipação [prisão de ventre], gastrite, entre outros);
- perda do controle do esfíncter ("intestino solto");
- cefaleias;
- tonturas e vertigens.

Se não houver diagnóstico e tratamento adequados, podem ser esperados, ainda:

- déficits de desenvolvimento, de atenção e de aprendizado;
- distúrbios do sono e de comportamento.

Nesses casos, a observação de eventuais mudanças de comportamento e de regressões do desenvolvimento é fundamental.

O QUE VOCÊ DEVE FAZER

É preciso uma atenção especial após situações desencadeadoras de grandes estresses às crianças e aos adolescentes, pois elas podem deixar marcas que os acompanharão para o resto de suas vidas. O simples fato de **diagnosticar e conversar sobre a situação causadora de estresse favorece a boa evolução do quadro**. Ou seja, quem sofre calado e de maneira velada provavelmente só tende a potencializar e a eternizar sua dor.

A indiferença às circunstâncias de sofrimento produzidas imediatamente após eventos excessivos, situações repetitivas e que se estendem no tempo deflagram, em geral, alterações permanentes de personalidade. Para que essas alterações sejam minimizadas, é necessário **prevenir e interromper as razões do sofrimento** com intervenção especializada, tanto dos responsáveis pela criança ou pelo adolescente quanto do pediatra e do psicoterapeuta, de psicólogo ou psicanalista.

As pessoas tendem a achar que suas vidas formam uma unidade coesa, com relação de continuidade entre suas memórias e suas vivências presentes. No entanto, basta fazer um inventário à maneira do "conhece-te a ti mesmo", do filósofo grego Sócrates, para qualquer um descobrir que muitas de suas memórias são falseadas ou "retocadas" pelas necessárias adaptações de conforto que a vida vai impondo.

Se, em uma situação hipotética, tivéssemos a oportunidade de recordar absolutamente tudo o que vivemos, com certeza seríamos surpreendidos pela quantidade de lembranças que estão guardadas.

Pode-se concluir daí que, ao chegar à vida adulta, o ser humano não perde apenas grande parte das más recordações, mas também muitos dos traços positivos de memória, que estruturaram sua personalidade.

Quais as consequências do estresse pós-traumático

A violência física, moral, psíquica, sexual e a omissão do cuidar (negligência) levam embora, com intensidade incontrolável, a normalidade da criança ou do adolescente em formação, levando-os a uma condição de **deficiência e de inibição de potencialidades**.

Os traumas que excedem a capacidade de absorção e elaboração da criança e do adolescente podem tanto ter efeitos imediatos como ocasionar outros mais tardios, nem sempre objetivos, diretos e de fácil correlação com sua causa, que repercutirão no seu modo de agir e de enfrentar outras situações de estresse para o resto da vida.

Em uma reação que poderia inicialmente ser interpretada como de proteção, a criança ou o adolescente aparentemente bloqueia a memória daquela situação.

Para se formar tal bloqueio, determinadas conexões de memória são rompidas e outras tantas terão de ser desviadas, para que a ocorrência de outro fato semelhante não traga à tona a lembrança da dor já vivida. Dessa forma, crescentes quebras de conexões de memória vão se formando e, conforme sua progressão, podem **inviabilizar as reações normais de defesa e de luta pela vida**.

O QUE OBSERVAR

Para demonstrar o funcionamento desse mecanismo, tome como exemplo o caso de uma criança que sofreu um acidente de trânsito em uma noite chuvosa, envolvendo um outro automóvel, de cor vermelha, e com danos físicos para ela e seus acompanhantes.

Caso tal situação tenha sido excessiva para seu entendimento ou para sua capacidade de elaboração do sofrimento, a criança pode desenvolver um quadro de grande ansiedade e angústia em dias de chuva, especialmente em noites chuvosas, evoluindo para a **diminuição de toda a sua capacidade física, intelectual ou afetiva**.

A cor vermelha passa a ser desprezada, bem como tudo o que lembre aquela determinada circunstância. Outra situação nova de estresse que envolva um desses fatores (noite, chuva, vermelho, trânsito) funcionará como disparadora de reações excessivas de horror ou que **imobilizarão a criança para qualquer atitude, mesmo que para sua defesa ou proteção** – tudo isso sem que a vítima relate qualquer lembrança do trauma anterior ou o relacione com sua situação de indefesa.

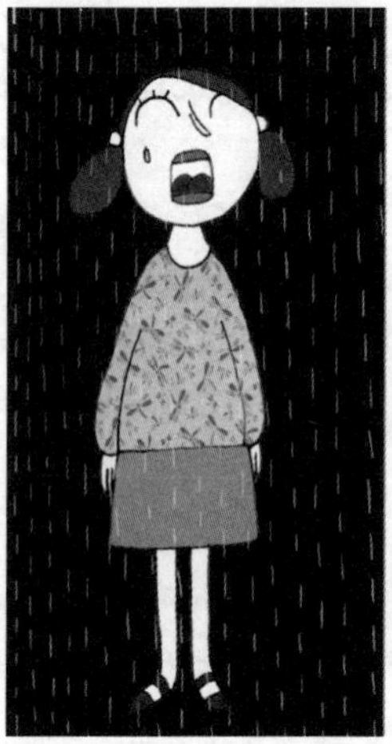

Situações de trauma por violência doméstica

Uma criança ou um adolescente submetidos a cenas de violência familiar, com agressões físicas e/ou verbais, seja por parte do pai ou mãe (mesmo que não necessariamente em relação a ela, mas ao outro genitor, por exemplo), terá grandes dificuldades para lidar com outras situações de violência na continuidade de sua vida.

Confrontada com a própria impotência –, que, às vezes, se torna insuportável – em defender ou proteger a si própria ou ao genitor agredido, a criança pode criar um **vazio**, uma **ausência de memória dessas situações** para se proteger do sofrimento imediato. E, para manter as lembranças bloqueadas, inconscientemente poderá bloquear também a lembrança dos fatos, do ambiente em que ocorriam as agressões, das palavras, das ofensas, da violência, do agressor, das reações do agredido e, até mesmo, de sua própria infância.

Para informações sobre como prevenir a violência doméstica, consulte o capítulo "Prevenção da violência intrafamiliar", a seguir.

O QUE VOCÊ DEVE SABER

Tamanho vazio ou rompimento em suas conexões de memória afetará seu desenvolvimento e a estruturação de sua personalidade, a ponto de, quando adulta, mostrar-se **incapaz de se manter distante de situações de risco ou violência, pois não as reconhecerá**, pela falta de padrões conscientes de comparação. Também **não terá instrumentos psíquicos para se defender delas**, pois não lhes foram oferecidos mecanismos para tal.

Como prevenir ou minimizar os efeitos dos traumas na infância e na adolescência

O resultado de eventos de violência repetidos pode variar de uma simples alteração momentânea de comportamento social, como atitudes de apatia ou agressividade, a alterações de personalidade, evidenciadas nos transtornos de humor, de adaptação social, obsessivos compulsivos e até à doença intelectual grave, como a psicopatia. **Aqueles que vivenciaram uma série de traumas em sua infância ou adolescência podem trazer, como sequela, um jeito de ser e de agir agressivo e antissocial**.

Dessa forma, é preciso que se leve sempre em conta a extrema fragilidade física e emocional das crianças e dos adolescentes, e que se procure **prevenir fatores que possam levar a traumas capazes de exceder sua capacidade de compreensão e elaboração**. Deve-se evitar a exposição desnecessária e nefasta à violência que afeta o mundo em geral e, muitas vezes, seu meio familiar.

ATENÇÃO

Crianças e adolescentes devem ter espaço para a **livre interlocução com seus responsáveis**, a fim de relatar e discutir situações que estão acima de sua capacidade de entendimento, e poderem buscar neles os valores morais e éticos saudáveis segundo a cultura e os costumes de suas famílias.

O QUE VOCÊ DEVE FAZER

O primeiro passo para minimizar as consequências do estresse pós-traumático é **perceber os seus sinais e sintomas** (descritos anteriormente no item "Sintomas do estresse pós-traumático"), para oferecer uma **escuta** interessada e sem pré-julgamentos, entendendo que nem sempre as alterações apresentadas pela criança ou pelo adolescente são evidentes ou fáceis de serem relacionadas com a causa.

ATENÇÃO

Muitas vezes as crianças carregam e exteriorizam os sintomas de seus pais. Quando os genitores não conseguem retomar suas atividades diárias comuns, como de trabalho e lazer, após situações de grandes dificuldades, deixarão para seus filhos as ansiedades e angústias tanto do trauma sofrido como da insegurança pela falta da proteção de pai e mãe.

CONSULTE O PEDIATRA

Quando a situação estiver acima de compreensão, avaliação ou possibilidade de intervenção dos pais ou responsáveis; e seus esforços não forem suficientes para diminuir a ansiedade e a angústia da criança ou do adolescente, convém procurar ajuda especializada.

A avaliação pediátrica cuidadosa, levando em conta todo o histórico familiar, as condições de relacionamento entre pais e filhos, as mudanças na rotina diária ou no comportamento dos genitores e outros fatores estressantes pode afastar as causas advindas de doenças orgânicas.

O diagnóstico de que os sinais ou sintomas apresentados pela criança ou pelo adolescente podem ser consequência de situações de sofrimento psíquico é o primeiro passo para que os adultos envolvidos nos seus cuidados possam rever suas condutas.

Acompanhamento psicoterapêutico

Em alguns casos, o acompanhamento psicoterapêutico também está indicado. Seu objetivo é que a criança e o adolescente possam encontrar e reconhecer as razões de seus sofrimentos e impedir que os efeitos do trauma se perpetuem como medos, fobias ou outras alterações de comportamento. Esses sintomas vão dificultar o dia a dia e a evolução da criança ou adolescente, ou, ainda, impossibilitar que se transformem, no futuro, em adultos aptos a enfrentar os riscos e desafios que a vida traz.

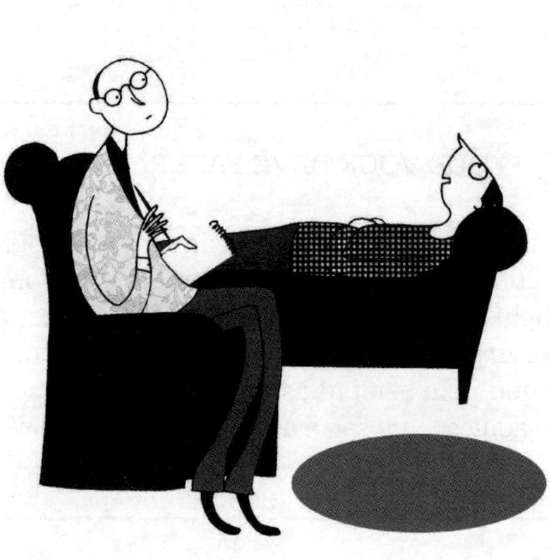

Prevenção da violência intrafamiliar

Uma das grandes preocupações da sociedade atual é a violência que acontece nas ruas, nas escolas, e em lugares públicos, que aflige e preocupa os pais quando seus filhos saem para atividades de seu dia a dia. Entretanto, este capítulo pretende trazer algumas orientações para a prevenção de outra forma de violência, bastante presente na vida de muitas crianças e adolescentes, que é a violência intrafamiliar. Trata-se daquela que acontece entre pessoas que possuem laços estreitos de intimidade.

Para mais informações, leia também os capítulos anteriores desta seção.

O QUE VOCÊ DEVE SABER

Estudos vêm mostrando que a educação recebida em casa e a dinâmica existente no ambiente familiar são grandes aliados na construção de adultos saudáveis e capazes de enfrentar seus desafios futuros. Educação deve ser tratada de maneira ampla, englobando formas éticas de relacionamento, com reforço positivo dos aprendizados. Sendo assim, evitar que situações de violência aconteçam nas relações familiares e ajudar crianças e adolescentes a lidarem com conflitos, enfrentando os desafios de maneira calma e positiva, pode ser uma boa estratégia para prevenir a violência dentro e fora dos lares.

ATENÇÃO

Os pais têm um papel muito importante como modelos e incentivadores de seus filhos, e, sendo a família o primeiro espaço de aprendizado na vida da criança, é o ambiente ideal para se desenvolver uma cultura de paz.

O que é a prevenção?

A prevenção pode ser entendida como a criação de condições de proteção e defesa de indivíduos e grupos.

Por que é importante prevenir a violência intrafamiliar?

Eliminar a violência dos cenários de aprendizagem e de socialização da criança desde cedo pode interromper sua transmissão entre gerações, diminuindo, assim, a ocorrência de novos casos. Pais que foram educados sem o uso de castigo corporal podem experimentar formas alternativas de ensinar os mais jovens sem o uso desse tipo de castigos. Portanto, poderão ter mais habilidades para educar seus próprios filhos sem a necessidade de utilizar métodos violentos.

O QUE OBSERVAR

Assim como em relação às doenças, também para que ocorra a violência é necessário um **desequilíbrio entre os fatores de risco** (explicados a seguir) **e os de proteção**. Esses fatores estão presentes nos indivíduos, em suas relações com outras pessoas (familiares ou não), na comunidade em que vivem e na sociedade que os cerca.

Outra vantagem de se prevenir a violência é evitar as consequências indesejáveis ao desenvolvimento integral das crianças e dos adolescentes, tanto imediatas quanto a longo prazo, reduzindo, assim, os custos que tais problemas trazem para a sociedade.

O que são fatores de risco?

Fatores de risco são aqueles atributos pessoais ou circunstâncias de vida que **facilitam a ocorrência da violência**. É importante saber que, quando presentes, não significam que ocorrerá violência: apenas que há uma maior **predisposição** para que ela ocorra. Esses fatores são cumulativos, ou seja, quanto mais riscos estiverem presentes na vida da criança, maior a chance de os fatores de proteção não conseguirem "equilibrar a balança", levando à vitimização.

São exemplos de fatores de risco individuais relacionados à criança:

- hiperatividade;
- irritação e/ou choro excessivos;
- dificuldade para se alimentar;
- padrões anormais de sono;
- comportamento provocativo.

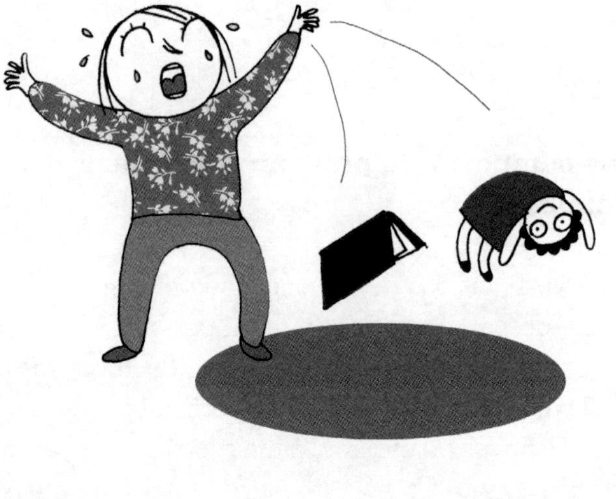

O QUE VOCÊ DEVE SABER

Crianças que exigem mais cuidado por parte da família, demandando mais gastos financeiros, mais dedicação nas atividades do dia a dia, mais visitas aos serviços de saúde, levando os pais a se ausentarem frequentemente do trabalho ou mesmo a não conseguirem trabalhar, estão também mais expostas a riscos justamente pelo transtorno que representam à vida familiar. Exemplos dessas situações são as crianças portadoras de doenças crônicas.

Como fatores de risco individuais relacionados aos **pais**, destacam-se:

- uso de drogas (álcool, medicamentos que alterem a consciência, drogas ilícitas que causem alterações de humor ou da capacidade de supervisionar os filhos);
- vivências de situações de violência na infância que tenham afetado sua capacidade de se relacionar de forma afetiva com outras pessoas;
- doenças psiquiátricas que os incapacitem de cuidar dos filhos.

Alguns fatores de risco podem estar presentes nas **relações existentes nas famílias**:

- parentagem inadequada: incapacidade de cuidar dos seus filhos com responsabilidade, de criar vínculos positivos, de interagir positiva e amorosamente, etc.
- expectativas irreais sobre o desenvolvimento da criança;
- crença na efetividade da punição física como forma de educar;
- inabilidade de prover cuidados de qualidade na ausência dos pais;
- relações agressivas entre os irmãos.

ATENÇÃO

A violência praticada entre o casal está diretamente relacionada à violência contra a criança. Portanto, os pais precisam resolver seus conflitos sem o uso de violência para que a criança não corra risco de ser envolvida em agressões físicas e tampouco presencie as agressões verbais ou físicas entre os pais – situação que as deixam extremamente assustadas e inseguras e que representa uma forma de violência psicológica contra elas.

O QUE OBSERVAR

A infraestrutura, as crenças e os hábitos da comunidade onde a família vive e as leis e a cultura onde essa comunidade está inserida podem proteger ou expor as crianças ou os adolescentes à violência. No seu caso, as crianças ficam em creche/escola segura enquanto os pais trabalham? Nesses lugares, aceita-se a violência contra a mulher? Aceita-se o castigo físico como forma de educar?. É preciso ter cuidado.

O que são fatores de proteção?

São condições que, quando presentes, **aumentam o bem-estar e a saúde de crianças e famílias**. Esses fatores atenuam ou impedem que eventuais fatores de risco existentes desencadeiem a violência. São exemplos de fatores de proteção:

- crianças com boa capacidade de argumentação e de resolução de conflitos;
- vínculos familiares positivos;
- existência de adulto protetor na família;
- pais com conhecimentos sobre "parentagem" e sobre as fases do desenvolvimento de crianças e adolescentes, que estão melhor preparados para lidar com situações de conflito próprias da idade;
- pais que lidam bem com adversidades e sabem superar dificuldades sem se desestruturar;
- existência de ambiente social de apoio para a criança/adolescente/família, como parentes, amigos, escola, vizinhos, instituições religiosas, etc.;
- sociedades que não aceitam violência.

O QUE VOCÊ DEVE FAZER

Como aumentar o bem-estar familiar e se proteger contra a violência intrafamiliar:

- **Conhecer as características do desenvolvimento da criança** que podem provocar reações intensas ou superdimensionadas, pois muitos comportamentos específicos da idade são normais e esperados em determinadas etapas da vida, durando apenas por certo período de tempo. Exemplos de características específicas da idade são:

  - Todo bebê se comunica por meio do choro, tem dependência total e integral dos adultos e, quando nasce, provoca mudanças nas relações entre os pais e desses com os irmãos dele.

  - O pré-escolar (2 a 6 anos de idade) começa a manifestar suas vontades de forma mais clara, demonstra curiosidade excessiva, requer explicações para os limites (a fase dos "por quês"), é teimoso e precisa gastar energia.

  - O escolar (7 a 12 anos) está na fase de fazer bagunça; testa seus limites com desobediência, começa a se relacionar na sociedade, compara e questiona as regras de sua família, observa e imita seus pais. **É preciso ter cuidado com modelos negativos!**

  - O adolescente passa por muitas mudanças rápidas, tem necessidade de autoafirmação, afasta-se dos pais à medida que adquire mais liberdade, identifica-se mais com amigos do que com os familiares.

- Procurar **entender os pontos de diferença** que podem gerar discórdia ou conflito na família, tentando chegar a soluções em conjunto, negociando com todos os envolvidos no problema, sempre visando à proteção do(s) filho(s).

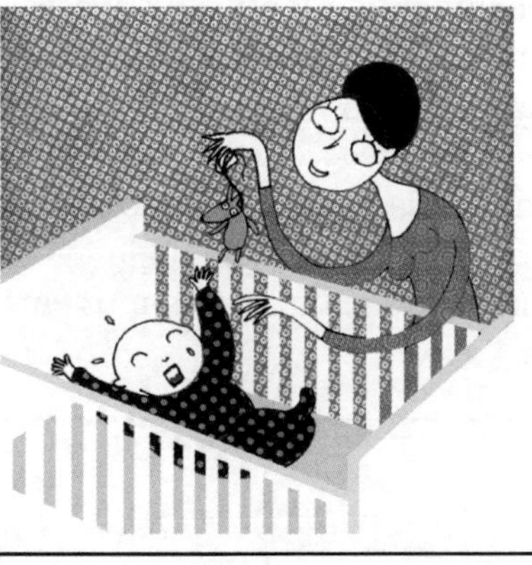

ATENÇÃO

Não é comum que a criança invente situações de violência, mas, caso isso ocorra, ainda assim ela precisa de ajuda, pois é necessário compreender que motivos a levaram a tomar essa atitude. **Acreditar** seriamente nos sentimentos das crianças, dando atenção aos seus relatos e desconfortos, é uma forma de apoio e proteção que os pais podem e devem oferecer aos seus filhos.

- Ao suspeitar de que a criança esteja sendo vítima de qualquer forma de violência ou diante do relato da criança sobre qualquer situação desse tipo, lembrar-se que ela precisa de **proteção**. A melhor forma de proteger uma criança é **escutá-la, atender às suas solicitações, acreditar em seu relato**. Isso pode fazer toda a diferença, uma vez que, ao encontrar um adulto protetor, ela ficará mais confiante para revelar suas experiências.

O QUE VOCÊ DEVE SABER

A rivalidade entre os membros da família também pode ser um fator colaborador para o aparecimento da violência intrafamiliar. Esse sentimento deve ser especialmente evitado pelos pais, já que **a criança é capaz de perceber quando existe competição pela busca de poder nas relações familiares**. A colaboração mútua e uma melhor comunicação sobre os **pontos a resolver** é a estratégia ideal. É possível que cada membro da família possua talentos diferentes ou tenha maior habilidade para resolver e atuar em determinadas questões. Exercendo a flexibilidade e o bom-senso, os pais serão capazes de identificar as lideranças de cada um de maneira positiva, construindo um **ambiente de cooperação, sem rivalidades negativas**.

CONSULTE UM ESPECIALISTA

É comum que os **pais** tenham reações negativas e vivenciem sentimentos confusos quando suspeitam ou descobrem que seu filho está sendo vítima de violência: negação, angústia, indignação, medo, revolta e dúvidas são sentimentos extremamente desconfortáveis e que podem levar até mesmo a agressões físicas contra a criança. Para que isso não aconteça, é importante compreender que ela **já** está sendo vítima de violência e **não deve ser revitimizada** com repreensões ou agressões de qualquer tipo. Em geral, ninguém está preparado para viver situações desse tipo, e a **procura por ajuda é fundamental**, seja consultando a própria família, os amigos, um pediatra, um psicólogo e até mesmo serviços especializados na atenção a vítimas de violência.

Algumas **estratégias de proteção contra a violência intrafamiliar** são descritas na literatura, e as famílias podem procurar ajuda (de especialistas ou serviços especializados na atenção a vítimas de violência) para conseguir desenvolvê-las:

- Orientar e capacitar as crianças e os adolescentes-alvos para se protegerem de outras crianças e adolescentes-agressores, aprenderem comportamentos alternativos à agressão e desenvolverem o interesse social e a empatia pelo outro.
- Orientar e capacitar os pais para que melhorem o conhecimento sobre o desenvolvimento infantil e as necessidades de cada etapa de vida, para melhorar as habilidades de enfrentar a rotina dos cuidados com os filhos e para fortalecer o vínculo com eles.
- Desenvolver ambientes sociais de apoio efetivos (cuidadores, educadores, professores, comunidade da igreja, do bairro, etc.) para reduzir o isolamento das famílias e suprir carências e necessidades específicas.

Discordância na família

Para que os filhos possam apreender as mensagens dos pais, é necessário que elas sejam consistentes. É comum que existam discordâncias entre os principais cuidadores – o pai e a mãe – em relação aos mais variados assuntos. Quando as divergências ocorrem com temas pouco importantes, isso pode não trazer maiores consequências. Entretanto, quando os pais discordam ou modificam frequentemente suas opiniões sobre questões importantes, como a maneira mais adequada de disciplinar os filhos ou quanto à escolha dos programas e amigos, esses conflitos podem ser prejudiciais para a construção da personalidade da criança, que fica confusa sobre qual caminho seguir.

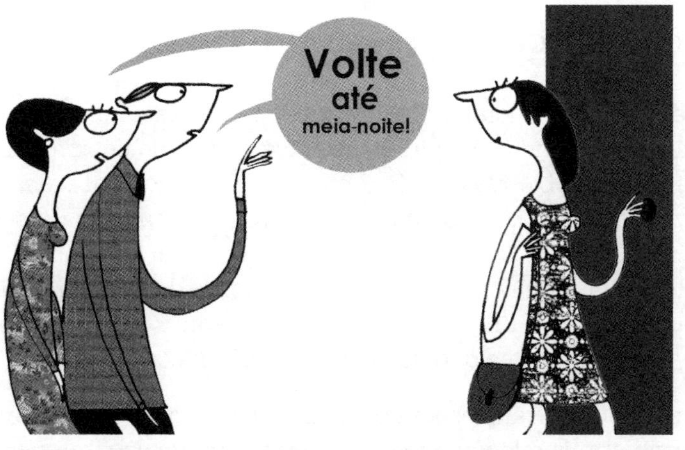

O QUE VOCÊ DEVE FAZER

O ideal é que os pais, mesmo se não vivem mais juntos, sejam capazes de conversar sobre os principais aspectos da educação da criança, trilhando caminhos que não sejam contraditórios ou cheios de atalhos. Não se trata de uniformizar as opiniões, tarefa praticamente impossível, mas, sim, de evitar que exista um desequilíbrio total entre as mensagens no cotidiano das crianças.

ATENÇÃO

A falta de comunicação pode agravar os conflitos e causar afastamento entre a família, e a violência pode acabar sendo a escolha possível para a resolução das divergências familiares.

Castigo corporal

Uma forma bastante difundida de castigo corporal é o uso da **palmada**, que seria definido como bater na criança com a mão aberta, na região das nádegas ou extremidades. Essa forma de disciplina também costuma abranger o uso de chinelos, cintos ou objetos semelhantes, aplicados nas mesmas áreas corporais. Quando utilizado de maneira frequente ou como primeiro método de disciplina escolhido, o seu efeito vai gradativamente diminuindo, e os pais passam a precisar usar atos cada vez mais firmes, fortes e severos. Nem sempre é fácil identificar a real intenção dos pais que utilizam essa forma de disciplina, pois sentimentos de frustração e decepção podem ser mais intensos do que a intenção positiva de disciplinar o filho.

O QUE VOCÊ DEVE SABER

O uso de castigo corporal deve ser fortemente desencorajado. O significado da palavra "disciplinar" envolve a ideia de ensinar, instruir, e tem como objetivo principal preparar a criança para alcançar competências e habilidades relacionadas à aquisição de seu autocontrole e direcionamento. Já o castigo corporal, cujo objetivo principal é corrigir ou controlar o comportamento da criança ou do adolescente, abrange uma série de atos que variam em intensidade e gravidade e, mesmo que não levem à lesão física, causam dor.

Mesmo que não ocorram lesões corporais, os desfechos emocionais e comportamentais relacionados ao castigo corporal são muito importantes. Essa prática pode interferir na criação de laços positivos entre pais e filhos, modelando o aparecimento de comportamentos negativos e criando instabilidade emocional.

O QUE OBSERVAR

Reconhecer uma situação de violência contra a criança previne revitimizações. Sendo assim, deve-se ficar atento aos **sinais e sintomas** não apenas físicos da criança, mas, especialmente, aos **emocionais e comportamentais**. Além de lesões de pele (arranhões, hematomas, etc.) decorrentes da agressão física, é preciso observar mudanças no padrão de comportamento da criança, como começar a evitar locais e/ou pessoas próximas, apresentar isolamento e choro sem motivação aparente, baixo rendimento escolar, alterações no sono ou alimentação, entre outros.

Os pais devem observar também seu próprio comportamento, para que sejam **exemplos positivos** para as crianças e os adolescentes.

Distúrbios de humor entre familiares

Um assunto delicado, mas que merece ser abordado, é a presença de distúrbios de humor entre membros da família. A depressão é um distúrbio comum e que costuma ser negligenciado. Na verdade, todos são afetados quando existe algum familiar com depressão, em especial as crianças, que podem desenvolver baixa autoestima, dificuldades de relacionamento e rejeição. **A busca por suporte pode fazer toda a diferença**. Quando a criança encontra alguém que lhe dá segurança, passa a ser capaz de exercitar maneiras positivas de lidar com suas dificuldades.

Diante de uma suspeita de violência, caberá ao pediatra auxiliar os pais a esclarecer a situação. Às vezes, quando não é possível contar com alguém para conversar sobre os problemas, o pediatra pode encorajar a criança e o adolescente a expressar seus sentimentos ao longo das consultas. Nos casos já confirmados, ele também saberá conduzir a abordagem, providenciando os tratamentos clínicos, os encaminhamentos para outros profissionais que se fizerem necessários e as ações de proteção legal.

Os pais não precisam ficar constrangidos em conversar com o pediatra sobre qualquer tema que acreditem interferir na vida de seu filho, pois todo profissional que cuida de crianças sabe o quanto o ambiente interfere no seu bem-estar, sendo sempre pertinente um olhar que não seja específico para o paciente, mas para toda a família e também para outros aspectos da vida da criança.

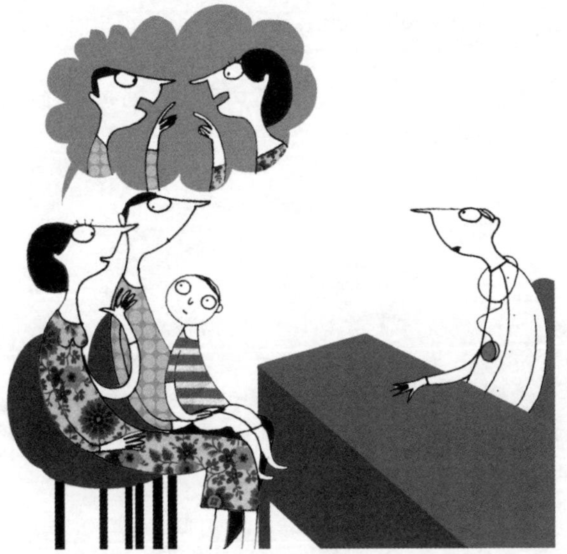

ATENÇÃO

Outros problemas, como uso abusivo de álcool ou drogas ilícitas, devem ser encarados da mesma maneira. São situações delicadas e consideradas como de risco para a ocorrência de violência intrafamiliar, sendo necessária ajuda profissional para sua adequada condução.

CONSULTE O PEDIATRA

O pediatra é um profissional que está preparado para esclarecer os comportamentos esperados para cada etapa de desenvolvimento e orientar os pais sobre como educar as crianças e os adolescentes. Sendo assim, os pais podem levar esses temas para serem discutidos nas consultas pediátricas de rotina.

Hora de buscar ajuda

Todas as famílias passam por momentos difíceis e, por vezes, os problemas vão crescendo em um ciclo que parece não ter fim. Cada família tem características positivas que a fortalecem e algumas fraquezas que dificultam os relacionamentos interpessoais. **Quando os problemas atingem um patamar muito alto** ou passam a ocupar a maior parte do tempo e das conversas sem que se encontre uma saída, talvez seja o momento de **procurar ajuda**.

No entanto, não é fácil procurar ajuda quando se vivenciam situações de violência na família. O envolvimento de todos, que sofrem as consequências mesmo quando a violência não é especialmente dirigida a eles, pode dificultar a busca por apoio. Mesmo quando a criança "apenas" assiste à violência entre o casal, as consequências são devastadoras, já que ela vivencia estresse e insegurança contínuos. Quando a criança é a vítima preferencial da violência que ocorre dentro de casa, nem sempre os agressores percebem seus atos como violentos, dificultando ainda mais a busca por transformações e apoio externo.

Problemas conjugais influenciam toda a família e, quando existe algum tipo de crise no casamento, geralmente os pais não conseguem dar a atenção necessária aos seus filhos. A criança percebe e ressente-se. Nessas ocasiões, os filhos tentam chamar a atenção dos pais, muitas vezes de maneira negativa – o que gera ainda mais estresse e possibilidade de reações violentas. Quando isso acontece, não adianta tentar evitar os problemas e usar os filhos como desculpa para não os enfrentar. Essa seria a pior escolha, já que as crianças percebem os conflitos entre seus pais e acabam se sentindo culpadas por eles.

O QUE OBSERVAR

Os pais devem estar atentos a mudanças de comportamento de seus filhos, que podem se tornar **retraídos**, apresentar **dificuldade** em realizar tarefas corriqueiras ou até mesmo **evitar contato** com determinadas pessoas ou locais. Esses sinais, que podem significar vitimização ou dificuldade em lidar com conflitos, são motivos para procurar ajuda.

A falta de suporte social e de outros familiares ou conhecidos que possam colaborar na resolução dos conflitos também pode ser mais uma razão para a busca por **ajuda externa**, como de um psicólogo, pediatra, médico de confiança, professor ou assistente social. O **isolamento social** tem se mostrado um importante fator de vulnerabilidade para a ocorrência de violência intrafamiliar.

Acidentes

Acidentes

Coordenação
Renata D. Waksman e Danilo Blank

Conteúdo

Afogamento e acidente por submersão

ATENÇÃO

Afogamentos e acidentes por submersão são causas importantes de mortes e sequelas em crianças e adolescentes. Por definição, afogamento é a morte causada por sufocação na água que ocorre nas primeiras 24 horas; se a vítima sobrevive por mais de 24 horas, define-se como acidente por submersão. No acidente por submersão, a vítima pode morrer após 24 horas ou sobreviver com ou sem sequelas.

No Brasil, o afogamento é responsável por 25% dos óbitos por causas externas na faixa etária de 1 a 4 anos e 20% na faixa de 5 a 14 anos. Dados do Sistema de Informação em Mortalidade do Ministério da Saúde referente ao ano 2011 demonstram que houve 6.176 mortes por causas externas em crianças de até 14 anos de idade, e, o afogamento foi responsável por 1.115 (18%) dessas mortes.

Os principais **fatores de risco mais associados** à ocorrência de afogamento são:

- ter idade menor de 4 anos;
- ser do sexo masculino;
- ser portador de crises convulsivas;
- ingestão de bebidas alcoólicas, pelo próprio adolescente afogado ou pela pessoa responsável por cuidar da criança que se afogou;
- ser final de semana ou feriado e estar na estação do verão.

De forma geral, a proporção de afogamentos entre o sexo masculino e o feminino é de 5 meninos para 1 menina nos eventos que não envolvem embarcações, e de 14 meninos para 1 menina nos que envolvem. Nos adolescentes do sexo masculino, os afogamentos ocorrem principalmente em rios, lagos, represas, canais e praias. A incidência dos acidentes por submersão aumenta consideravelmente nos fins de semana, feriados e no verão. Mesmo em regiões onde o litoral é extenso, a maioria dos afogamentos pediátricos ocorre em **água doce**. Em crianças com menos de 4 anos, de 60 a 90% dos acidentes ocorrem em **piscinas residenciais**.

Cenários

Não há um cenário único para descrever todos os afogamentos e acidentes por submersão. A situação clássica é de uma criança ou adolescente que não sabe nadar, debate-se na água e grita por socorro. Outra descrição comum é a de uma vítima que está flutuando e subitamente se torna imóvel ou, então, que está nadando na superfície e, de repente, para, mergulha na água e não volta à superfície ou silenciosamente desaparece. Ao contrário da crença popular de que o afogamento é facilmente reconhecível, a submersão pediátrica pode ser silenciosa.

Tais relatos demonstram que o afogamento pode ser um evento frequentemente mais secundário do que primário, ou seja, o afogamento é consequência de outras situações ou atitudes, em vez do fato de apenas não saber nadar. Por exemplo, uma criança que mergulha em água de profundidade desconhecida pode sofrer trauma de crânio ou da coluna cervical e ficar inconsciente; brincadeiras de nadar sob a água e prender a respiração podem provocar depressão respiratória e causar convulsão, arritmia e perda da consciência em crianças predispostas a esses eventos; adolescentes que ingeriram álcool ou usaram outras drogas podem ficar com os reflexos alterados e julgamento inapropriado.

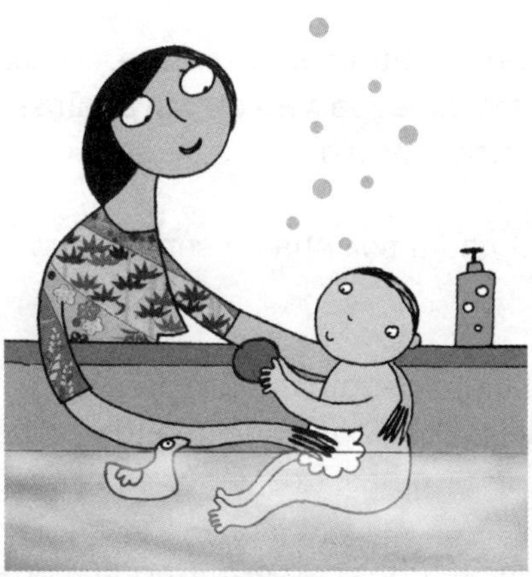

Prevenção

As normas preventivas para o paciente pediátrico são bem estabelecidas, mas **nem sempre conhecidas** e seguidas pelos pais e cuidadores. **Todas as famílias devem ser orientadas quanto ao risco de afogamento e suas medidas de prevenção**. A comunidade deve mobilizar-se para aprovar leis que contribuam para diminuir

ATENÇÃO

O resgate precoce é crítico e a diferenciação entre submersão ou afogamento pode ser difícil. O responsável pela criança pode, por exemplo, colocá-la na **banheira** e ir para outro ambiente, deixando a porta aberta e acreditando erroneamente que qualquer incidente possa ser ouvido de lá. O observador pode acreditar que a criança que está apresentando problema na água está apenas brincando ou fingindo. Mais surpreendente ainda é a possibilidade de um bebê se afogar na banheira com alguns centímetros de água ou no **balde** com água e roupa de molho porque simplesmente não consegue se sentar ou levantar.

esses acidentes, como obrigatoriedade de cercas com portões que permaneçam trancados ao redor de piscinas residenciais, presença de salva-vidas treinados em ressuscitação pediátrica nos locais onde existem piscinas comunitárias, etc.

CURIOSIDADE

Os cursos de Suporte Básico e Avançado de Vida são realizados por equipes da Sociedade Brasileira de Pediatria (SBP) e pelas regionais das Sociedades Estaduais de Pediatria. Além desses, existem cursos de suporte básico ministrados por não médicos, como os bombeiros.

O QUE VOCÊ DEVE FAZER

Algumas formas de **prevenir afogamento e acidentes por submersão**, de acordo com a faixa etária, são expostas a seguir:

Menores de 4 anos

- Nunca deixar a criança sem supervisão perto ou dentro de quaisquer recipientes com água, inclusive a banheira.
- Remover água de recipientes e reservatórios nos possíveis locais onde a criança possa circular.
- Saber que, nessa faixa etária, as aulas de natação não são garantia de que a criança sabe nadar e que não pode sofrer afogamento.
- Colocar cercas protetoras nas piscinas, já que coberturas ou lonas sobre piscinas não as substituem.

Crianças maiores (de 4 a 10 anos)

- Colocar as crianças para aprender a nadar.
- Ensinar a elas as regras de segurança na piscina, como: conhecer a profundidade, não entrar na água sem ter um adulto supervisionando ou junto, não brincar perto da piscina, etc.
- Nunca deixar a criança nadar sozinha ou sem supervisão de um adulto.
- Cuidar para que a criança use equipamento pessoal de flutuação (boias, coletes, etc.) adequado e aprovado quando estiver em barco ou brincando perto de piscinas, rios, lagos e oceanos.
- Conhecer os riscos do local antes de permitir que a criança mergulhe ou se jogue na água; por exemplo, deve-se conhecer a profundidade e os perigos dela, como rochas, buracos, etc.

Adolescentes

- Verificar se o adolescente conhece todas as regras já apresentadas para crianças de até 10 anos;
- Orientá-los a se absterem do uso de álcool e outras drogas, principalmente durante atividades aquáticas.

- Cuidar para que façam curso de suporte básico de vida e aprendam manobras de ressuscitação cardiorrespiratória. Esses cursos são oferecidos por hospitais e sociedades médicas.

Recomendações gerais de prevenção de afogamento

O QUE VOCÊ DEVE FAZER

- Sempre que bebês e crianças estiverem dentro ou perto da água, seja em sua própria casa, na do vizinho ou outro local, **supervisionar** com mais atenção, sem realizar outras atividades simultâneas, como conversar ao telefone, ler ou outros afazeres domésticos (cozinhar, limpar, cuidar do jardim, etc.).
- **Esvaziar** baldes, bacias, banheiras e piscinas de plástico após seu uso.
- **Restringir** o acesso ao banheiro para crianças menores de 3 anos, mantendo a porta trancada e as tampas dos vasos sanitários travadas.
- Lembrar-se de que os alarmes de piscinas são muitos sensíveis a qualquer movimento da água, mas não são considerados estratégia preventiva eficaz, já que não é garantia de que vão sempre funcionar adequadamente, e, por conta do disparo frequente, pode deixar de ser valorizado.
- Sempre que possível, instalar **coberturas de piscina** que sustentem o peso da criança. Embora sejam mais caras, se usadas adequadamente, são mais eficazes. Por outro lado, cobertura térmica sobre piscinas pode aumentar o risco de afogamento, pois a criança pode cair na água e a capa ficar sobre ela, escondendo-a da vista das pessoas. O ideal é cercar a piscina com grades, portões, etc.
- Utilizar coletes salva-vidas e não boias de braço em seus filhos, pois estas não são totalmente seguras (podem furar, sair do braço ou estourar). Os coletes são obrigatórios em embarcações pequenas ou praticando esporte aquático (caiaques, canoas, lanchas, *jet skis*, etc.).
- Se a criança participar de passeios, acampamentos ou viagens sem a presença da família, informar-se se há risco de submersão e quais são as medidas de supervisão e prevenção adotadas nesses locais.

O QUE VOCÊ NÃO DEVE FAZER

Nunca deixar a criança sozinha ou aos cuidados de outra criança quando estiver na banheira, perto de baldes, bacias, piscinas, tanques, lagos, etc.

O QUE OBSERVAR

Do ponto de vista do desenvolvimento, crianças **não estão prontas para aulas de natação efetivas até os 4 anos** de idade. No entanto, a decisão de quando iniciar as aulas deve ser individualizada.

ATENÇÃO

- Saber nadar não evita acidentes por submersão em nenhuma idade.
- Todas as pessoas que lidam com crianças devem estar treinadas em medidas de suporte básico de vida.
- Crianças devem ser alertadas a nunca nadarem sozinhas e sempre sob supervisão de adultos.

- Aprender suporte básico de vida, em cursos oferecidos por hospitais e sociedades médicas.
- Manter os telefones de emergência (por exemplo, 192 ou 193, na cidade de São Paulo) e o equipamento de resgate, como boias e coletes, perto do local da piscina.
- Reconhecer os riscos de submersão em zonas de clima frio; por exemplo, abster-se de andar, esquiar ou andar a cavalo em superfícies congeladas de pequena espessura ou que estão derretendo.

Como socorrer a vítima de afogamentos ou submersão

Preferencialmente, o socorro da criança ou do adolescente vítima de acidente de submersão deve ser feito por pessoas especializadas ou treinadas em salvamento e manobras de ressuscitação, e, para isso, existem cursos apropriados. Os princípios gerais estão descritos a seguir.

O QUE VOCÊ DEVE FAZER

1. Tentar alcançar a criança (ou o adolescente) sem entrar na água (Figura 1).
2. Não entrar na água se não souber nadar.
3. Procurar a criança primeiramente no mesmo local onde você a viu afundar.
4. Levar uma corda, toalha ou outro objeto para segurar a criança enquanto está sendo trazida para fora.
5. Verificar se a criança ficou submersa na água por mais de alguns segundos. Quando a criança estiver fora da água:

- grite ou chame por socorro;
- não deixe a criança sozinha;

- se a criança estiver inconsciente, sem respiração ou arroxeada, inicie as manobras de ressuscitação (ver capítulo de ressuscitação);
- se precisar fazer as manobras de ressuscitação, não desista até que a criança tussa ou respire sozinha;
- se a criança estiver inconsciente, mas respirando, vire-a de lado e mantenha-a nessa posição.
- remova as roupas molhadas e cubra a criança com roupas secas ou cobertor.

6. Aguarde ao lado da criança realizando as manobras necessárias, até o socorro (ambulância) chegar.

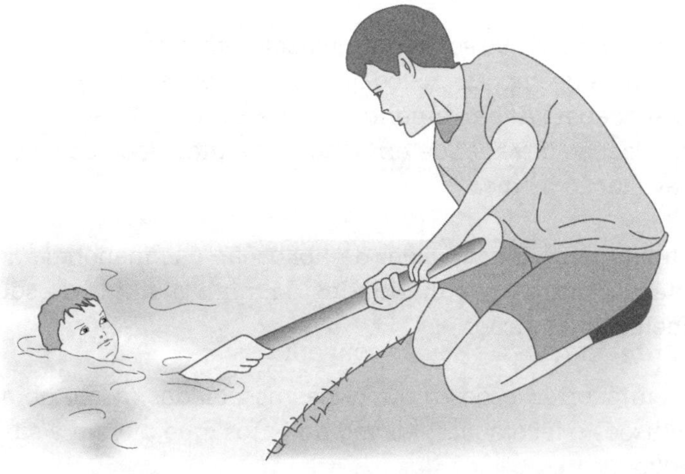

Figura 1. Retirada da criança da água de modo seguro.

Primeiros socorros

As vítimas de submersão podem ser classificadas em dois grupos, baseados na situação clínica e na resposta ao atendimento realizado no local do acidente:

1. Aquelas que respondem às manobras mínimas de ressuscitação, as quais geralmente ficam bem, não apresentam complicações e têm bom prognóstico.

2. Aquelas em que há falha de resposta às manobras de ressuscitação iniciais, as quais possuem alto risco de morte ou de sequelas graves. Essas necessitarão de atendimento em pronto-socorro e internação em unidade de cuidados intensivos com monitoração cardiovascular, respiratória e neurológica.

O QUE VOCÊ DEVE SABER

Todas as crianças que sofreram submersão, quer tenham tido ou não necessidade de suporte no local do acidente, **sempre necessitam de avaliação no departamento de emergência**. A necessidade de hospitalização deve ser determinada pela gravidade do episódio e pela avaliação médica.

No atendimento inicial, além da aplicação das manobras de ressuscitação, **outras peculiaridades** da criança vítima de submersão merecem atenção:

- podem ocorrer lesões traumáticas associadas (como abrasões, contusões e lacerações) e sangramentos, que pioram a situação de choque;

- uso de drogas ilícitas e álcool por adolescentes, que podem agravar sintomas respiratórios e a função cardiovascular;

- entre outros.

ATENÇÃO

As vítimas de submersão devem receber **atendimento tanto no local do acidente como no departamento de emergência**. A reversão rápida da falta de oxigenação é um dos maiores determinantes da recuperação ou de sequela com lesão neurológica. Em geral, o sucesso ou a falha da ressuscitação cardiopulmonar no local do acidente determina o prognóstico (pós-acidente). Pacientes que são ressuscitados com sucesso no local e chegam ao pronto-socorro conscientes têm excelente chance de sobrevida sem sequelas.

ATENÇÃO

Apesar dos avanços nos cuidados intensivos em crianças vítimas de acidentes por submersão, o tratamento é limitado e as taxas de morte e sequelas são expressivas. Dessa forma, os esforços devem ser dirigidos para as atitudes preventivas. **A prevenção é o principal elo para a sobrevida em caso de acidentes por submersão.**

Aspiração de corpo estranho

Corpo estranho é **qualquer objeto ou substância** que inadvertidamente penetra o corpo ou suas cavidades. Pode ser **ingerido** ou colocado pela criança nas **narinas** e no conduto auditivo, mas apresenta um risco maior quando é aspirado para o **pulmão**. Aproximadamente 300 crianças morrem por ano nos Estados Unidos vítimas de aspiração de corpo estranho, o que corresponde a 5% dos óbitos por acidente em crianças menores de quatro anos. **No Brasil, segundo o Ministério da Saúde, a aspiração de corpo estranho está incluída entre as causas externas de óbito, e estas representam a terceira causa de mortalidade na faixa de idade entre 0 e 9 anos.**

A aspiração de corpo estranho é descrita principalmente em crianças do sexo masculino (relação de 2 meninos:1 menina), predominando na faixa etária entre 1 e 3 anos de idade (mais de 50% das aspirações ocorrem em crianças menores de 4 anos e mais de 94% antes dos 7 anos). A natureza curiosa da criança, a presença de pequenos objetos e alimentos ao seu alcance e a ausência de dentes molares, responsáveis pela trituração de alimentos sólidos, explicam a alta propensão para o engasgo e a aspiração de corpo estranho nessa faixa etária.

ATENÇÃO

Qualquer material pode se tornar um corpo estranho no sistema respiratório. Podemos classificar os corpos estranhos de acordo com sua origem: animal, vegetal, mineral, objetos metálicos ou sintéticos. Os materiais sintéticos (p.ex., balões de borracha [**bexiga**]) e as estruturas esféricas sólidas, como **bolas de vidro** e **brinquedos**, estão mais relacionados à morte por asfixia. No Brasil, os alimentos mais comumente aspirados por crianças são **milho**, **feijão** e **amendoim**.

Como evitar e prevenir o engasgo e a aspiração de corpo estranho

O QUE VOCÊ DEVE FAZER

- Oferecer alimentos a crianças menores de 4 anos **sempre amassados e desfiados**.
- **Retirar todo e qualquer pedaço** de alimento do prato que estiver ao alcance da criança, principalmente as partes arredondadas.
- Estar ciente das **manobras de desobstrução** que podem ser feitas em casa, como será visto mais adiante, no item "Primeiros socorros" deste capítulo.
- Insistir para que as crianças comam à mesa e sentadas.

- Evitar alimentá-las enquanto correm, andam, brincam, riem ou deitam.
- Cortar os alimentos em pedaços bem pequenos e ensinar a criança a mastigá-los.
- Supervisionar sempre a alimentação de crianças pequenas.
- Ficar atento às crianças mais velhas. Muitos acidentes ocorrem quando os irmãos mais velhos oferecem objetos ou alimentos perigosos para os menores.
- Evitar comprar brinquedos com partes pequenas e manter objetos pequenos da casa fora do alcance das crianças.
- Seguir a recomendação da embalagem dos brinquedos com relação à idade ideal para aquisição.
- Não deixar crianças pequenas brincarem com moedas.

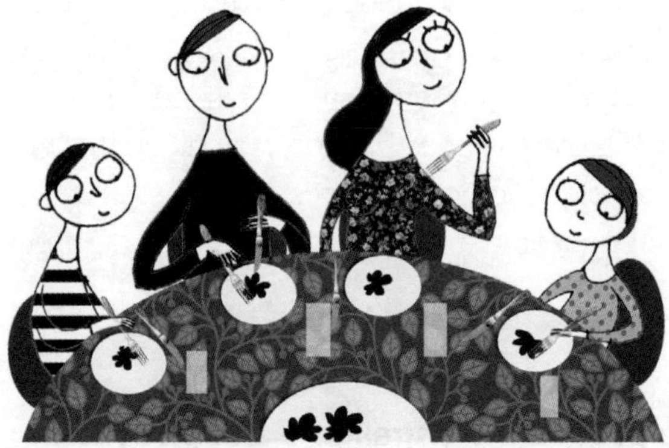

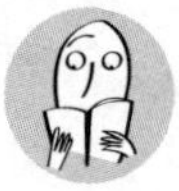

O QUE VOCÊ DEVE SABER

Os seguintes **alimentos** são de risco potencial para a aspiração:

- sementes, amendoim, castanha, nozes;
- milho;
- feijão;
- pedaços de carne e queijo;
- uvas inteiras;
- salsicha;
- balas duras;

- pipoca;
- chicletes;
- uva-passa;
- tomate-cereja;
- azeitona.

Ressaltamos que **qualquer distração, risada, brincadeira ou susto pode precipitar o acidente**. Além disso, a criança dessa faixa etária possui o **hábito de levar objetos à boca**, como pequenos brinquedos de plástico ou metal, normalmente pertencentes aos irmãos mais velhos.

ATENÇÃO

Mantenha os seguintes itens da casa longe do alcance de crianças menores de 4 anos:

- balões (bexigas);
- moedas;
- bolinha de gude;
- brinquedos com peças pequenas (Lego®, Playmobil®, pecinhas de Polly®, rodinhas de carrinhos, etc.)
- bolas pequenas;
- botões;
- baterias esféricas de aparelhos eletrônicos;
- canetas com tampa removível;

Primeiros socorros

O QUE VOCÊ DEVE FAZER

- Quando a aspiração de corpo estranho é parcial, a criança pode tossir e esboçar sons. Nessa situação, o melhor procedimento é não intervir, e encaminhar a criança a um serviço de saúde para o tratamento definitivo.
- Quando a aspiração de corpo estranho é total, a criança não consegue esboçar qualquer som, está com asfixia, falta de ar importante e, muitas vezes, com os lábios arroxeados. Deve-se:
  - **Em maiores de um ano de idade**: realizar a manobra de Heimlich, que consiste em compressões abaixo das costelas, com sentido para cima, abraçando a criança por trás, até que o corpo estranho seja deslocado da via aérea para a boca e expelido (Figura 1). No paciente inconsciente, deve-se proceder à manobra de desobstrução na posição deitada, com compressões torácicas de baixo para cima (Figura 2).

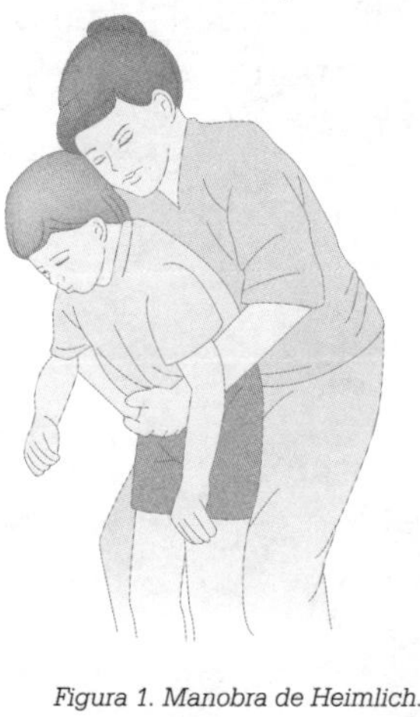

Figura 1. Manobra de Heimlich.

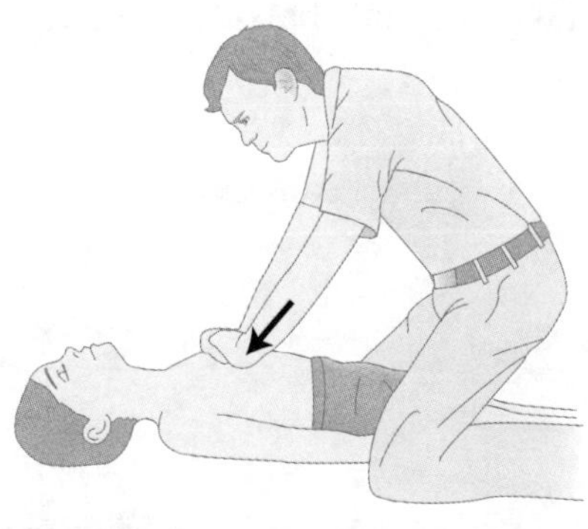

Figura 2. Desobstrução na posição deitada.

O QUE VOCÊ DEVE SABER

É fundamental que **todos que lidam com crianças** estejam treinados em manobras de ressuscitação cardiopulmonar (RCP) e saibam fazer as manobras de retirada de corpo estranho. O curso de Suporte Básico de Vida provê todos esses conhecimentos.

- **Em menores de um ano de idade**: realizar 5 golpes com a mão na região das costas, com a criança de cabeça virada para baixo, seguida de 5 compressões na frente, até que o corpo estranho seja expelido ou a criança reaja (Figuras 3 e 4).

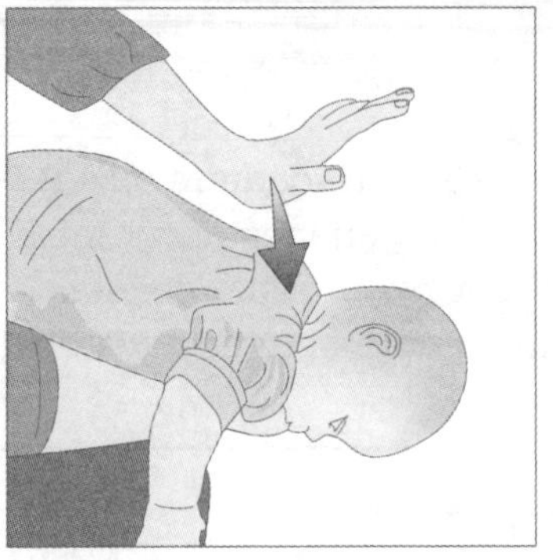

Figura. 3: Realizar o movimento 5 vezes.

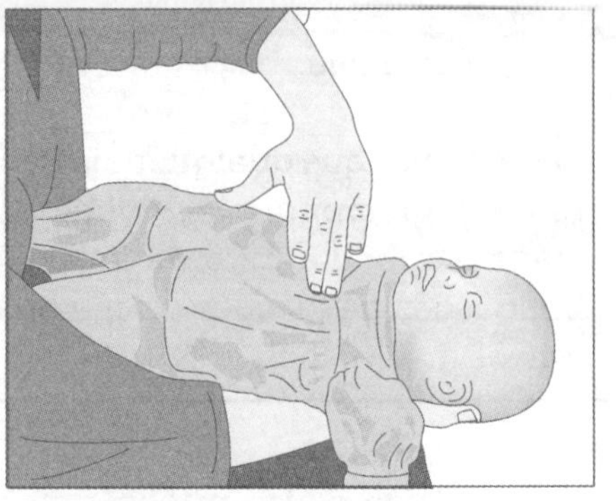

Figura 4. Realizar o movimento 5 vezes.

O QUE OBSERVAR

Logo **após a aspiração de algum objeto**, ocorre acesso de tosse, seguido de engasgo, que pode ou não ser valorizado pelos pais. A aspiração também deve ser considerada quando ocorre o primeiro quadro súbito de chiado no peito em crianças sem casos de alergia na família. **Tosse persistente, chiado no peito, falta de ar súbita, rouquidão e lábios e unhas arroxeadas** são sinais sugestivos de que pode ter ocorrido uma aspiração de corpo estranho.

CURIOSIDADE

Os cursos de Suporte Básico e Avançado de Vida são realizados por equipes da Sociedade Brasileira de Pediatria (SBP) e pelas regionais das Sociedades Estaduais de Pediatria. Além desses, existem cursos de suporte básico ministrado por não médicos, como os bombeiros.

ATENÇÃO

Caso consiga visualizar o corpo estranho inteiro na boca da criança, **retire-o com cuidado, mas não tente "ir às cegas" com o dedo na boca**, pois pode provocar lesões na região ou empurrar o corpo estranho para regiões mais baixas, piorando o quadro de obstrução.

Choque elétrico e raios

O acidente por choque elétrico é um conjunto de alterações causadas pela passagem de corrente elétrica através do organismo. A incidência desse tipo de acidente em crianças vem aumentando gradativamente, resultado da maior utilização de eletricidade nas residências, especialmente sem os cuidados de segurança necessários (ver item "O que os pais podem fazer para evitar acidentes com eletricidade", adiante).

O choque elétrico causa principalmente queimaduras. A lesão ocorre quando a energia elétrica é convertida em energia térmica (calor). A temperatura atingida determina a gravidade da lesão, e a corrente elétrica pode ser responsável por alterações cardíacas importantes.

A localização do contato elétrico é fator importante na determinação das lesões. Os ossos apresentam grande resistência ao fluxo da corrente e o tempo necessário para vencer essa resistência pode causar destruição dos tecidos que estiverem em contato com a fonte elétrica.

ATENÇÃO

Os **acidentes por choque elétrico são potencialmente graves**, motivo pelo qual merecem especial atenção tanto por parte dos médicos como dos responsáveis pela criança. O número de casos diminui bastante quando a família é orientada sobre a prevenção desses acidentes. Grande parte deles ocorre em crianças menores de 5 anos de idade.

Os acidentes por corrente elétrica de alta voltagem são mais graves, porém raros na faixa etária pediátrica.

Os **raios** podem causar sérias queimaduras por causa do aquecimento e uma variedade de reações eletroquímicas. A chance de sobrevivência é de apenas 2%. As pessoas também podem ser atingidas por correntes elétricas que se propagam no solo a partir do ponto que o raio atingiu. São as chamadas descargas laterais.

O QUE VOCÊ DEVE SABER

A gravidade de uma lesão elétrica depende de três fatores primários:

1. resistência da pele e das estruturas internas do corpo;
2. tipo de polaridade da corrente: alternada ou contínua;
3. frequência, intensidade e duração da corrente.

Resistência da pele

A resistência da pele é geralmente alta e varia com a idade, a espessura e o conteúdo de água. Em recém-nascidos, bebês e crianças, a resistência é menor. Quanto mais espessa, maior a resistência. Quanto mais água, menor a resistência. O contato com a água também diminui a resistência da pele.

A região da palma da mão, por exemplo, tem uma resistência aproximada de 40.000 Ω (ohm), mas, quando está molhada, essa resistência chega a até 300 Ω. A resistência em recém-nascidos é baixa em razão da grande quantidade de água nos tecidos e pelo fato de a pele ser fina.

O contato com água também diminui a resistência da pele. A queimadura da boca em contato com fios de eletricidade é severa porque a saliva diminui a resistência local para menos de 100 Ω, aumentando a intensidade da corrente e causando queimaduras nos lábios e na cavidade oral.

Comparada com a da pele, a resistência interna do corpo é uniforme e estimada em 500 Ω. Durante a lesão elétrica, três fluxos de corrente podem ocorrer: mão-mão, mão-pé e pé-pé (Figura 1).

Na passagem mão-mão, a gravidade do choque é maior porque a corrente pode atravessar a medula espinal. No circuito mão-pé, podem ocorrer arritmias cardíacas. A corrente pé-pé geralmente é a menos grave das lesões elétricas.

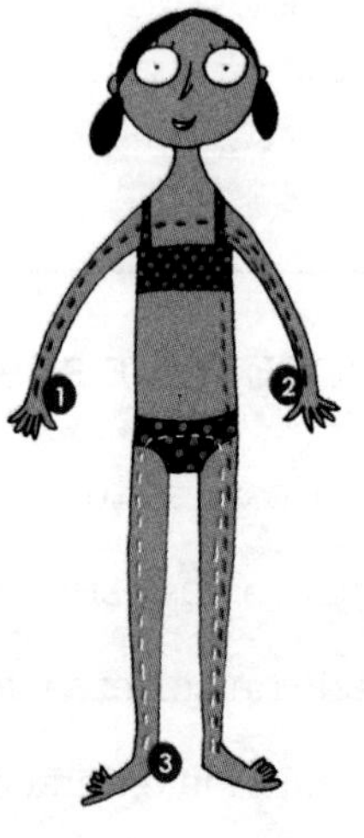

Figura 1. Fluxos de corrente:
1. mão-mão.
2. mão-pé.
3. pé-pé.

Polaridade da corrente

Polaridade da corrente é o sentido do fluxo dos elétrons presentes no circuito. Na corrente alternada, os elétrons se movimentam invertendo seus sentidos. Na corrente contínua, os elétrons se movimentam num único sentido.

A corrente alternada (rede elétrica, tomadas) é mais perigosa do que a contínua (pilhas, chuveiro, aparelhos elétricos) por causa da possibilidade da primeira produzir tetania (contração prolongada e máxima dos músculos), o que impede a vítima de se afastar da fonte elétrica.

Intensidade e duração do estímulo

A gravidade das lesões elétricas depende da intensidade da corrente, medida em ampère (A). Correntes de 1 a 10 mA (miliampères) podem ser percebidas como sensação dolorosa, enquanto correntes de 40 a 150 mA no sentido mão-pé podem causar arritmias cardíacas. Como a lesão é dependente da liberação de energia (pela corrente elétrica), ou seja, da intensidade, quanto maior a duração do estímulo, mais severa será a lesão.

Nos acidentes causados por descarga elétrica através de raios, os pontos de contato não são precisos, diferindo das lesões elétricas comuns. As lesões elétricas por raios podem ser decorrentes da descarga direta sobre a vítima, da descarga em objeto condutor próximo ou, ainda, pela criação de uma diferença de potencial (tensão elétrica) entre os membros inferiores da pessoa atingida.

Exemplos de acordo com a amperagem são:

- tomadas-padrões de 10A ou 20A;
- motor elétrico: 100A;
- secador de cabelo: 20A;
- máquina de solda: 100A.

Lesões provocadas pelo choque elétrico

A **queimadura** é o tipo mais frequente de lesão e resulta do contato direto com a fonte de eletricidade. Quando a vítima recebe a descarga elétrica, pode sofrer **lesões internas extensas**, decorrentes de altas temperaturas. A lesão superficial cutânea pode ser mínima se comparada às lesões profundas. **Todos os órgãos podem ser atingidos** pela queimadura elétrica.

As queimaduras de boca atingem principalmente o lábio inferior. As da mão são pequenas, lembram lesões por cigarro e dificultam a avaliação da extensão do acidente.

Podem correr alterações cardíacas, pulmonares, neurológicas, musculoesqueléticas, oculares, vasculares e infecções. Por isso, **as lesões devem sempre ser avaliadas em um serviço médico**.

O QUE VOCÊ DEVE SABER

Quanto maior a amperagem de um aparelho, maior será o gasto de energia.

Como evitar acidentes com eletricidade

O QUE VOCÊ DEVE FAZER

- Instalar protetores de tomadas eficazes em todos os pontos de eletricidade;
- proteger todas as tomadas com espelhos de interruptores;
- desligar todos os eletrodomésticos das tomadas após sua utilização;
- não manipular aparelhos elétricos com as mãos molhadas ou estando em pisos molhados;
- não deixar fios pendentes ou expostos. Emendas devem ser protegidas por fita isolante; e fios avariados ou descascados devem ser trocados;
- não utilizar uma única tomada elétrica (benjamim) para vários aparelhos (televisor, ventilador, rádio, abajur, repelentes de insetos);
- nunca tentar consertar aparelhos que estejam ligados à rede elétrica;
- não passar fios por baixo de tapetes ou pernas de móveis;
- certificar-se de que os interruptores de luz dos banheiros estão longe dos chuveiros e das banheiras;
- nunca permitir que a criança brinque perto da rede elétrica (empinando pipas ou na laje da casa, por exemplo).

Como evitar acidentes com raios

Quando estiver chovendo:

- não segurar objetos metálicos longos, como vara de pescar;
- não ficar próximo de árvores, cercas, trilhos, postes e linhas de energia elétrica (que atraem os raios);
- procurar se abrigar dentro de uma casa, loja ou restaurante, por exemplo;
- não permanecer no topo de morros;
- não dirigir ou se abrigar em veículos sem capota, motocicletas e bicicletas;
- não usar equipamentos elétricos ou telefone.

Em caso de choque elétrico

O QUE VOCÊ DEVE FAZER

A conduta no atendimento de uma criança vítima de choque elétrico deve começar pela **interrupção do contato da criança ou do adolescente com a corrente elétrica**:

- desligar a chave geral ou retirar o fio da tomada, dependendo do caso;
- não tocar na criança até que ela esteja separada da corrente elétrica;
- remover o fio que está em contato com a criança, não se esquecendo de utilizar um objeto isolante, como cabo de vassoura, pedaço de madeira, jornal ou revista enrolados;
- não se esquecer de proteger as mãos com luvas ou material isolante disponível (plástico, madeira, vidro, borracha) antes de tentar soltar a criança;
- observar se a criança está respirando e com batimentos cardíacos;
- em caso de parada cardíaca ou respiratória, iniciar imediatamente as manobras de ressuscitação.

Primeiros socorros

Toda queimadura elétrica tem uma porta de entrada (**entrada** da corrente, ou seja, o **contato do objeto com o corpo**) e uma porta de saída (**saída** da corrente, ou seja, a **parte do corpo que faz contato com a terra**). Identifique-as.

1. Os locais de entrada e saída da corrente devem ser resfriados por vários minutos, usando gelo ou água gelada.

2. **Cubra o local da lesão com gaze úmida ou pano limpo**.

3. Em caso de queimadura leve, dê **líquidos** e, somente após orientação do médico, **analgésico**.

4. Em queimaduras **moderadas ou graves**, procure imediatamente **orientação médica**. Lembre-se que queimaduras de face, mãos, pés e genitais são sempre consideradas graves, independentemente da extensão.

5. Iniciar imediatamente as manobras de ressuscitação, se indicadas.

CONSULTE UM MÉDICO

Em todos os casos de queimaduras, mesmo que leves, sempre consulte um médico (mesmo que seja por telefone), e informe os detalhes, para que ele possa orientar quanto à administração de analgésicos e outros procedimentos.

O QUE VOCÊ NÃO DEVE FAZER

1. Nunca toque na vítima, a não ser que você tenha certeza de que a fonte de eletricidade foi cortada.

2. As queimaduras devem ser tratadas apenas com água fria. Não use pomadas, manteiga ou qualquer receita caseira sobre a lesão.

O QUE OBSERVAR

- Se a criança está respirando e com batimentos cardíacos.
- Estado de consciência (se está acordada ou sonolenta, se responde a perguntas simples, como nome completo, data, país, por exemplo).
- Locais de possível entrada e saída de corrente.
- Extensão dos ferimentos.

Intoxicações

ATENÇÃO

De acordo com dados de 2010, divulgados pelo Sistema Nacional de Informações Tóxico-Farmacológicas (Sinitox) da Fundação Oswaldo Cruz (Fiocruz), os **medicamentos** ocupam a primeira posição como causa de intoxicações, sendo responsáveis por 26,9% das ocorrências, seguidos por acidentes com animais peçonhentos, 25%; e produtos químicos de uso domiciliar, 11,2%.

As intoxicações representam um desafio à prática pediátrica. A ocorrência desse tipo de acidente é essencialmente acidental e envolve também crianças e adolescentes, sendo que uma de suas principais causas é a diversidade e a abundância de produtos químicos e medicamentos disponíveis no mercado.

O QUE VOCÊ DEVE SABER

Intoxicação é uma resposta inadequada, de natureza química, de qualquer organismo vivo submetido à ação de um agente potencialmente tóxico, que pode ser um medicamento, um produto de uso domiciliar, um praguicida, etc.

Crianças são mais suscetíveis a esse tipo de acidente por serem atraídas pelas cores das embalagens. Em ordem decrescente de importância, as cores mais atraentes para os pequenos são vermelho, rosa, azul, laranja, amarelo e branco – ou seja, se os comprimidos fossem pretos, as crianças provavelmente não os comeriam.

Os horários mais críticos que favorecem as intoxicações são os que antecedem as refeições: das 10 às 12 horas e das 17 às 20 horas, pois é nesses períodos em que há a **preocupação com o preparo das refeições, o que diminui a supervisão exercida pelos pais ou responsáveis sobre as crianças.**

Fatores que podem explicar a importância do medicamento como principal agente causal de intoxicações:

1. **Automedicação**: o termo significa não apenas tomar o medicamento, mas também o administrar (aos filhos, por exemplo) sem a devida orientação do médico. Por motivos difíceis de explicar, é um hábito cultural ainda muito difundido na sociedade brasileira.

2. **Medicamentos e produtos químicos de uso domiciliar**: geralmente é um remédio ou um produto de limpeza que um adulto, descuidado ou negligente, deixa ao alcance da criança.

3. **Embalagens de fácil acesso ao conteúdo**: raros são os medicamentos vendidos em embalagens com tampas de segurança.

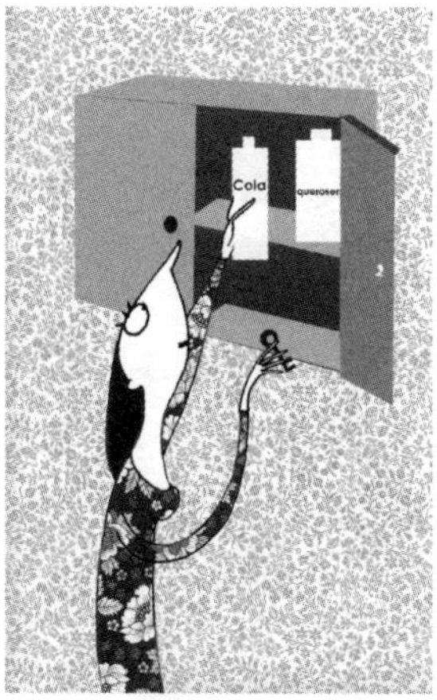

Quais são os principais tipos de intoxicação e como prevenir

Medicamentos

Remédios para gripe e resfriados
Os medicamentos para gripes e resfriados, por serem muito utilizados, quase sempre com venda livre e sem orientação médica, são causas frequentes de intoxicação em crianças. A maioria dos acidentes ocorre em virtude da **falsa** percepção de que são inócuos e podem ser administrados à vontade.

Muitos desses remédios, além de desnecessários, são perigosos, especialmente as gotas nasais, os descongestionantes e os xaropes para tosse (ver box "Atenção").

Antitérmicos e analgésicos
Os três tipos de medicamentos usualmente utilizados como antitérmicos são perigosos quando administrados em doses incorretas. Ácido acetilsalicílico (p.ex., Aspirina®) pode produzir, quando em doses excessivas, irritação gástrica e distúrbios sanguíneos, neurológicos e do metabolismo. Dipirona (p.ex., Novalgina®) pode estar associada a graves distúrbios sanguíneos. Acetaminofeno (p.ex., Tylenol®), se administrado em doses excessivas, pode causar grave comprometimento hepático.

Medicamentos que atuam no sistema nervoso e no sistema cardiocirculatório
São, em geral, medicamentos potentes. Como são usados quase sempre por adultos durante períodos prolongados, podem ser encontrados dentro de casa em grandes quantidades. Costumam ser colocados em locais de fácil acesso, ao alcance da criança, como gavetas ou sobre os criados-mudos.

ATENÇÃO

As gotas nasais artificiais que contêm **vasoconstritores** podem produzir distúrbios neurológicos (irritabilidade, sonolência, letargia, cefaleia, coma), pois são absorvidas tanto pela mucosa do nariz quanto pela mucosa digestiva, já que parte do remédio aplicado é deglutido.

Os descongestionantes são geralmente misturas de **antialérgicos e vasoconstritores**. Quando em doses excessivas, também podem produzir distúrbios neurológicos como: **nervosismo, agitação, alucinações, sonolência, torpor ou inconsciência**.

Os **xaropes** para tosse, particularmente os sedativos, são bem mais **perigosos** do que se imagina. Podem produzir, quando em doses impróprias, depressão do sistema nervoso, depressão respiratória e distúrbios psíquicos.

> ! ATENÇÃO
>
> Mantenha todos os medicamentos guardados sempre em locais fora do alcance de crianças.

Ao comprar esse tipo de medicamento, convém preferir aqueles que têm tampa ou embalagem de segurança. De qualquer modo, assim como qualquer outro remédio, ele deve sempre ser guardado em armários trancados a chave.

Contraceptivos

São medicamentos bastante usados. Seu consumo é sistemático e prolongado e geralmente são deixados em locais de fácil acesso para a criança.

O QUE VOCÊ DEVE FAZER

Para prevenir a intoxicação por medicamentos

1. Utilize o medicamento sempre sob orientação do médico. Recuse conselhos de amigos, vizinhos e parentes.
2. Ao comprar o medicamento, verifique se a embalagem não está violada e se ele está dentro do prazo de validade.
3. Ao administrar, siga minuciosamente a orientação do médico ou, quando necessário, da bula.
4. Não administre o medicamento no escuro, para que não haja erro na colocação da dose.
5. Não utilize a medida de um medicamento para administrar outro.
6. Mantenha o remédio no seu **recipiente original**. Não deixe comprimidos ou drágeas soltas. Sua aparência, geralmente atraente às crianças e aos adolescentes, favorece o acidente.
7. Após o uso, feche bem a embalagem e coloque-a em um **armário trancado à chave**.
8. Medicamentos **vencidos** devem ser despejados no vaso sanitário ou, preferencialmente, serem **descartados numa unidade de coleta seletiva própria para medicamentos**, disponível em algumas redes de farmácias, e o **recipiente vazio deve ser** jogado no **lixo reciclável**.

> ! ATENÇÃO
>
> • Quando ocorre a intoxicação, é importante o rápido **atendimento em serviço médico** especializado, pois as consequências são muito sérias.
>
> • **Evite** tomar qualquer **medida em casa**, pois elas podem ser muito prejudiciais, e procure rapidamente um serviço de emergência médica.

Produtos químicos de uso domiciliar

Soda cáustica

Agente relativamente comum de acidentes gravíssimos em crianças. A apresentação floconosa e esbranquiçada de alguns produtos, bem como seu armazenamento em recipientes habitualmente usados para alimentos, como as latas de leite em pó vazias, favorecem a ingestão.

Colas e solventes

As colas, particularmente a de sapateiro e a de aeromodelos, são usadas propositadamente por crianças e adolescentes como drogas de abuso. O baixo custo e a fácil disponibilidade explicam, em parte, o seu crescente uso. Entretanto, desestruturação familiar é um fator favorecedor mais importante do que as más condições socioeconômicas.

Querosene

Trata-se, há muitos anos, de um dos principais responsáveis por acidentes tóxicos em crianças. Seu problema reside no fato de que, quando ingerido, certa quantidade é aspirada, produzindo graves distúrbios pulmonares.

Naftalina

Produto tradicionalmente utilizado em domicílios para controle de traças e insetos. Geralmente constituída por substâncias perigosas, como naftaleno e paradiclorobenzeno, é apresentada de modo atraente, sob a forma de bolinhas brancas.

O produto é um potente agressor sanguíneo, particularmente em crianças que apresentam certos distúrbios enzimáticos congênitos. Seu uso em domicílios onde moram crianças pequenas não é recomendado pelo risco de serem ingeridos acidentalmente.

O QUE VOCÊ NÃO DEVE FAZER

Em caso de acidente com ingestão de produtos químicos, derivados de petróleo (querosene) ou de produtos cáusticos, **é contraindicado a lavagem ou o esvaziamento gástrico** (provocação de vômitos), pois isso pode favorecer a aspiração.

O QUE VOCÊ DEVE FAZER

Para prevenir a intoxicação por produtos químicos de uso domiciliar

1. Mantenha o produto no seu **recipiente original**, bem fechado e longe do alcance de crianças, **em armário trancado à chave**.
2. Nunca transfira o produto químico para recipientes vazios habitualmente usados para medicamentos ou alimentos, como garrafas de refrigerante.
3. Crianças somente poderão manusear um produto químico quando tiverem idade suficiente para avaliar seus riscos e usá-lo corretamente.
4. Tome cuidado redobrado com produtos muito perigosos, como soda cáustica, desentupidores de pia ou limpadores de forno.

ATENÇÃO

- Quando forem aplicados inseticidas domésticos, as instruções do rótulo devem ser rigorosamente seguidas.
- Seu uso por crianças não deve ser permitido.

Inseticidas domésticos

São geralmente distribuídos sob a forma de aerossóis, o que, de certa forma, dificulta o acidente tóxico. Por outro lado, sua apresentação nas embalagens está cada vez mais atraente, favorecendo a probabilidade de intoxicação.

Todo inseticida doméstico deve ser aprovado pelas autoridades sanitárias após análise dos estudos sobre seus possíveis riscos. Isso oferece uma certa segurança para o consumidor, que não deve utilizar produtos não registrados.

Como a maioria dos produtos comerciais tem aproximadamente a mesma eficácia, convém utilizar aqueles que possuem um mecanismo de funcionamento mais difícil para uma criança.

A maioria dos inseticidas domésticos é constituída por substâncias químicas chamadas piretroides. Apesar de relativamente pouco tóxicos, têm certo potencial de produzir alergia, que deve ser levado em conta quando forem aplicados em casas onde moram crianças alérgicas ou asmáticas.

O QUE VOCÊ DEVE FAZER

Para prevenir a intoxicação por pesticidas domésticos ou agrícolas

1. Não permita que uma criança aplique inseticida doméstico e, muito menos, um agrotóxico.
2. Ao aplicar, siga sempre a orientação do rótulo ou da bula.
3. Mantenha o inseticida em seu **recipiente original**, bem fechado e totalmente fora do alcance de crianças, **em armário trancado à chave**.
4. Nunca armazene pesticidas junto de alimentos ou medicamentos.
5. **Crianças não devem permanecer no ambiente** em que um agrotóxico está sendo usado ou foi recentemente aplicado.
6. Embalagens vazias de inseticidas domésticos devem ser jogadas no lixo; nunca reaproveitadas. O descarte de embalagens de agrotóxico deve ser feito de acordo com as normas sanitárias.

Animais peçonhentos

Animais peçonhentos são aqueles que possuem um aparelho especializado para inocular alguma substância venenosa, que é expelida por dentes ocos, ferrões ou aguilhões.

Os animais peçonhentos mais relacionados aos acidentes envolvendo humanos são: cobras, escorpiões, aranhas, lagartas, abelhas e marimbondos. A busca pelo contato com a natureza e com uma melhor qualidade de vida criou um novo estilo de moradia próximo às grandes metrópoles, que são os condomínios horizontais em áreas de preservação e de mata nativa, fato que contribuiu para a aparição de animais silvestres em domicílios e peridomicílios.

Os acidentes por animais peçonhentos são classificados em: ofídicos (cobras), aracnídeos (aranhas) e escorpiônicos (escorpiões).

Para informações completas sobre eles, consulte o capítulo "Picadas de animais peçonhentos", nesta seção.

O QUE VOCÊ DEVE FAZER

Para prevenir a intoxicação por animais peçonhentos

1. Não permita que a criança entre sozinha no mato, a não ser que ela já tenha desenvolvimento suficiente para avaliar os riscos.
2. Não conserve entulhos amontoados, tais como telhas, tijolos ou trapos, para evitar que animais peçonhentos se escondam ali.
3. Verifique quais são as espécies venenosas existentes na região, informe-se sobre os hábitos desses animais e ensine a criança a identificá-las.
4. Não permita que a criança se aproxime de colmeias, a não ser que esteja adequadamente trajada e tenha consciência dos riscos.

Plantas

Dentre as plantas mais comuns, com as quais a criança pode entrar em contato facilmente, no próprio ambiente de sua casa ou em terrenos próximos, destacam-se dois tipos:

- **Comigo-ninguém-pode** (Figura 1): é uma planta ornamental muito encontrada dentro de casa, que possui folhas grandes e vistosas. Qualquer parte dela apresenta cristais de oxalato de cálcio, embora a concentração do agente tóxico seja maior quanto mais próxima estiver da raiz. Basta mastigar qualquer parte ou encostar as mãos nos olhos para produzir reações sérias.

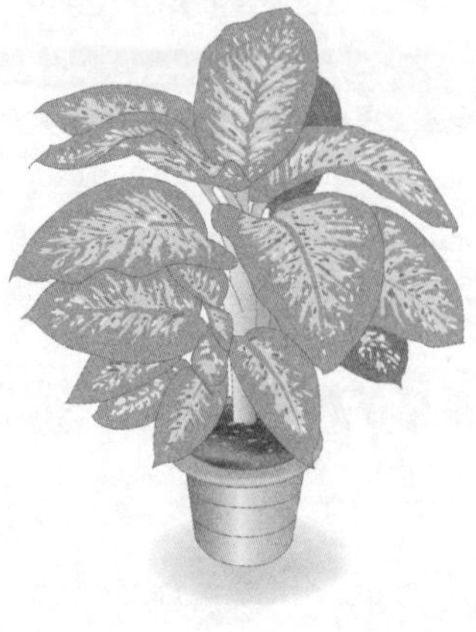

Figura 1: Comigo-ninguém-pode.

- **Saia branca, saia roxa ou trombeteira** (Figura 2): é um arbusto com flores brancas, roxas ou rosas, grandes e pendentes. O princípio tóxico, a daturina, pode ser encontrado nas flores, folhas, haste, raiz e sementes. Após sua ingestão, os sintomas incluem febre, pupilas dilatadas, rubor facial, pele avermelhada e, principalmente, alucinações.

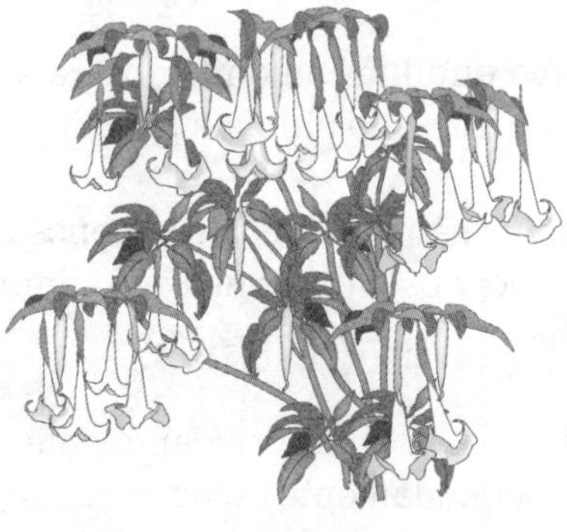

Figura 2: Saia-branca ou trombeteira.

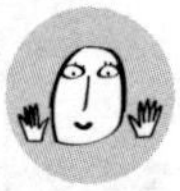

O QUE VOCÊ DEVE FAZER

Para prevenir a intoxicação por plantas

1. Ensine a criança a identificar as espécies venenosas mais comuns na região.
2. Plantas desconhecidas não devem ser mastigadas ou ingeridas.
3. Antes de colocar em casa uma planta ornamental, verifique se ela não é perigosa ou tóxica.

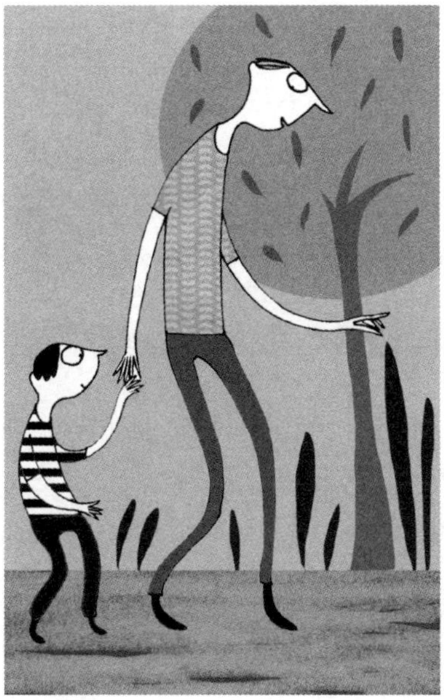

Primeiros socorros

1. Manter a calma, usar o bom senso e agir

Isso significa que o adulto que se defronta com a criança intoxicada não deve começar a gritar, lamentar-se ou, ainda, mostrar-se mais nervoso que a própria vítima. Quem socorre uma criança deve sempre agir com tranquilidade e de um modo racional.

2. Procurar orientação

Procure a bula do produto comercial e verifique se contém informações sobre o que fazer quando ocorre uma intoxicação acidental. Proceda como recomendado. Entre em contato com o médico, serviço médico, centro de informações toxicológicas de sua região (ver lista com nomes, endereços e telefones no final deste livro, em anexo) ou com o próprio produtor, relate o tipo do agente responsável e solicite orientação.

3. Socorrer

A **primeira providência** é verificar se a criança está apresentando um distúrbio sério ou que represente risco iminente de morte e corrigi-lo, dentro do possível. Alguns desses distúrbios são:

- **Parada cardíaca e/ou respiratória**. Nessa situação, é inútil começar a gritar ou perder tempo procurando algum antídoto. É preciso realizar imediatamente o que se chama reanimação cardiorrespiratória, que está adequadamente descrita na seção 8 – Primeiros Socorros, deste livro. Essa medida é eficaz, podendo

> **ATENÇÃO**
>
> Ao socorrer a vítima de intoxicações, tomar as seguintes providências (descritas no texto):
>
> - verificar se a criança está apresentando um distúrbio sério ou que represente risco iminente de morte e corrigi-lo, dentro do possível;
> - tentar diminuir a exposição do organismo ao tóxico ou favorecer sua remoção.

salvar a vida ou evitar graves sequelas permanentes, desde que realizada em tempo útil e com técnica apropriada. Atualmente, existem numerosos cursos de primeiros socorros para leigos e as manobras para sua execução são relativamente fáceis.

- **Convulsões**. Enquanto se aguarda o atendimento médico, as únicas medidas que devem ser tomadas são:

  - manter a criança em lugar tranquilo e seguro;

  - limpar as secreções da boca ou do nariz;

  - evitar traumas da língua;

  - não administrar qualquer tipo de medicamento por via oral ou qualquer tipo de alimento.

Ter consciência que a maioria das crises convulsivas é autolimitada, durando poucos minutos. No entanto, qualquer que seja a evolução, é obrigatório o atendimento médico.

- **Febre elevada**. Febre alta de origem tóxica geralmente não responde aos antitérmicos usuais. É preferível a utilização de métodos físicos, tais como banho morno, compressas frias, bolsas de gelo, lençóis úmidos e ventilador. **O atendimento médico é indispensável**.

- **Inconsciência**. Mantenha a criança em lugar tranquilo e seguro, **deitada de lado** e bem agasalhada. Não administre qualquer tipo de medicamento por via oral e nem ofereça alimentos. Limpe as secreções porventura existentes na boca e no nariz. Providencie atendimento médico e não aceite conselhos de amigos e parentes.

- **Alucinações**. Para maiores de 5 anos de idade, a melhor conduta, enquanto se espera a orientação médica, é a técnica chamada "conversa simples". Mantenha a criança em ambiente calmo, arejado e pouco iluminado. Permaneça ao seu lado e **não discuta.**

CURIOSIDADE

Os cursos de Suporte Básico e Avançado de Vida são realizados por equipes da Sociedade Brasileira de Pediatria (SBP) e pelas regionais das Sociedades Estaduais de Pediatria. Além desses, existem cursos de suporte básico ministrado por não médicos, como os bombeiros.

ATENÇÃO

Ao buscar um serviço de emergência médica, procure manter a calma, dirija com cuidado, **lembre-se de levar junto o produto tóxico e sua embalagem** e, ao chegar, tente explicar o ocorrido com a máxima objetividade para o profissional de saúde, especialmente quando este for tentar, junto com você e sua família, estabelecer a que quantidade de tóxico a criança foi exposta.

Ouça, mas não aprove ou estimule uma conversa sem sentido.

A **segunda providência** é tentar diminuir a exposição do organismo ao tóxico ou favorecer sua remoção. Os procedimentos variam de acordo com as circunstâncias da exposição:

- **Tóxico ingerido**. Entre em contato com o médico ou centro de assistência toxicológica de sua região ou leia na bula se convém provocar vômitos. Quando isso for recomendado, utilize uma das seguintes técnicas: introduza o dedo, uma espátula ou o cabo de uma colher na garganta para estimular o reflexo do vômito. É um procedimento simples, mas não é fácil, pois exige a colaboração da criança.

- **Tóxico inalado**. Exemplo expressivo é o da criança que se fecha no banheiro em que o aquecedor defeituoso libera gases tóxicos no ambiente. Nesse caso, a primeira providência é a retirada da vítima do ambiente contaminado. É indispensável que o socorrista se proteja para que também não seja intoxicado. A remoção das vestes é conveniente, porque frequentemente estão contaminadas.

- **Tóxico em contato com a pele**. Remover todas as roupas e realizar uma lavagem corporal com água corrente em temperatura ambiente (chuveiro, mangueira, etc.). A lavagem deve ser demorada e rigorosa, com especial atenção para os sítios de depósito do tóxico: cabelos, orelhas, região retroauricular (atrás da orelha), axilas, umbigo, região genital e unhas. Após a lavagem, consultar o médico, se houver lesões de pele.

- **Tóxico em contato com os olhos**. Realizar lavagem ocular com água corrente em temperatura ambiente (chuveirinho, água de torneira). A lavagem deve ser demorada e cuidadosa e, evidentemente, com os olhos da vítima abertos. É um procedimento desagradável e exige boa colaboração da criança.

O QUE VOCÊ DEVE FAZER

Deixe em local de fácil acesso os telefones dos Centros de Informação Toxicológica de sua cidade ou região, para consultar em casos de emergência (ver anexos no final do livro).

ATENÇÃO

A provocação dos vômitos nunca deve ser feita nos casos de ingestão de derivados de petróleo (principalmente querosene) e de produtos cáusticos. Também não deve ser feita quando a criança estiver torporosa, inconsciente ou muito agitada.

Para mais informações, consulte a Seção 8 – Primeiros Socorros, deste livro.

Mordeduras por animais domésticos e humanas

Para mais informações sobre cães, leia o capítulo "Meio rural", item "Segurança com cães", na seção 3 – Ambiente e segurança.

Animais domésticos

No transcorrer de nossa evolução, alguns de nossos predadores naturais e presas dentro da cadeia alimentar transformaram-se em animais de estimação e utilitários, estabelecendo, com os humanos, um vínculo de afeto.

Além da questão de companheirismo, os animais de estimação são, em alguns casos, auxiliares em processos terapêuticos. Alguns deles, como o cão, podem contribuir para a saúde intelectual da criança e de seus pais.

O QUE VOCÊ DEVE SABER

A posse responsável de um animal de estimação, desde que haja consenso familiar, pode contribuir bastante para o desenvolvimento da criança. As principais vantagens são:

- o animal torna-se um objeto de afeto;
- auxilia no desenvolvimento de hábitos de responsabilidade para com o outro;
- é um instrumento útil para informações sobre sexo e necessidades fisiológicas (urinar e defecar);
- estimula conversas e atividades de lazer;
- prepara a criança a lidar com questões como vida, morte, saúde e doenças.

Embora existam várias razões que justificam a posse de um animal de estimação e apesar de muitas pessoas o considerarem um membro da família, não se deve esquecer de que se trata de um ser irracional domesticado, que pode, em algumas situações, causar mordeduras, lesões variadas e, até mesmo, a morte.

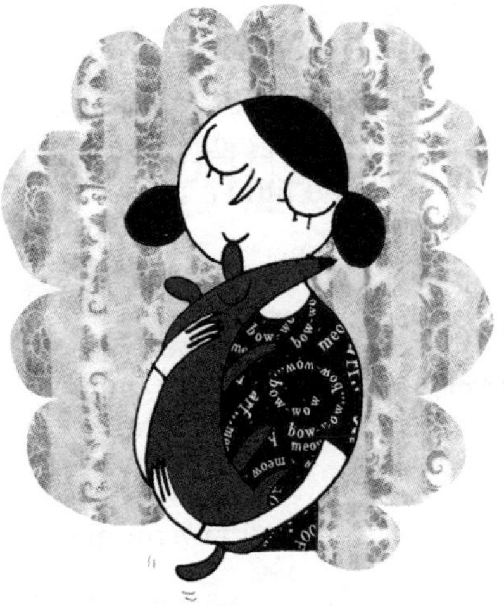

Cuidados

Cães e gatos representam as espécies mais comuns de animais de estimação. Entretanto, a variedade dos chamados ***pets*** tem aumentado muito, com a chegada de **cágados, répteis e roedores**. Muitos desses animais apresentam características e comportamentos ainda pouco conhecidos, e sabe-se de casos graves (e até fatais) envolvendo infecções por mordedura de iguana, por exemplo. Por isso, em relação aos animais que pertencem à fauna silvestre, é fundamental verificar a legalização do comércio junto ao Ibama (Instituto Brasileiro de Meio Ambiente e dos Recursos Naturais Renováveis), que certifica a origem, as características e a saúde do animal.

A principal vítima de mordedura por animais de estimação é aquela que mais convive e se apaixona por eles, ou seja, a criança ou o adolescente. Além das lesões físicas, esse tipo de acidente pode ocasionar infecções graves, pois a boca do animal é altamente contaminada, podendo transmitir doenças como a hidrofobia (também conhecida como "raiva"), no caso dos mamíferos.

Ao brincar, a criança, principalmente, e o adolescente, por falta de discernimento e inabilidade motora, podem acidentalmente agredir o animal, que reagirá com a mordida. Por esse motivo, é importante que toda atividade da criança junto ao seu animal seja supervisionada por um adulto, sendo que **faixa etária considerada ideal para possuir um *pet* é a partir dos 5 ou 6 anos de idade.**

O QUE VOCÊ DEVE SABER

Os animais costumam manifestar atitudes agressivas por causa de medo, dor ou defesa de território (quintal, casinha, gaiola), do grupo ou matilha (dono, família) ou da própria cria.

A resposta agressiva geralmente é caracterizada pela mordedura ou arranhadura, sendo importante lembrar que o pequeno porte do animal não indica menor risco de agressão, apenas menor força de ataque.

O QUE VOCÊ DEVE FAZER

Assim como a grande maioria dos acidentes, **as mordeduras são passíveis de prevenção**, mas isso requer algumas regras básicas e recomendações. Procure ensinar seu filho a respeitar as regras a seguir:

- Não se aproximar de animais desconhecidos.
- Não correr, gritar, tocar ou ameaçar animais desconhecidos (principalmente cães). Alguns mamíferos são predadores por natureza, e movimentos bruscos ou fugas podem estimular o instinto de caça.
- Sempre pedir permissão ao dono para tocar o animal.
- Nunca entrar em terrenos, quintais ou casas onde haja cães sem a presença do proprietário.
- Em locais públicos (hotéis, restaurantes e parques), não tocar nos animais e respeitar as normas de segurança.
- Respeitar, conhecer e preservar a natureza e seus habitantes.
- Não encarar ou desafiar o animal, seja o seu de estimação ou um desconhecido.
- Não atormentar o animal durante sua alimentação, seu descanso ou quando este estiver cuidando de sua cria.
- Respeitar os limites e as necessidades dos animais.
- Estar atento a sinais como pelo eriçado, dentes à mostra, rosnado, orelhas eretas e para a frente, cauda elevada e reta e contato visual prolongado, que podem ser indicativos de ataque iminente.

ATENÇÃO

Embora no ano de 2010 tenham sido notificados apenas três casos de hidrofobia humana (dados do Ministério da Saúde), a vacina antirrábica não deve ser esquecida. No Estado de São Paulo, provavelmente por falha da vacinação, foi verificado um caso de hidrofobia em animal doméstico (gato) no final de 2011.

Recomendações para se ter um animal de estimação

Em relação à **posse** responsável e deveres do proprietário, deve-se seguir a risca as seguintes recomendações:

- não manter o animal preso com correntes ou cordas curtas, que podem torná-lo mais agressivo;
- ter controle e domínio sobre o animal;
- providenciar para que o espaço entre as grades do portão não permita que o cão morda os transeuntes;
- placas de alerta sobre a ferocidade do animal são úteis e tornam-se mais eficientes quando ilustradas, pois nem todos são alfabetizados;

- em locais públicos, conduzir cães de grande porte e com potencial agressivo com guia, coleiras e focinheiras;

- não estimular o comportamento agressivo do animal;

- se o objetivo for ter um cão de guarda, adestrá-lo corretamente para tal finalidade, com profissional capacitado;

- responsabilizar-se pelo animal no que diz respeito à segurança alheia e respeitar o direito do outro de não gostar de animais ou temer sua presença;

- oferecer alimentação adequada e assistência veterinária periódica, o que inclui vacinação atualizada.

Algumas dicas importantes

- Antes de adquirir um animal, tenha certeza de seu objetivo (companhia, lazer, guarda, etc.) e consulte veterinários, criadores e proprietários sobre as características dos animais, facilitando a provável adaptação à rotina familiar. Alguns animais, por natureza própria, não se adaptam a pequenos espaços ou crianças.

- Furões (*ferrets*) são animais de estimação que estão na moda. Por serem caçadores, atacam em resposta a movimentos rápidos, mas podem ser adestrados.

O QUE VOCÊ NÃO DEVE FAZER

- Nunca deixar de procurar o veterinário se o animal apresentar comportamento indesejado ou alterado.

- Abandoná-lo na rua ou em outros locais públicos.

O QUE OBSERVAR

Alguns animais ditos exóticos (iguanas, camaleões, cágados e algumas aves) podem causar desequilíbrios ecológicos na fauna local.

Embora haja risco de mordedura, passível de prevenção ao respeitarmos algumas regras de segurança, o animal de estimação sempre será uma boa companhia para a criança.

Primeiros socorros em caso de mordeduras por animais domésticos

- Lavar o local da mordida (ou mordedura, que é o termo técnico usado pelos profissionais) com bastante água e sabão, o mais rapidamente possível.

- Providenciar o cartão de vacinas do **animal**.

- Providenciar o cartão de vacinas do **seu filho**.
- Observar se houve laceração, para que se tome mais cuidado para não sujar mais ainda o ferimento.
- Levar a criança ou o adolescente para assistência médica individualizada, com urgência, porque a conduta depende da gravidade do acidente, da área anatômica atingida e das condições do animal agressor.

Mordeduras humanas

No desenvolvimento normal da criança, ocorre um período de ênfase na oralidade, em que a boca não só é fonte de prazer, mas também serve para que a criança conheça e descubra o mundo.

São comuns, no início do convívio com outras crianças na pré-escola, relatos de que um coleguinha mordeu o outro. Nessa fase, esses atos, embora agressivos, fazem parte do desenvolvimento infantil: o novo objeto lúdico (brinquedo) a ser descoberto é o companheiro. A criança deve ser orientada sobre a inconveniência e a agressividade desse ato, mas sem repreensão violenta.

Primeiros socorros em caso de mordeduras humanas

O QUE VOCÊ DEVE SABER

1. Se no local da mordida há sinais de infecção, como **inchaço e pus**, acompanhados de febre, é fundamental procurar **auxílio médico**.
2. Ficar atento às queixas constantes por parte da criança em relação a mordeduras na escola ou creche. Verificar nas lesões: número, tamanho e marcas dos dentes (a dimensão é proporcional ao tamanho da boca do agressor). Comunique a direção da escola.
3. Quando o agressor é um adulto, é necessário a notificação ao órgão de proteção à criança.
4. Se seu filho morde constantemente outras pessoas ou se o hábito persiste depois dos 4 anos de idade, é momento de solicitar orientação do pediatra.

ATENÇÃO

A principal complicação da mordedura humana é o risco de infecção grave por causa da contaminação da boca. A outra questão é quando a criança ou o adolescente é alvo de mordida de um adulto, situação que configura violência e intencionalidade do ato, sendo prevista legalmente proteção à vítima menor de idade.

O QUE VOCÊ DEVE FAZER

- Acalmar a criança e controlar o sangramento, fazendo compressão da ferida.
- Lavar com água morna ou corrente e sabão.
- **Procurar imediatamente um hospital se**:
  - a área ao redor da mordida estiver vermelha ou inchada;
  - houver laceração ou perda de substância (pele, por exemplo) pela mordida.
- Sempre levar a carteira de vacinação para o atendimento de urgência.

Picadas de animais peçonhentos

Animais peçonhentos são aqueles que produzem substâncias tóxicas e apresentam um aparelho especializado na inoculação dessa substância (veneno). Possuem glândulas que se comunicam com dentes ocos, ferrões ou aguilhões, por onde o veneno passa ativamente.

Embora não se caracterizem como eventos típicos da infância, os acidentes por animais peçonhentos, quando ocorrem com crianças e adolescentes, costumam ser **mais graves do que nos adultos**, visto que a quantidade de veneno injetada é a mesma. No caso do escorpião, por exemplo, sua picada no adulto resulta em dor local intensa, porém, se ocorrer na criança e no adolescente, pode levar à morte.

Os acidentes por animais peçonhentos são classificados em: ofídicos (cobras), aracnídeos (aranhas) e escorpiônicos (escorpiões).

Leia também o capítulo "Meio rural", na seção 3 – Ambiente e segurança.

O QUE VOCÊ DEVE SABER

Os animais peçonhentos mais relacionados aos acidentes envolvendo humanos são: **cobras, escorpiões, aranhas, lagartas, abelhas e marimbondos**. No ano de 2010, segundo o Ministério da Saúde, foram notificados no Brasil 126.483 casos de acidentes com esses animais.

Alguns desses animais (p.ex., cobras) habitam áreas rurais e florestas, e não devemos esquecer do risco de contato com eles em atividades de lazer e passeios ecológicos, como trilhas (*trekking*), hotel fazenda e hospedagem rural, acampamentos e a prática de alguns esportes (*rafting*, rapel, pescaria).

ATENÇÃO

A busca do contato com a natureza e com uma melhor qualidade de vida criou um novo estilo de moradia próximo às grandes metrópoles, que são os **condomínios horizontais em áreas de preservação e de mata nativa**, fato que contribuiu para a aparição de animais silvestres em domicílios e peridomicílios.

ATENÇÃO

É importante reconhecer alguns **sintomas que a vítima de picada pode apresentar**, visto que nem sempre será possível presenciar ou visualizar o animal agressor em razão da atividade que a criança ou o adolescente possa estar exercendo no momento. Veja os itens "O que observar" para cada animal peçonhento.

Cobras

Os acidentes ofídicos podem ser divididos em botrópico (**jararaca**), responsável por 90% das picadas, seguidos, em ordem de maior incidência, por crotálico (**cascavel**), laquético (**surucucu**) e elapídico (**coral**).

As picadas por serpentes apresentam uma **sazonalidade**, estando relacionadas aos períodos de chuva e calor (dezembro a março), exceto na região nordeste do Brasil (abril a junho). No ano de 2010, segundo dados do Ministério da Saúde, foram notificados 29.635 acidentes ofídicos no Brasil, sendo que 85% dos casos envolviam serpentes venenosas.

Em regiões de Mata Atlântica e zonas rurais, é mais comum a presença do gênero *Bothrops* (jararaca e urutu). O gênero *Crotalus* (cascavel) é mais comum em ambiente seco e aberto, enquanto as serpentes do gênero *Lachesis* (surucucu) são comuns em regiões de mata fechada, como a Floresta Amazônica (Figuras 1, 2, 3 e 4, respectivamente).

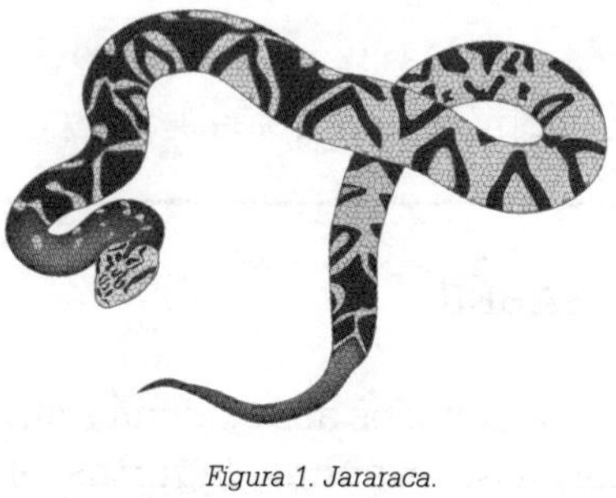

Figura 1. Jararaca.

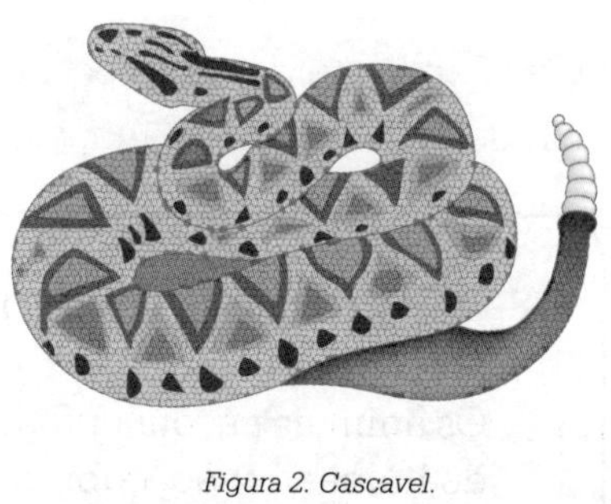

Figura 2. Cascavel.

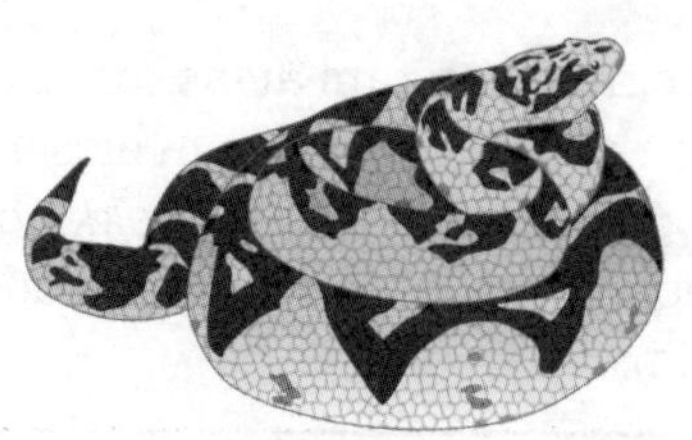

Figura 3. Surucucu-bico-de-jaca.

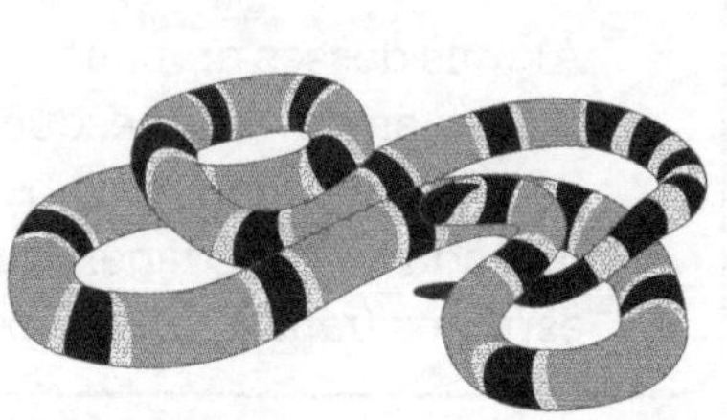

Figura 4. Coral-verdadeira.

O QUE OBSERVAR

Os principais sintomas relacionados ao tipo/gênero da serpente são:

- Dor e inchaço local, às vezes com manchas arroxeadas e sangramento no local da picada, além de sangramentos de gengiva e urinário: podem indicar agressão por **jararaca ou surucucu**.
- Sem lesão evidente no local, apenas sensação de formigamento, dificuldade de manter os olhos abertos, com aspecto de sono, visão turva, dores musculares e urina escura: indicam acidente com **cascavel**.
- Sem lesão importante no local, visão dupla ou borrada e queda da pálpebra com aspecto sonolento: sugerem acidente com **coral-verdadeira**.

Aranhas

As principais aranhas venenosas responsáveis pelo acidente aracnídeo são, em geral, pequenas e normalmente não atacam, exceto se **incomodadas**. Vivem nos arredores da residência, penetrando dentro da casa nos dias chuvosos e frios, e buscam abrigo em calçados, roupas, cestos, armários e gavetas.

As espécies que mais causam acidentes são *Phoneutria*, *Loxosceles* e *Latrodectus* (viúva-negra), sendo as duas primeiras de maior importância, conhecidas respectivamente como **armadeira** e **aranha-marrom**, que devem ser diferenciadas da aranha-de-jardim, que não é venenosa e não causa lesões significativas (Figuras 5, 6 e 7).

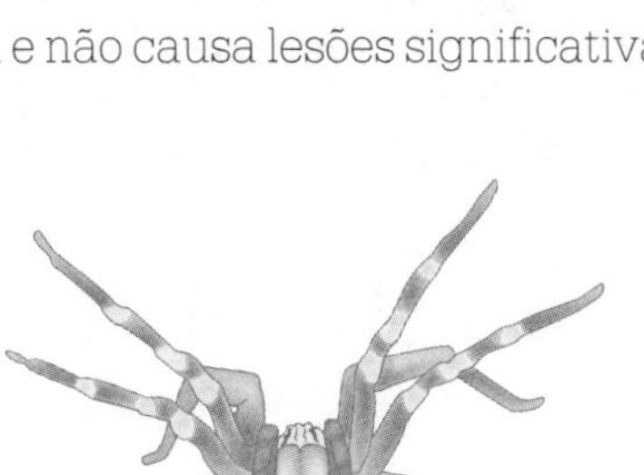

Figura 5. Armadeira.

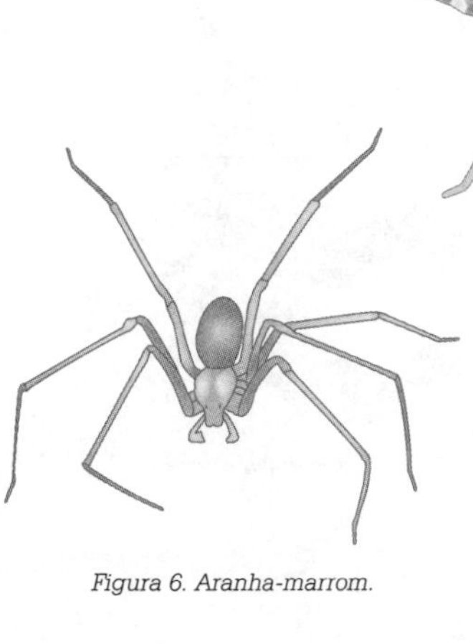

Figura 6. Aranha-marrom.

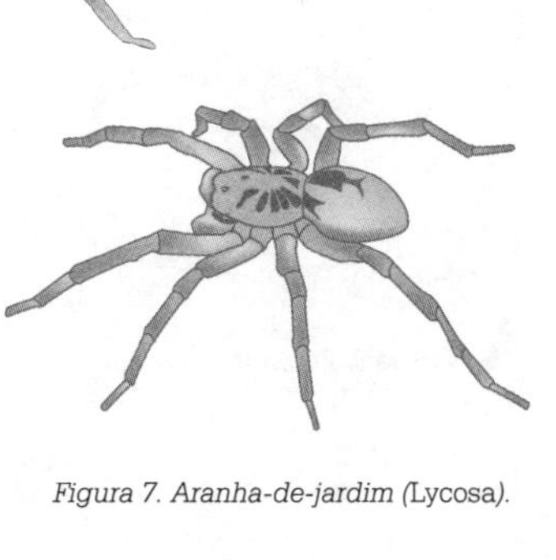

Figura 7. Aranha-de-jardim (Lycosa).

Para mais informações sobre acidente ofídico e escorpiônico, consulte: Manual de Diagnóstico e Tratamento de Acidentes por Animais Peçonhentos do Ministério da Saúde, 2001, disponível em: http://portal.saude.gov.br/portal/arquivos/pdf/manu_peconhentos.pdf.

O QUE OBSERVAR

Os sintomas observados após a picada de aranha são:

- A picada pela **aranha armadeira** apresenta dor local imediata de intensidade variada, geralmente sem nenhuma característica peculiar. Algumas crianças e adolescentes podem apresentar vômitos, suor intenso, queda de pressão e aumento da frequência cardíaca.
- O acidente com a **aranha-marrom** é mais característico: no local atingido, pode não haver dor ou esta ser de leve intensidade, em queimação, que aumenta com o tempo. A ferida passa de uma lesão endurecida e vermelha, às vezes com sangramento, para escura e necrótica, surgindo, no intervalo de uma semana, bolha e úlcera de difícil cicatrização.

Escorpiões

Os escorpiões vivem nos arredores da residência e nas plantas, penetram dentro da casa e buscam abrigo em ralos, calçados, roupas, cestos, armários, gavetas, entre outros. As picadas de escorpião acontecem, principalmente, nos membros superiores e atingem, em particular, as mãos e os antebraços.

No Brasil, a maioria dos acidentes escorpiônicos são causados pelas espécies *Tityus serrulatus* (**escorpião-amarelo**) e *Tityus bahiensis* (**escorpião-escuro** ou **escorpião-preto**). Em crianças, adolescentes e idosos, o acidente é grave, podendo ser fatal (Figuras 8 e 9).

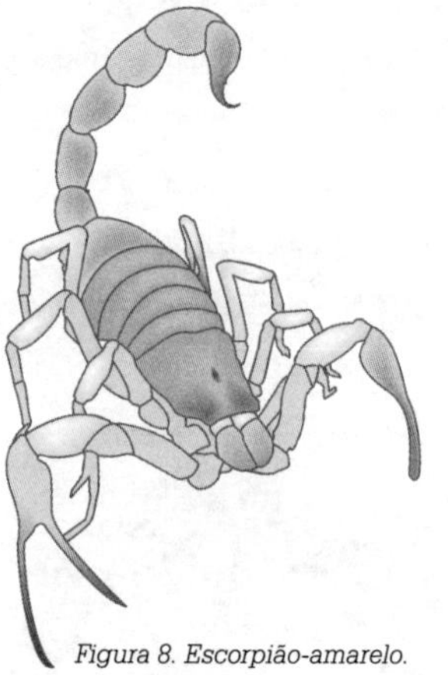

Figura 8. Escorpião-amarelo.

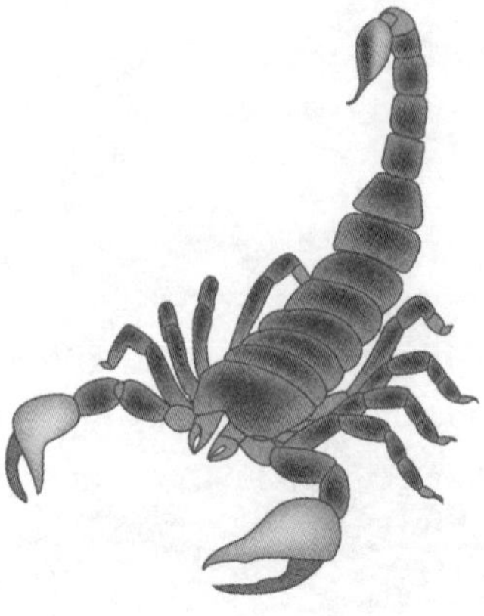

Figura 9. Escorpião-preto.

O QUE OBSERVAR

A principal característica causada pela picada escorpiônica é a dor intensa, seguida de vômitos, sudorese, agitação, confusão mental e coma.

Outros animais peçonhentos

Traumas por picadas de **abelhas, marimbondos, formigas e lagartas (taturanas)** costumam ocorrer pouco, embora algumas vezes sejam **graves**, principalmente quando se trata de vítima sensível (**alérgica**) ao veneno desses animais, podendo ocasionar até a morte.

ATENÇÃO

Acidentes ofídicos, aracnídeos e escorpiônicos **sempre necessitam de auxílio médico**, independentemente da gravidade.

O QUE OBSERVAR

As lesões causadas pelas lagartas, em especial da família das *Lonomia*, ocasionam dor local, edema e vermelhidão. Quando essas lesões são acompanhadas de sangramentos (no local, gengival e urinário), são de maior gravidade.

Prevenção

Além do respeito às normas ambientalistas em relação ao desmatamento e à especulação imobiliária, muitas já preconizadas em forma de lei, algumas **regras e recomendações de atitudes seguras** devem ser seguidas para a **prevenção dos acidentes por animais peçonhentos**.

Algumas recomendações referem-se a casas de sítio, chácaras e afins, não sendo aplicáveis a apartamentos e casas de rua. Se a casa for em área aberta ampla, como os condomínios em áreas afastadas da cidade e mais próximas da área rural, podem ser seguidas algumas indicações citadas. Vale, dessa forma, avaliar o tipo de residência e ambiente em que você mora.

O QUE VOCÊ NÃO DEVE FAZER

- Não colocar as mãos em buracos, montes de telhas, lenha ou folhagem sem observação prévia.
- Nunca andar descalço em locais supostamente de risco.

O QUE VOCÊ DEVE FAZER

- Utilizar luvas de couro para atividades de jardinagem, horta e afins.
- Sempre utilizar calças compridas, botas ou calçados com perneiras. Mais de 2/3 dos acidentes com serpentes acometem pés e pernas.
- Fazer a limpeza de áreas ao redor da casa, eliminando entulhos, lixo e folhagens, pois atraem ratos e insetos, que, por sua vez, atraem seus predadores naturais: cobras, aranhas e escorpiões.
- Lembrar que nos dias chuvosos e frios esses animais, especialmente aranhas e escorpiões, costumam procurar abrigo dentro de casa. Recomendamos limpeza domiciliar e peridomiciliar (aparar gramados e evitar acúmulo de lixo orgânico, de entulho e de poda de plantas).
- Sempre observar o interior de calçados e examinar toalhas, roupas e cobertas que estiveram guardadas em armários ou penduradas nas paredes, além de sacudi-las antes de usar.
- Evitar trepadeiras e folhagens próximas à casa, telhados e forros.
- Prestar atenção ao manipular plantas de jardim e ao ter contato com troncos de árvores, pois nesses locais pode haver colônias de lagartas mimetizadas em folhas e troncos.
- Proteger predadores naturais, como emas, siriemas, gaviões, corujas, gambás e lagartixas. Para essa proteção, não se deve desmatar o habitat natural desses predadores.
- Ter galinhas e gansos, pois além de espantarem serpentes, alimentam-se de escorpiões e aranhas.
- Evitar a proliferação de outros insetos (baratas, moscas, etc.) que são presas de aranhas e escorpiões, sendo atraídos por eles.
- Ter cuidado com locais próximos a árvores frutíferas. As frutas no chão atraem sapos, ratos e outros roedores, que, por sua vez, são presas de cobras venenosas.
- Evitar que crianças brinquem próximas a ninhos ou enxames de abelhas e marimbondos. Procurar remover colônias de abelhas e vespas próximas de residências.
- Ensinar seu filho a reconhecer os animais peçonhentos e a não os tocar.

- Supervisionar crianças e adolescentes o tempo todo e ensiná-los a respeitar o habitat de cada animal.
- Informar-se sobre zoológicos e serpentários que realizam visitas monitoradas. Essas visitas são bastante educativas e uma ótima opção de lazer em família.
- Verificar se a escola de seu filho tem algum programa de conscientização sobre acidentes com animais peçonhentos.

Primeiros socorros

O QUE VOCÊ DEVE FAZER

Tão logo ocorra a picada por animal peçonhento, deve-se:

- Manter a vítima calma e deitada.
- Localizar a marca da mordedura e **limpar o local com água e sabão**.
- Cobrir com um pano limpo (não fazer atadura, pois pode piorar).
- No caso de picadas de aranhas e lagartas, usar compressas frias para aliviar a dor.
- Remover anéis, pulseiras e outros objetos que possam garrotear (apertar demais), em caso de inchaço do membro afetado.
- **Evitar que a vítima se movimente,** para não favorecer a absorção do veneno.
- Tentar manter a área afetada no mesmo nível do coração ou, se possível, abaixo dele.
- Procurar o **serviço médico** mais próximo o mais rápido possível.
- **Se possível**, levar o animal para que seja identificado pelo corpo médico e para que a vítima receba o soro específico.
- No caso de picadas por mais de 10 abelhas, vespas ou marimbondos, levar o acidentado ao hospital mais próximo imediatamente.
- No caso de picada de abelhas ou marimbondos, mesmo que seja única, caso a criança ou o adolescente apresente tosse, chiado no peito, rouquidão, olhos inchados e dificuldade respiratória, levar imediatamente a um serviço de emergência.

ATENÇÃO

Não enrolar pano em volta do membro afetado/picado, pois pode piorar a lesão. Apenas cubra com um pano limpo.

- A retirada dos ferrões pode ser feita **raspando** com faca ou lâmina, **nunca com pinças**, porque ao apertar o ferrão com a pinça, há uma nova injeção de veneno, já que na base do ferrão existe um reservatório de veneno.
- Se ocorrer muita dor, usar analgésico comum (como ibuprofeno, dipirona ou paracetamol); se precisar usar medicações mais potentes, somente com prescrição médica.
- Ter sempre "à mão" (fácil acesso ou preso ao telefone) o telefone do centro de controle de intoxicações ou posto médico mais próximo e ligar para receber a orientação adequada, sempre que necessário.
- Se viajar para locais afastados, é indicado procurar informações sobre hospitais mais próximos que possuam soro específico para animais peçonhentos.

O QUE VOCÊ NÃO DEVE FAZER

- Não deixar a vítima somente em observação, é preciso tomar **alguma atitude**.
- Não tentar identificar o animal ou esmagá-lo.
- Não aplicar soro antiofídico em locais sem assistência médica por causa do risco de choque anafilático.
- Não esquecer de levar o animal, quando possível, ao serviço médico no qual a vítima do acidente será atendida.
- Não perder tempo, no caso de acidentes por cobras e escorpiões, querendo tomar outras medidas, como procurar ou tentar capturar o animal, ou ainda buscar ajuda leiga.
- **Não se deve fazer o garroteamento** (atadura, enrolar pano) no membro alvo da picada, pois isso pode piorar a lesão.
- Não aplicar pomada, creme dental, pastas, folhas, café, álcool ou fumo no local da picada.
- Não fazer cortes, cutucar com agulha o local da picada, nem fazer sucção com a boca.
- Não oferecer bebidas alcoólicas à vítima.
- Não usar detergentes ou outros produtos no local da picada.
- Não usar pinças para retiradas dos ferrões de abelhas ou qualquer outro inseto, pois ao apertar o ferrão a pinça inocula mais veneno, alojado no reservatório existente na base do ferrão.

Quedas

Quedas constituem um mecanismo de trauma significativo na infância e adolescência e podem determinar inúmeras lesões, de pequenos traumatismos à morte.

Dados norte-americanos revelam que as quedas:

- são a principal causa de lesão não intencional (trauma/acidente) entre crianças;
- representam o mecanismo que gera maior número de visitas aos departamentos de emergência, com mais de 3 milhões de consultas a cada ano;
- geram 200.000 visitas a centros de emergência apenas em decorrência de quedas em equipamentos de recreação (*playground*), principalmente entre pré-escolares e escolares.

Tipos de queda

Existem diferentes tipos de queda e com consequências variadas. Esse mecanismo de trauma é composto por uma miscelânea de eventos, que envolve quedas de **altura** (acima de 2,5 m), em **escadas**, no solo da **própria altura**, em **degraus**, de um nível a outro, em equipamentos de **recreação** (parquinho, parque de diversão, *playground*), de **móveis** e aquelas que decorrem de **atividades esportivas**.

Os tipos de quedas que resultam em hospitalização espelham, normalmente, o estágio do desenvolvimento e o nível de atividade das crianças. Para as crianças entre 1 e 4 anos, quedas de móveis, da cama, de equipamentos de recreação, de degraus, de escadas e de altura aparecem com frequência razoável, sendo esta última a que gera maior mortalidade. As quedas relacionadas a atividades recreativas e esportivas são mais frequentes entre crianças e adolescentes de 5 a 14 anos.

ATENÇÃO

No Brasil, as quedas geram índices de mortalidade preocupantes, expressivo número de internações/ano entre crianças e adolescentes de 0 a 14 anos de idade e custo hospitalar considerável.

O QUE VOCÊ DEVE SABER

- Lactentes (0 a 2 anos) apresentam risco maior de caírem de móveis, escadas e andadores (que não devem ser utilizados pelo alto risco de quedas que oferecem).
- Pré-escolares (2 a 6 anos) apresentam riscos que envolvem quedas de janelas, por exemplo, por estarem na idade de se aventurar.
- Escolares (6 a 10 anos) apresentam tendência a quedas de equipamentos de recreação (*playground*).

Uma peculiaridade no Brasil é a presença de edificações sem telhados definidos (**laje**) em regiões socialmente menos favorecidas. As características desses espaços são sedutoras para crianças das diferentes faixas etárias, tornando-se locais onde frequentemente são realizadas atividades variadas. A frequência de quedas com traumatismos variados gera mortalidade e morbidade consideráveis.

O QUE VOCÊ DEVE SABER

As quedas podem gerar lesões decorrentes de dois fatores:

- da transmissão de energia ocasionada pela desaceleração súbita associada ao tipo de superfície para a qual a energia do impacto está sendo dissipada, ou seja, quedas de altura são consideradas de alto impacto, com significativa transmissão de energia. Ao contrário do que muitos pensam, quedas de alturas pequenas não são necessariamente benignas e podem gerar lesões graves ou, até mesmo, serem letais.
- da posição em que a criança ou o adolescente atinge tal superfície: a posição assumida no impacto também pode responder pela gravidade e explicar quais lesões podem ser mais encontradas.

Exemplificando:

- queda de uma determinada altura **atingindo o solo em pé**: as lesões mais comumente encontradas são as de calcanhar, colo femoral (membro inferior, pernas e pés), coluna e vísceras abdominais;
- queda da mesma altura **atingido o solo na posição deitada**: a dissipação de energia ocorre em uma área maior, com maior probabilidade de lesões mais extensas em tamanho; porém, com menor potencial de gravidade quando comparados com o primeiro exemplo.

ATENÇÃO

Em virtude da gama de possibilidades de quedas de diferentes alturas, das possíveis posições assumidas no impacto, dos diferentes materiais com maior ou menor poder de absorção de energia e em seres com dimensões variáveis, diversas lesões podem ser encontradas, com diferentes graus de repercussão, nos diferentes órgãos e sistemas.

Como prevenir as quedas

Conhecendo tudo aquilo que as quedas entre as crianças e os adolescentes podem gerar, pressupõe-se a necessidade da promoção de estratégias que minimizem o impacto por elas gerado.

O QUE VOCÊ DEVE FAZER

- Não é possível evitar toda queda! Faz parte do processo de crescimento e desenvolvimento infantil e do adolescente a experimentação. Toda criança ou adolescente cai ao aprender a andar, ao se movimentar rapidamente, ao testar um novo brinquedo. Entretanto, **a supervisão de um responsável, especialmente para crianças, pode minimizar** riscos maiores.
- Não permitir que crianças ou adolescentes pulem na mobília.
- Prender as crianças com cintos de segurança nos cadeirões e carrinhos de bebê.
- Auxiliar e supervisionar crianças próximas a escadas, degraus e varandas.
- Nas escadas, utilizar portão de segurança em cima e em baixo, para impedir o acesso das crianças.
- Proteger as janelas com redes ou grades de segurança, testadas e comprovadamente seguras.
- Orientar as crianças e os adolescentes a utilizarem equipamentos de segurança (capacete, joelheira, etc.) na prática esportiva, como ao andar de bicicleta, *skate* ou patins.
- Para parques recreativos, verificar se foram adotados revestimentos preparados para o solo, que podem reduzir a gravidade do impacto em uma eventual queda.

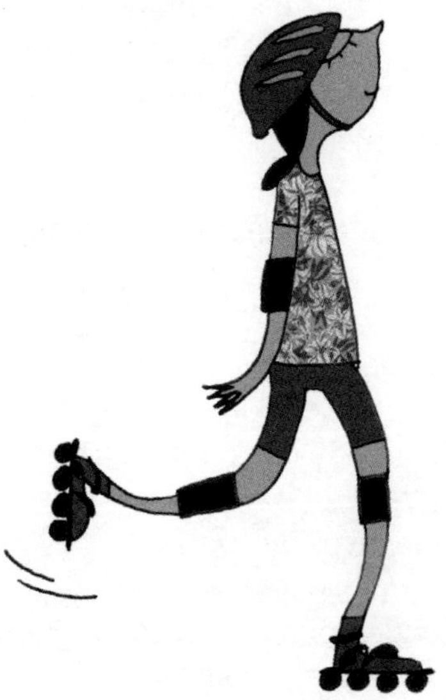

ATENÇÃO

Equipamentos de recreação (em *playground*) não devem ultrapassar a altura de 1,5 a 2 m.

O QUE VOCÊ NÃO DEVE FAZER

- **Não utilizar andadores**; são perigosos e não recomendados.
- Não permitir que a criança ou o adolescente pule dos equipamentos recreativos e alerte-a para a função do brinquedo: escalar e descer sempre pelos lados corretos.
- Não posicionar a mobília próxima às janelas.
- Não posicionar o berço próximo a janelas, nem manter as laterais do berço abaixadas.
- Não permitir que crianças ou adolescentes permaneçam sobre lajes. O ideal é não permitir o acesso de crianças a essa estrutura.

Primeiros socorros

O QUE VOCÊ DEVE FAZER

Quanto mais alta for a queda e dependendo da superfície em que ocorreu, maior a probabilidade de lesões mais sérias. Se a criança ou o adolescente cair:

- segure-o até que pare de chorar e mantenha a vigilância por sintomas diferentes do usual (ver a seguir);
- se a criança ou o adolescente estiver inconsciente após a queda, não é aconselhável removê-lo do local (exceto em situações de risco adicional a quem está prestando socorro, à criança, ao adolescente ou a terceiros). Observe sua respiração. Se não estiver respirando, inicie as manobras de ressuscitação cardiopulmonar, se for treinado;
- faça contato com o serviço médico de emergência local (em São Paulo, 192 ou 193).

ATENÇÃO

Quando acionar o serviço médico de emergência?

- Imediatamente, se ocorrer inconsciência.
- Imediatamente, se ocorreu trauma craniano sério.
- Se ocorrer sonolência, irritabilidade, alteração de comportamento, convulsão ou vômitos após a queda.
- Se a criança ou o adolescente reclamar de dor, especialmente no pescoço ou dorso.
- Se persistir chorando, inconsolável.
- Se estiver sangrando ou saindo outro fluido do nariz, ouvidos ou boca.
- Se apresentar sinais sugestivos de fraturas.
- Se houver qualquer dúvida sobre os sintomas apresentados, lesões ou comportamento após a queda.

Queimaduras

O que pode causar queimadura

As queimaduras por **líquidos quentes são as mais frequentes** e, em geral, acometem as camadas mais superficiais da pele. Ocorrem tipicamente na cozinha, durante o preparo de café, chá, leite e comida.

As queimaduras por **chama têm maior gravidade**, pois são mais extensas e profundas, atingindo todas as camadas da pele e chegando ao tecido gorduroso. O principal agente causal é o álcool incandescente, facilmente encontrado nas prateleiras dos supermercados e farmácias e presente em quase todos os domicílios. O álcool já deveria ter sido banido de todos os lares há muito tempo. Os acidentes por chama são favorecidos justamente pelo fácil acesso a fósforos, isqueiros e álcool. Outras causas de queimaduras por chama são a má utilização de gás de cozinha, velas, lamparinas e fogueiras.

O **choque elétrico pode causar morte instantânea** e, nos sobreviventes, amputações de membros. A corrente elétrica percorre todo o corpo, podendo provocar lesões em todos os órgãos. O choque ocorre nos contatos com fios elétricos domiciliares ou na tentativa de retirada de pipas das redes de alta tensão (para mais informações, consulte o capítulo "Choque elétrico e raios", nesta seção).

As queimaduras por **exposição prolongada ao sol**, por serem extensas e superficiais, são de maior gravidade nas crianças, que possuem pele fina e maior predisposição à desidratação.

A **ingestão de soda cáustica** continua sendo a maior fonte de queimaduras químicas em crianças e adolescentes.

As **pequenas baterias de relógios e de aparelhos eletrônicos**, se ingeridas, também representam perigo de queimadura química do aparelho gastrointestinal e ainda risco adicional de aspiração, lesão e obstrução do trato respiratório.

A dor está presente em todos os tipos de queimadura desde o instante em que ocorre o acidente e acompanha a vítima durante meses ou anos após a alta hospitalar.

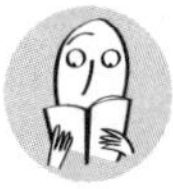

O QUE VOCÊ DEVE SABER

As queimaduras são injúrias muito frequentes que acometem crianças e adolescentes no ambiente doméstico, principalmente na **cozinha**. As crianças são as principais vítimas, pois ainda não desenvolveram bem a capacidade de avaliar as consequências dos seus atos. As queimaduras podem ser causadas por **líquidos quentes, fogo, contato com objetos quentes, choque elétrico, produtos químicos e radiação solar.**

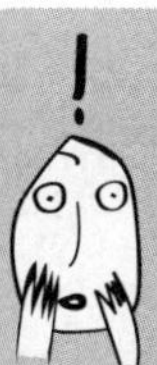

ATENÇÃO

O mais importante é **prevenir as queimaduras!** Os acidentes não ocorrem por acaso e a prevenção constitui a única medida realmente eficaz para se evitar o sofrimento, as complicações e as mortes causadas pelas queimaduras.

O QUE VOCÊ DEVE SABER

Tanto a profundidade quanto a extensão são importantes para determinar a gravidade da queimadura. As queimaduras extensas podem levar a desidratação, desnutrição, disfunção renal, anemia, diminuição da resistência às infecções e até à óbito.

Classificação

As queimaduras são classificadas em:

- **Primeiro grau**: atinge a camada mais superficial da pele, que fica vermelha, quente e dolorosa, mas **não forma bolhas**. É a que ocorre quando a pessoa fica exposta ao **sol** por período prolongado. Tende à cura espontânea, em cerca de 5 dias, sem deixar cicatrizes.
- **Segundo grau**: atinge camadas mais profundas da pele, que se apresenta dolorosa, vermelha e **com bolhas**. O edema (inchaço) e a dor são importantes. É comumente observada nas queimaduras por **líquidos quentes**. As menos profundas tendem a curar-se em cerca de 2 semanas, sem deixar cicatrizes ou com cicatrizes discretas. As mais profundas demoram várias semanas e podem resultar em cicatrizes significativas.
- **Terceiro grau**: todas as camadas da pele são lesadas, e a queimadura chega ao tecido gorduroso. O tratamento é realizado com enxerto de pele do próprio paciente.

ATENÇÃO

As queimaduras, assim como outros ferimentos que rompem a integridade da pele, podem favorecer a contaminação pelo bacilo causador de tétano. Se a **vacinação antitetânica** não estiver em dia, medidas para prevenção do tétano serão adotadas.

No momento da queimadura

O QUE OBSERVAR

Observe se a criança ou o adolescente está respirando normalmente, se está consciente e se a queimadura atingiu áreas extensas da pele. É importante também verificar se foram acometidas áreas especiais, como face, mãos, pés e genitais. Verificar o cartão de vacinas e levá-lo junto para o atendimento da vítima, para que sua situação vacinal possa ser avaliada.

Primeiros socorros no local do acidente

O QUE VOCÊ DEVE FAZER

- Banhar as lesões em **água fria** (à temperatura ambiente, entre 8 e 15°C), durante 5 a 10 minutos, já é um bom começo de tratamento. A água alivia a dor, limpa a lesão e, o que é mais importante, impede o edema e o aprofundamento das queimaduras.

- Se a queimadura for por chama, após apagar o fogo ou afastar a criança ou o adolescente do agente agressor, devem-se **retirar** as roupas ou substâncias aderidas à pele. Remover anéis, pulseiras e colares, pois o edema desenvolve-se rapidamente, o que pode comprometer a circulação sanguínea e causar gangrenas. **Analgésicos** comuns podem ser oferecidos à pessoa. Em seguida, **envolver** a pessoa com lençol limpo ou cobertor e encaminhar para o atendimento médico.
- Nas queimaduras extensas, a perda de líquidos é muito grande. A **reposição imediata de água e eletrólitos, por via venosa**, é fundamental para a sobrevivência do paciente. Por isso, **procure atendimento médico o mais rápido possível**.

Como tratar e se reabilitar das queimaduras

As queimaduras **superficiais** e de pequena extensão tendem a não deixar cicatrizes e podem ser tratadas no **ambulatório**.

Já as vítimas de queimaduras mais **profundas** e extensas necessitam ser **internadas** para tratamento. Podem evoluir com alteração da cor da pele, produzindo tanto acromia (manchas claras) como hipercromia (manchas escuras); retrações cicatriciais (a pele fica "afundada"); limitação de movimentos, atrofias, cicatrizes hipertróficas (a pele fica "em relevo"); queloides (a pele cicatriza "em relevo", ultrapassando os limites da lesão); e predisposição ao câncer de pele.

A cicatriz demora de 6 a 18 meses após o trauma para atingir a sua completa maturidade, período em que o paciente deve ser acompanhado de perto. As malhas compressivas são utilizadas para impedir o aparecimento de queloides. A pele acometida deve ser protegida da luz solar durante o primeiro ano.

Durante o tratamento

O QUE OBSERVAR

Observe se a criança ou o adolescente está mantendo-se ativo, com bom estado geral, apetite preservado e ingestão adequada de líquidos. Se apresentar febre ou se houver mau cheiro, vermelhidão ou secreção em torno da ferida, esses sinais são sugestivos de **infecção**. Deve-se seguir a orientação médica e **levar** a vítima para realização diária de **curativos**.

O QUE VOCÊ DEVE FAZER

Se a criança for hospitalizada, acompanhá-la durante todo o período de internação e seguir as normas de acompanhante preconizadas pelo hospital.

ATENÇÃO

Para extinguir as chamas, "**pare, deite e role!**". Ensine esse comportamento às crianças e aos adolescentes. Sair correndo com as roupas em chamas serve apenas para soprar o fogo, produzindo queimaduras mais extensas.

Queimaduras por fogo (em caso de incêndios e chamas)

O QUE VOCÊ DEVE SABER

Vítimas de queimaduras em ambientes fechados (p.ex., casa, automóvel) têm grandes chances de lesão de vias aéreas e inalação de fumaça. Muitas das mortes são causadas pela inalação da fumaça e de gases tóxicos. A vítima deve sair ou ser retirada imediatamente do ambiente. Ao sair, arrastar-se abaixo da fumaça diminui a intoxicação.

O QUE VOCÊ DEVE FAZER

A primeira medida em queimaduras por fogo é **retirar** a fonte de calor com o que estiver mais perto: água, cobertor, toalha. Molhar com **água fria é o melhor** tratamento imediato para as queimaduras.

Queimadura elétrica

O QUE VOCÊ DEVE FAZER

Em caso de queimadura elétrica, deve-se:

- desligar o interruptor da chave;
- afastar a vítima da corrente elétrica;
- remover a vítima do condutor de eletricidade com material isolante (p.ex., cabo de vassoura, tapete de borracha, etc.);
- verificar se a vítima está respirando e com o coração batendo. Se estiver em parada cardiorrespiratória, iniciar as manobras de ressuscitação (ver seção 8 – Primeiros Socorros, deste livro) enquanto aguarda a chegada do serviço médico.

Para mais informações sobre queimadura elétrica, consulte o capítulo "Choque elétrico e raios", nesta seção.

Queimadura química

O QUE VOCÊ DEVE FAZER

Em caso de suspeita de ingestão de algum produto químico, deve-se:

- manter a criança ou o adolescente em jejum e não induzir vômitos até a avaliação médica;
- se a criança ou o adolescente ingerir bateria de relógio ou de aparelho eletrônico, procurar imediatamente atendimento médico, pois elas contêm conteúdo corrosivo que poderá causar perfuração do intestino, com sérias consequências.

Para mais informações sobre ingestão de produtos químicos, leia os capítulos "Aspiração de corpo estranho" e "Intoxicações", nesta seção.

O QUE VOCÊ DEVE SABER

A simples suspeita de ingestão de substância corrosiva deve ser considerada uma emergência, mesmo que a criança não sinta nada. O maior número de informações deve ser obtido a respeito da substância e da quantidade ingerida.

Para queimaduras de qualquer tipo

ATENÇÃO

- Não use gelo nas queimaduras. Apenas água fria.
- Não fure as bolhas.
- Não passe nada na ferida: pomadas, clara de ovo, pó de café, banha de galinha, pasta de dente, pimenta, dentre outros, estão fora de cogitação, pois, além de não trazerem quaisquer benefícios, favorecem o aparecimento de infecção.

Como evitar as queimaduras – por faixa etária

Recém-nascido

Preparo do banho

- A temperatura ideal da água para o conforto e a segurança do bebê é por volta de 37ºC. Coloque primeiro a água fria na banheira e, em seguida, acrescente a água quente.
- Teste a temperatura da água com o cotovelo, movendo-o por toda a banheira, para ter a certeza de que não há nenhum ponto muito quente.

O QUE VOCÊ NÃO DEVE FAZER

Não fumar com crianças no colo!

ATENÇÃO

O mais importante é **prevenir as queimaduras**! Os acidentes não ocorrem por acaso e a prevenção constitui a única medida realmente eficaz para se evitar o sofrimento, as complicações e as mortes causadas pelas queimaduras.

- Não delegue essa função para crianças maiores, pois podem queimar o bebê ou se queimarem.

Mamadeira

Se for imprescindível que seu filho use mamadeira, jamais utilize o forno de micro-ondas para aquecê-la. Há risco de queimaduras graves da boca e garganta. O leite pode ser dado à criança em temperatura ambiente.

Bebês de 1 mês a 2 anos

Preparo do banho

Mantenha os mesmos cuidados descritos anteriormente para recém-nascidos ao preparar e testar a temperatura da água do banho da criança.

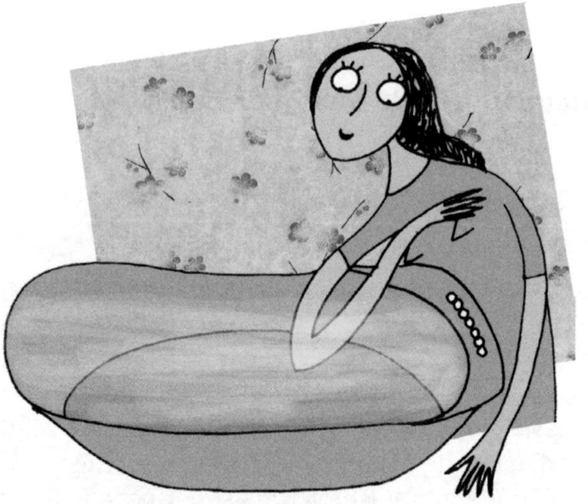

Banho de sol

Deve ser feito somente antes das 10 ou depois das 16 horas, em razão da menor intensidade de radiação ultravioleta nesse período. Exposição excessiva ao sol, ou seja, durante grandes períodos (bebês por mais de 20 a 30 minutos e crianças por mais de 1 hora) ou entre as 10 h e as 16 h pode provocar queimaduras, predispondo o desenvolvimento de melanomas e câncer de pele.

Até os 6 meses de vida, **nunca** exponha o bebê entre as 10 h e as 16 h, e nem por mais de 10 minutos ao sol direto, pois não é recomendado o uso de protetor solar antes dos 6 meses, uma vez que não há dados sobre os efeitos do produto na pele dos bebês.

Tomadas e fios desencapados

- Ambos representam risco de choque elétrico: as crianças colocam objetos metálicos nas tomadas e os levam à boca. Faça uso de tampas de proteção nas tomadas e substitua os fios desencapados.

- Nunca faça "gambiarras" e "gatos" com a rede elétrica. É perigoso e pode custar a vida de seu filho!

Cozinha não é lugar de criança

A cozinha é o local de maior risco para queimaduras. Crianças com menos de dois anos não compreendem plenamente as advertências. Coloque uma barreira física na porta, como um **portão de proteção**.

- As panelas devem ficar nas bocas de **trás** do fogão, sempre com o cabo voltado para o fundo e longe do alcance das crianças.

- Evite o uso da boca dianteira especialmente para fervura de líquidos e frituras.

- Panela com o fundo amassado e fogão que balança também representam riscos.

- Cuidado com a **tampa do forno**, pois as crianças podem usá-la como degrau, virando o fogão e as panelas em cima delas.

- Líquidos e alimentos quentes não devem ser manuseados com a criança no colo e sempre devem ser mantidos **longe** da borda de balcões, pias e mesas.

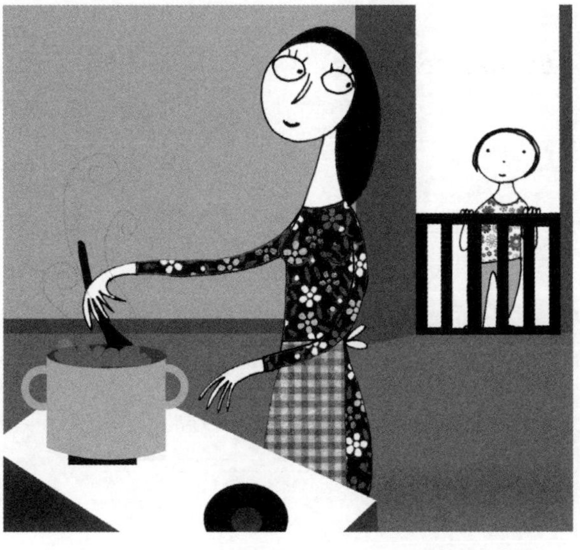

ATENÇÃO

Todo cuidado é pouco ao transportar panelas com líquidos ou alimentos quentes.

ATENÇÃO

Para crianças **menores de 8 anos, evite brinquedos elétricos** com elementos de aquecimento, **baterias** ou que necessitem de tomada elétrica.

Produtos corrosivos

- Todos os **produtos de limpeza e higiene** devem ser estocados fora da vista e do alcance das crianças, de preferênca em armários trancados à chave;
- **Não guarde** em casa produtos muito perigosos, como soda cáustica, ácidos e pesticidas agrícolas.
- Guarde sob chave qualquer produto químico, por mais inócuo que aparente ser.
- Dê preferência a produtos que não estejam em embalagens atraentes e que sejam de difícil manipulação pela criança.

Pilhas e baterias de aparelhos eletrônicos

Não devem estar ao alcance de crianças. Guarde-as em armários ou gavetas trancadas à chave. Quando estiverem velhas, devem ser desprezadas em local adequado. Existem postos de coleta seletiva de pilhas, baterias e afins.

Crianças de 2 a 6 anos

Preparo do banho

Não deixe a criança regular a temperatura do chuveiro ou da água da banheira sozinha.

Banho de sol

Somente antes das 10 ou depois das 16 horas. Use sempre protetor solar.

Tomadas e fios desencapados

Mantenha as tomadas com tampas de proteção e substitua os fios desencapados.

Cozinha não é lugar de criança

Mantenha os mesmos cuidados descritos para crianças menores de 2 anos em relação à cozinha. E lembre-se que fósforos e isqueiros devem ficar longe do alcance das crianças.

Ferro de passar roupa e aparelhos elétricos

Também devem ficar fora do alcance das crianças.

Álcool líquido e outros combustíveis

Álcool, querosene, gasolina, óleo diesel e tíner não devem ser mantidos em casa. Frascos com esses produtos inflamam na presença de chama ou faísca e provocam queimaduras muito graves. Lembre-se: **acetona também é inflamável**.

Churrasqueira

Mantenha a criança longe da churrasqueira. Nunca utilize álcool para acender o fogo e nem deixe garrafas de álcool ou de outros combustíveis perto dela.

Fogos de artifícios e balões

Em festas juninas, não deixe as crianças brincarem perto de fogueiras ou soltarem fogos de artifícios nem balões.

Crianças de 6 anos ou mais

Devem ser seguidas todas as recomendações de prevenção listadas anteriormente, aliadas às expostas a seguir.

Cozinha

Não deixe nenhuma criança utilizar o fogão ou forno de micro-ondas para cozinhar ou esquentar comida. Ela não possui maturidade e nem sabe se defender em uma situação de risco. Lembre-se: fósforo e isqueiro devem ficar longe do alcance das crianças.

Pipas

Ensine as crianças a não brincarem próximo à rede elétrica, pois são de alta tensão, principalmente com pipas, bem como a nunca retirar pipas presas aos fios da rede elétrica.

Adolescentes e adultos

- O álcool líquido deve ser banido de todos os lares. É uma "bomba" perigosa, que, à menor distração, pode causar sérios danos à família.

- Não coloque frascos de aerossol no fogo, pois estes podem explodir e causar queimaduras graves.

- Na suspeita de vazamento de gás, abra as janelas para arejar o cômodo. Não acenda fósforos nem ligue interruptores de luz até que o problema seja resolvido.

ATENÇÃO

O frasco de álcool pode explodir e atingir várias pessoas, com consequências desastrosas.

O QUE VOCÊ NÃO DEVE FAZER

Não deixe crianças menores de 10 anos de idade sozinhas em casa ou em outro ambiente, ou supervisionadas por outras crianças.

O QUE VOCÊ DEVE SABER

Se, apesar de todos os cuidados, a criança ou o adolescente se acidentar, é necessário **impedir que as queimaduras progridam**. A profundidade da queimadura depende do tempo a que a pessoa fica exposta ao agente causador. Portanto, quanto mais prontamente você agir, menor será a gravidade da ferida. A rapidez e a qualidade do primeiro atendimento são determinantes para a sobrevivência da criança ou do adolescente.

- Lamparinas, lampiões e velas, quando necessário, devem ser acesos longe do alcance das crianças ou dos adolescentes, em recipientes apropriados e seguros, sem que haja risco de caírem e provocarem incêndios e queimaduras graves. Apague-os antes de se deitar ou de sair.

- Evite fumar dentro de casa.

Orientações gerais

Mantenha a calma e tranquilize a criança ou o adolescente. Siga o tratamento proposto pela equipe multiprofissional.

ATENÇÃO

Queimaduras deixam marcas para sempre. É um erro atribuí-las ao acaso, à fatalidade, pois são previsíveis e, portanto, podem ser **prevenidas.** A responsabilidade da prevenção cabe aos adultos, que devem estar sempre vigilantes.

CONSULTE O PEDIATRA

Diante de qualquer dúvida em relação ao tratamento, consulte o pediatra da criança e do adolescente. Queimaduras que podem parecer pequenas para uma pessoa que não tenha experiência podem se complicar com infecções ou limitação de movimentos, principalmente quando atingem áreas de dobras, como genitália, mãos e pés. Crianças e adolescentes com queimaduras elétricas, por menor que pareçam, devem ser avaliadas o quanto antes pelo médico, pois podem evoluir com complicações importantes.

O QUE VOCÊ DEVE FAZER

- Evitar a exposição da criança ou do adolescente ao risco, tornando o ambiente seguro;
- Adotar medidas educativas de prevenção de queimaduras apropriadas à idade da criança ou do adolescente.
- Dar bons exemplos.

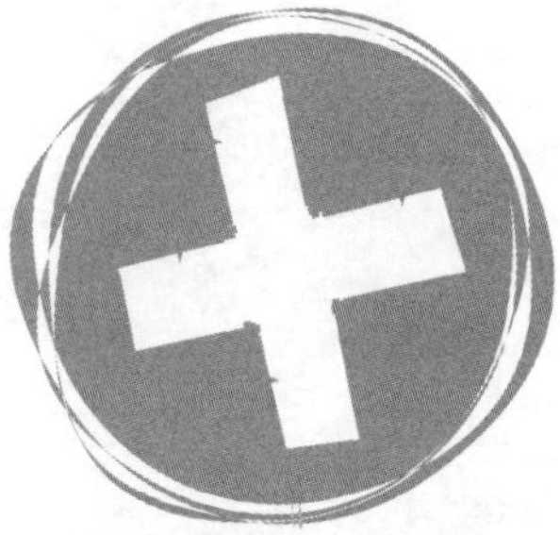

Trânsito e transporte de crianças e jovens

A criança e o jovem como pedestres

De modo geral, atropelamentos acontecem com mais frequência nas grandes cidades, em zonas pobres, com muitas crianças e adolescentes circulando, tráfego intenso, muitos carros estacionados, vias de mão dupla, menor policiamento e pouco controle da velocidade dos veículos.

Do ponto de vista dos motoristas, o que mais causa atropelamentos é abusar da velocidade (principalmente dirigindo embriagado), não seguir as regras de trânsito e não respeitar os pedestres.

A prevenção dos atropelamentos costuma apoiar-se em programas de treinamento nas escolas. Infelizmente, os resultados mostram razoável efetividade em aumentar o conhecimento e muito pouca em mudar o comportamento das crianças e jovens. Programas educativos que envolvem os pais têm maior potencial de sucesso, pois melhoram os níveis de supervisão dos adultos, bem como sua atitude como modelos de comportamento seguro.

ATENÇÃO

As estratégias mais efetivas no real controle dos atropelamentos são aquelas aplicadas no âmbito da comunidade, modificando o ambiente no sentido de separar a criança do automóvel. Portanto, além de se responsabilizarem pela educação das crianças, os pais devem estar prontos para se engajar em movimentos de conscientização e de ações efetivas fora da sua própria casa. No entanto, as medidas que exigem alterações mais substanciais na configuração das ruas se adaptam melhor a comunidades que estejam em fase de desenvolvimento; infelizmente, sua aplicação é mais difícil nas grandes áreas urbanas brasileiras, que oferecem maior risco aos pedestres.

O QUE VOCÊ DEVE SABER

As medidas mais efetivas para a prevenção de atropelamentos são:

- *playgrounds* cercados e afastados de ruas movimentadas;
- tráfego de automóveis desviado da proximidade de escolas;
- vias urbanas com mão única;
- restrição de estacionamento de veículos na rua, próximo às calçadas;
- cercas impedindo o cruzamento de carros em vias mais movimentadas;

- calçadas limpas e apropriadas para o uso em toda a sua extensão;
- velocidade dos veículos controlada por meio de policiamento ostensivo, controladores eletrônicos e/ou quebra-molas e lombadas.

Mesmo quando têm ampla divulgação na mídia, campanhas comunitárias educativas, voltadas à modificação do comportamento dos pedestres e motoristas, apresentam resultados pouco significativos quanto à redução efetiva dos atropelamentos.

ATENÇÃO

Vias movimentadas, com cruzamentos sinalizados, exigem acompanhamento e supervisão direta para crianças com **até cerca de 12 anos de idade**. Em grandes avenidas, mesmo adolescentes precisam da supervisão de um adulto.

Educação para a segurança de pedestres

Na questão da educação para a segurança do pedestre, a idade da criança e do adolescente é um fator importantíssimo – veja seguir.

- Pré-escolares (**2 a 6 anos de idade**): são incapazes de conter impulsos e, ao brincarem na rua, esquecem-se de que estão próximos ao fluxo de automóveis; portanto, não podem **jamais sair de casa sem supervisão** de um responsável. Devido à dificuldade de o motorista visualizar as crianças pequenas e à total incapacidade de elas se autoprotegerem, é preciso ter cuidado redobrado em relação ao pré-escolares. Abaixo dos 3 anos de idade, podem ocorrer atropelamentos até mesmo em casa, como nos acessos de estacionamento ou garagens. Ainda assim, há estudos que mostram que as crianças dessa faixa etária já podem receber educação sobre segurança no trânsito, retêm conhecimentos e, inclusive, são capazes de influenciar a família.

- Escolares (**6 a 10 anos de idade**): já são capazes de compreender os riscos do trânsito, mas têm dificuldade de avaliar a velocidade dos carros, o que significa que não têm maturidade para enfrentar qualquer tipo de trânsito de veículo motorizado sem a supervisão direta de um adulto. Os horários de entrada e saída da escola são períodos de grande perigo. Há experiências bem-sucedidas de proteção das crianças pedestres oferecidas por brigadas de estudantes, que controlam o fluxo de veículos e a travessia da via na entrada e na saída da escola; trata-se de uma boa ideia a ser implementada nas escolas.

- **Adolescentes:** sofrem grande influência de amigos da mesma idade em seu comportamento; frequentemente, têm atitudes de desafio a regras e assumem conscientemente riscos. Além disso, é mais comum estarem fora de casa e longe da supervisão de adultos. O uso de patins/*rollers* e *skates* constituem fatores adicionais de risco. A partir dos 15 e 16 anos de idade, a ingestão de bebidas alcoólicas leva a um risco cada vez maior, assim como o uso de outras drogas.

O QUE VOCÊ DEVE FAZER

Independentemente da idade, é importante lembrar repetidas vezes às crianças e aos jovens as regras de segurança para o pedestre no trânsito.

Andando na rua

- Caminhar sempre na calçada, longe do meio-fio. Nas estradas, deve-se sempre caminhar no acostamento, à esquerda da via, em fila indiana, no sentido contrário ao dos veículos.
- Mesmo caminhando na calçada, é preciso estar atento para locais de entrada e saída de veículos; parar e esperar que não haja nenhum veículo se aproximando.
- Ao descer de qualquer veículo, sempre o fazer pelo lado da calçada; aguardar longe do meio-fio a saída do veículo.

Atravessando a rua

1. **Pensar:** achar o lugar mais seguro para atravessar, longe dos carros estacionados e, de preferência, pela faixa de segurança de pedestre. Não cruzar a pista de viadutos, pontes ou túneis, exceto onde exista permissão. Obedecer e respeitar a sinalização de trânsito.
2. **Parar:** esperar sobre a calçada, perto do meio-fio, em local visível. Prestar atenção em carros parados ou outros objetos que possam estar bloqueando a visão.
3. **Usar olhos e ouvidos:** olhar em todas as direções para ver se não vêm veículos.
4. **Esperar:** se vier algum veículo, aguardar até que ele tenha passado.
5. **Olhar e ouvir novamente:** quando não houver mais veículos, atravessar em linha reta, sem correr e sem retornar.

6. **"Chegar vivo"**: continuar atento, olhando para os dois lados, até alcançar a outra calçada.

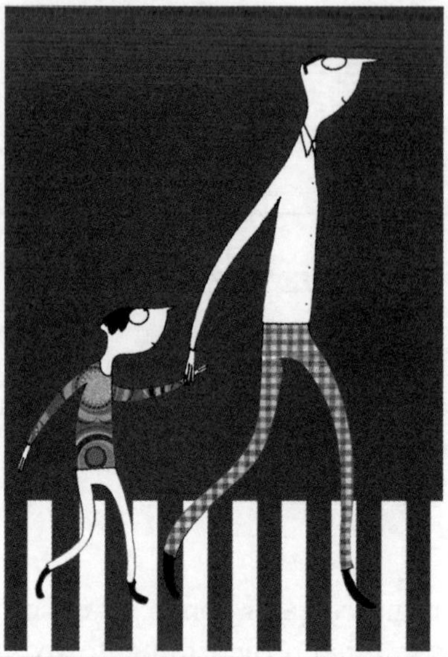

! ATENÇÃO

Sempre se deve transportar a criança em assentos de segurança, qualquer que seja a distância.

Transporte seguro

Os traumatismos no trânsito são alguns dos mais sérios problemas de saúde em todo o mundo, sendo que a maioria dos acidentes envolvendo crianças como passageiras de veículos ocorre perto de casa.

O QUE VOCÊ DEVE SABER

Os assentos de segurança específicos para o transporte de crianças em automóveis existem e têm características adequadas às diversas fases do crescimento, desde o nascimento **até** o momento em que a criança ou o adolescente atinge **1,45 m de altura**, quando, então, pode utilizar apenas o cinto de segurança do carro/veículo.

Desde setembro de 2010, vigora, no Brasil, a Resolução n. 277 do Conselho Nacional de Trânsito (Contran), de 28 de maio de 2008, segundo a qual, para transitar em veículos automotores, menores de 10 anos devem ser transportados nos bancos traseiros, usando individualmente um dispositivo de retenção apropriado para a sua idade. A desobediência a essa resolução configura infração gravíssima, com multa de R$ 191,54 e retenção do veículo até que a irregularidade seja sanada.

Os modelos de assentos devem ser certificados pelo Instituto Nacional de Metrologia, Normalização e Qualidade Industrial (Inmetro), seguindo a norma técnica NBR 14.400, que obriga os fabricantes a cumprirem as especificações de segurança. Para mais informações, acesse o site do Inmetro: http://www.inmetro.gov.br/prodcert/produtos/busca.asp (em classe de produto, selecione "dispositivo de retenção para crianças" e, a seguir, "buscar". Abre-se, então, o menu completo dos modelos certificados até o momento, entre nacionais e importados).

Os modelos de assentos infantis estarão indicados conforme a fase do crescimento (peso e/ou altura) da criança.

1º modelo: assento infantil tipo bebê-conforto

Deve ser usado o assento tipo bebê-conforto **desde o nascimento até 2 anos de idade** ou, então, até que a criança tenha ultrapassado o limite máximo de peso ou altura permitido pelo fabricante do assento. Deve ser instalado de **costas para o painel** do veículo, preferencialmente no meio do banco de trás, preso pelo cinto de segurança de três pontos (Figura 1).

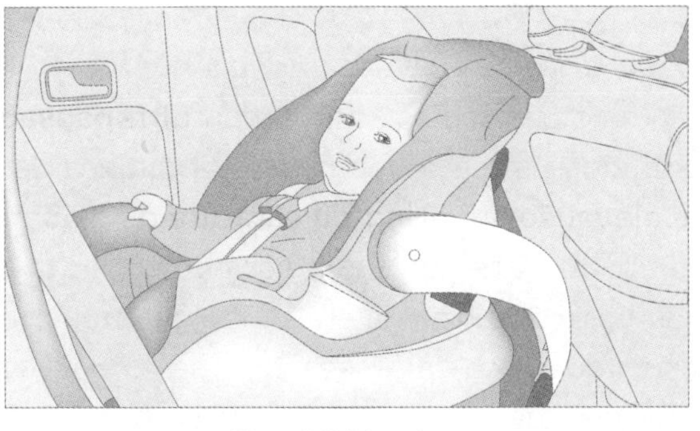

Figura 1. Bebê-conforto.

As faixas do cinto de segurança desse modelo de assento (de cinco pontos) devem passar pelos ombros e entre as pernas da criança e ficar presas na estrutura do assento. Esses modelos podem ter um acessório que firma o pescoço do bebê.

2º modelo: assento tipo cadeirinha voltada para a frente

Toda criança com **mais de 2 anos de idade** ou que tenha ultrapassado o limite máximo de peso ou altura permitido para o assento tipo bebê-conforto deve usar a **cadeirinha** dotada de cinto de segurança próprio, pelo maior tempo possível, até atingir o limite máximo de

O QUE VOCÊ DEVE FAZER

Como não existem marcas de assento de segurança que sejam, por consenso, as mais seguras ou as melhores, o ideal é escolher o **assento que melhor se adapta ao banco traseiro do carro** da família e garantir que seja utilizado corretamente a cada transporte. Preço, modelo e marca não devem influenciar na escolha do assento, que deve, antes de tudo, ser testado no carro, assim como sua instalação deve ser feita de acordo com as especificações dos fabricantes do veículo e do próprio assento.

peso ou altura permitido pelo fabricante (Figura 2). Vários modelos de cadeirinha de segurança acomodam crianças pesando até **30 a 36 kg**, ou seja, ao longo de toda a idade escolar (Figura 3). O menor limite máximo de peso nas cadeirinhas de segurança disponíveis é 18 kg, peso que as crianças podem atingir entre 3 e 7 anos de idade.

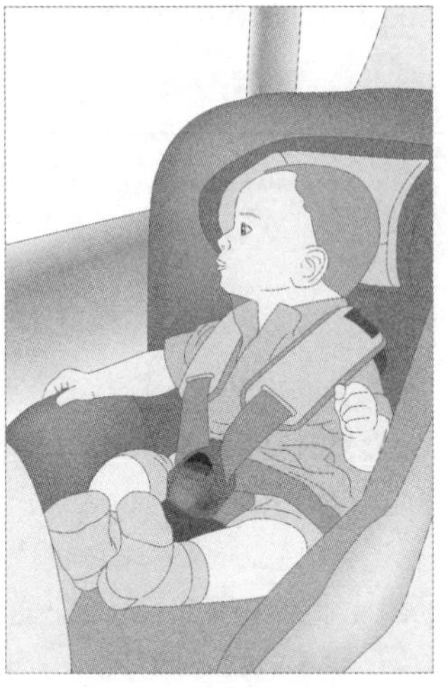

Figura 2. Assento tipo cadeirinha para crianças menores.

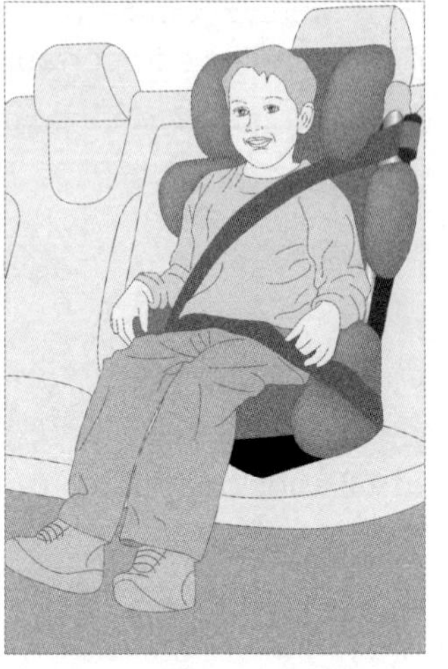

Figura 3. Alguns assentos tipo cadeirinha podem acomodar crianças até elas pesarem 36 kg.

3º modelo: assento de elevação ou booster

Toda criança cujo peso ou estatura tenha **ultrapassado o limite** máximo permitido para a cadeirinha de segurança deve usar um **assento de elevação até atingir a estatura de 1,45 m**. O assento elevador, também conhecido como ***booster***, deve ser colocado no banco de trás, posicionado nas laterais, local que promove segurança à parte superior do tronco e à cabeça. No assento elevador, a criança ficará sempre contida pelo cinto de três pontos do carro, com a faixa transversal passando pelo meio do ombro; e a subabdominal, pelas saliências ósseas do quadril. Se o carro possuir somente cintos subabdominais no banco traseiro, não deve ser usado um assento de elevação.

Cinto de segurança do veículo

Indicado para crianças ou adolescentes **a partir de 1,45 m** (entre 9 e 13 anos), quando o cinto de segurança do veículo se adapta com perfeição: a faixa subabdominal passa pela pelve; e a faixa transversal, pelo meio do ombro e do tórax; e os pés encostam totalmente no assoalho do veículo.

Recomendações gerais

O QUE VOCÊ DEVE SABER

- Para sua maior segurança, todas as crianças devem viajar sempre no **banco traseiro até os 13 anos de idade**, ainda que a legislação brasileira permita que elas se sentem no banco dianteiro a partir dos 10 anos. Maiores de 13 anos e com mais de 1,45 m podem se sentar no banco da frente, como passageiros, a partir do momento em que conseguirem encostar os **dois pés totalmente no chão do veículo**, utilizando o cinto de três pontos de maneira correta.

- Mesmo dormindo, a criança deve permanecer no assento infantil, com o cinto de segurança afivelado.

- Quando transportar três crianças no banco traseiro, a de menor peso deve ocupar a posição do meio, evidentemente com as mesmas recomendações de segurança (cadeira, assentos e cintos afivelados) já descritas.

O QUE VOCÊ NÃO DEVE FAZER

- Nunca ande de carro com a criança no colo. No caso de acidente, a força que ela exerce não é suportável para nenhum ser humano.

- Nunca transporte duas pessoas (p. ex., um adulto e uma criança) usando o mesmo cinto.

- Jamais se deve utilizar a faixa transversal atrás dos braços ou colocá-la nas costas, já que o uso exclusivo da faixa abdominal não garante a proteção do tronco.

- Nunca transporte pessoas, especialmente crianças, no compartimento de bagagens. Essa área está destinada à absorção de impactos, deformando-se com facilidade, e a pessoa não estará usando nenhum sistema de retenção.

- Em veículos com *airbag* frontal, jamais transporte bebês no banco da frente, em assentos virados de costas para o painel (ver quadro "Atenção", ao lado).

ATENÇÃO

Airbag

Quando usado em conjunto com o cinto de três pontos, o *airbag* é um dispositivo de segurança muito eficiente para proteger **maiores de 13 anos de idade e adultos**. Entretanto, são particularmente perigosos e até letais para as crianças pequenas e bebês. A estrutura óssea dos bebês e das crianças pequenas é muito frágil e pode **fraturar com o impacto do *airbag***.

Portanto, **nunca coloque o assento infantil no banco dianteiro**.

Se o veículo possuir ***airbag* no banco traseiro**, considerar a instalação do assento infantil no banco do meio, ou desinstalar o *airbag* do lado em que a cadeirinha estiver.

Nos veículos **dotados exclusivamente de banco dianteiro**, o assento também é obrigatório: deve-se afastar o banco o mais longe possível do painel e dirigir com mais cautela, a fim de evitar situações que possam disparar o *airbag*.

O QUE OBSERVAR

O modelo do assento infantil escolhido deve ter norma técnica do país de origem e ser certificado pelo Inmetro, assim como deve se adaptar de forma correta ao banco do carro e ser confeccionado de material resistente e durável. O tecido que reveste o assento deve ser resistente e macio, além de não esquentar com facilidade.

O QUE VOCÊ DEVE FAZER

- Consultar sempre o manual que vem com a cadeirinha (assento infantil), para aprender como instalar cada modelo de forma correta.
- Prender a cadeirinha ao banco pelo cinto de segurança do veículo. Para testar sua fixação, dobre uma perna, apoie o joelho no assento e puxe com força. Revise periodicamente para observar afrouxamento ou desconexão do equipamento.
- Dar o exemplo, obedecendo às regras de trânsito, utilizando sempre o cinto de segurança e adotando uma atitude firme para com seus filhos, com a utilização correta dos assentos infantis desde seu nascimento. Dessa forma, ter-se-á a garantia de um transporte seguro e eficiente, além do respeito de seus filhos.

Para mais informações, o Departamento Científico de Segurança da Criança e do Adolescente da Sociedade Brasileira de Pediatria criou o documento "Transporte seguro de crianças como passageiras de automóveis", disponível em: http://www.conversandocomopediatra.com.br/website/paginas/materias_gerais/materias_gerais.php?id=100&content=detalhe.

Em inglês, para quem se interessar, consulte a American Academy of Pediatrics. O artigo sobre assentos de segurança de automóveis está disponível em "Car safety seats: A guide for families 2011", em: http://www.healthychildren.org/English/safety-prevention/on-the-go/pages/Car-Safety-Seats-Information-for-Families-09.aspx.

ATENÇÃO

Educando seus filhos para o trânsito, os pais contribuem para que eles compreendam que a bicicleta não é um brinquedo, mas, sim, um veículo, com riscos que podem ser minimizados pela conduta adequada.

Segurança dos ciclistas

A bicicleta, meio de transporte eficiente, barato e que não polui o meio ambiente, constitui uma forma agradável de se praticar atividade física, sendo **atraente** para crianças e adolescentes. No entanto, andar de bicicleta envolve riscos. Entre outros, podem ocorrer **lesões na face, nos dentes, fraturas de pernas e braços e os temidos traumatismos cranianos**, o que ressalta a importância da prevenção.

O principal pilar da segurança do trânsito, que é a prudência dos usuários, fundamenta-se em **ações educativas**. Os pais, primeiros educadores, além de serem um referencial de segurança, devem aproveitar as oportunidades para passar informações e conscientizar os filhos acerca das precauções e atitudes que devem ser adotadas no trânsito, e a bicicleta está inserida nesse contexto.

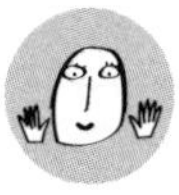

O QUE VOCÊ DEVE FAZER

Antes de dar uma bicicleta:

- Educar seu filho para o trânsito. No caso do adolescente, que já poderá andar sem supervisão, deve-se se certificar que ele conhece as leis do trânsito e está apto a praticá-las e respeitá-las.
- Adquirir os equipamentos de proteção, como capacete, luvas, cotoveleiras e joelheiras.

Importância do capacete

Estudos mostram que a maioria das hospitalizações e mortes de ciclistas se deve a traumatismos cranianos. Ressaltam também a importância do uso do capacete para evitar e/ou diminuir a gravidade dessas lesões, possíveis sequelas neurológicas e morte.

Por isso, o **capacete** é um equipamento de proteção **indispensável** para se andar de bicicleta, do qual o ciclista nunca deve abrir mão.

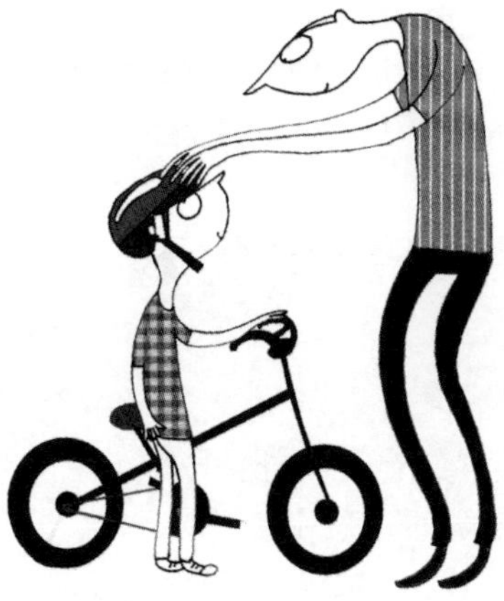

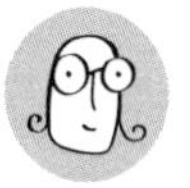

O QUE OBSERVAR

O capacete deve ser próprio para ciclismo, de tamanho adequado para que se adapte bem à cabeça, colocado corretamente e ter adesivos refletores para facilitar a visualização do ciclista pelos motoristas.

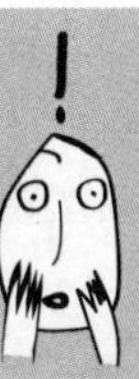

ATENÇÃO

Cabe aos pais educar os filhos em relação à importância do capacete e ao compromisso em usá-lo.

Orientações relativas às crianças

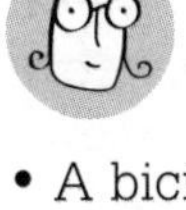

O QUE OBSERVAR

- A bicicleta deve ser do tamanho adequado para o ciclista, nunca maior, porque é mais difícil controlar uma bicicleta de tamanho grande.

ATENÇÃO

- Ao andar de bicicleta, as crianças devem ser acompanhadas por um **adulto** responsável.
- As crianças devem andar de bicicleta em **locais seguros** e reservados apenas ao trânsito de bicicletas, como ciclovias e áreas destinadas ao ciclismo.

- O tamanho é adequado quando a criança, assentada no selim e segurando o guidão, consegue apoiar completamente os pés no chão.
- As crianças devem usar bicicleta com duas rodas a partir dos 6 ou 7 anos, aproximadamente, mas os pais devem avaliar se o filho tem ou não condições para andar de bicicleta sem rodinhas.

Orientações relativas aos adolescentes

No meio do trânsito, entre carros, caminhões, ônibus e motocicletas, o ciclista está vulnerável e sujeito a acidentes graves. Se houver necessidade de o adolescente usar a bicicleta como meio de transporte e pedalar no meio do trânsito, devem ser tomadas as seguintes **precauções**:

- pedalar com muita atenção;
- tomar cuidado em avenidas, cruzamentos, estacionamentos e ruas;
- ter **cuidado** com perigos na pista, como **folhas**, **água**, **areia**, **depressões**, **quebra-molas** e **buracos**;
- evitar morros íngremes, pois é difícil controlar a bicicleta na descida;
- pedalar sempre pela **direita**, no **mesmo sentido** dos demais veículos, nunca na contramão;
- conhecer e **respeitar** a sinalização, as leis do trânsito e as normas de segurança;
- os pais devem avaliar se o adolescente tem ou não condições para andar de bicicleta no meio do trânsito.

O uso adequado da bicicleta

O QUE VOCÊ DEVE FAZER

Para que a criança e o jovem façam uso adequado da bicicleta, minimizando os riscos e com comportamento solidário, você deve **orientá-los** a:

- usar o **capacete** durante todo o trajeto;

- andar de bicicleta somente **durante o dia**, evitando o entardecer e a noite;
- usar **protetores** para cotovelos e joelhos e luvas;
- usar roupa que facilite a **visualização** do ciclista pelos motoristas;
- evitar excesso de velocidade;
- pedalar no sentido do trânsito, **nunca na contramão**;
- conhecer e **respeitar** a sinalização do trânsito;
- **evitar o uso de fones de ouvido**, pois, além de impedirem a imprescindível atenção aos sons ambientais, levam à distração, aumentando os riscos;
- fazer **revisões** periódicas, para a manutenção das correntes e dos freios e a calibragem adequada dos pneus.

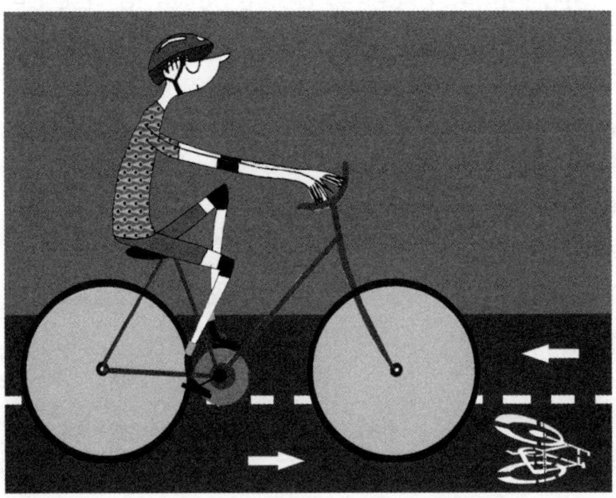

- não andar de bicicleta com os pés descalços e evitar calçados que possam prender-se na bicicleta;
- não tirar as mãos do guidão, não realizar manobras perigosas e não fazer "acrobacias" com a bicicleta;
- **não dar carona**: a presença de passageiro compromete a estabilidade da bicicleta;
- nunca andar segurando nas traseiras de ônibus, carros ou caminhões;
- **não usar bebida alcoólica e drogas**, pois o risco de acidentes é muito maior nesses casos.

ATENÇÃO

Mesmo utilizando todos os equipamentos de segurança, o ciclista, no meio do trânsito, continua sendo vulnerável aos acidentes, pois os equipamentos de proteção não eliminam a possibilidade de trauma.

Deve-se sempre ter em mente que a imprudência é responsável por grande percentual dos acidentes e suas trágicas consequências.

O jovem motorista

De acordo com dados disponibilizados pelo Departamento de Informática do Sistema Único de Saúde (Datasus), os acidentes de transporte ocasionaram, em 2011, 3.659 mortes de jovens de 15 a 19 anos no Brasil. Entretanto, a situação ainda foi mais grave entre pessoas de 20 a 29 anos: no mesmo ano, ocorreram 11.362 mortes nessa faixa etária.

Esses dados são suficientes para mostrar a relevância do tema e justificar a necessidade de **atenção especial à prevenção de acidentes**, com vistas à segurança não só dos adultos, mas também dos adolescentes, já que, assimilando atitudes responsáveis na adolescência, essas certamente terão continuidade na vida adulta.

Os acidentes de transporte devem-se, em grande parte, a comportamento, atitudes e postura do condutor e dos outros envolvidos. A grande maioria é decorrente de **desatenção**, **imprudência**, **excesso de velocidade**, **uso de álcool e drogas**, **cansaço**, **desrespeito à sinalização** e **ultrapassagem indevida**. Essas condutas podem ser modificadas com ações educativas associadas à fiscalização e à punição aos infratores.

As consequências dos acidentes

As consequências são **trágicas**: morte, sequelas que podem perdurar por toda a vida, muita dor, estresse pós-traumático, medo de viagens, altos custos financeiros, entre outras. O grande sofrimento atinge também a família, nas quais as marcas/cicatrizes podem perdurar por muitos anos ou nunca desaparecer. A reabilitação física, muitas vezes, é longa. Além disso, os estudos e o trabalho podem ficar comprometidos.

Por que o adolescente é vítima frequente de acidentes de trânsito?

O QUE VOCÊ DEVE SABER

Em seu caminho para a vida adulta, muitas vezes os adolescentes apresentam comportamentos que os colocam em situação de maior risco para acidentes de transporte. É a fase da vida caracterizada pela busca de **aventuras**, novas sensações e experiências, por isso eles se expõem mais frequentemente a **perigos** e acreditam que têm controle total sobre suas vidas. Eles têm mais dificuldade de avaliar os riscos de suas ações e o comportamento do grupo exerce grande influência nas decisões e ações dos jovens.

Infelizmente, em meio a todas essas características predisponentes aos acidentes, há o risco de surgirem dois agravantes: o consumo do **álcool** e o uso de outras **drogas**. Há de se considerar, ainda, outro ponto importante: os adolescentes são inexperientes no trânsito, e a **inexperiência facilita a ocorrência de acidentes**.

O papel do álcool

A mídia tem noticiado e os estudos têm mostrado o grande número de acidentes que ocorrem devido ao uso de álcool pelos condutores. Deve-se ter em mente que:

- o uso do álcool pelo condutor, mesmo em pequena quantidade, aumenta muito o risco de acidentes, inclusive o de atropelamento;
- o jovem é ainda mais sensível ao álcool do que o adulto. Isso significa que, ingerindo a mesma quantidade de álcool, o jovem sofrerá mais efeitos maléficos;
- o álcool, além de aumentar a agressividade, compromete a percepção, a atenção, o comportamento, a coordenação motora e o equilíbrio, todos fundamentais para a segurança no trânsito;
- o álcool contribui para que o condutor tenha outras atitudes de risco no trânsito, como deixar de usar o cinto de segurança, exceder a velocidade permitida, entre outras.

O QUE VOCÊ DEVE FAZER

- Ter atenção ao trânsito.
- Usar o cinto de segurança.
- Obedecer à sinalização e às leis de trânsito.
- Fazer a manutenção do veículo com regularidade.
- Dirigir somente com habilitação.

O QUE OBSERVAR

O exemplo de outros países

O motorista recentemente habilitado é inexperiente, faltando-lhe prática suficiente para reconhecer situações de risco no trânsito. Por isso, alguns países colocam em prática **medidas restritivas** com o objetivo de proteger o **motorista recém-habilitado** e também a família, os amigos e a sociedade. Embora variem de um país para outro, há ações específicas como:

- restrição ao uso de álcool;
- restrição à presença de amigos adolescentes no carro conduzido pelo recém-habilitado;
- obrigatoriedade do uso do cinto de segurança;
- limite de velocidade;
- restrição da possibilidade de dirigir em determinados horários.

- Nunca dirigir após consumir qualquer quantidade de álcool ou drogas.
- Não exceder a velocidade permitida na via.
- Não falar ao telefone celular ao conduzir, nem com viva-voz ou *bluetooth*, pois o motorista se distrai sem perceber, muito mais do que conversando com alguém no banco do passageiro.
- Não dirigir cansado e/ou com sono.
- Não participar de pegas (corridas) e rachas.
- Não pegar carona com motorista que ingeriu álcool, outras drogas e/ou medicamentos, como sedativos ou antialérgicos, pois possuem diversos efeitos colaterais.
- Não desempenhar outras atividades enquanto dirige.
- Não usar drogas.

O que pode ser feito para a segurança do jovem motorista?

Para que o quadro atual, representado pelo excessivo número de mortes e incapacitações, seja revertido, são necessárias diversas **intervenções**:

- conduzir ações que levem à conscientização do jovem de que os acidentes são, em sua maioria, evitáveis;
- criar oportunidade de diálogo para que o jovem faça opções saudáveis e saiba dizer não ao álcool e às demais drogas;
- incentivar o jovem, levando em conta sua influência no grupo, para que assuma o compromisso de zelar pela segurança no trânsito não só na condição de motorista, mas também como passageiro e cidadão.

A **prevenção dos acidentes de trânsito envolvendo jovens** deve alicerçar-se em:

- ações educacionais que sensibilizem os jovens, a partir do conhecimento e da análise cuidadosa dos números, das principais causas e das consequências dos acidentes;
- divulgação e aplicação severa da legislação;
- aumento da fiscalização, principalmente nos finais de semana, período em que ocorre o maior número de acidentes;
- aplicação de penalidades aos infratores como uma das medidas para coibir atitudes irresponsáveis no trânsito.

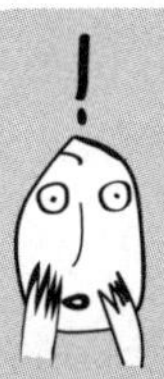

ATENÇÃO

A segurança nas vias públicas deve ser vista como responsabilidade compartilhada entre todos os segmentos da população: governo, setor de saúde, escola, polícia, mídia, empresas e famílias. Todos devem unir forças, com o firme propósito de mudar o triste e atual quadro de jovens que perdem a vida ou ficam com sequelas por causas, em sua maioria, evitáveis.

Traumas

Traumas

Coordenação
Renata D. Waksman

Conteúdo

Traumatismo cranioencefálico na infância e na adolescência

ATENÇÃO

A maior preocupação é a possibilidade de o traumatismo cranioencefálico (por exemplo, o fato de bater a cabeça no chão) ocasionar uma lesão no cérebro.

O traumatismo cranioencefálico (TCE) é um termo que define todo evento traumático que envolve **a cabeça e/ou as estruturas intracranianas**. Suas consequências resultam da interação de forças decorrentes do **trauma direto** (mecânico) e de **mecanismos de aceleração/desaceleração** agindo sobre o segmento cefálico (composto por crânio, face e porção superior da coluna).

O QUE VOCÊ DEVE SABER

Quando ocorre uma queda que cause um traumatismo direto da cabeça contra um obstáculo (por exemplo, bater a cabeça no chão, em uma parede ou em outro objeto), existe o risco de **lesão direta** determinada pelas forças que agem sobre a superfície traumatizada (couro cabeludo, tecido subcutâneo e estruturas ósseas subjacentes), podendo haver **ferimentos cortantes, escoriações, hematomas e fraturas dos ossos do crânio**.

Além disso, na biomecânica do trauma podem estar presentes **forças de aceleração e desaceleração, decorrentes da movimentação da cabeça** no processo traumático, as quais são transmitidas às estruturas intracranianas (cérebro, meninges, vasos sanguíneos), determinando outros tipos de lesão:

- hematomas intracranianos (dentro do crânio) (coágulos);
- contusão cerebral (impacto direto na cabeça);
- inchaço cerebral (edema ou inchaço no cérebro).

Classificação do traumatismo cranioencefálico e suas recomendações

O traumatismo cranioencefálico pode ser classificado em **leve, moderado e grave**.

TCE leve

Não é acompanhado por **perda de consciência**, ou ela tem duração **efêmera** (menor que 1 minuto). Na maioria dos casos, a criança e o adolescente ficam apenas um pouco **atordoados** nos minutos que se seguem ao trauma.

ATENÇÃO

O choro que ocorre **imediatamente** após o evento é um **bom sinal**, pois indica que a criança ou o adolescente não perdeu a consciência.

O QUE VOCÊ DEVE FAZER

No TCE leve

- Colocar a criança ou o adolescente na **posição deitada** de lado, com a cabeça e o pescoço alinhados, pois eles podem apresentar **vômitos, dor de cabeça e sonolência**.
- Certificar-se de que a vítima não apresenta dor à palpação do pescoço – a dor pode indicar uma lesão traumática da coluna cervical.
- Certificar-se de que a vítima está **consciente** e apresenta um comportamento normal (reconhece as pessoas e se comunica por meio da fala ou de gestos).
- **Palpar a cabeça** para verificar a existência de ferimentos, hematomas ou inchaços.
- Limpar os ferimentos com **água e sabão neutro**, cobrir com uma gaze e colocar uma **compressa fria** (envolver cubos de gelo em um pano, para proteger a pele da criança ou do adolescente da ação direta do frio) sobre eventuais hematomas por, aproximadamente, **15 minutos**.
- Limpar a boca e o nariz da vítima para que ela possa respirar **livremente**.
- Se o ferimento estiver sangrando, **comprimir** a região com um pano limpo e providenciar o transporte da vítima para o pronto atendimento.

- Nos casos em que ocorre perda transitória da consciência (menos de 1 minuto), após as medidas anteriores terem sido tomadas, deve-se entrar em **contato com o médico** da vítima ou levá-la a um **serviço de emergência**, a fim de receber atendimento especializado e instruções necessárias.

- Levar a criança ou o adolescente ao pronto atendimento quando houver um **inchaço de grandes proporções** no couro cabeludo que não diminuiu após algumas horas de aplicação da compressa fria, mesmo que ela esteja consciente, pois há risco de **fratura craniana**.

- Procurar deixar a vítima em **repouso**, evitando a movimentação abrupta da cabeça (por exemplo, sentar-se rapidamente, correr, andar de automóvel), pois isso pode desencadear episódios de náuseas e vômitos.

- Na presença de náusea, colocar a vítima na posição sentada e oferecer **líquidos** em pequena quantidade e em intervalos curtos.

- Transportar a vítima com a cabeça **alinhada** em relação ao corpo e **amparada** durante a mobilização.

- Evitar administrar medicamentos que possam levar à **sonolência** (como os medicamentos para atenuar os vômitos, principalmente) sem orientação médica.

O QUE VOCÊ NÃO DEVE FAZER

- Nunca mobilizar de forma abrupta a cabeça, principalmente com movimentos de **rotação lateral** (que envolvam o pescoço).

- Jamais jogar água sobre o rosto da criança ou do adolescente, por causa do risco de engasgo. Se necessário, limpar os eventuais ferimentos com um **pano umedecido e limpo**.

- Não colocar nada sobre a cabeça e o tórax da vítima que possa atrapalhar a respiração.

ATENÇÃO

Vômitos repetidos podem levar à desidratação, o que pode exigir **hidratação parenteral (endovenosa, ou seja, por meio da veia)** em ambiente hospitalar.

O QUE VOCÊ DEVE SABER

- Somente a **observação domiciliar**, sob a supervisão de um adulto responsável que entenda as instruções fornecidas pelo médico, é suficiente nos casos de traumatismos cranioencefálicos leves, na maioria dos casos.

- Se a criança ou o adolescente **quiser dormir**, após o adulto se certificar de que ela está plenamente consciente, não há problema. Se o trauma ocorrer próximo ao horário de sono normal da criança ou do adolescente, é óbvio que ele estará com sono. Desperte-o em **intervalos** regulares e verifique se está consciente.

Comoção labiríntica versus hipertensão intracraniana

A maioria das crianças que chega ao pronto atendimento com traumatismo cranioencefálico leve e com episódios de vômitos não apresenta hipertensão intracraniana (inchaço cerebral), e sim **comoção labiríntica**, fenômeno muito comum na infância e adolescência.

O QUE OBSERVAR

- **Comoção labiríntica:** caracteriza-se por **episódios recorrentes de vômitos** associados à **palidez cutânea** e à **sonolência**. Após um **breve** período de sono (15 a 30 minutos), as crianças e os adolescentes apresentam comportamento normal.
- **Hipertensão intracraniana:** a sua principal manifestação clínica na faixa etária pediátrica são a **sonolência persistente, o torpor e o coma**, e não os vômitos.

TCE moderado e grave

A criança ou o adolescente apresenta **alteração persistente do nível de consciência** (torpor ou perda da consciência), em graus variáveis (desde confusão mental e agitação psicomotora até coma propriamente dito), dependendo da **gravidade** do comprometimento cerebral.

Quando há perda persistente da consciência, antes de qualquer coisa, é importante checar os **movimentos respiratórios**, a **pulsação** e manter as **condições respiratórias** adequadas (se necessário, com manobras de ressuscitação – ver a seção 8 – Primeiros Socorros, deste livro).

O QUE VOCÊ DEVE FAZER

- Realizar as manobras de ressuscitação (ver a seção 8 – Primeiros Socorros, deste livro), se necessário.
- Examinar cuidadosamente a região do **pescoço** (a fim de excluir lesão traumática da coluna cervical) **antes** de proceder à mobilização da vítima.

- Verificar se houve fratura: normalmente quando há fratura, ao palpar a região do corpo que sofreu o trauma, há uma sensação de o osso parecer estar mais fundo, ou dá para sentir um degrau, ou dá um estalo ao passar os dedos.

- Se houver algum indício de **fratura**, deve-se imobilizar o pescoço utilizando uma toalha ou pano enrolados como um colar; ou, se a pessoa que está socorrendo for treinada em manobras de suporte básico de vida, pode imobilizar o pescoço com as mãos de modo que ele **não** se movimente durante o transporte.

- Estancar qualquer **hemorragia** visível, comprimindo o ferimento de modo firme, com um pano seco e limpo, até ele parar de sangrar.

- Após a estabilização das condições gerais, se a vítima estiver **em coma – ou seja, com qualquer alteração da consciência,** mas respirando bem, deve-se chamar uma **ambulância** para fazer o transporte.

- Se for possível, **avisar** ao pronto atendimento e ao pediatra que você está a caminho.

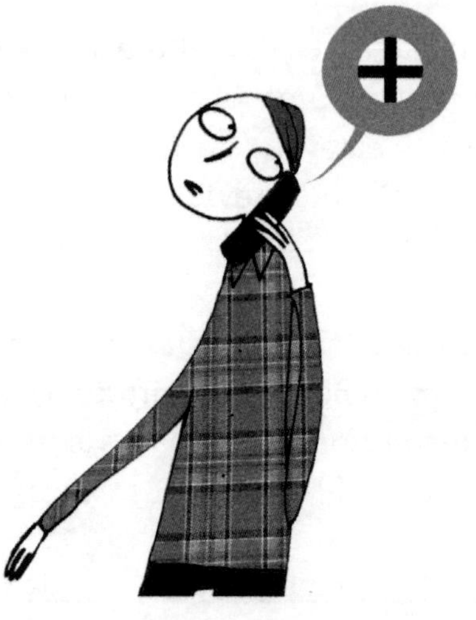

ATENÇÃO

A avaliação da criança por um especialista, nos casos de traumatismo cranioencefálico moderado ou grave, é importante pelo risco de lesões potencialmente cirúrgicas, ou pela possível presença de hipertensão intracraniana decorrente do **inchaço cerebral.**

O QUE OBSERVAR

Quando a criança estiver em coma, mas respirando bem, o transporte deve ser feito de ambulância; é arriscado tentar o transporte sozinho.

Traumas de face

Os traumas de face em crianças e adolescentes geralmente ocorrem por fatores bem distintos que nos adultos. As quedas acidentais são as principais causadoras dos traumas, seguidas de acidentes esportivos, envolvendo **bicicleta, bordas de piscinas, parquinhos de diversão e futebol.**

Esses traumas podem levar a pequenas complicações, como **lesões dentárias**. Em crianças e adolescentes, podem ocorrer também traumas de **alto impacto**, ocasionados principalmente por acidentes automobilísticos e quedas de grandes alturas.

Nos últimos anos, com a melhoria dos **automóveis**, além de uma maior conscientização dos usuários, existe uma preocupação maior com a segurança do motorista e do passageiro no banco da frente e das crianças no banco de trás. No entanto, ainda há um esquecimento quase total das **crianças maiores sentadas no banco traseiro**, que continuam sendo transportadas **soltas** ou presas por cinto de segurança em situação totalmente inadequada.

Diferenças anatômicas entre crianças, adolescentes e adultos

As crianças sofrem proporcionalmente uma força de impacto **maior** por unidade de superfície corpórea, por possuírem **menos** massa corporal.

Os ossos da criança têm mais **elasticidade** e a **calcificação ainda está incompleta**, o que geralmente resulta em uma pequena incidência de fraturas, apesar dos grandes hematomas e equimoses (manchas roxas) que podem surgir.

ATENÇÃO

A lei determina que até 10 anos de idade é obrigatório o uso do assento infantil nos veículos.

As recomendações de segurança são de utilizar o assento infantil até a criança alcançar a altura de 1,45 m. Depois, ela pode passar a utilizar só o cinto de segurança do veículo.

Leia também o capítulo "Trânsito e transporte de crianças e jovens", na seção 5 – Acidentes.

ATENÇÃO

- O trauma facial pode levar a sequelas no crescimento da face, como **assimetrias mandibulares**.
- Quedas simples podem levar à fratura do **côndilo mandibular** (cabeça da mandíbula), que, muitas vezes, não é percebida.
- Deve-se estar atento também a trauma na região do **mento** (queixo).

Para mais informações, leia também o capítulo "Trânsito e transporte de crianças e jovens", na seção 5 – Acidentes.

Como prevenir traumas de face

- A prevenção ao trauma de face deve ser feita pelo uso de equipamentos de segurança, como **capacetes, cotoveleiras e joelheiras**, quando pertinentes à prática de esportes, como, por exemplo, andar de bicicleta, ***skate*** e ***ski***.
- Práticas esportivas devem sempre ser **supervisionadas por adultos** (os pais ou os responsáveis pelas crianças e pelos adolescentes).
- As crianças e os adolescentes devem usar, sempre que possível, de acordo com o tipo de esporte, **protetor dental** e **placa simples de silicone** (por exemplo, no basquete, futebol, hipismo, boxe, ao andar de *skate* ou de patins).
- Cuidado especial deve ser tomado ao permitir que a criança ou o adolescente brinque com **animais** que possam mordê-la, especialmente na face.
- Crianças que ainda **não atingiram a altura de 1,45 m** devem ser transportadas sempre no **banco de trás** de veículos a motor, utilizando **assentos** apropriados.

Após a ocorrência de um trauma de face

Recomendações gerais

O QUE VOCÊ DEVE FAZER

- **Trauma sem sangramento**. Colocar uma **bolsa de gelo** na região do trauma por 20 minutos; descansar 30 minutos para não haver queimadura pelo frio, e passar uma **loção hidratante**.
- **Lesão no(s) olho(s) ou perto dele(s)**. Procurar atendimento oftalmológico **imediatamente**. Ver **capítulo "Trauma ocular", nesta seção.**
- **Dor**. Não usar analgésicos que contenham o ácido acetilsalicílico em sua composição, porque eles são anticoagulantes ("afinam o sangue"), favorecendo o risco de sangrar, caso não haja sangramento; ou aumentando ainda mais o sangramento (tanto da lesão como durante eventual cirurgia posterior).

- **Fraturas**. Nunca as manipular, pois podem piorar. Deve-se impedir os movimentos do local fraturado, a fim de melhorar a dor.

- **Sangramento/ferimento**. Limpar o local com uma **gaze, algodão ou um pedaço de pano** e comprimir a área do sangramento. **Se o** ferimento ainda estiver sangrando, mantê-lo apertado até chegar ao atendimento médico. Não retirar a gaze ou a toalha (comprimir e manter dessa forma). A compressão sempre irá ajudar, mas ela deve ser mantida por, **no mínimo, 10 minutos**, senão não haverá efeito. Caso queira secar o sangue que escorrer, utilize a **outra** mão, mas **não solte** a compressão. Não é necessário colocar nenhum produto (pó de café, açúcar, sal, etc.) em um ferimento sangrante. Realizar apenas compressão com gaze, algodão ou pano.

- **Trauma no nariz**. O controle do sangramento é uma das principais medidas a ser tomada e deve ser realizado pelo **fechamento das narinas** com uma gaze/algodão (Figura 1), por um período de **10 minutos**, para que ocorra a coagulação (obstrução) dos ferimentos. Simultaneamente, ou seja, junto com a compressão com gaze, deve-se colocar gelo na fronte (testa), para diminuir o fluxo sanguíneo, uma vez que o gelo contrai os vasos sanguíneos. A vítima deve manter a **cabeça inclinada levemente para a frente e nunca para trás**, pelo risco de ela engolir sangue. A vítima não deve fazer movimentos **rápidos** (como correr ou gritar) que aumentem os batimentos cardíacos, pois pode haver um **novo sangramento**. Ver também o capítulo "Traumas de nariz, ouvidos, garganta e boca", nesta seção.

- **Avulsão dentária** (arrancamento total do dente). Veja item "**Trauma dentário**", mais adiante.

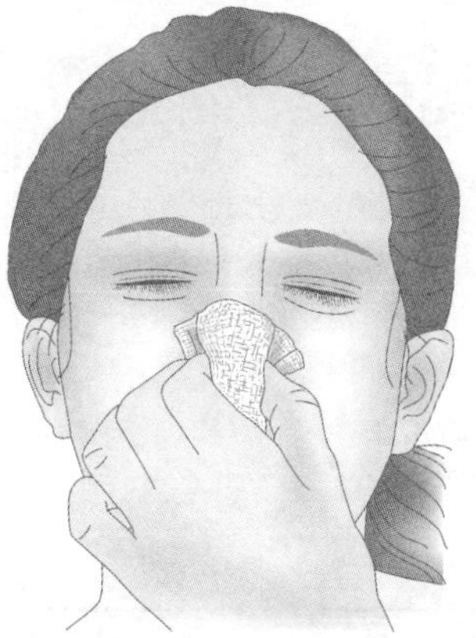

Figura 1. Compressão do nariz com uma gaze para conter sangramento.

O QUE OBSERVAR

Após um trauma de face

- Dificuldade para abrir a boca.
- Dificuldade para respirar logo após um trauma nasal.
- Presença de áreas arroxeadas após o trauma, principalmente na região ao lado da orelha (área do côndilo mandibular).
- Dentes amolecidos ou sangramento nas gengivas.

Tipos de trauma de face e recomendações específicas

Fratura da mandíbula

Dentre todas as fraturas de face, a mais frequente é a de extremidade da mandíbula, **na área da articulação** (côndilo mandibular), a qual, muitas vezes, pode passar **desapercebida**. Geralmente, resulta de quedas com trauma no mento (queixo). O sintoma mais importante é a **dor ao abrir a boca**, ressaltando que esse movimento pode **piorar** o desvio da fratura.

O QUE VOCÊ DEVE FAZER

- Pedir à vítima que feche a boca **lentamente** até que os dentes se encostem. Passar uma faixa de qualquer tecido do queixo à cabeça para evitar a abertura da boca. Aplicar uma bolsa de gelo, ou um saco plástico com pedras de gelo, no local do trauma (Figuras 2 e 3).
- Em seguida, procurar atendimento médico, de preferência nas primeiras 48 horas após o trauma.
- Caso haja sangramento **dentro** da boca, deixar a cabeça de tal forma que a saliva e o sangue escorram para fora, pois engolir muito sangue pode levar a episódios de **náuseas e vômito**.

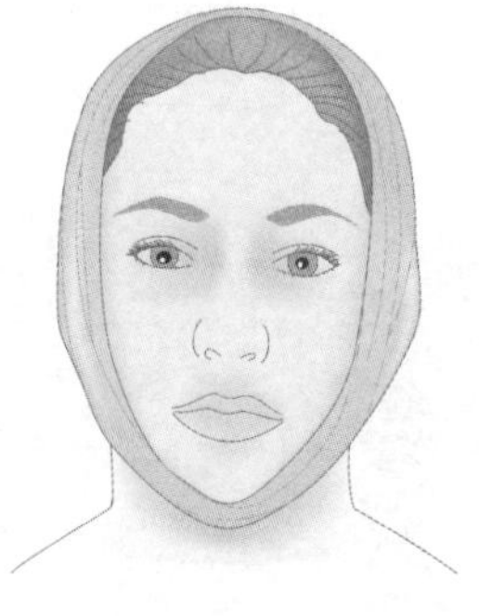

Figura 2. Curativo para imobilizar a mandíbula em caso de fratura.

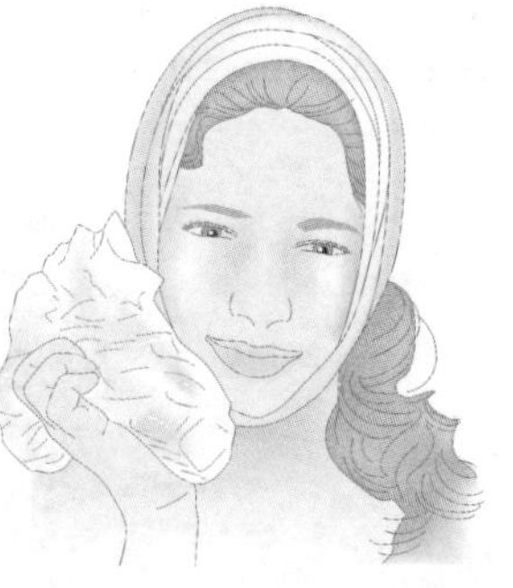

Figura 3. Após fratura, são feitos o curativo e a compressa com gelo.

ATENÇÃO

O côndilo é o principal centro de crescimento da mandíbula, por isso fraturas nessa área podem alterar todo o **crescimento facial**.

Trauma no osso zigomático (maçã do rosto)

O osso zigomático forma a maçã do rosto e o assoalho da órbita (osso que mantém o globo ocular na posição). Fraturas nessa região levam à **parestesia** (sensação de anestesia) quase imediatamente após o trauma, com **hematoma e inchaço** próximo ao olho, podendo **dificultar** a visão e até ocasionar visão dupla (diplopia).

O QUE VOCÊ DEVE FAZER

- Aplicar compressas geladas (algodão embebido em água gelada) ou gelo no local, logo após o trauma.
- Em seguida, procurar atendimento médico, de preferência nas primeiras 48 horas após.

Trauma dentário

É uma situação frequente entre crianças e adolescentes e consideram-se traumas dentários desde uma **fratura do esmalte**, uma **fratura da parte externa (coroa)** ou a **exposição do nervo** até a **perda definitiva do dente** (avulsão), sendo que esta última ocorre mais em crianças do que em adultos por causa da **fragilidade** do tecido ósseo que envolve **dentes decíduos** ("de leite").

Esse tipo de trauma ocorre mais frequentemente em **meninos** (pois, geralmente, eles são mais ativos), a partir do momento em que eles começam a dar os primeiros passos. Pode decorrer de quedas, acidentes esportivos, automobilísticos, traumatismos com objetos, "lutas", agressões e maus-tratos.

As lesões são mais frequentes nos **dentes anteriores** (incisivos centrais, incisivos laterais e caninos) e podem causar dor, dificultar a mastigação, afetar a autoestima e até o comportamento da criança se ocorrer perda dentária permanente.

CONSULTE UM ESPECIALISTA

O resultado final de um **reimplante** depende muito do **período** em que o dente ficou fora do alvéolo e de sua **conservação**. Procure o dentista o mais rápido possível.

O QUE VOCÊ DEVE FAZER

- Manter a calma e pedir para a criança **morder** um pano limpo ou uma gaze, fazendo uma **leve pressão** para que se possa **controlar** o sangramento.

- Achar o dente (e/ou os fragmentos) e pegá-lo **somente** pela coroa, **evitando** tocar na raiz.
- Retirar cuidadosamente **resíduos** do dente, sem esfregá-lo, usando **soro fisiológico ou leite morno**.
- Se houver **avulsão dentária (arrancamento total do dente)**, deve-se segurar o dente sempre pela coroa. Se segurar pela raiz, pode infectá-la ou secá-la, dificultando um possível reimplante. Em crianças maiores (acima de 4 anos de idade), se for possível (e a criança tiver maturidade para saber que não deve engolir o dente), colocar o dente novamente no local (alvéolo dental), mesmo que não encaixe direito; ou guardá-lo dentro da boca da criança (entre os dentes e a bochecha ou embaixo da língua). Em crianças menores, colocar o dente em meio líquido (água, soro fisiológico ou leite).
- **Não lavar a raiz** de um dente avulsionado (que caiu inteiro).
- Não embrulhar o dente que caiu em um papel, pois a raiz pode secar. Se ele se desidratar, ocorre morte dos ligamentos periodontais e possível falha na reimplantação dental. Coloque-o água, em soro fisiológico ou leite.
- Não colocar qualquer substância (líquida ou sólida) na boca da criança, e não deixar que ela tome **líquidos** ou **coma**, pois o calor, o frio, os sabores doce ou salgado podem levar **à dor** e **à morte do dente** (polpa).
- Consultar o pediatra, algum médico ou odontologista, a fim de relatar o ocorrido e seguir as orientações especializadas.
- Deixar a vítima em jejum até obter orientações médicas ou ser avaliado por um especialista, especialmente quanto a uma eventual cirurgia.
- Caso haja **exposição do nervo**, vai ocorrer dor **intensa**, até mesmo para respirar (pela passagem do ar), por isso **proteja** o local com um pano limpo, gaze ou algodão.
- Em caso de **sangramento após a avulsão dentária (arrancamento total do dente)**, colocar uma gaze e pedir para a criança morder, mantendo a boca fechada por **30 minutos** (Figura 4).

O QUE VOCÊ NÃO DEVE FAZER

- Se houver **intrusão** (entrada do dente para o interior do osso), não mexer no dente, nem tentar puxá-lo.
- Na avulsão dentária **(arrancamento total do dente)**, nunca manipular a **raiz**.

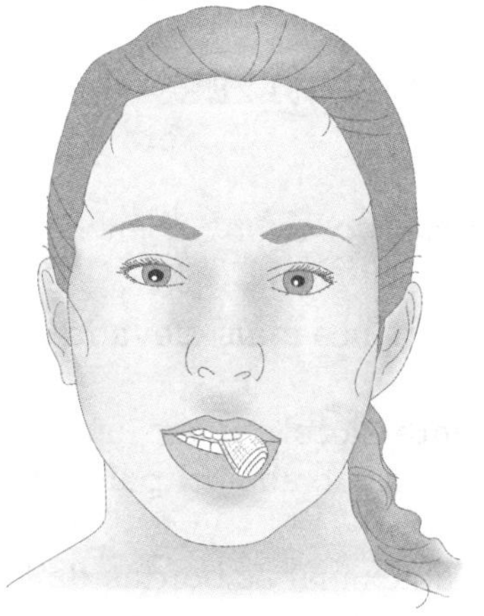

Figura 4. Criança morde uma gaze para conter sangramento por arrancamento total do dente.

Couro cabeludo: escalpelamentos

A maior parte das vítimas são meninas por causa dos **cabelos compridos**. Esses acidentes ocorrem geralmente em **pequenas embarcações motorizadas** e são recorrentes na **região amazônica**, onde a população ribeirinha utiliza esses veículos como principal meio de transporte. O eixo do motor é exposto, permitindo que os cabelos se enrosquem em seu mecanismo giratório.

Outras causas menos comuns de escalpelamentos incluem:

- acidentes envolvendo o motor exposto de outros veículos motorizados (karts);
- ventiladores;
- bombas de sucção nos ralos de piscinas.

O QUE VOCÊ DEVE FAZER

Para prevenir escalpelamentos

- Orientar as crianças a **prenderem os cabelos** durante viagens em embarcações e na prática de esportes que envolvam veículos motorizados.
- Instalar *kits* de **proteção de motores e eixos** em todos os veículos e embarcações.

Traumas

O QUE VOCÊ DEVE FAZER

Logo após um acidente envolvendo o couro cabeludo

- Manter a cabeça da criança **mais elevada** que o corpo.
- Pressionar **firmemente** o local cruento (ou seja, que está sangrando) com um pano limpo dobrado por **pelo menos 10 minutos**.
- Caso seja possível, aproximar as **bordas da lesão**, mantendo-as **unidas**.
- Em caso de **sangramento intenso**, pressionar o **vaso responsável** pelo mesmo contra o osso do crânio.
- Se o **sangramento diminuir de intensidade**, cobri-lo com gaze e **atadura firme**.
- Se o **sangramento ainda persistir através do curativo**, posicionar novas ataduras sem retirar as anteriores, evitando assim a remoção dos **coágulos** já formados.
- Buscar atendimento médico **imediatamente**.

Trauma ocular

A Sociedade Norte-americana de Prevenção da Cegueira calcula que 55% das lesões decorrentes de trauma ocular ocorrem em pessoas com menos de 25 anos de idade e que um terço dos casos de perda da visão na primeira década de vida está relacionado a esse tipo de problema. No Brasil, o trauma ocular responde por **um terço do total das internações de crianças com menos de 7 anos de idade** no Hospital das Clínicas da Faculdade de Medicina da Universidade de São Paulo (HC-FMUSP).

ATENÇÃO

O trauma ocular é resultado do dano **mecânico, elétrico, térmico ou químico** ao olho e seus anexos (pálpebras e órbitas), constituindo uma das principais causas de **cegueira unilateral evitável** em crianças.

O QUE VOCÊ DEVE SABER

Em até 79% dos casos, os traumas oculares ocorrem dentro de casa ou nas proximidades de onde a criança ou o adolescente mora.

- Crianças com menos de 5 anos de idade são mais suscetíveis a traumas decorrentes de quedas e contato com objetos pontiagudos.
- Em crianças maiores, os traumas oculares estão bastante associados à prática de esportes.
- O sexo masculino é cerca de 2 a 4 vezes mais atingido do que o feminino, provavelmente porque os garotos costumam envolver-se em brincadeiras mais violentas.

O **prognóstico** (consequências presumidas) dos ferimentos oculares em crianças e adolescentes é pior do que nos adultos, em razão de uma maior tendência à **atrofia ocular** e do grave problema da **ambliopia** (diminuição da visão em decorrência de obstáculos ao seu desenvolvimento, mas sem indício de lesão em exame oftalmológico) nas crianças menores de 5 anos de idade.

Para saber como prevenir o trauma ocular, ver o item "Orientações para prevenir o trauma ocular", mais adiante.

Tipos de trauma ocular

Trauma ocular no ambiente doméstico

Muitas vezes, a criança fere-se na presença de um adulto, com seus próprios **brinquedos**, ou com **objetos pontiagudos** (como tesouras, facas, fragmentos de vidro ou arame) ou, ainda, por **mordedura de animais** ou por **pedras e bolas arremessadas**. As queimaduras por **cinzas de cigarro, líquidos quentes e produtos de limpeza** doméstica também são causas frequentes e evitáveis.

CURIOSIDADE

Contusão é uma "pancada" ou batida que provoca dor, inchaço e rigidez musculares, **sem corte**.

Trauma ocular na prática de esportes

A contusão por **bola** (por exemplo, **de tênis, *squash*, beisebol, basquete, vôlei, handebol, pingue-pongue** e **futebol**) pode causar lesões graves e, em casos de maior impacto, romper o olho. **Queda de bicicleta e enroscamento de anzol de pesca** também são causas comuns de lesão ocular na prática de esportes. Tais traumas devem ser prevenidos mediante o uso de **óculos de proteção** ao praticar esportes com bola – o que é pouco frequente e deve ser incentivado por pediatras e oftalmologistas.

Trauma ocular por acidentes automobilísticos

Acidentes de automóvel envolvendo crianças ou adolescentes dentro do veículo podem resultar em lesões oculares e faciais, decorrentes, em geral, do choque da face contra o para-brisa ou o painel do carro.

A prevenção deve ocorrer pela **conscientização e educação da família** em relação a medidas de proteção da vida e da visão, incluindo o uso de carros mais seguros (com todos os cintos de segurança, travas de porta com bloqueio para evitar abertura da porta pelas crianças, cadeira para crianças no banco de trás, freios ABS, etc.).

ATENÇÃO

A maioria das lesões decorrentes de acidente de automóvel pode ser evitada com o filho acomodado no **banco de trás, em cadeira apropriada a sua idade e com cinto de segurança**, e nunca no colo da mãe e/ou no banco da frente.

Acidentes com substâncias alcalinas ou ácidas

Os agentes mais comuns do trauma ocular são **produtos de limpeza, cosméticos, tintas e secreção de plantas**.

O QUE VOCÊ DEVE FAZER

- Ocorrido o acidente, lavar o olho imediatamente com água corrente ou soro fisiológico (se disponível) por **15 a 20 minutos**, procurando irrigar bem abaixo das pálpebras.
- Após a lavagem prolongada, recomenda-se submeter a vítima a **exame especializado** (oftalmologista).

O QUE VOCÊ DEVE SABER

Nunca se deve utilizar uma substância **neutralizante** do ácido ou da base para irrigar o olho, pois a reação química **produz calor** e aumenta o dano ao órgão. Utilizar somente água ou soro fisiológico.

O **tempo prolongado** de irrigação é importante logo após o acidente, pois a gravidade das lesões depende de uma série de fatores relacionados ao produto no olho:

- a concentração;
- o grau de toxicidade;
- o volume;
- a penetração;
- o tempo de contato.

Queimadura térmica

Líquidos quentes costumam lesar mais as **pálpebras** do que o globo ocular. A queimadura com cinzas de cigarro, geralmente, não é grave: a temperatura não é alta o suficiente, e o lacrimejamento do olho as resfria.

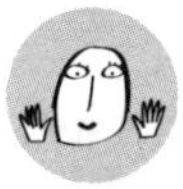

O QUE VOCÊ DEVE FAZER

- Colocar um **curativo** para evitar que a vítima coce os olhos, o que poderia aumentar a área de epitélio da córnea lesado.
- No caso de lesão por **cinzas de cigarro**, irrigar o olho com água corrente ou soro fisiológico, e levar a vítima imediatamente ao oftalmologista, para **remoção dos resíduos** aderidos à córnea.

Trauma durante o parto

Traumas durante o parto são **raros**. Quando acontecem, podem acarretar **hemorragias retinianas, conjuntivais** e **palpebrais**, que são absorvidas, espontaneamente, em poucos dias. Traumas corneanos por fórcipe são raros assim como lacerações da pálpebra nos partos cesareana.

Trauma ocular não acidental (TNA)

O trauma ocular não acidental, ou seja, por agressão ou maus-tratos, é mais frequente do que se pode imaginar e ocorre em todas as classes sociais.

Nas crianças e nos adolescentes com suspeita de TNA, o **exame oftalmológico** pode ajudar, pois visualizam-se **alterações intraoculares** (dentro do olho) – como cicatrizes coriorretinianas, ectopia do cristalino, catarata, hifema e atrofia bulbar – sem aparente lesão à cabeça da criança. As **hemorragias intraoculares** no TNA são mais frequentes do que no trauma acidental (TA) (77,5% TNA e 20% TA), mas não são específicas, ou seja, quando ocorrem não significa que necessariamente é decorrente de TNA.

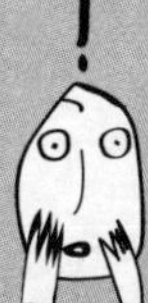

ATENÇÃO

É fundamental fazer um **diagnóstico correto nos casos** de TNA, pois manter a criança ou o adolescente junto ao agressor é expô-lo a risco de morte; por outro lado, uma afirmação falsa pode levar à desagregação familiar com consequências igualmente graves.

ATENÇÃO

O trauma ocular é uma das principais causas de cegueira evitável em crianças e adolescentes.

O QUE VOCÊ DEVE SABER

A prática de esportes, o arremesso de pedras e madeiras e os produtos de limpeza doméstica são as principais causas de lesões oculares.

O QUE VOCÊ NÃO DEVE FAZER

- Não fumar quando estiver segurando uma **criança no colo**.
- Não permitir a utilização de brinquedos potencialmente **lesivos**.

Orientações gerais para prevenir o trauma ocular

A prevenção ao trauma ocular deve ser feita por meio da **supervisão constante** das crianças, mesmo em casa.

O QUE VOCÊ DEVE FAZER

- Manter a criança **afastada** de forno e fogão, e deixar os cabos das panelas sempre voltados **para dentro**.
- Deixar a criança maior manusear apenas facas e tesouras com pontas arredondadas.
- Proteger as **tomadas** de energia elétrica com protetores plásticos eficientes.
- Ter especial cuidado ao permitir que a criança brinque com **animal** que possa mordê-la.
- No automóvel, colocar a criança sempre no banco de trás, em cadeira apropriada a sua idade e com **cinto de segurança afivelado.** Para mais informações, ver o capítulo "Trânsito e transporte de crianças e jovens", na seção 5 – Acidentes.
- Verificar se o esporte praticado pelo seu filho exige o uso de **óculos de proteção**.
- **Estar atento** ao trauma não acidental (TNA).
- Guardar produtos químicos para limpeza doméstica em local **fora do alcance** das crianças, em armário alto, trancado à chave.

Orientações gerais após o trauma ocular

O QUE OBSERVAR

- Pergunte à criança o que e como realmente ocorreu o trauma, tendo cuidado na maneira de falar. Temendo punição, a criança pode **esconder** o fato.
- Verificar se o olho está **perfurado**. Olhe para a pupila e verifique se está **centralizada e circular**. A íris aponta para o **local da lesão** (Figuras 1 e 2).
- Repare se existe **sangue** na câmara anterior do olho (hifema).

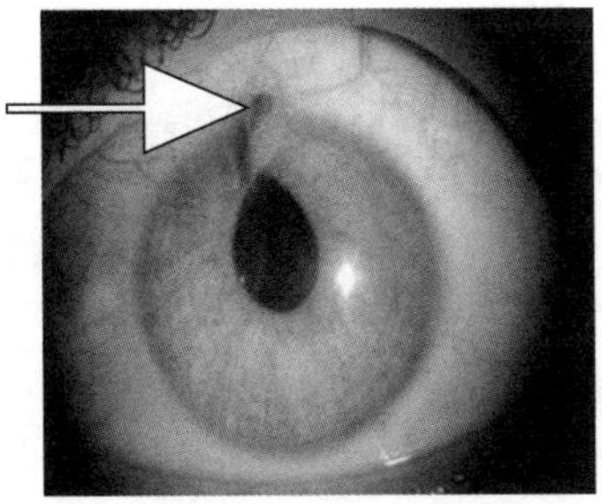

Figura 1. Ferimento perfurante corneano com íris encarcerada no local do ferimento. Observe a pupila desviada na direção do ferimento.

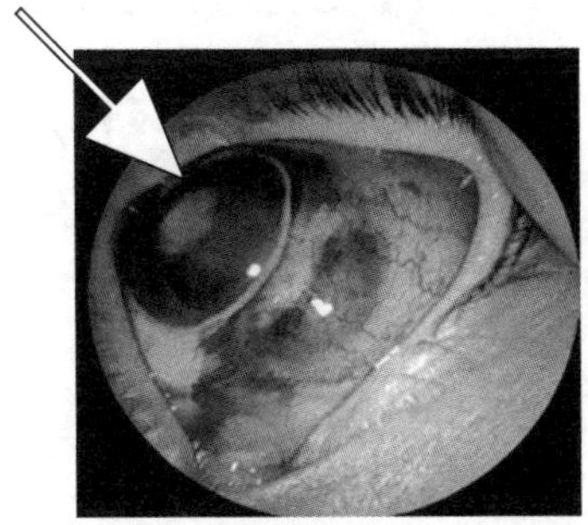

Figura 2. Ferimento perfurante escleral. Observe a pupila desviada na direção do ferimento.

O QUE VOCÊ DEVE FAZER

- Se houver suspeita de **perfuração ocular**:
  - tapar o olho com uma **gaze limpa** em um curativo **frouxo**;
  - em cima do curativo, colocar 2 copos de plástico de café (um dentro do outro), para proteger o olho caso a vítima queira tocar ou coçar o olho perfurado (Figura 3);
  - deixar a criança **em jejum** para uma eventual cirurgia;
  - **não passar colírios, soro fisiológico nem pomadas**;
  - procurar atendimento oftalmológico **imediatamente**.

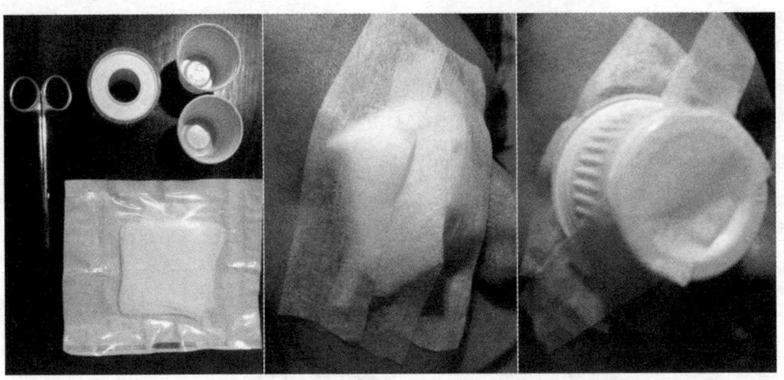

Figura 3. Curativo no olho perfurado.

- Se houver suspeita de **queimadura química**:
  - lavar imediata e copiosamente o olho para retirar o produto. O uso de um **chuveirinho** facilita a lavagem;
  - levar a criança a um pronto-socorro oftalmológico após a lavagem.

O QUE VOCÊ NÃO DEVE FAZER

- Não comprimir o olho com suspeita de ferimento perfurante.
- Não usar colírios nem pomadas no curativo do olho com suspeita de perfuração.
- Não tentar neutralizar um ácido ou uma base, pois a reação química produz calor e aumenta o dano ao órgão.

CONSULTE O PEDIATRA

Consulte sempre o pediatra para orientações e condutas apropriadas de tratamento.

Traumas de nariz, ouvidos, garganta e boca

As crianças e os adolescentes encontram-se em permanente aprendizado e estão constantemente explorando o ambiente ao seu redor. Nesse ímpeto, ocorrem situações em que se envolvem em acidentes. Na área de otorrinolaringologia, é comum observar problemas nas regiões do nariz, dos ouvidos, da garganta e da boca.

ATENÇÃO

Embora assuste os pais e a criança ou o adolescente, o sangramento no nariz não é uma situação perigosa.

Nariz

Sangramento

Sangramentos nasais, chamados de **epistaxe**, ocorrem frequentemente na área mais anterior do nariz. A região do septo nasal (cartilagem interna, vertical, que separa uma narina da outra) costuma sangrar nas áreas mais vascularizadas. Crianças com **rinite** decorrente de qualquer causa, em que há secreção por tempo prolongado e formação de crostas, estão mais sujeitas a esse tipo de sangramento, provocado pelo uso do **dedo** para remover as crostas ou, espontaneamente, pela **fragilidade** excessiva da mucosa.

O QUE VOCÊ NÃO DEVE FAZER

Não colocar a cabeça da pessoa **para trás**. Isso faz o sangue escorrer pela garganta, e ela pode se **engasgar**.

O QUE VOCÊ DEVE FAZER

- Para estancar o sangue, em geral, basta apertar com o dedo a **parte externa do nariz** contra o septo.
- Aplicar **gelo**, externamente, como procedimento complementar.

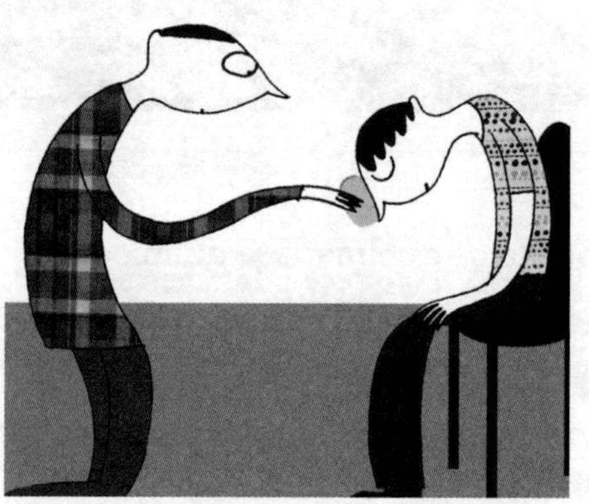

- Recostar a pessoa com **a cabeça inclinada para a frente** – é a melhor posição – e posicionar uma **cuba ou bacia** embaixo do nariz.
- Manter **curtas** as unhas das crianças, além de orientá-las a **não** colocar o dedo no nariz.

CONSULTE O OTORRINOLARINGOLOGISTA

O otorrinolaringologista pode cauterizar algum vaso que, excepcionalmente, não responda aos procedimentos descritos. A **cauterização** é feita no consultório, de forma indolor, com substâncias químicas e um pouco de anestesia tópica. Como o procedimento é simples e rápido, a explicação de que se vai "colocar um remedinho no nariz" basta para convencer a criança. Algumas vezes, a cauterização precisa ser repetida, o que não indica gravidade. Faz parte do tratamento a utilização de **pomadas** para diminuir a formação de crostas nasais.

Corpo estranho

Ao brincar, a criança pré-escolar (de 2 a 6 anos), com frequência, coloca objetos nas fossas nasais (nariz) (**botão, Cotonete®, papel, esponja, grãos**), os quais podem ficar **retidos** e constituir um corpo estranho.

A presença de um corpo estranho pode passar despercebida inicialmente, mas, após alguns dias, provoca **infecção**, caracterizada pela saída de **secreção purulenta fétida** unilateral. Um corpo estranho de maior tamanho pode causar **obstrução nasal**, levando a criança a se queixar.

Para mais detalhes, leia o capítulo "Aspiração de corpo estranho", na seção 5 – Acidentes.

O QUE VOCÊ NÃO DEVE FAZER

Ao identificar o corpo estranho no nariz de seu filho, não tentar retirá-lo com **instrumentos domésticos**: a experiência demonstra que o objeto se desloca mais **para dentro**, o que, além de machucar a vítima, **dificulta** o procedimento correto que será realizado posteriormente.

O QUE VOCÊ DEVE FAZER

- Pedir à vítima (criança ou adolescente) que **assoe o nariz**, na tentativa de que o corpo estranho saia de modo **espontâneo**.
- Ao presenciar o episódio, **relatar e descrever** o corpo estranho ao médico.

ATENÇÃO

Os pais não devem repreender a criança ou o adolescente. Ao contrário, precisam tratá-la com carinho, pois ela, provavelmente, está **assustada**.

CONSULTE O OTORRINOLARINGOLOGISTA

Em geral, o corpo estranho é visualizado na **parte anterior do nariz** e pode ser removido **facilmente** no consultório pelo otorrinolaringologista. Em **casos excepcionais**, quando o acesso é difícil ou não se consegue enxergá-lo, a remoção tem de ser realizada em **centro cirúrgico**, sob anestesia geral.

Trauma nasal

O nariz da criança é mais protegido dos traumatismos quando comparado ao do adulto, por ser menor e por conter mais **estruturas cartilaginosas** do que ósseas. Mesmos assim, os traumatismos acontecem, seja na criança pequena aprendendo a caminhar, seja em crianças maiores, por impactos com bola e outros objetos, além de acidentes de trânsito.

O trauma nasal costuma provocar pequenas **fissuras** na mucosa do septo (cartilagem que divide as duas cavidades nasais), com sangramento **sem gravidade**, que cessa espontaneamente. Outras vezes, o sangue fica retido entre a mucosa e o septo, formando um **hematoma** (**acúmulo de sangue**), o que configura uma situação potencialmente mais grave se não for tratada com **rapidez**.

O QUE VOCÊ DEVE SABER

- Ao exame do nariz, observa-se um **aumento** do volume do septo com **dor e obstrução**.
- Na presença de um **hematoma**, o médico deve **drená-lo** cirurgicamente o quanto antes, para evitar complicações.
- A presença de **edema (inchaço) nasal ou de hematomas na pele** ao redor dos olhos sugere fortemente **fratura** dos ossos nasais. Dependendo da força do impacto, a deformidade pode ser observada externamente.

CONSULTE O OTORRINOLARINGOLOGISTA

É importante que o tratamento ocorra **imediatamente** após o trauma, uma vez que a manipulação do nariz é **mais fácil** nas primeiras horas, sendo possível **reposicionar e conter** as estruturas no lugar. Em crianças e adolescentes, esse procedimento é realizado sob anestesia geral.

! ATENÇÃO

É frequente haver **obstrução nasal** quando ocorre um trauma na região do nariz. Essa queixa remete à suspeita de **desvio de septo**, diagnosticado mediante o exame interno do nariz.

Orelhas (ouvidos)

Traumatismos no ouvido podem provocar desde **ferimentos na região externa** da orelha até **lesões mais graves**, envolvendo **fraturas do osso temporal**, onde se localiza o aparelho auditivo.

Hematoma do pavilhão auricular

É a lesão mais frequente na parte externa. Caracteriza-se pelo acúmulo de sangue entre a cartilagem e a pele.

Forma um inchaço no pavilhão auditivo, como se tivesse uma bolha. Ao comprimir, sente-se que tem líquido dentro, no caso, sangue. Além de inchado, pode ficar avermelhado, mas indolor. Pode ocorrer infecção do hematoma, provocando dor e febre.

Na maior parte do corpo, os hematomas apresentam gradativa reabsorção do sangue, mas isso nem sempre ocorre na orelha. O processo de **cicatrização** leva à formação de um **tecido fibroso**, que pode causar deformidades importantes, como a chamada **"orelha em couve-flor"**, característica em praticantes de lutas que pressupõem muito atrito com o chão.

CONSULTE O OTORRINOLARINGOLOGISTA

Levar a criança ou o adolescente ao otorrinolaringologista se ela sofrer um trauma e a orelha ficar **inchada**. No caso de existir um **hematoma**, o profissional irá drená-lo a fim de **prevenir** deformidades.

Obstrução por corpo estranho (CE)

Uma situação comumente observada em crianças é a colocação de objetos no conduto (canal) auditivo externo. A presença de um corpo estranho no ouvido pode ser **assintomática**, e ele pode permanecer ali por **tempo indeterminado**, resultando, algumas vezes, em **diminuição** da audição.

Quando há lesão da pele do conduto auditivo, a pessoa costuma reclamar de **dor** e pode haver **sangramento**. Se ocorrer **infecção**, a dor ficará **mais forte**, e os pais vão notar a eliminação de **secreção**. Geralmente, dói ao tocar no ouvido, mesmo na hora de vestir a roupa.

O QUE VOCÊ NÃO DEVE FAZER

Não usar instrumentos para retirar o corpo estranho, pois se corre o risco de **empurrá-lo** ainda mais ou de **machucar** o canal auditivo e o tímpano.

O QUE VOCÊ DEVE SABER

- Tentativas de remover corpos estranhos já provocaram tantos **danos ao tímpano e aos ossículos** que se recomenda evitar o manuseio por pessoas não habilitadas ou sem os instrumentos adequados.
- É aceitável que a mãe retire, quando possível e quando forem visíveis, corpos estranhos inócuos (por exemplo, pedaço de algodão, isopor ou papel) da orelha do filho, com a mão ou as unhas, evitando usar pinças que podem ocasionalmente ferir o ouvido.
- **Na presença de inseto**, pode-se tentar atraí-lo para fora com o uso de uma **lâmpada acesa** (a 30 cm de distância para não queimar a pele). Se isso não funcionar, deve-se aplicar alguma **substância oleosa em temperatura ambiente**, para imobilizar o inseto. Geralmente, óleo de cozinhar funciona sem riscos.
- Na **presença de grão** no conduto, deve-se evitar o **contato com água**, pois ela o faz aumentar de tamanho.

ATENÇÃO

Como nos demais casos de corpos estranhos, o **simples contato** do corpo estranho com a pele do canal auditivo não faz mal à criança, **exceto se forem baterias**. Tentativas **mal conduzidas** é que oferecem risco de lesão.

O QUE OBSERVAR

Baterias de brinquedos contém substâncias ácidas que podem vazar e causar lesão da pele e da cartilagem da orelha. Neste caso, recomenda-se **remoção** nas primeiras horas após a colocação! Procure **atendimento médico urgente**, caso não consiga remover em casa a bateria do ouvido.

CONSULTE O OTORRINOLARINGOLOGISTA

Caso não consiga eliminar o corpo estranho em casa, não se desespere. A presença de corpo estranho no ouvido não acarreta prejuízo imediato, o que permite esperar a ocasião adequada para sua remoção, pelo otorrinolaringologista. Na maioria dos casos, faz-se a remoção no próprio consultório, com **equipamentos adequados**.

Lesões no tímpano

Os **cotonetes** são os principais causadores de **lesões sérias**, provocando perfurações na membrana timpânica. No momento da lesão, a criança sente **dor** e pode ocorrer **sangramento**. Mais tarde, a criança vai relatar **diminuição** da audição.

CONSULTE O OTORRINOLARINGOLOGISTA

Às vezes, mesmo após adotar todas as medidas adequadas (como não molhar o ouvido para não causar infecção), a perfuração pode persistir. Nesse caso, é feita uma correção cirúrgica, a **timpanoplastia** (reconstituição da membrana timpânica).

O QUE VOCÊ NÃO DEVE FAZER

Caso haja perfuração do tímpano, **não se deve molhar** o ouvido, para evitar **infecção**.

ATENÇÃO

A maioria das perfurações traumáticas **cicatriza** espontaneamente, exceto quando muito extensas ou na presença de infecção.

Fraturas no osso temporal

O sistema auditivo localiza-se em uma região do crânio chamada de osso temporal. Além do tímpano, dos ossículos e da cóclea, encontram-se dentro dele outras estruturas nobres, como **o labirinto**, responsável pelo equilíbrio, e **o nervo facial**, que responde pela movimentação dos músculos da face.

Acidentes associados a traumatismos cranianos podem provocar fraturas no osso temporal. Esse tipo de lesão é mais frequente em crianças maiores e adolescentes, decorrente de **quedas de bicicleta** e de ***skate*** ou de **acidentes de trânsito**.

As consequências dependem do **tipo de fratura**:

- **fratura longitudinal**: é o mais comum; geralmente, causa lesão nos ossículos e provoca **perda de audição**;
- **fratura transversal**: é o mais grave e pode acarretar lesões na cóclea, causando **perda irreversível de audição**; lesões no labirinto, ocasionando **vertigens**; além de lesão no nervo facial, levando a uma **paralisia facial**.

CONSULTE O OTORRINOLARINGOLOGISTA

A vítima deve ser avaliada pelo otorrinolaringologista que pode diagnosticar o tipo de fratura no osso temporal por tomografia computadorizada.

Cavidade oral

Lesões na cavidade oral

Acidentes podem ocorrer quando a criança ou o adolescente estiver com algum objeto na boca, como **pirulito, lápis, caneta ou colher**.

Objetos desse tipo costumam provocar **laceração** das estruturas da boca, mais frequentemente do **palato (céu-da-boca)**, mas também podem atingir a língua e a amígdala. Essa forma de lesão provoca **sangramento e dor.**

O QUE VOCÊ DEVE SABER

Lacerações pequenas geralmente **param de sangrar** espontaneamente e não necessitam de cuidados específicos. A retirada do objeto da boca, em geral, é suficiente.

CONSULTE O OTORRINOLARINGOLOGISTA

A criança deve ser levada a uma emergência para avaliação otorrinolaringológica. **Lacerações maiores** exigem **intervenção cirúrgica** sob anestesia geral, para controle do sangramento e **reparação** da estrutura lesionada.

Laringe

Lesões na laringe

Batidas na parte da frente do pescoço podem provocar lesões na laringe, cujos sintomas imediatos são **dor, tosse, respiração ruidosa, rouquidão ou afonia (perda parcial ou total da voz).**

O QUE VOCÊ DEVE FAZER

- **Lesões mais graves**: levar a criança rapidamente para a **emergência de um hospital**, pelo risco de ocorrerem **estreitamento progressivo** da passagem de ar e **parada respiratória**. Na emergência, talvez seja necessário o médico recorrer a uma **via artificial** para a respiração, com o uso de um **tubo traqueal** ou a realização de **traqueostomia** (incisão da traqueia e colocação de uma cânula para o ar passar).
- **Lesões menos graves**, em que os sintomas são mais leves, sem dificuldade respiratória: acompanhar por, pelo menos, **48 horas**, porque a laringe da criança tem um diâmetro pequeno e é muito **suscetível a edemas** (inchaços), que podem ocorrer em poucas horas, com consequente **obstrução**. A criança deve ficar em observação até que ocorra a **melhora** dos sintomas.

ATENÇÃO

Lesões na laringe, às vezes, exigem a realização de **cirurgia**, para reparar os danos.

Esportes

A prática do esporte, seja no passeio de bicicleta, seja na "pelada" entre amigos, ensina **o valor da esportividade e da disciplina** à criança e ao adolescente.

A cada dia, mais e mais pais incentivam seus filhos em idade escolar a praticar esportes e exercícios. Desde que em idades apropriadas, os programas esportivos podem ser uma ótima válvula de escape para o **consumo de energia** e também um **reforço para a melhora da coordenação motora**. Deve-ser tomar cuidado com práticas que não levem em conta as limitações do seu filho, para evitar que lesões ocorram.

Com a ênfase atual em atividades e exercícios físicos **intensos**, inclusive para crianças pequenas, no intuito de afastar o aumento da **obesidade infantil**, muitas famílias incentivam seus filhos a praticar **esportes organizados** (aqueles praticados com regularidade e com orientação de um profissional de educação física). Em decorrência disso, a procura pelas opções disponíveis, como **futebol, beisebol, basquete, handebol, vôlei, circo, artes marciais, ginástica, hóquei em campo, equitação, golfe, grupos de corrida** e uma série de outras, vem aumentando progressivamente.

Todos os esportes e atividades físicas envolvem o risco de lesões, mas é **impensável** afastar a criança ou o adolescente dessas práticas, dados os benefícios proporcionados por elas. O que se deve procurar é uma **compatibilidade** entre a aptidão física atual do seu filho e o grau de exigência da atividade física.

Causas de lesões no esporte

Conhecer as causas das lesões e preveni-las é fundamental para que você propicie a seu filho a oportunidade de vivenciar o esporte como uma **experiência positiva**.

ATENÇÃO

Durante uma campanha norte-americana intitulada "Safe Kids", observou-se que mais de 3,5 milhões de crianças com idade até 14 anos são tratadas por lesões decorrentes de práticas esportivas a cada ano. A maioria das lesões provém de **quedas, colisões, excesso de esforço ou traumatismos**, que ocorrem pelo impacto com objetos, com outro atleta ou ainda decorrentes de condição inapropriada da área física (buracos, falta de equipamentos ou manutenção). Há, inclusive, relatos de crianças que sofreram colapso em campo e necessitaram de atendimento de emergência e, até mesmo, casos de morte. Essas informações precisam servir como um alerta para os pais, que devem buscar manter o equilíbrio entre a **segurança**, a **frequência de lesões** e a **exigência no desempenho**.

O QUE VOCÊ DEVE FAZER

Os pais devem manter a atenção redobrada para a segurança e a frequência de lesões antes de matricular o filho em um determinado esporte.

CURIOSIDADE

As **estatísticas** a seguir mostram que o número de lesões ocorridas em crianças durante a prática de determinados esportes pode ser assustador. No entanto, o objetivo maior deste texto é sensibilizar quanto à importância da segurança durante a prática esportiva. Seguem dados aproximados referentes a crianças com até 14 anos de idade em um ano típico nos EUA:

- 187.800 são tratadas de lesões decorrentes da prática de futebol americano;
- 76.200, de lesões ocasionadas pelo futebol (*soccer* – modalidade praticada no Brasil);
- 21.200, de lesões relacionadas à ginástica;
- mais de 11 mil tratamentos são realizados para lesões decorrentes do *cheerleading* (animadoras de torcidas – modalidade crescente no Brasil);
- 2 mil são tratadas de lesões ocasionadas pela prática de hóquei de campo;
- mais de 300, de lesões relacionadas à prática de rúgbi.

Importância das regras

A competitividade e a segurança do esporte são garantidas pelas regras. A mais importante e abrangente dessas regras, válida para todas as modalidades, é simples: ser um **bom esportista**. Isso significa **saber ganhar e perder**, sem agredir adversários ou companheiros em nenhuma circunstância – conceito que deve ser repassado à criança e ao adolescente e **reforçado a todo instante**.

Além desse aspecto, o esporte, quando **coletivo**, exige que a criança ou o adolescente se comunique com os outros jogadores e fique atento a eventuais mudanças de estratégia – na disputa de uma partida, tudo acontece **muito rapidamente**. Essas duas habilidades, **comunicar-se e focar a atenção**, desenvolvidas naturalmente no desempenho da atividade esportiva, contribuem para a segurança de seu filho – e para sua eficiência como atleta.

Crianças e o risco de lesões no esporte

Nas crianças e nos adolescentes, a **coordenação motora**, ainda em desenvolvimento, implica menor velocidade para **reagir fisicamente** em comparação com a dos adultos.

Em geral, não apenas nos esportes, à medida que as crianças e os adolescentes crescem e se fortalecem, o **risco de lesões** também aumenta. O choque entre dois meninos de 8 anos de idade com pesos de 25 e 30 kg, por exemplo, não produz tanta força quanto o choque entre dois adolescentes de 16 anos, que podem pesar até 70 kg cada um.

O QUE VOCÊ DEVE SABER

- A **principal causa** de lesões é a **perda de controle** (por exemplo, sem supervisão adequada, com intensidade inadequada, sem respeitar as regras e os limites do esporte) e a tentativa de realizar **esforços maiores** do que os suportados por determinados segmentos corporais.
- Nos esportes, podem ocorrer macro ou microtraumas. Nos **macrotraumas**, uma força intensa e abrupta é aplicada a um órgão ou segmento, podendo ocasionar **lesões agudas**, como fraturas, luxações, ruptura de ligamentos, concussão craniana, lesão da medula espinal, entre outras. Nos **microtraumas**, esforços moderados ou até mesmo leves, porém repetidos inúmeras vezes, podem provocar **lesões crônicas**, que se instalam progressivamente, como as tendinites, fraturas por fadiga, etc.
- Esportes que pressupõem **contato físico ou colisões**, como boxe, artes marciais, futebol, handebol e basquete, oferecem uma probabilidade maior de causar lesões em comparação com modalidades de **contato limitado**, como ciclismo, tênis, ginástica olímpica e *squash*.

CONSULTE O PEDIATRA

Atividades que requerem grandes esforços levam a riscos de problemas cardíacos ou pulmonares. A intensidade do esforço pode sobrecarregar o sistema cardiovascular. Portanto, caso o seu filho apresente sintomas como **fadiga excessiva, falta de ar, palidez excessiva, sensação de desmaio**, após ou durante a prática esportiva, será necessária uma avaliação médica.

O QUE OBSERVAR

- Crianças e adolescentes com peso e altura **diferentes** que compartilham um mesmo esporte **têm maior risco** de sofrer lesões. É importante observar que as eles crescem e se desenvolvem em ritmos diferentes, mesmo que tenham a mesma faixa etária.
- As crianças e os adolescentes avaliam mal os riscos associados à participação em determinados esportes, o que os tornam mais **suscetíveis** a lesões.

ATENÇÃO

A **ausência de contato** entre os competidores de esportes como natação, arco e flecha e tênis **não** afasta os riscos da prática esportiva, já que o **uso excessivo de determinado membro** ou a **aplicação ruim de uma técnica** podem gerar uma lesão por esforço ou fadiga.

O QUE VOCÊ DEVE SABER

A **prática regular do esporte** também ajuda a prevenir lesões, uma vez que o corpo da criança ou do adolescente, aos poucos, se torna mais capacitado para realizar aquela atividade. Essa é a razão pela qual os atletas profissionais tanto valorizam os treinos: eles sabem que, seguindo essa orientação, podem se tornar não só jogadores melhores como também correr menos risco de sofrer lesões.

O QUE VOCÊ NÃO DEVE FAZER

Nunca permitir o uso de algum equipamento como arma – uma cabeçada com capacete nas costas de outra criança pode fraturar uma vértebra.

Prevenção de lesões

Os adultos são responsáveis pelos **cuidados preventivos** da prática do esporte pela criança ou pelo adolescente. Com isso, a atividade não só se torna menos arriscada, mas também agradável e gratificante: afinal, somente se atinge o nível adequado de desempenho quando se está tranquilo, sem medo de contusões.

Pelo menos metade das lesões que ocorrem durante o esporte envolvendo crianças e adolescentes pode ser prevenida com as seguintes **medidas**:

1. Aquecimento e alongamento muscular adequados.
2. Supervisão de adultos.
3. Atividades organizadas e apropriadas para cada criança/adolescente.
4. Equipamentos corretos.
5. Calçados apropriados.
6. Treinamento adequado.
7. Avaliação médica e multiprofissional (professores, profissionais de educação física, pediatras, etc.).

Aquecimento e alongamento

O aquecimento e o alongamento por pelo menos **15 minutos**, de forma gradual e lenta, aumentam o fluxo sanguíneo, preparando e aquecendo o **músculo** para o esforço a que o corpo será submetido.

Equipamentos de proteção

O uso de **equipamento adequado** e de **tamanho correto** é fundamental para a prevenção de lesões. Determinados esportes exigem equipamentos **específicos**, como o **capacete**, indispensável para o ciclismo, a patinação e o *skate*; ou ainda **óculos** especiais para o basquete e os esportes de raquete, como o tênis.

O treinador/professor de seu filho deve orientar sobre os equipamentos apropriados para cada esporte, especialmente porque alguns são pouco usados ou recomendados, incluindo **calçados, protetores de boca, suportes, cotoveleiras, joelheiras e caneleiras**.

O QUE OBSERVAR

- Os equipamentos de proteção devem conter o **selo de aprovação** fornecido pelos órgãos competentes (por exemplo, Inmetro).
- No momento da aquisição dos equipamentos, deve-se prestar atenção ao tamanho correto e à boa fixação na criança ou no adolescente.
- O local da prática esportiva deve receber **manutenção periódica** e adequada de seus equipamentos.

ATENÇÃO

Lembrar seu filho de **ingerir muito líquido e descansar** nos intervalos do esporte – recomenda-se ter sempre disponível uma garrafa de água ou bebidas isotônicas, pois elas auxiliam na **reposição hidroeletrolítica** (água e sais minerais).

Proteção para a cabeça (capacetes)

Existem tipos e modelos **adequados** de capacete **para cada esporte**.

O QUE VOCÊ DEVE FAZER

- Certificar-se de que o capacete está confortável e firme na cabeça, **sem deslizar para a frente ou para trás**.
- Nunca permitir o uso de bonés sob o capacete, pois comprometem a **aderência do equipamento** na cabeça, ampliando o risco de lesões.
- Orientar seu filho a sempre atar as **correias** do capacete corretamente.
- Impor que ele use capacete **sempre** que andar de bicicleta, por mais curto que seja o passeio.

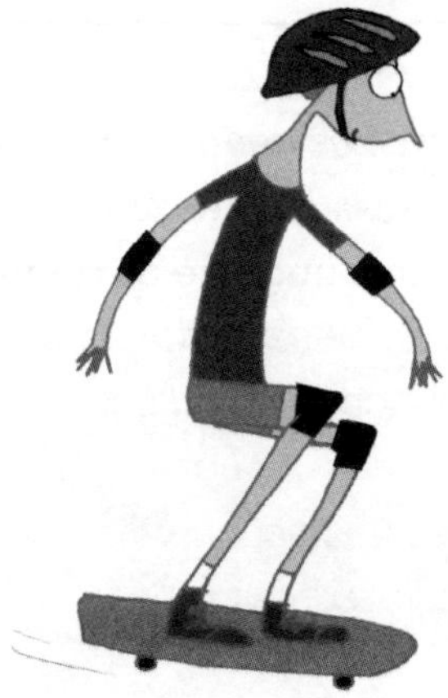

Proteção para os olhos (óculos)

O QUE VOCÊ DEVE SABER

- O uso de proteção ocular (óculos) é obrigatório para todos os esportes em que haja risco de atingir os olhos com **objetos em movimento**.
- Os únicos óculos realmente eficientes são os de **policarbonato**, especialmente projetados para essa finalidade. Quando necessárias, as **lentes de grau** também devem ser confeccionadas em policarbonato.
- Os óculos ou proteções oculares têm de estar firmemente presos ao rosto, sem se deslocar, e possuir **protetores acolchoados** para o nariz e as sobrancelhas.
- Não convém utilizar os óculos regulares (de grau ou sol) durante a prática do esporte, pois, em caso de trauma ou queda, eles podem se quebrar e provocar sérias lesões.

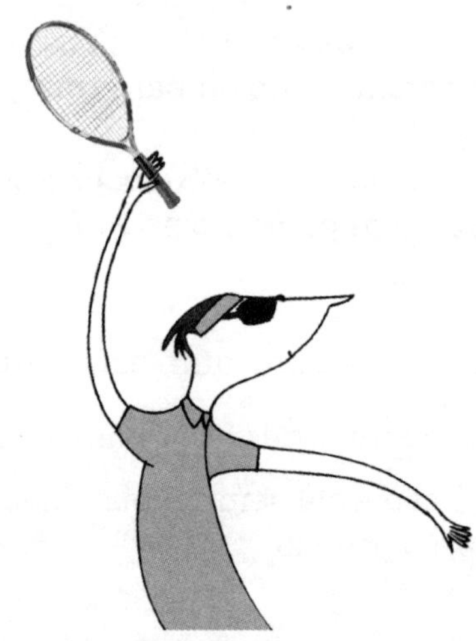

ATENÇÃO

A criança que usa **aparelho ortodôntico móvel** deve retirá-lo para praticar esportes.

Proteção para a boca e os dentes (protetores)

Os protetores são peças de plástico flexível usadas como "escudo" para proteger **a boca, a língua e os dentes** em esportes de contato, nos quais a cabeça pode ser atingida ou traumatizada, como boxe, artes marciais ou, ainda, futebol, basquete, hóquei e vôlei.

Esses protetores estão disponíveis em casas especializadas em esportes ou podem ser confeccionados por um dentista.

Proteção para pernas e braços

Joelhos, tornozelos, ombros, cotovelos e punhos, além das pernas e dos braços, estão sujeitos a **lesões e fraturas graves** em caso de queda. Proteger essas articulações com acessórios específicos, especialmente quando se praticam acrobacias sobre patins ou sobre o *skate*, é, portanto, fundamental.

Proteção para os genitais

Nos esportes de contato, nos quais o **pênis** ou os **testículos** podem ser atingidos por algum equipamento ou atleta adversário, os meninos devem usar, sob a roupa, um protetor apropriado para essa região, que é bastante sensível. Em geral, são confeccionados com **plástico rígido e revestidos com espuma**, e devem ser presos ao corpo por suporte elástico.

Proteção para os pés

A escolha de calçados de tamanho e tipo adequados é muito importante. Esportes como o futebol exigem o uso de **chuteira**, cujos cravos de plástico facilitam a aderência ao gramado.

Cuidados com o espaço físico

- As **quadras** e os **campos** esportivos devem ser vistoriados quanto à presença de buracos e irregularidades que possam provocar quedas.
- As pistas de **atletismo** e as **quadras de vôlei e basquete** não devem ser de concreto. Para o atletismo, devem ser de piso emborrachado; para o vôlei e o basquete, de madeira com amortecimento.
- Pisos de madeira muito dura que soltam farpas são inadequados para atividades como o **balé**. O ideal para a prática do balé é piso de madeira, instalada sobre barrotes com áreas de absorção de impacto, e com tratamento e manutenção rigorosos.
- Nas artes marciais, a prática deve ser sobre tatame.
- A **ventilação** do ambiente em países tropicais, como o nosso, é fundamental, pois a **desidratação** provocada pelo **superaquecimento** é frequentemente observada.

O QUE VOCÊ DEVE FAZER

Sempre verificar o tamanho e a condição de uso do calçado, o qual deve ser **apropriado e exclusivo ao seu filho**, evitando-se o aproveitamento dos tênis de irmãos ou primos. Calçados usados costumam apresentar deformações que podem comprometer o equilíbrio e o desempenho de seu filho.

O QUE O PAPAI PODE FAZER

Não permita que seu filho jogue ou pratique esportes descalço ou com sandálias, pois as lesões nos pés e tornozelos podem ser sérias.

O QUE OBSERVAR

Se os banheiros e vestiários apresentam **condições adequadas de higiene, privacidade e segurança**. Por vezes, algumas crianças ou adolescentes abandonam ou se recusam a praticar esportes por falta dessas condições e nem sempre ficam à vontade para expor esse problema aos pais ou responsáveis.

Os riscos de cada modalidade

Existem lesões peculiares a determinados esportes e faixas etárias que exigem medidas de **prevenção específicas**. A **idade ideal recomendada** para início de cada modalidade **refere-se à pratica organizada** (em escolas específicas) com orientação de acompanhamento de um profissional/treinador de educação física.

Atletismo

As fraturas por **fadiga** são comuns entre os **corredores**, especialmente quando os treinos se intensificam às vésperas de uma **competição**. Normalmente, essas lesões ocorrem nos ossos da perna e dos pés, porque a **resistência óssea** aumenta de forma mais lenta do que a **força muscular**.

Assim, por volta da terceira semana de treinos regulares, os músculos já desenvolvem muito mais força do que os ossos – e as lesões nesses últimos começam a aparecer. Recomenda-se, portanto, que o ritmo de treino seja reduzido nesse período, para permitir que os ossos adquiram resistência suficiente. Dores na face anterior da perna são comuns em corredores e podem estar associadas a inflamações da membrana da planta dos pés.

A idade ideal para início é a partir de 10 anos.

Cama elástica

Esse esporte envolve riscos de várias lesões. Traumas de crânio e lesões medulares podem ocorrer mesmo em ginastas experientes. A melhor recomendação para prevenir lesões é radical: **desencorajar** a criança para a prática dessa atividade física, pois os acidentes decorrem da queda sobre as bordas do trampolim, do descontrole do impacto final causando torções e lesões ligamentares, ou da colisão com outra criança.

Ginástica olímpica

Exercícios de flexões e extensões repetitivas do tronco, com **compressão e estresse das vértebras e dos discos da coluna**, podem causar lesões na coluna.

No punho, a dor por sobrecarga de ossos ainda em desenvolvimento e os traumas repetidos tendem a originar **inflamações e lesões por impacto**. Se o problema é ignorado, as consequências na vida adulta podem vir na forma de **deformidades e desvios** nessas articulações.

O QUE VOCÊ DEVE FAZER

Orientar seu filho a tomar muito cuidado com **pisos molhados** ou **escorregadios**. O pequeno atleta, em busca de melhor desempenho, em geral não observa essas potenciais armadilhas.

O QUE OBSERVAR

Calçados apropriados e pisos adequados (emborrachados) podem prevenir lesões decorrentes da prática de atletismo.

O QUE VOCÊ DEVE SABER

Se praticado de forma **lúdica e eventual**, o uso da cama elástica exige sempre a supervisão por adultos e nunca se deve permitir mais de uma criança por vez.

O apoio frequente do peso do corpo sobre os cotovelos também responde por lesões comuns entre ginastas, provocando **instabilidades e tendinites no ombro**.

Além desses problemas, os joelhos também constituem uma região sensível para esses atletas, pois as **lesões de joelho** ocorrem pelo impacto e pelas torções nas quedas.

A idade ideal recomendada para o início da ginástica olímpica é a partir dos **6 ou 7 anos**.

Musculação

Quando **supervisionado** por um bom educador físico, o exercício para **ganho de força** pode ser parte importante da rotina esportiva. Exercícios para elevar a resistência e a força física resultam no aumento da **massa muscular**. Uma vez que a queima de calorias pelo músculo é maior do que a de gorduras, ao aumentar a massa muscular, a criança ou o adolescente terá mais facilidade para perder ou manter o peso.

> **ATENÇÃO**
>
> - Exercícios envolvendo grandes pesos e a modelagem física são indicados somente **para maiores de 15 anos** ou para aqueles que alcançaram a maturidade sexual.
> - Crianças menores podem praticar musculação desde que os exercícios sejam **mais leves**, evitando-se cargas excessivas.

Basquete

Na prática desse esporte, **lesões nas mãos** são comuns. O choque da bola contra os dedos pode provocar **fraturas** ou a **ruptura de tendões** dos dedos. A melhor prevenção consiste em aprender a **receber a bola usando toda a mão**.

As **tendinites no joelho**, em especial o "joelho de saltador", e os **entorses de tornozelo** também ocorrem com frequência e podem ser prevenidos por meio de **aquecimento** e **alongamento adequados** antes da prática do esporte.

A idade ideal para início é a partir dos 7 anos.

Futebol

Esporte de risco moderado, o futebol exige o uso excessivo dos joelhos e tornozelos. Protetores nas pernas (**caneleiras**) ajudam a prevenir **fraturas da tíbia** e **lesões na pele**. Os esforços musculares excessivos, para tomar a posse da bola, por exemplo, costumam provocar **estiramentos** nos músculos da coxa. Para prevenção, recomenda-se realizar aquecimentos e alongamentos adequados e evitar esforços excessivos.

A idade ideal para início é a partir de 5 anos.

O QUE VOCÊ DEVE SABER

O **cabeceio** repetido da bola pode provocar **danos cerebrais**. Por essa razão, recomenda-se evitar esse tipo de jogada até a **maturidade esquelética**, alcançada aproximadamente aos 16 anos de idade. A orientação sobre a **técnica correta de cabecear**, evitando os excessos, contribui para **evitar concussões e contusões de crânio**.

Vôlei

Entre as lesões mais comuns, estão as **tendinites no joelho** e os **entorses do tornozelo**, também frequentes no basquete. A melhor prevenção consiste em realizar **aquecimento** e **alongamento adequados** antes da prática do esporte.

A idade recomendada para início do esporte é a partir de **7 anos**, dependendo também da habilidade da criança.

Ciclismo

Os **traumas de crânio** são as principais causas de incapacidade física por acidentes envolvendo o ciclismo, por isso há a necessidade do uso constante do **capacete**.

Além disso, sentar-se por tempo prolongado no selim pode pressionar os nervos e vasos sanguíneos do pênis, causando **priapismo** (ereção persistente) ou impotência temporária. **Selins de gel ou anatômicos** podem prevenir essa condição.

A idade ideal para início é a partir de 8 anos.

Hipismo

No hipismo, as **quedas** geralmente causam de lesões graves, como **fraturas e luxações do ombro e do joelho**, e eventuais ferimentos na cabeça e no pescoço, o que explica a importância do uso do **capacete**.

A idade ideal para início é a partir de 8 anos.

Natação

São muito comuns as **lesões de ombro e joelho**, em decorrência do esforço e dos movimentos repetitivos. Para prevenir, deve-se realizar alongamento e aquecimento adequados e evitar esforço excessivo.

Em função das alterações constantes de temperatura (ambiente, da água e do corpo) e da solicitação de esforços excessivos, também podem surgir problemas não ortopédicos, como **asma, infecções respiratórias** e até **anemias** (já que o esforço excessivo leva à destruição dos glóbulos vermelhos do sangue), estas que podem estar presentes em até 25% dos nadadores de provas de longa distância. **Otites** e lesões **dermatológicas** (como as dermatites, irritações pelo cloro, granulomas, molusco contagioso, verrugas plantares) constituem outras ocorrências frequentes. Como prevenção, deve ser observado o **tempo de imersão –** que não deve ser excessivo (maior que uma hora contínua) –, **hidratação** adequada da pele, uso de **protetores solares**, condição de **higiene** e **tratamento da piscina**.

Saltos ornamentais

Pode ocorrer **lesão da medula espinhal** quando o mergulho é realizado em **águas rasas** ou mediante o **choque** contra um objeto.

A prevenção passa por **medidas educativas**, com sinalização de **advertência** em locais públicos impróprios para mergulho. Saltos em alta velocidade podem causar **traumas nos punhos e ombros** pelo impacto do corpo contra a água. Nos **trampolins**, exercícios repetidos expõem o atleta a risco de **problemas nos joelhos**. Para a prevenção, recomendam-se o **fortalecimento muscular**, o **alongamento adequado** e treinos com exercícios proprioceptivos orientados pelo treinador.

A idade ideal para início é a partir dos 5 ou 6 anos.

Tênis

A prática intensiva do tênis está relacionada, com frequência, a **lesões nos cotovelos, ombros, coluna e quadril**. Problemas como a **perda de flexibilidade e força** em regiões submetidas a grandes esforços (microtraumas) tendem a se agravar com o tempo. Para a prevenção, recomendam-se o **fortalecimento muscular**, o **alongamento adequado** e **treinos** com exercícios orientados pelo treinador.

A idade recomendada para início do esporte é **a partir de 7 anos**.

O QUE VOCÊ DEVE SABER

Em geral, somente **após os 4 anos de idade**, a criança está preparada para a natação, pois os movimentos desse esporte exigem **coordenação motora** entre braços, pernas e respiração, que dependem da **maturação do sistema nervoso central**. Até atingir essa idade, ela consegue apenas brincar na água, agitando braços e pernas, o que exige a supervisão atenta dos pais a fim de prevenir o **afogamento**.

ATENÇÃO

Recomenda-se que atletas jovens usem **os dois braços** nas jogadas de *backhand*, para diminuir o impacto sobre o membro dominante.

O QUE VOCÊ DEVE SABER

- O atleta tenista jovem, com dificuldade para aprender as técnicas corretas visando ao desempenho ideal, está predisposto a sofrer lesões.
- Ferimentos no joelho e no cotovelo e dores lombares, no ombro e no punho constituem as ocorrências mais comuns entre os tenistas adolescentes.
- O problema conhecido como ***tennis elbow***, ou **"cotovelo de tenista"**, é a dor na parte lateral do cotovelo, provocada pelos **esforços de repetição** mais comumente associados às rebatidas tipo ***backhand***. As causas incluem raquetes inadequadas (muito longas ou com empunhadura inapropriada), tensão errada nas cordas ou impacto da bola na raquete em ângulo e posição impróprios.

Após uma lesão

O QUE VOCÊ DEVE FAZER

- Procurar por cuidados imediatos, como recursos de primeiros-socorros e **pessoas treinadas** em pronto atendimento, que devem estar sempre disponíveis no local da prática do esporte.
- Se a criança ou o adolescente não conseguir se mover, deixá-la no local e solicitar cuidados especializados. Se houver necessidade de cuidados médicos, esses devem ser imediatamente providenciados.
- Tirar a criança ou o adolescente do jogo ou do treino após a ocorrência de uma lesão. Permanecer poderá **agravar** o problema e **retardar** a recuperação.

Compromisso com a segurança

Um adulto qualificado deve sempre supervisionar a prática esportiva realizada pela criança ou pelo adolescente. Recomenda-se selecionar **clubes ou times** que proporcionem um nível de segurança considerado **satisfatório**.

O QUE OBSERVAR

Seguem algumas perguntas que devem servir como um *checklist* para a prática segura de esportes pela criança ou pelo adolescente:

1. O técnico/treinador tem formação em primeiros-socorros e um plano de ação emergencial?
2. Existe uma política de segurança a respeito de lesões, doenças e intempéries?
3. O treinador dispõe de contatos para situações de emergência?
4. Você tem os contatos do treinador?
5. Existe um *kit* de primeiros-socorros sempre à mão no local dos treinos?
6. Esse *kit* de primeiros-socorros é adequado e verificado regularmente?
7. Há água disponível para hidratação durante todos os jogos e práticas/treinos?
8. Existem ambientes adequados para um eventual aquecimento ou resfriamento que possa ocorrer durante jogos e treinos?
9. O seu filho recebe orientações e recomendações sobre os equipamentos de segurança adequados?
10. Os equipamentos de segurança exigidos para as atividades e jogos estão disponíveis?
11. São permitidos descansos suficientes para as crianças e os adolescentes entre os jogos e treinos?
12. O desportivismo e o *fair play* constituem um valor central no programa do treinador, ou seja, é fundamental que o treinador tenha como valores essenciais: educação, respeito com o próximo, interesse no desempenho e na saúde do pequeno atleta.

O QUE VOCÊ DEVE FAZER

- Assegurar-se de que o técnico exija o **cumprimento das regras** e que os equipamentos necessários sejam usados o tempo todo.
- Observar se seu filho está preparado para o esporte escolhido. Notar que o tamanho e a habilidade da criança ou do adolescente contam para essa avaliação, mas a **maturidade física e emocional** é ainda mais importante.

ATENÇÃO

Treinadores e técnicos devem, necessariamente, receber orientações em primeiros-socorros, reanimação cardíaca e pulmonar (RCP), visando ao bem-estar da criança em primeiro lugar.

ATENÇÃO

- Por um lado, se o esporte afasta seu filho do complexo televisão-geladeira, principais causas de obesidade infantil, por outro, lesões por treinamento excessivo e *burnout* levam ao **abandono das atividades físicas** por toda a vida.
- A pressão exercida **pelos pais e treinadores** é considerada uma das principais causas dessas lesões por esforço excessivo e *burnout*.

Protegendo seu filho

Proteger seu filho não significa apenas evitar lesões agudas. Lesões por esforços repetitivos e prolongados e esgotamentos psicológicos (***burnout* = estado de exaustão prolongada e diminuição de interesse**) são cada vez mais frequentes.

Recomendações para evitar lesões por esforço excessivo e burnout

O QUE VOCÊ DEVE FAZER

- Estimular seu filho a ficar pelo menos 1 ou 2 dias por semana **afastado dos treinos e competições** para permitir a recuperação física e psicológica.
- Cuidar para que o tempo de treinamento, o número de repetições de cada exercício ou a distância percorrida não aumentem mais que 10% por semana.
- Fazer seu filho ficar **pelo menos 2 meses por ano** afastado dos treinos de um esporte específico.
- Enfatizar o aspecto lúdico, o desenvolvimento de habilidades, a segurança e a esportividade como o **foco principal** da atividade física.
- Orientar seu filho para que não participe de mais de um time por temporada de competições.
- Estar atento para possíveis **esgotamentos** se seu filho apresentar **queixas não específicas** de dores em músculos e articulações.
- Solicitar à escola ou ao clube que organize um grupo de médicos para **aconselhamento e educação** a respeito de exposição excessiva ao frio e ao calor, participação excessiva no esporte, lesões por sobrecarga e *burnout*.
- Tentar promover ou organizar oportunidades educativas voltadas aos pais, treinadores e atletas, abordando **aspectos nutricionais e ingestão de líquidos**, além de segurança, excesso de treinamento e boa saúde.

O QUE VOCÊ DEVE SABER

É muito importante que os pais, o treinador e o atleta entendam que a **motivação** para a prática do esporte está diretamente associada à **boa saúde**. Infelizmente, por vezes, esse objetivo implícita ou explicitamente é colocado de lado por treinadores e pais, que almejam apenas **vitórias e recordes** em competições.

ATENÇÃO

Precauções especiais devem ser adotadas pelos pais de jovens atletas que participam de **múltiplas competições por curtos períodos**.

Fraturas

Fraturas são lesões, ou rompimentos, dos ossos. Podem ser completas ou parciais, e as expressões "quebrar", "fraturar" ou "trincar", do ponto de vista técnico, querem dizer a mesma coisa.

Em um trauma em que ocorra fratura de um osso, podem haver também lesões em tecidos daquela região, como **músculo, ligamentos, pele e nervo**, ocasionando implicações para o tratamento e a recuperação.

O tratamento, os resultados e o prognóstico das fraturas estão relacionados a fatores como **idade, gravidade do trauma, tipo e localização, além de fatores individuais e da conduta inicial.**

Constituição do osso

O osso é um **tecido vivo** que cresce rapidamente nos primeiros anos de vida. A estrutura não é maciça, sendo dividida em duas partes: central e periférica. A elasticidade se deve à presença de água e de colágeno.

- **Parte central:** é chamada de **medular** e contém um tecido mole, o qual forma os glóbulos vermelhos, que transportam oxigênio a todos os órgãos, e os glóbulos brancos (leucócitos), que são as defesas do organismo para as infecções.

- **Parte periférica:** é chamada de **cortical**, é muito dura e confere resistência ao osso. Os principais minerais do osso são **cálcio e fósforo**. A cortical é revestida por uma membrana: o periósteo. Nele se inserem os músculos e tendões. Também possui a capacidade de formar tecido ósseo para reparar as lesões. Na criança, por ser mais espesso, o periósteo é importante para evitar os desvios e estabilizar os fragmentos.

Diferenças entre o osso da criança e do adulto

Os ossos da criança apresentam diferenças em relação aos dos adultos que são importantes para determinar o tipo e grau da lesão,

O QUE VOCÊ DEVE SABER

Luxações, por outro lado, são o deslocamento ou **desencaixe dos ossos nas articulações**. É uma lesão grave que implica **ruptura** de ligamentos e outras estruturas. É comum, especialmente em transmissões de partidas de futebol, ouvir: "Não foi nada grave, só uma luxação...". A lesão a que se referem nessas partidas é a **contusão**, ou uma batida, esta, sim, uma lesão simples.

CONSULTE O PEDIATRA OU ORTOPEDISTA

Caso ocorra fratura, os pais devem procurar atendimento médico o quanto antes e pedir ao médico esclarecimentos quanto às particularidades da fratura e do tratamento.

bem como tem implicações no tratamento e no prognóstico (resultado presumido). As mais importantes são:

- maior **elasticidade**;
- maior **porosidade**;
- **cartilagens** nas extremidades, que são responsáveis pelo crescimento dos ossos;
- membrana externa (periósteo) **mais espessa e resistente**.

Essas diferenças determinam algumas **vantagens** para a criança:

- maior **resistência** a fraturas;
- grande proporção de fraturas incompletas com pouco desvio dos fragmentos, condição aceitável se não for fixada;
- menor incidência de fraturas complexas;
- capacidade de **remodelação**, ou seja, o osso pode "endireitar" durante o crescimento;
- **cicatrização** (ou calo ósseo) mais rápida;
- **recuperação** mais rápida e melhor após a fratura;
- menor necessidade de cirurgia para colocar o osso no lugar ou para fixar a fratura.

A principal **desvantagem** é a possibilidade de aparecerem deformidades e encurtamento do membro caso a cartilagem de crescimento seja atingida.

Quais são as causas e como identificar as fraturas

A maioria das fraturas ocorre por **quedas dentro de casa ou no pátio da moradia**, geralmente de pequena altura. A maior proporção atinge os braços (**clavícula, punho, antebraço e cotovelo**).

ATENÇÃO

As crianças e os adolescentes estão em crescimento com alto metabolismo ósseo e, portanto, apresentam uma capacidade maior para formar tecido ósseo após uma fratura.

O QUE VOCÊ DEVE SABER

As crianças e os adolescentes não possuem a compreensão e o comportamento de um adulto. Eles podem não cooperar da forma esperada **quanto às recomendações, aos cuidados e à aceitação do gesso ou de imobilizações prolongadas**. No entanto, eles se adaptam facilmente as imobilizações, geralmente surpreendendo os pais pela modo normal de agir no dia a dia. Esforce-se para explicar ao seu filho a importância dos cuidados básicos requeridos e da sua cooperação para acelerar o tratamento.

O relato do trauma e das situações que exacerbam a dor são importantes para o diagnóstico. Por exemplo: se a criança chora ao trocar a fralda, ao segurar no braço dela, etc.

> **ATENÇÃO**
>
> Crianças e adolescente podem sofrer fraturas decorrentes de agressão por parte de adultos (maus-tratos). A faixa etária de maior risco para lesões por maus-tratos é 0 a 3 anos de idade. Os pais devem ficar atentos à ocorrência de fraturas em traumas mínimos, fato que pode sugerir esse tipo de agressão.

Sintomas das fraturas

O QUE OBSERVAR

- **Dor:** é o sintoma mais importante e ocorre imediatamente ao trauma. Ela se acentua com o **movimento** ou a **compressão** da região afetada. A criança evita movimentar o membro para não aumentar a dor. Quando a fratura ocorre em um membro inferior, ela evita apoiar a perna dolorida ou manca.
- **Inchaço (edema):** é comum, mas não está sempre presente.
- **Hematomas (manchas roxas):** podem aparecer e representam um sangramento interno, mas não devem ser motivo para alarme.
- **Deformidade:** pode aparecer após uma fratura.

Tipos de fraturas

- **Fraturas fechadas:** não há feridas que se comunicam pela pele.
- **Fraturas abertas ou expostas:** há ferida na pele que se comunica com a fratura.
- **Fraturas patológicas:** ocorrem pela presença de uma lesão já existente no osso.
- **Fraturas por estresse:** ocorrem em ossos submetidos a esforço contínuo.
- **Fraturas desviadas:** em que fragmentos do osso se deslocaram do local original.
- **Fraturas articulares:** quando há acometimento da junta (articulação).
- **Descolamentos epifisários:** fraturas que atingem a placa de crescimento. Não há uma fratura óssea em si, apenas a cartilagem

da extremidade óssea se descola, podendo prejudicar o crescimento ósseo.

- **Fraturas em "galho verde":** incompletas; um lado do osso se mantém íntegro.

O QUE VOCÊ NÃO DEVE FAZER

Não fazer massagem nem passar pomadas ou outros produtos no membro fraturado.

Quando houver suspeita de fratura

O QUE VOCÊ DEVE FAZER

- Primeiramente, **imobilizar** o membro. Isso **diminui a dor e o inchaço** e evita que a lesão aumente.
- Colocar uma **tipoia ou** fazer uma tala (**enfaixar o membro junto a um pedaço de papelão fita crepe ou pano**). Não apertar nem mudar a posição da junta (**imobilizá-lo na posição em que estiver**).
- Os ferimentos devem ser limpos com **água corrente ou soro fisiológico** e cobertos com **material limpo ou asséptico** até a ida ao serviço de emergência.
- Se houver sangramento abundante, é conveniente fazer uma **compressão moderada** da ferida para estancá-lo.
- Procurar um **serviço de emergência** o mais rápido possível.
- Observar as recomendações do médico.
- Manter o membro **elevado** a maior parte do tempo nos primeiros dias.

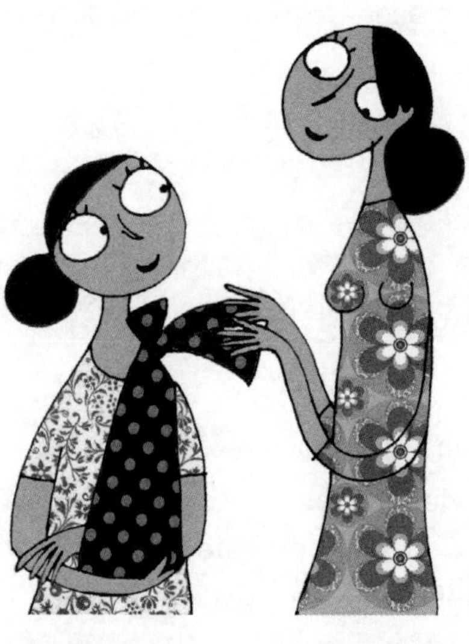

Quando houver suspeita de trauma em coluna

O QUE VOCÊ DEVE FAZER

- **Chamar** o serviço de emergência.
- Verificar se a **respiração** está normal.
- **Imobilizar a coluna cervical**, mantendo-a segura até a chegada do serviço de emergência.

O QUE VOCÊ NÃO DEVE FAZER

- Não mover a coluna.
- Não levantar a vítima ou fazê-la andar.
- Não fazer massagens nem passar produtos.
- Não tentar colocar a coluna no lugar.
- Não dar alimentos à vítima até o contato com o serviço de emergência, pois, se houver necessidade de procedimento sob anestesia, o tempo de jejum mínimo necessário será de 6 a 8 horas.
- Não tirar a imobilização sem orientação do médico.

Como tratar as fraturas

Imobilização

- As fraturas em crianças e adolescentes podem, em sua maioria, ser tratadas de maneira conservadora, isto é, com **imobilização** por tempo adequado.

- Pela capacidade de remodelação dos ossos, desvios ósseos pequenos são aceitáveis, conforme as características do osso, a localização da fratura e a idade da criança. Não se deve comparar as fraturas da criança com as do adulto, nos quais a quantidade de desvio aceita é muito menor.

Redução (colocar no lugar)

Algumas **fraturas com desvio** necessitam ser reduzidas (colocadas no lugar). Isso pode ser feito sob **anestesia geral, local ou regional, e, até mesmo, sem anestesia** dependendo do caso.

No procedimento **sem anestesia**, o ortopedista faz um movimento rápido para a redução. Embora o método pareça um pouco agressivo, dispensa a aplicação de anestesia e até a internação – como a dor passa muito rapidamente, pode ser uma alternativa interessante para algumas fraturas.

A decisão sobre o método deve levar em consideração diversos fatores, como idade da criança, tempo de jejum, tipo de fratura, osso fraturado, **aceitação pelo paciente e pelos pais**.

Cirurgia

Fraturas que atingem a **articulação** ou a **placa de crescimento**, **fraturas expostas** ou **acompanhadas de lesão da artéria** (alteração da cor da extremidade ou perda do pulso) comumente necessitam de cirurgia.

- Algumas fraturas necessitam ser submetidas à fixação com material metálico, como **pinos**, **hastes**, **placas ou fixadores**. Normalmente, são procedimentos feitos no centro cirúrgico sob anestesia.

- Certas fraturas podem ser colocadas no lugar sem a necessidade de incisão, mas necessitam de fixação que podem ser feitas com pinos ou parafusos passados diretamente pela pele (fixação percutânea).

- Outras vezes, é necessário realizar a cirurgia no próprio local da fratura para colocar os fragmentos no lugar original e fixá-los.

Cuidados pós-tratamento inicial

O QUE VOCÊ DEVE SABER

Geralmente, as fraturas são imobilizadas com **tala de gesso, gesso circular, "gesso" sintético** ou **aparelhos**.

Em crianças e adolescentes, o tempo de imobilização é menor que o necessário para a fratura do adulto. Por outro lado, para remover a imobilização é importante que o osso tenha adquirido uma **resistência próxima ao normal**, pois sabemos que a criança e o adolescente se expõem a situações de queda corriqueiramente com risco de novo trauma no mesmo local.

A imobilização e, quando houver dor, o uso de analgésicos comuns devem controlar a dor em um nível confortável para a criança ou o adolescente. **Dores mais intensas** ou com exacerbação progressiva devem ser relatadas ao médico.

- **"Gesso" sintético:** quanto à imobilização, muitos pais perguntam sobre o gesso sintético (na verdade **não é gesso mas composto de fibra de vidro e poliuretano**). Suas vantagens são menor peso e maior resistência. No entanto, ele não pode ser encharcado como muitos pensam (no mar, na piscina, etc.), pois a manutenção de umidade entre o material e a pele pode podem causar lesões de pele e odor intenso. Além disso, ele não permite a modelagem necessária em muitas fraturas. Outra desvantagem importante é o alto custo.

- **Talas:** são usadas em situações em que pode haver um inchaço muito grande e oferecem segurança quanto à estabilidade da fratura. As desvantagens são menor resistência e menor durabilidade.

Funções do gesso

- Manter a posição **adequada** da fratura.
- **Proteger** o membro.
- **Aliviar** a dor.

Sinais de alarme durante a imobilização

- **Dor intensa**, acima do normal, progressiva, sem alívio ao uso de analgésicos comuns.
- Inchaço dos dedos.
- Palidez dos dedos ou **extremidades roxas**.
- Dedos frios.
- **Formigamento** ou alteração de sensibilidade.
- Dedos muito dobrados.
- Dificuldade para movimentar os dedos.

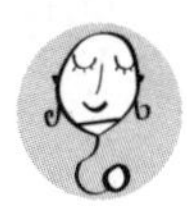

CONSULTE O ORTOPEDISTA

Se a criança apresentar **dor, choro intenso e desconforto acima do normal** enquanto estiver com um membro imobilizado, deve-se procurar **imediatamente** o ortopedista ou o serviço de emergência.

ATENÇÃO

- A presença desses sintomas indica algum tipo de **compressão**, que pode ocasionar **lesão de nervos e músculos**, e a criança ou o adolescente deve ser levado ao serviço de emergência sem demora (mesmo de madrugada). Nessas situações, geralmente será necessário folgar, abrir ou retirar o gesso. Se a compressão não for tratada prontamente, podem ocorrer **sequelas graves**.
- **Valorize as queixas da criança**. Em caso de dúvida, pergunte ao ortopedista ou àquele que estiver no serviço de emergência.

Outros cuidados com o gesso

- **Não molhar**. No caso de umedecer parte do gesso, usar um secador de cabelos, evitando o ar quente.
- Caso o gesso molhe e perca sua forma ou resistência, contatar o ortopedista para fazer uma **avaliação**.
- **Não coçar** a pele do membro engessado com instrumento pontiagudo ou cortante tipo agulha de crochê, canetas, etc., pois podem levar a ferimentos e infecções.
- **Não retirar o gesso em casa**, exceto quando houver orientação do ortopedista.
- Evitar contato com animais como cães pelo risco de **exposição a pulgas**. O calor do local é especialmente atrativo para elas.
- Não praticar atividades físicas de contato, impacto ou com risco de queda.
- **Respeitar** as datas de retorno. Pode ser que o ortopedista marque retorno para avaliar a condição do gesso e dos dedos. Isso é necessário para a **segurança** do tratamento.

Tempo para a consolidação

Pode variar de algumas **semanas a meses**, dependendo de fatores como idade da criança, tipo e localização da fratura, tratamento realizado e cuidados tomados.

O ortopedista passa aos pais uma **previsão** do tempo de consolidação, que pode se modificar conforme o resultado da **radiografia**. Afinal, existem **fatores individuais** que interferem nesse tempo.

Controle radiográfico

Dependendo do tipo de fratura, é necessário fazer o controle radiográfico para verificar se a **posição da fratura** está adequada.

Ao final do tratamento, portanto, uma radiografia pode ser solicitada para avaliar se já existem condições de deixar o local **sem imobilização ou proteção**. Algumas fraturas mais simples não necessitam dessa radiografia.

Alimentação e medicamentos

Em geral, a alimentação da criança após a fratura pode ser normal. Durante o uso do gesso, não há necessidade de usar medicamentos, vitaminas, complementos alimentares ou cálcio com objetivo de diminuir o tempo de consolidação da fratura.

Cuidados pós-consolidação

Fisioterapia e reabilitação

Após o tempo de imobilização, há uma **atrofia** do membro e dificuldade no retorno do **movimento**. Para a maioria das crianças e/ou dos adolescentes, a recuperação ocorre **naturalmente**. No entanto, em casos selecionados e em crianças maiores e adolescentes, pode ser necessário um **acompanhamento fisioterapêutico.**

O retorno à atividade deve ser **progressivo**, levando-se em conta a idade do seu filho e o tipo de atividade. Atividades **sem impacto**, como a natação, podem ser reassumidas prontamente. Esportes **com risco de impactos e quedas**, como futebol, *skate*, basquete, entre outros, devem ser retomados após um determinado tempo, a ser definido pelo médico.

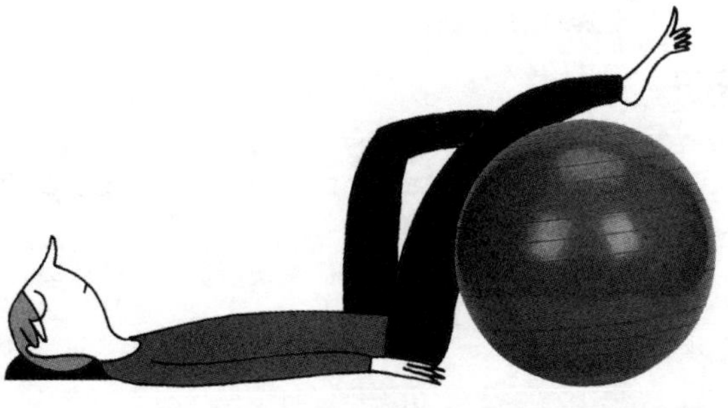

O QUE OBSERVAR

Acompanhamento

Após a consolidação do osso, ainda é necessário o acompanhamento médico do seu filho para se ter a certeza de que:

- **houve recuperação total** do movimento e da função;
- os ossos estão **alinhados**;
- o **crescimento** do osso não foi afetado.

Ferimentos cortocontusos e perfurantes

O QUE VOCÊ DEVE SABER

Os ferimentos cortocontusos e perfurantes caracterizam-se por lesões decorrentes de injúrias com comprometimento de tecidos não rígidos. Via de regra provocam **lesões que comprometem os tecidos de revestimento** (pele, tecido celular subcutâneo, tendões, músculos e aponeuroses [capa fibrosa que envolve os músculos]), mas, dependendo do objeto e da força empregada, elas podem atingir sistemas vitais ou órgãos profundos.

Esses ferimentos geralmente acometem extremidades e requerem a aplicação das regras de **atendimento inicial ao politraumatizado**, com avaliação inicial e condutas prioritárias visando à preservação da vida do paciente, mesmo que o ferimento seja único e de aparência inocente.

Causas

Em geral, esses ferimentos decorrem de acidentes com instrumentos **perfurantes** (prego, parafuso) **ou perfurocontusos** (vidro) ou **cortantes** (faca, estilete), mas não se deve esquecer que podem ser provocados por **violência interpessoal** e, nesse caso, há potencial risco de ocorrência de lesões mais graves ou até morte.

Os **ferimentos menores ou superficiais** também podem evoluir com sequelas variáveis, dependendo de sua extensão, profundidade e localização, quando tratados de forma **inadequada**.

Classificação

Essas lesões podem ser classificadas quanto ao **aspecto da ferida** e ao **tipo de traumatismo**.

- **Abrasiva:** ferida rasa, decorrente de perda parcial ou total da cobertura da pele (derme e/ou epiderme), de bordos imprecisos e altamente dolorosa (lesões decorrentes de **quedas sobre**

superfícies irregulares, por vezes pontiagudas, como cair e raspar a pele no **asfalto**). Geralmente, consiste na associação de ferimento cortante com contusão superficial; porém, mais extensa que profunda.

- **Incisa:** causada por **lâmina de barbear, faca de lâmina fina e afiada** ou por **bisturi**, é uma ferida profunda (no mínimo, atingindo derme e epiderme), de bordos nítidos e regulares, sem perda de tecido.

- **Cortante:** ferida profunda causada por **faca, machado ou caco de vidro**, com bordos parcialmente nítidos e perda de tecido em pequena quantidade.

- **Perfurante:** ferida profunda causada por **ponta de agulhas, facas, pregos, ponta de tesouras, cacos de vidro e outros objetos pontudos**, havendo lesões puntiformes ou com perfuração única, que podem atingir qualquer profundidade com ou sem perda de substância.

- **Lacerante:** decorrente de traumas com grande energia cinética, como **acidentes de automóvel, quedas de grandes alturas, mordeduras de animais**, é uma ferida profunda, com bordas nítidas e irregulares, grande perda de substância e desorganização importante das camadas teciduais.

- **Cortocontusa:** causada por objetos cortocontusos (conhecidos como arma branca): **facas, tesouras, cacos de vidro, mordedura de animal** (associação de laceração com ferimento cortocontuso) e **politraumatismos com quedas e/ou acidentes a motor** (associação de diversos tipos de ferimentos). As lesões são mais extensas que as perfurantes/puntiformes, podendo atingir qualquer profundidade, com comprometimento variável dos tecidos no mesmo ferimento, geralmente associado a algum grau de contusão de partes moles adjacentes.

Nessa classificação, podem ser incluídos os ferimentos do tipo **escalpelamento** de couro cabeludo ou **desenluvamento** de membro, que se caracterizam por extensa exposição de tecidos internos (crânio, tendões e músculos, entre outros) causada por traumas associados à grande energia cinética (**acidentes de automóvel, quedas de grandes alturas, mordeduras de animais**). São ferimentos muito agressivos ao olhar e, geralmente, comprometem mais os tecidos de revestimento; porém, requerem cirurgias e rigorosa avaliação de lesões associadas, além de deixarem grandes cicatrizes e sequelas.

O QUE VOCÊ DEVE SABER

Contusão é uma "pancada " ou batida que provoca dor, inchaço e rigidez locais, sem corte.

Tratamento dos ferimentos

O tratamento obedece aos princípios básicos de técnica cirúrgica, incluindo os ferimentos pequenos e superficiais. Inicia-se com a correta **assepsia, antissepsia, hemostasia** (ver Tabela 1) **e remoção de tecido desvitalizado.**

O QUE VOCÊ DEVE SABER

- **Não** é recomendado o uso de **antibióticos** para prevenir infecções, particularmente no caso de ferimentos superficiais e menores.
- Deve-se utilizar antibiótico sempre que, e somente quando, houver, **contaminação grosseira** (como sujeira visível, terra, areia, etc.), **alto risco de infecções, necrose tecidual importante** e nos casos de **mordeduras de animal** e ferimentos perfuro ou cortocontusos em **plantas de pés**.
- A não remoção de **corpos estranhos** pode interferir na evolução da ferida.
- No caso dos ferimentos perfurantes e cortocontusos, devem-se observar o **objeto causador, a força empregada** (acidente ou violência interpessoal), **o local do ferimento e a ocorrência de sangramento.**

O QUE OBSERVAR

- Se o sangramento provém de uma artéria, o sangue é vermelho rutilante, pulsátil e pode jorrar para longe.
- Se o sangramento é venoso, é vermelho escuro, sangra de forma contínua e mais lenta.
- É importante observar sinais de lesão num nervo, alteração da sensibilidade e ou mobilidade, **indícios de lesão nas vias respiratórias** (quando houver ferimento no pescoço ou no tórax) ou abdominais.

Cuidados iniciais

A **Tabela 1** apresenta os **princípios do tratamento** de ferimentos.

Assepsia: qualquer traumatismo de partes moles requer, inicialmente, uma limpeza adequada da lesão com água e sabão (neutro) ou solução salina (soro fisiológico), visando à remoção de corpos estranhos e/ou contaminantes grosseiros (cacos de vidro, grãos de areia e outros) e secreções existentes (saliva, no caso de mordedura de animal). **A limpeza deve ser tão intensa quanto mais profunda e contaminada ou complexa for a lesão**.

Antissepsia: após a assepsia rigorosa, há necessidade de se "esterilizar" a pele ao redor da lesão, bem como a própria lesão, com antissépticos. Atualmente, tem sido mais empregado o uso de derivados de iodo (p.ex., iodopovidona, Povidine™) com gaze asséptica, em movimentos circulares excêntricos à lesão.

Hemostasia (estancar a hemorragia): a hemorragia capilar (na borda de pele) é controlada por simples compressão local. No caso de sangramentos decorrentes de lesão de vasos de pequeno ou médio porte, se não houver controle com a compressão, há necessidade de um **médico** fazer ligadura ou eletrocoagulação. Nos vasos mais calibrosos, eventualmente, pode ser necessário o médico realizar a ligadura por transfixação ou com uso de pinças hemostáticas.

Espaço vazio: é de responsabilidade do médico; com a aproximação inadequada dos tecidos traumatizados, pode ocorrer o aparecimento de "espaços vazios", que são preenchidos por secreções, podendo se tornar um meio de cultura para bactérias, além de predispor a uma cicatrização irregular. Desse modo, é fundamental aproximar os tecidos da profundidade para a superfície, procurando evitar os "espaços vazios".

Ausência de tensão: é de responsabilidade do médico; as suturas devem apenas aproximar os tecidos, evitando-se nós apertados, que dificultam a circulação sanguínea local e, por conseguinte, a nutrição dos tecidos lesados. Deve-se evitar a tração da incisão, principalmente em lesões com perda de substância, pois também pode provocar cicatrizes alargadas.

Tabela 1. Princípios básicos do tratamento de ferimentos.

CURIOSIDADE

Ligadura é uma cirurgia que consiste em amarrar os vasos sanguíneos (ou órgãos ocos) com fio cirúrgico.

Eletrocoagulação é um procedimento que coagula os vasos sanguíneos por meio de corrente elétrica de alta tensão.

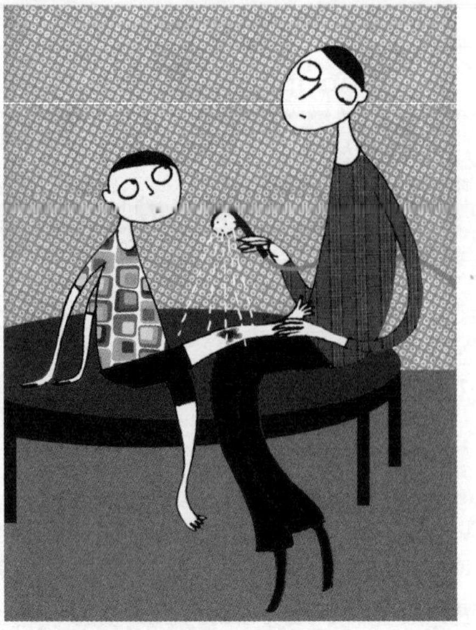

O QUE VOCÊ DEVE FAZER

- Evitar a ocorrência de espaço vazio, fazendo a aproximação dos tecidos, **sem tensionar**.
- Fazer a **assepsia, antissepsia** e **hemostasia** de ferimentos superficiais a profundos.
- Para **assepsia**: deve-se fazer lavagem do ferimento, com água e sabão ou soro fisiológico.
- Para **antissepsia**: usar algum antisséptico (álcool a 70%) para esterilizar o ferimento.
- Para **hemostasia**: controlar o sangramento, com compressão ou sutura (esta feita por um médico) do vaso que está sangrando.

Tratamento definitivo

Após os cuidados iniciais (assepsia, antissepsia e hemostasia), faz-se o tratamento definitivo, de acordo com o tipo de lesão.

O QUE VOCÊ DEVE FAZER

- Lesões **superficiais**, de **pequena extensão:** fazer um curativo simples, oclusivo com uso de gaze asséptica e fita adesiva (Micropore™). Para evitar que a secreção do ferimento cole no curativo, utilizar gaze vaselinada, raiom vaselinado ou Inadine™.

- Lesões **profundas**, de **pequena extensão** (1 a 1,5 cm), mas que **não comprometem** tecidos profundos (**músculos, tendões, nervos e outros**): um **médico** deve cobrir com curativos simples ou usar pontos falsos (Micropore™, Steri-Strip™) ou até adesivos estéreis (Dermabond™) para fazer a aproximação dos tecidos.

- Lesões **mais extensas:** devem ser submetidas à sutura, feita somente por um **médico**, utilizando fios inabsorvíveis (na pele) e absorvíveis (em ferimentos de lábios, língua e genitais, além de tecido celular subcutâneo, músculo e aponeuroses), finos, com espessura mínima que impeça a sua ruptura. Em caso de lesões de outros órgãos (sistemas circulatório, neurológico, digestório, urogenital, músculo esquelético e pele), deve-se proceder ao tratamento de acordo com o tipo de lesão e o tecido comprometido, sempre que possível, sob orientação de especialista.

- Ferimentos decorrentes de **mordedura de animal:** devem ser tratados apenas com curativos simples (e não suturados por um médico), pois são considerados ferimentos contaminados e potencialmente infectados em razão de terem tido contato com a boca do animal. Se forem suturados, as bactérias transmitidas pelo animal podem infeccionar e formar coleção de pus. Deve-se submetê-los à sutura somente quando forem extensos, mas com cuidados redobrados quanto à infecção (especialmente, tétano). A Tabela 2 apresenta alguns cuidados quanto à imunização/vacinas contra tétano (ver também capítulo "Mordeduras por animais domésticos e humanas", na seção 5 – Acidentes).

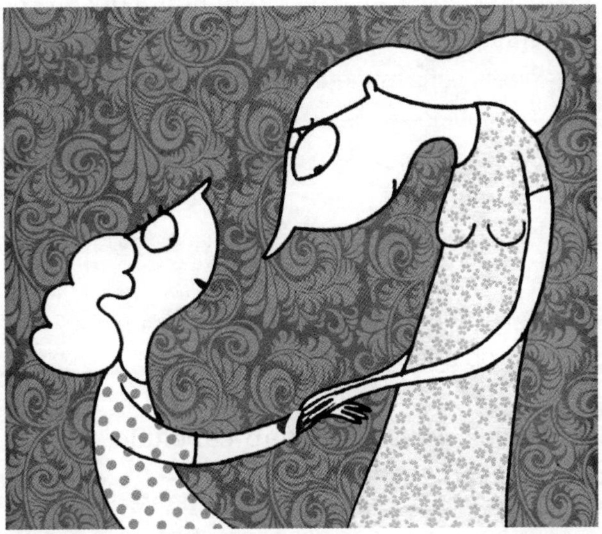

O QUE VOCÊ DEVE SABER

O uso de Dermabond™ ("cola de pele") não deve ser feito em lesões laceradas e/ou extensas, com bordas irregulares, próximas a orifícios (nariz, boca, ouvidos, olhos e genitais) ou em mãos e grandes articulações. Se as bordas da ferida não estiverem bem ajustadas, esse procedimento pode comprometer a cicatrização e pode "colar" o que não deve, como nariz, boca e olhos.

ATENÇÃO

Suturas em ferimentos com baixo risco de infecção podem ser realizadas **em até 12 horas** após o trauma. No entanto, quando o **risco de infecção** é **elevado** (contaminação grosseira, áreas mal vascularizadas, pacientes com baixa imunidade), devem ser feitas **em até 6 horas**.

Vacina contra tétano	Ferimentos pequenos e limpos		Outros ferimentos*	
	Toxoide	Imunoglobulina	Toxoide	Imunoglobulina
recebeu menos de 3 doses ou não sabe	Sim	Não	Sim	Sim
recebeu mais de 3 doses: tempo da última dose:				
recebeu há menos de 5 anos	Não	Não	Não	Não
recebeu entre 5 e 10 anos	Não	Não	Sim	Não
recebeu há mais de 10 anos	Sim	Não	Sim	Não

Tabela 2. Ferimentos de partes perfurantes e cortocontusos e imunização contra tétano.

** ferimentos contaminados, perfurante plantar, queimaduras extensas, avulsões (arrancamento), esmagamentos.*

Para mais informações, leia também o capítulo "Mordeduras por animais domésticos e humanas", na seção 5 – Acidentes.

O QUE OBSERVAR

Cabelos e pelos devem ser afastados das lesões ou cortados com **tesoura**, exceto os pelos das sobrancelhas (pois esses não crescem mais se forem cortados). Não se devem usar lâminas para cortá-los, porque o risco de infecção aumenta.

Anestesia

- Utiliza-se **anestesia local**, habitualmente com derivados da **lidocaína**, em casos de **sutura, desbridamento (retirada) de tecido desvitalizado e remoção de corpos estranhos**.

- Há manobras que ajudam a **diminuir a dor** da anestesia, como:
  - soluções anestésicas aquecidas;
  - agulhas finas;
  - baixa velocidade de infusão;
  - injeção aplicada abaixo da borda (se a ferida não for contaminada);
  - uso de anestésico tópico (aplicado no local lesionado) (Emla™).

- Em caso de **lesões profundas**, pode ser necessária a realização de cirurgia sob **anestesia geral**.

- Nas **lesões de face e couro cabeludo**, considera-se o uso de **anestésico tópico**.

- Em **lesões plantares, palmares ou de dedos**, costuma-se empregar **anestesia locorregional** (bloqueio dos plexos nervosos do membro envolvido).

ATENÇÃO

Informar ao profissional da saúde se seu filho tiver alergia a medicamentos que possam ser utilizados no tratamento.

Evolução

O QUE VOCÊ DEVE FAZER

- Após a sutura e o curativo feitos pelo médico, deixar o curativo ocluído sem molhar **por 48 horas**; após esse período, pode-se molhar, sem mergulhar ou esfregar.

- Observar a presença de **sinais locais de infecção,** como hiperemia ou eritema (aumento da vermelhidão no local), edema (inchaço), secreção e calor.

- Após a retirada dos pontos, deve-se aplicar **fitas adesivas** (Micropore™, Steri-Strip™) para diminuir o risco de descolamento dos tecidos que foram suturados.

- Evitar a exposição ao sol durante pelo menos 6 meses.

O QUE VOCÊ DEVE SABER

Os pontos são retirados em **cerca de 7 dias**, na maioria das vezes; porém, em suturas de face, devem-se retirá-los **em 5 dias**; em locais de tensão de pele (articulações), permanecem **por 10 a 15 dias**.

Complicações

- **Infecção no local da lesão:** caracteriza-se por inchaço local (edema), vermelhidão (eritema), calor local e saída de secreção purulenta. É tratada com a **retirada de pontos** da área comprometida, seguida de **curativos com limpeza** das secreções e administração de **antibiótico sistêmico**.

- **Hematomas associados ao trauma:** somente devem ser manipulados por profissional da saúde, se houver suspeita de infecção associada.

- **Rompimento da sutura e abertura precoce do corte:** podem ocorrer em caso de infecção, de problema técnico com a sutura ou por fatores prejudiciais à cicatrização (p. ex., presença de corpo estranho, tempo decorrido entre o trauma e a sutura ter sido inadequado).

ATENÇÃO

Para evitar complicações, os pais devem vigiar os ferimentos, curativos e suturas para que eles não sofram novos traumas.

Imunização/vacinas

Os pais devem sempre levar ao atendimento de emergência a carteira de vacinação de seu filho para que o profissional da saúde verifique a necessidade de estabelecer uma conduta para a **prevenção de tétano** (Tabela 2).

ATENÇÃO

É importante saber quando a criança recebeu a **última dose** da vacina antitetânica.

Orientações gerais para ferimentos perfurantes e cortocontusos

O QUE VOCÊ DEVE FAZER

- Lavar bem o ferimento **com água corrente limpa ou soro fisiológico** (sobretudo nos casos de contaminação grosseira, com sujeira ou terra), secar e **comprimir levemente** com panos **limpos ou gaze até que o atendimento adequado ocorra**.
- Procurar **atendimento médico** o quanto antes, sem subestimar a profundidade e extensão do ferimento, o que pode retardar o atendimento inicial.
- Ferimentos limpos podem se transformar em ferimentos contaminados; portanto, não se deve perder tempo procurando atendimento médico **antes** dos cuidados iniciais.
- Após o atendimento, seguir as **orientações** referentes a troca de curativos, molhar no banho, atividades esportivas e ao momento da retirada dos pontos.

O QUE VOCÊ NÃO DEVE FAZER

- Não fazer a assepsia e a antissepsia de modo **insuficiente**.
- **Não garrotear** (amarrar envolvendo um pano) um membro ferido. No caso de sangramento abundante, comprimir o local o suficiente para contê-lo, mantendo a compressão constante. O garroteamento pode causar isquemia grave do membro.
- Não usar **substâncias estranhas** para fazer curativos na tentativa de cessar o sangramento (pó de café, pasta de dente, manteiga).
- Não tomar antibiótico **sem necessidade**.
- **Não suturar** (procedimento feito pelo médico) mordedura de animal, exceto em situações especiais.
- Não subestimar a **profundidade** do ferimento nem o comprometimento de tecidos vitais.
- Não esquecer de **checar** se a vítima foi imunizada contra tétano.
- Não retirar os pontos **precoce ou tardiamente**. Seguir a orientação médica.

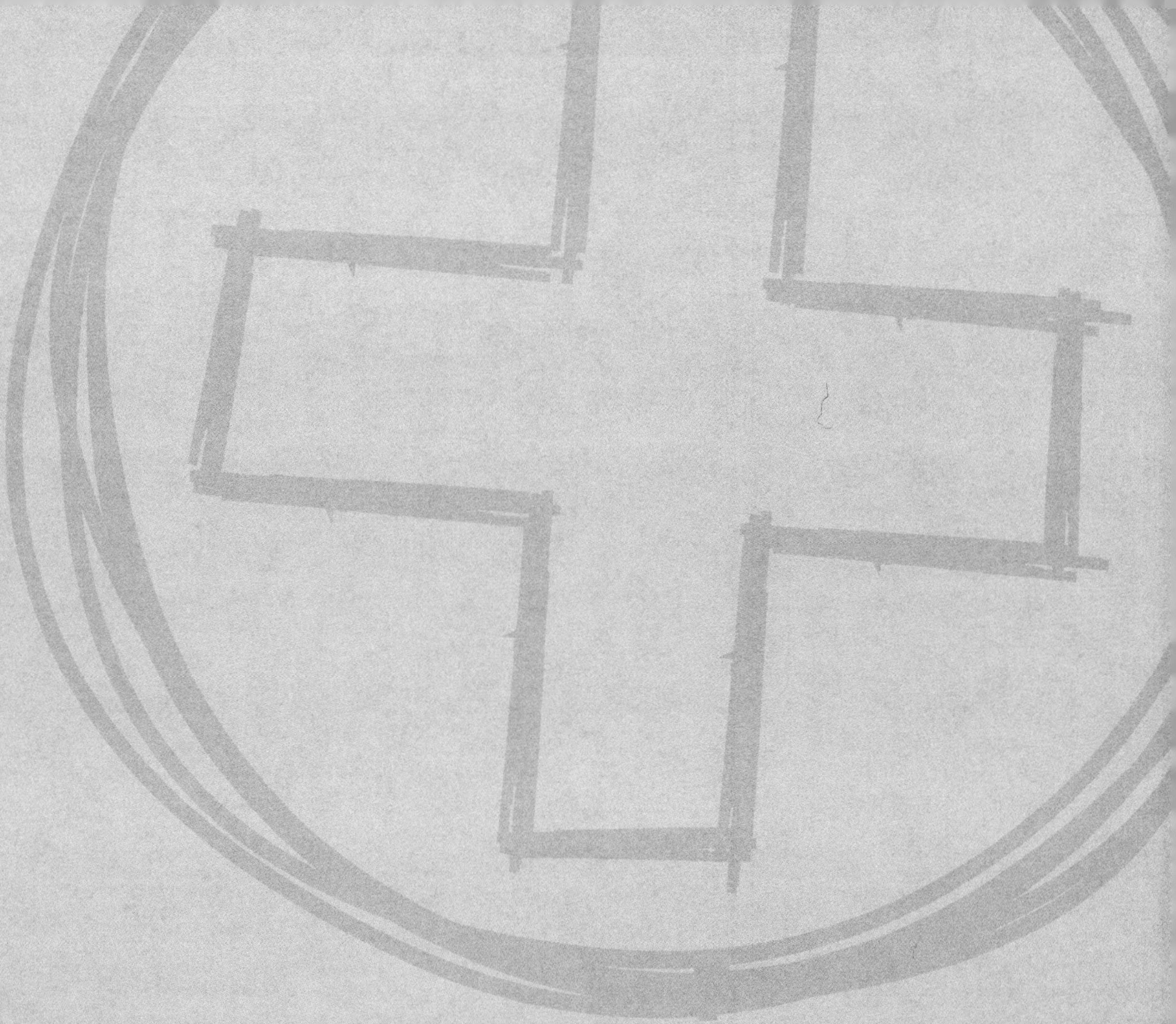

Situações especiais

Situações especiais

Coordenação
Regina M. C. Gikas

Conteúdo

Álcool e drogas de abuso

ATENÇÃO

A partir dos anos 1980, ocorreu a popularização das drogas "planejadas" (*designer drugs* ou *club drugs*), que são drogas modificadas em laboratório, com maior efeito psicoativo e menores efeitos indesejáveis, consumidas em larga escala em danceterias e *raves*. Atualmente, a disponibilidade e o barateamento tecnológico permitem que tais drogas sejam sintetizadas com facilidade em laboratórios clandestinos domésticos, propiciando maior acesso à população, principalmente aos jovens.

Exemplos de drogas "projetadas" são: 4-metileno-dióxi-anfetamina (MDA), 3,4-metileno-dióxi-metanfetamina (MDMA, *ecstasy*), *p*-metóxi-anfetamina (PMA) e p-metóxi-metanfetamina (PMMA).

Segundo a Organização Mundial da Saúde (OMS), drogas são produtos lícitos ou ilícitos que **afetam o funcionamento intelectual e orgânico** do indivíduo, podendo causar **intoxicação** e **dependência**. O abuso dessas substâncias parece estar estreitamente ligado ao instinto humano e à procura pelo prazer a qualquer custo. Há uma influência ponderável de fatores psicológicos, sociológicos e médicos e, muitas vezes, dos próprios meios de comunicação.

Motivos que induzem o abuso de drogas

São muitos os motivos que induzem uma criança ou um adolescente a consumir drogas. Dentre os principais, podem ser citados:

1. **Fatores genéticos:** predisposição genética combinada a fatores ambientais e história familiar.

2. **Fatores pessoais mais frequentes relacionados à situação familiar:** classe social média e baixa (apesar de ocorrerem muitos casos de abuso de drogas em classes altas também), atraso escolar, presença somente da mãe no domicílio, situação familiar desestruturada, separação dos pais, brigas e agressões, falta de suporte dos pais, uso de drogas pelos próprios pais ou atitudes permissivas desses perante o uso de drogas, incapacidade de controle dos filhos, indisciplina e uso de drogas pelos irmãos e amigos.

3. **Temperamento e personalidade:** baixa autoestima, rebeldia, resistência à autoridade, insegurança e falha nos relacionamentos.

4. **Doenças e transtornos associados:** transtorno do déficit de atenção e hiperatividade não tratados, depressão, estresse pós-traumático e ansiedade.

5. **Expectativas com a droga/álcool:** expectativa de que, se consumir álcool e/ou drogas, será como seus pais ou pares; consumo de álcool relacionado ao lazer; impressão de enfrentar melhor as situações

sob efeito etílico (por exemplo, tomar iniciativas em experiências afetivas e sexuais); sentir-se incapaz de ter habilidades sem o uso de álcool, evidenciando outra forma de dependência.

6. **Idade de início:** início precoce de consumo de álcool e/ou drogas aumenta o risco de desenvolver o abuso.

O QUE VOCÊ DEVE SABER

1. Início de consumo de bebidas alcoólicas **aos 14 anos ou menos** representa risco 4 a 5 vezes maior de desenvolver problemas de abuso.

2. Riscos familiares: o risco de um adolescente consumir álcool ou drogas é 3 vezes maior de quando um de seus genitores ou cuidadores já o faz.

3. Atitudes dos pais: risco de abuso é maior quando os pais acreditam que é normal o adolescente experimentar álcool ou drogas. O jovem pode interpretar essa atitude do adulto como uma aprovação desse comportamento.

4. Falta de "freios sociais": entre adultos, problemas familiares, perda de emprego ou prejuízo financeiro muitas vezes servem de alerta para a diminuição do consumo; esses "freios", porém, estão ausentes entre os adolescentes. Essa seria uma possível explicação para os jovens evoluírem mais rapidamente do abuso para a dependência.

5. Falta de conectividade: o abuso e/ou a dependência de drogas podem ser exacerbados nos adolescentes de famílias que estão em conflito frequente, na presença de violência física ou sexual e em estresse psicológico em casa.

6. Falta de envolvimento consistente e supervisão adequada dos pais, além de punições inconsistentes e inefetivas e permissividade.

7. Fatores da comunidade: acesso fácil à compra de cigarros, de álcool e de drogas; exemplos de pessoas famosas e modelos de abuso; ou uso aceito e tolerado pela comunidade.

8. Influência dos pares: amigos, família e comunidade costumam contribuir nas escolhas do jovem, o que pode resultar em desejo de ser aceito num grupo.

ATENÇÃO

Diversos fatores em associação, como falta de percepção do risco do consumo de drogas, falta de modelos e de programas de prevenção, mensagens cativantes na mídia eletrônica e impressa, anúncios que glorificam o tabaco e o álcool, contribuem para seu uso abusivo.

O QUE OBSERVAR

A venda de medicamentos sem a exigência de prescrição médica contribui para o abuso de drogas e para a ideia de que melhoram a vida de quem os usa.

9. Promoção pela mídia: muitas vezes, o consumo de drogas é retratado como "diversão" e como uma ferramenta para ganhar popularidade, sucesso e aparência *sexy*; músicas e filmes também promovem o seu uso como glamoroso. A mídia efetivamente influencia o consumo de álcool e drogas, contribuindo para a precocidade da exposição de jovens a elas e ao seu consumo abusivo.

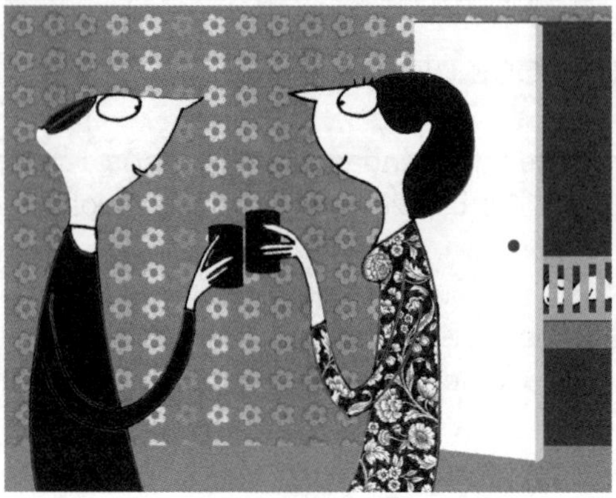

ATENÇÃO

Quando bebem, os adolescentes tendem a fazê-lo de forma pesada e intensa, consumindo grande quantidade de álcool, apresentando episódios de abuso agudo, ou seja, beber cinco ou mais doses em uma ocasião, potencializando os problemas dos seus efeitos (mencionados no texto).

Álcool

O álcool presente nas bebidas alcoólicas é o etanol, produzido pela fermentação ou destilação de vegetais, frutas e grãos. Trata-se da droga mais utilizada pelos adolescentes.

Características do uso de álcool pelos jovens

1. Os jovens, por terem menor volume sanguíneo e, algumas vezes, em razão de maior rapidez na ingestão (por meio de jogos competitivos), especialmente se não tiverem se alimentado corretamente, são mais propensos à intoxicação alcoólica grave, ocasionalmente fatal.

2. Pelo fato de os adolescentes associarem o uso do álcool ao da maconha e de outras drogas, os efeitos se somam e tornam-se mais tóxicos e de ação prolongada.

3. O efeito do álcool sobre o cérebro atinge amplo espectro de ações, desde mudanças psicomotoras e cognitivas muito sutis até a parada respiratória e a morte.

4. O uso de álcool não costuma ser diário e sim episódico, mas muito intenso.

5. Seu uso está associado a acidentes automobilísticos, ferimentos não intencionais, violência sexual, prejuízo acadêmico, retardo no desenvolvimento de suas habilidades, prejuízo na memória e maior risco de dependência química na idade adulta.

O QUE OBSERVAR

- Euforia, desinibição e sociabilidade exacerbadas.
- Com o aumento das doses, podem ocorrer: perda de controle muscular, diminuição dos reflexos, vômitos e náuseas, e perda de consciência (coma alcoólico). Podem apresentar também rosto avermelhado e quente, dificuldade em articular as palavras, além de dificuldade em andar e se manter em pé.
- No coma alcoólico, há diminuição da temperatura corpórea, diminuição da taxa de glicose no sangue, queda da pressão arterial, diminuição da força e da frequência de respiração e até morte.
- Efeitos colaterais e a longo prazo incluem: danos cerebrais, problemas hepáticos (cirrose, esteatose hepática, hepatite alcoólica), gastrite, desnutrição (síndrome de má-absorção, diminuição do apetite, deficiência de ferro), pancreatite, hipertensão e problemas cardíacos, maior taxa de suicídio, polineurite alcoólica (dor, formigamento e cãibras nos membros inferiores), entre outros.

Outras drogas de uso atual

Maconha

Também é conhecida como erva, haxixe, baseado, ***beck, marijuana***, bagulho. Derivada da planta ***Cannabis sativa***, pode-se apresentar de 3 formas: preparada a partir das folhas secas (***marijuana***, maconha), a partir da resina da planta (haxixe) ou preparada a partir da mistura da resina com um solvente (acetona, álcool, gasolina), originando uma mistura viscosa (óleo de ***Cannabis*** ou óleo de haxixe). Essas substâncias podem ser inaladas ou ingeridas e são detectadas na urina até 5 dias após seu uso; em usuários crônicos (quem fuma no mínimo um cigarro por semana durante um ano), até 21 dias.

O QUE OBSERVAR

- Euforia, prazer, maior sensibilidade aos estímulos externos, sonolência, relaxamento, alteração da memória imediata, aceleração do tempo subjetivo, confusão entre passado, presente e futuro. O indivíduo apresenta olhos vermelhos (hiperemia conjuntival) e secos (diminuição do lacrimejamento), aumento dos batimentos cardíacos, desejo de comer principalmente doces, boca seca, fotofobia e tosse. Alguns indivíduos podem apresentar "má viagem" (psicose tóxica), com aumento da ansiedade, ataques de pânico, alucinações e paranoia.

- Efeitos colaterais e a longo prazo: apatia, isolamento social, perda do interesse em novas aquisições (experiências, conhecimentos ou mesmo bens materiais), diminuição da capacidade de concentração e memorização, diminuição da testosterona (principal hormônio relacionado à libido), aumento das glândulas mamárias masculinas (ginecomastia) e inibição da formação de espermatozoides (reversível) nos homens, e presença de ciclos anovulatórios (sem ovulação) em mulheres.

- A tolerância (ou seja, quando o organismo se acostuma à droga, respondendo progressivamente com menor intensidade, o que obriga o usuário a aumentar a dosagem para obter os mesmos efeitos) ocorre apenas em grandes consumidores, e a dependência é psicológica.

Cocaína, crack *e merla*

A cocaína também pode ser chamada de coca, branquinha, pó, farinha, neve. O ***crack*** e a merla podem ser chamados de pedra, rock, etc.

Extraída das folhas do arbusto da coca (***Erythroxylon coca***), a cocaína é comercializada sob a forma de um pó branco, inodoro, de sabor amargo. Geralmente é inalada, mas pode ser absorvida pelo esfregamento em mucosas (gengiva) ou injetada. Também pode se apresentar sob a forma de uma base, o ***crack*** (fumada em cachimbos) ou a merla (também fumada). Pode ser detectada no organismo até 90 dias após seu uso.

O QUE OBSERVAR

- Os efeitos da cocaína, do *crack* e da merla têm início rápido e duram pouco, o que faz o indivíduo procurar outras doses. Estão entre os efeitos: euforia, sensação de poder, ausência de medo, ansiedade, agressividade, excitação física, mental e sexual, perda do apetite, insônias e delírios. O indivíduo pode apresentar aumento da frequência dos batimentos cardíacos, aumento da pressão arterial, urgência para urinar, tremores, dilatação da pupila, hiperglicemia (aumento dos níveis de açúcar no sangue), suor e salivação intensa e com textura grossa e dentes anestesiados.
- Efeitos colaterais e a longo prazo: ansiedade, ira, diminuição da capacidade de julgamento, insônia, labilidade emocional, desânimo, depressão, alucinações e psicose. O indivíduo também pode apresentar sangramento nasal, ulcerações gengivais, perda do septo nasal, sinusites, pneumonias, inflamações cardíacas, danos cerebrais irreversíveis, perda da capacidade analítica, de concentração e de memória, distúrbios dos nervos periféricos, aumento da frequência cardíaca, aumento da pressão arterial, arritmias, infarto e morte súbita.
- Ocorre tolerância (o organismo se acostuma à droga exigindo mais doses) e a dependência é física e psicológica.

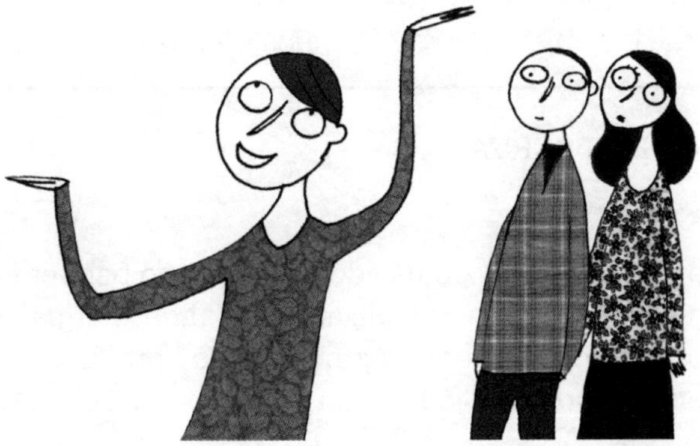

Ecstasy

O ecstasy também é chamado de êxtase, droga do amor e MDMA. É a primeira droga a compor o grupo das drogas "planejadas" (***designer drugs*** ou ***club drugs***). Ele pode ser inalado, injetado ou ingerido (mais comumente sob forma de comprimidos ou cápsulas).

O QUE OBSERVAR

- Aumento do estado de alerta, maior interesse sexual, sensação de bem-estar com grande capacidade física e mental, euforia, aumento da sociabilização e extroversão, aumento da sensação de estar próximo às pessoas (no sentido de intimidade), da tolerabilidade e da autoconfiança.
- Efeitos colaterais e a longo prazo: trismo (contratura dolorosa da mandíbula), aumento da frequência cardíaca, aumento da pressão arterial, dilatação das pupilas, cãibras frequentes, tremores, aumento da transpiração, da tensão muscular, da atividade motora e da temperatura corporal, enrijecimento e dores na musculatura dos membros inferiores e da coluna lombar, dores de cabeça, náuseas, perda de apetite, visão borrada, boca seca, insônia, hiperatividade, agitação, comportamento bizarro e pânico.
- Parece haver tolerância (o organismo se acostuma à droga exigindo mais doses), e dependências física e psicológica.

GHB

É também conhecido como ecstasy líquido, ***bodily harm***, G ou gina, ***liquid Ee, liquid Xx,*** gib, ***cherry meth***, água de fogo, zen ou ***liquid death***, "droga do estupro", "boa-noite, cinderela". É comercializado na forma de um líquido incolor e inodoro, com um sabor levemente salgado que, misturado em bebidas, torna-se imperceptível.

O QUE OBSERVAR

- Efeitos semelhantes aos do uso do álcool, como bem-estar, euforia, redução das inibições, socialização e grande energia após sua utilização. Também aumenta a produção do hormônio de crescimento, sendo usado para aumentar a massa muscular.
- Doses elevadas causam tonturas, incoordenação motora, náuseas, vômitos e rebaixamento do nível de consciência.
- Efeitos colaterais e a longo prazo: náuseas, vômitos, sedação, desmaios, hipotonia (diminuição do tônus muscular), espasmos musculares frequentes (contrações involuntárias dos músculos), alucinações, perda do controle dos esfincteres (ou seja, para evacuar), convulsões, cefaleia, enxaqueca, agitação e insônia, sonolência consequente à agitação e à insônia, inconsciência, confusão men-

tal, ansiedade, tremor, fraqueza, diminuição do ritmo respiratório e do ritmo cardíaco, coma e morte súbita.

- Parece haver tolerância (o organismo se acostuma à droga exigindo mais doses), e dependências física e psicológica.

Solventes e inalantes

São também consideradas drogas de abuso os solventes e os inalantes, que podem ser apelidados de: cola de sapateiro, cheirinho de loló, éter, lança-perfume, removedores, buzina, isqueiro, B-25-cloreto de metileno, benzina, entre outros.

Constituem um vasto grupo de produtos diferentes, usados licitamente em várias atividades industriais, comerciais e domésticas, que são aspirados com o objetivo de produzir alterações mentais e/ou efeitos de conduta.

O QUE OBSERVAR

- Euforia, agitação, tonturas e alterações auditivas e visuais.
- Efeitos colaterais e a longo prazo: agressividade, inquietação, sonolência (decorrente da inquietação e falta de sono anteriores), confusão, perda do autocontrole, impulsividade, perda da coordenação motora, vertigem, distorção do tempo e das cores, fraqueza muscular, tremores, delírios, paralisia dos nervos cranianos e periféricos, perda de consciência, lesão cardíaca e hepática, coma, convulsões e outros.
- Ocorre tolerância (o organismo se acostuma à droga exigindo mais doses) e dependências psicológica e física.

Overdose de drogas

O QUE VOCÊ DEVE FAZER

A situação de *overdose* pode ser de difícil diagnóstico, pois sinais e sintomas variam muito e podem parecer com doenças ou acidentes. Em caso de *overdose*, **levar o jovem imediatamente a um pronto-socorro** porque se a situação não for tratada, pode levar à morte.

CONSULTE O PEDIATRA

Na suspeita do uso de drogas, álcool ou tabaco, consulte seu pediatra. Juntos vocês irão definir se a criança ou o adolescente:

- Experimentou, porém não utiliza.
- Utiliza e os problemas vinculados ao uso começam a aparecer.
- Não consegue parar de usar (dependência) e já há problemas sociais e de saúde.

ATENÇÃO

Não há um tratamento isolado que seja apropriado para todas as pessoas.

Todo tratamento ao indivíduo que consome drogas (seja dependente ou apenas usuário) deve ser de fácil acesso, **atendendo às múltiplas necessidades** e não somente ao uso da droga. A terapia individual e/ou de grupo e outras terapias comportamentais são abordagens essenciais no tratamento, muitas vezes, associadas a medicamentos.

Tatuagens e *piercings*

Em todo o mundo, há um número crescente de jovens e adolescentes adeptos de tatuagens e *piercings*. A busca pela adoção de uma marca indelével pode ter vários significados: diferenciação, transgressão, ruptura, singularidade ou, até mesmo, um modismo estético sem outras intenções.

Por outro lado, a mídia incentiva e banaliza o uso de tatuagens e *piercings* como forma de chamar a atenção, ficar mais atraente, ser diferenciado, o que faz muitas pessoas fazerem sem motivo aparente, e depois se arrependerem de os terem feito.

O QUE VOCÊ DEVE SABER

Os estabelecimentos de tatuagens e *piercings* estão sujeitos à Lei Federal n. 8.078, de 11/9/1990 (Código de Proteção e Defesa do Consumidor), à Lei Federal n. 8069, de 13/7/1990 (Estatuto da Criança e do Adolescente) e, no âmbito do Estado de São Paulo, à Lei Estadual n. 9.828, de 6/11/1997 (que proíbe a realização da prática da tatuagem e *piercing* em menores de idade), e à Portaria CVS-12, de 30/7/1999, que orienta o cadastramento prévio dos estabelecimentos, regulamenta os procedimentos e normatiza sua fiscalização junto ao Centro de Vigilância Sanitária.

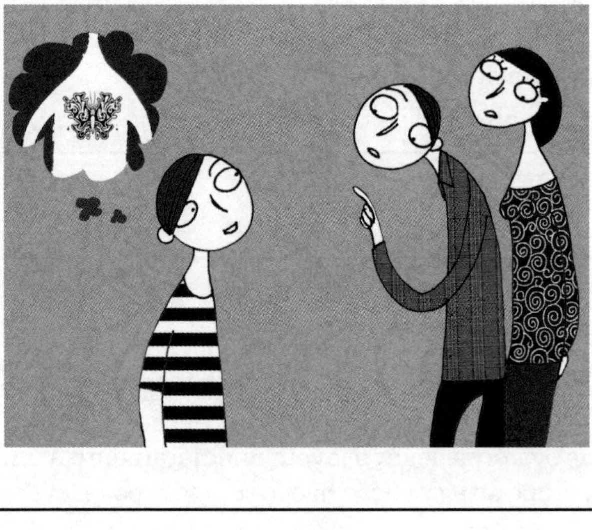

O QUE VOCÊ DEVE FAZER

Primeiramente, é importante **orientar** a criança e o adolescente que a decisão de introduzir na pele pigmentos de origem vegetal ou mineral (no caso das tatuagens) ou de objetos metálicos (como os *piercings*) **pode** ser perigosa e nociva e pode acarretar consequências físicas de **maior gravidade**, como:

- hepatite B (eventualmente ocasionando hepatite crônica e câncer hepático);
- hepatite C;
- Aids;
- tétano;
- endocardite bacteriana.

Se o jovem optar pela realização do *piercing* ou da tatuagem, é muito importante **certificar-se de que esses procedimentos serão executados por profissionais capacitados, em estabelecimentos com boas condições de higiene e antissepsia**. A incidência de complicações é bastante reduzida quando for escolhido um estabelecimento credenciado.

O QUE OBSERVAR

Piercings e tatuagens também podem acarretar, além das consequências de maior gravidade como as expostas anteriormente, consequências locais de menor gravidade, como:

- sangramentos;
- infecções locais agudas ou crônicas, de intensidade variável na porção superior da orelha, por comprometer a cartilagem auricular. O *piercing* nesta localização acarreta maior possibilidade de infecções que dificilmente respondem ao uso de antibióticos, quando comparados com o brinco convencional, no lóbulo;
- alergias;
- granulomas: tecido/pele aparente e sobrelevado ocasionado pela reação da pele à presença de corpos estranhos;
- cicatrizes hipertróficas ou queloides: cicatrizes elevadas, endurecidas, avermelhadas ou violáceas, com pus ou dolorosas, que crescem além dos limites do traumatismo inicial. As regiões mais propensas a esse tipo de cicatriz são o ombro, o tórax e as orelhas.

Consulte um especialista

Os sinais na pele originados pelos *piercings* são irreversíveis e exigem pequenos procedimentos cirúrgicos para serem corrigidos.

As marcas decorrentes de tatuagens também são irreversíveis: sua remoção gera cicatrizes de qualidade variável, não existindo um tratamento completamente eficaz. A opção quanto à técnica a ser aplicada depende do tamanho, da localização, da profundidade e da cor da tatuagem. Somente um **médico especialista** (dermatologista ou cirurgião plástico) pode orientar sobre o método e o planejamento ideais para a sua retirada. Poderão ser necessários métodos de abrasão (lixamento), ***peelings*** químicos profundos, ***lasers*** e cirurgias para sua ressecção (às vezes, é necessário um enxerto de pele para a cobertura cutânea da área removida).

O QUE VOCÊ DEVE FAZER

Conversar sempre! Nenhum tema deve ser tratado como tabu.

É importante alertar aos jovens que tatuagens e *piercings* podem acarretar problemas, tanto por razões médicas quanto por não se saber qual será seu grau de aceitação social no futuro. Dependendo da escolha profissional, o hoje adolescente poderá encontrar dificuldades em sua inserção social, por exemplo, quando partir em busca de emprego.

Primeiros Socorros

Primeiros Socorros

Coordenação
Regina M. C. Gikas e Renata D. Waksman

Conteúdo

Suporte básico de vida na criança e no adolescente

O suporte básico de vida (SBV) é o conjunto de manobras de ressuscitação cardiopulmonar (RCP) para **evitar a morte** de um indivíduo com parada cardíaca ou respiratória. Para entender melhor como funciona, apresentamos algumas explicações a seguir.

ATENÇÃO

Parada cardíaca súbita e inesperada **raramente** ocorre em crianças. O que acontece é uma **interrupção na oferta de oxigênio ao coração** devido a um problema respiratório muito grave, parada da respiração ou choque.

O QUE VOCÊ DEVE SABER

O organismo humano depende da oxigenação adequada das diversas células e tecidos, e os dois principais órgãos que exercem essa função são o coração e o pulmão.

O coração, localizado no centro do tórax, é responsável por bombear o sangue para todo o corpo, enquanto o pulmão, que ocupa quase todo o tórax, transporta o oxigênio do ar para o sangue. **Quando, por qualquer motivo, o coração para de funcionar (parada cardíaca) ou a respiração não está adequada (parada respiratória), a morte pode ocorrer em minutos se não for realizada nenhuma manobra de ressuscitação**, já que todas as células do corpo iniciam o processo de morte na ausência de oxigênio.

O **conjunto de manobras de ressuscitação cardiopulmonar (RCP) é chamado de suporte básico de vida (SBV)**. O **objetivo** é evitar a morte prematura (de crianças, adolescentes e adultos) que estão com as funções respiratória e circulatória gravemente comprometidas ou ausentes, ou seja, crianças que estão em parada respiratória ou cardíaca.

Também fazem parte desse conjunto as manobras de alívio do engasgo (ou obstrução da via aérea) por objeto sólido, sendo que as ações que devem ser realizadas quando a criança ou o adolescente não consegue respirar porque algum objeto ou alimento está impedindo a passagem de ar para o pulmão.

O QUE VOCÊ DEVE FAZER

Na suspeita de parada respiratória ou cardíaca, a RCP deve ser imediatamente iniciada para que se mantenha algum fluxo de sangue oxigenado aos órgãos vitais, principalmente cérebro e coração.

A RCP inclui compressão torácica, abertura das vias aéreas e respiração boca a boca, procedimentos essenciais para que a criança sobreviva até a chegada do socorro médico.

O QUE VOCÊ DEVE FAZER

Quando uma criança ou um adolescente está com aparência de desmaiada (isto é, ela não responde ao ser chamado e/ou tocado), mas respirando espontaneamente, ele deve ser **imediatamente transportada a um pronto-socorro**.

Por outro lado, se a criança ou o adolescente não estiver respirando, a RCP deve ser imediatamente iniciada, enquanto outra pessoa providencia a chamada de socorro.

Como é feita a RCP

A seguir, será descrita sucintamente a ressuscitação cardiopulmonar (RCP). Cada um dos passos deve ser realizado de forma **breve**, não devendo levar mais do que **alguns segundos**, e a RCP deve ser realizada de preferência por pessoas devidamente **treinadas**. **Sem o treinamento adequado, a qualidade do procedimento fica comprometida**.

A RCP é composta pelas seguintes etapas, descritas a seguir:

- compressões torácicas;
- posicionamento correto da cabeça;
- verificação das vias aéreas;
- respiração artificial;
- prevenção de engasgo.

Compressões torácicas

O primeiro passo é realizar as compressões torácicas sobre o esterno (osso central do peito).

A técnica a ser usada varia com a idade da vítima:

- em crianças **menores de 1 ano**, o socorrista deve executar a compressão com dois ou três dedos de uma das mãos (Figura 1).

- em crianças **maiores de 1 ano**, incluindo adolescentes e adultos, a compressão é no terço inferior do esterno e deve ser realizada com o "calcanhar" de uma das mãos (Figura 2).

CURIOSIDADE

Os cursos de Suporte Básico e Avançado de Vida são realizados por equipes da Sociedade Brasileira de Pediatria (SBP) e pelas regionais das Sociedades Estaduais de Pediatria. Além desses, existem cursos de suporte básico ministrados por não médicos, como os bombeiros.

ATENÇÃO

Na fase de descompressão, o tórax deve ser liberado para que o coração se encha novamente de sangue.

A compressão torácica deve ser realizada numa frequência de 100 movimentos por minuto e com força suficiente para abaixar pelo menos um terço do diâmetro anteroposterior do tórax.

Após uma sequência inicial de 30 compressões, o socorrista deve abrir a via aérea e realizar 2 respirações.

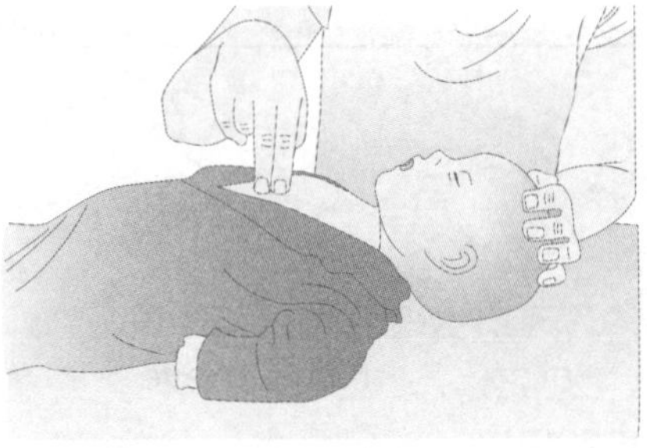

Figura 1. Compressão torácica na criança menor de 1 ano.

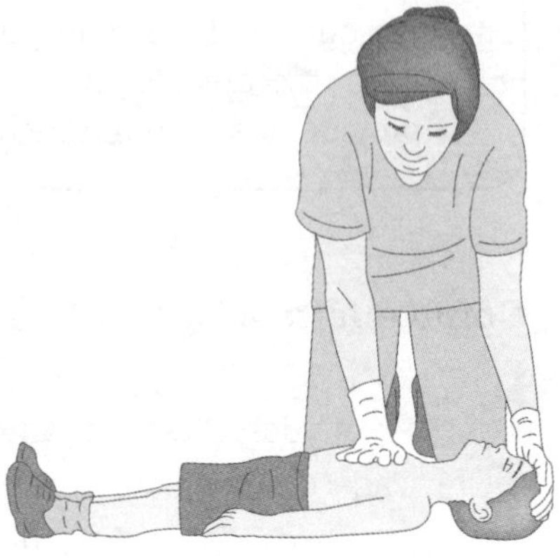

Figura 2. Compressão torácica na vítima maior de 1 ano de idade.

Posicionamento correto da cabeça

Quando ocorre **perda da consciência**, todos os músculos relaxam e a língua cai sobre a garganta, causando obstrução da passagem do ar e impedindo a respiração. Para que as vias aéreas fiquem pérvias (abertas), a cabeça deve ser inclinada para trás e/ou o queixo elevado. Esse procedimento deve ser executado com suavidade, sendo suficiente a colocação do pescoço em posição neutra ou em leve extensão (a posição neutra da cabeça é mostrada nas Figuras 1 a 4).

Quando uma criança ou um adolescente é vítima de acidente, deve-se tomar muito cuidado na manipulação do pescoço para evitar trauma na coluna e lesões neurológicas.

Respiração artificial

Há várias maneiras de realizar a respiração artificial:

- se a criança tiver **menos de 1 ano de idade**, a boca do socorrista deve englobar a boca e nariz (Figura 3);

- para todas as pessoas com **mais de 1 ano de idade**, o procedimento é realizado englobando somente a boca da vítima, ao mesmo tempo em que as narinas são pinçadas (Figura 4).

Esse modo de respiração é um método útil até que outro mais efetivo esteja disponível, quando o socorro médico chegar.

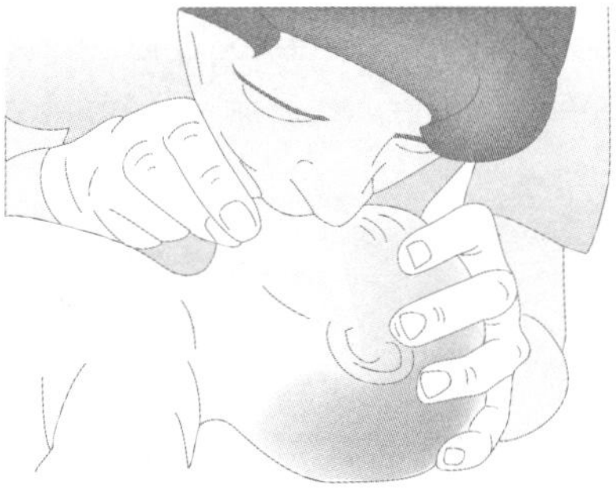

Figura 3. Respiração boca a boca na criança menor de 1 ano.

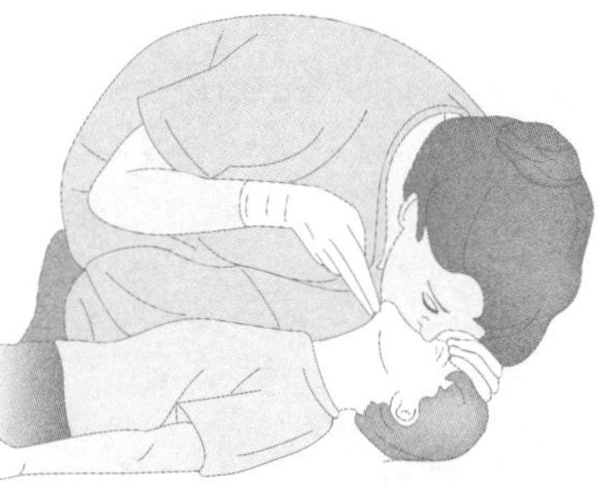

Figura 4. Respiração boca a boca na vítima maior de 1 ano de idade.

O QUE VOCÊ DEVE SABER

A respiração feita pelo socorrista deve proporcionar a expansão do pulmão, que é avaliada através da visualização da movimentação do tórax. Se não ocorrer expansão adequada durante a respiração artificial, deve-se suspeitar de obstrução de vias aéreas, que pode ocorrer por posicionamento incorreto da cabeça da criança/vítima ou devido a algum objeto na boca e vias aéreas.

Obstrução de via aérea

As vias aéreas compreendem os locais pelos quais o ar deve passar até chegar aos pulmões, isto é, a **faringe**, a **laringe** e a **traqueia**.

A **obstrução** da via aérea deve ser suspeitada quando a criança/vítima subitamente **engasga** e começa a **tossir**; crianças maiores costumam colocar a mão no pescoço.

A obstrução pode ser parcial ou completa. Na **parcial**, a criança **consegue tossir e respirar**, embora essa respiração seja dificultosa e ruidosa; entretanto, nos casos de obstrução **completa**, a criança/vítima **não consegue falar, tossir ou respirar**, e progressivamente fica com coloração **arroxeada** na face e extremidades e **perde a consciência**.

Se a criança/vítima estiver engasgada, mas a obstrução for parcial, nenhuma manobra deve ser realizada, e a criança/vítima deve ser imediatamente levada ao pronto-socorro mais próximo.

ATENÇÃO

A compressão do tórax deve ser coordenada com a respiração:

- a cada 30 compressões torácicas, faz-se uma pausa para a realização da respiração;
- a compressão e a ventilação devem ser seriadas e rítmicas;
- se o socorrista estiver sozinho, após 2 minutos da sequência compressão/respiração, ele deve interromper as manobras por alguns segundos e ligar para o socorro médico;
- caso a vítima volte a respirar, tossir ou se mover, ela deve ser deitada **de lado** para evitar aspiração e engasgo com vômito até que o socorro especializado chegue.

O QUE VOCÊ NÃO DEVE FAZER

Não se deve realizar manobras de desengasgo quando o engasgo ocorre por líquidos ou quando a via aérea está obstruída em decorrência de alguma doença, por exemplo, laringite, amigdalite, abscessos na garganta.

Desobstrução de via aérea

Dá-se o nome de desobstrução da via aérea por corpo estranho ao conjunto de manobras feitas para aliviar uma pessoa que está engasgada por um objeto ou pedaço sólido de alimento que tenha colocado na boca, ou seja, quando a obstrução da via aérea é completa.

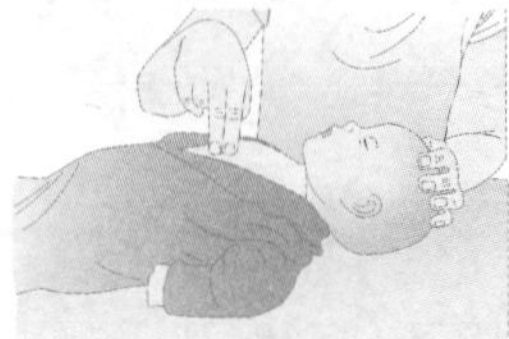
Figura 1

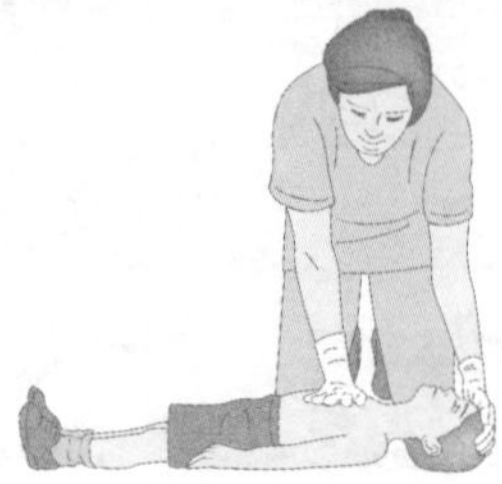
Figura 2

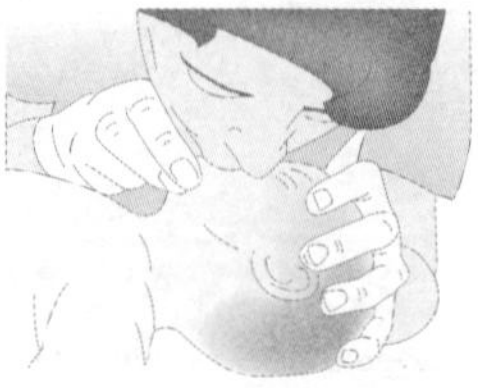
Figura 3

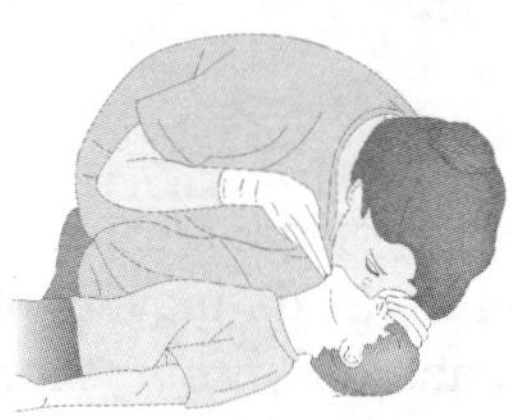
Figura 4

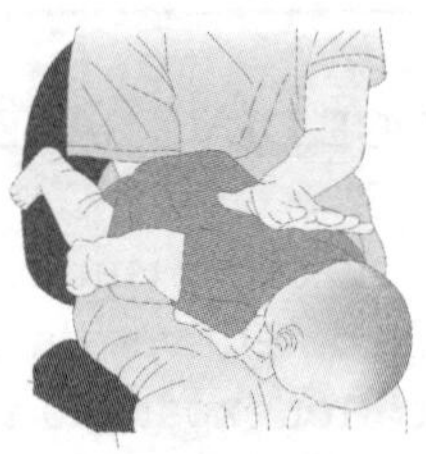
Figura 5

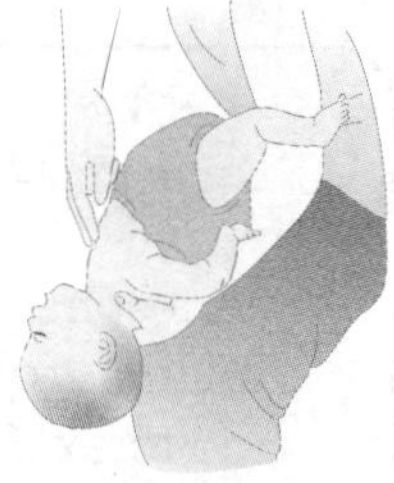
Figura 6

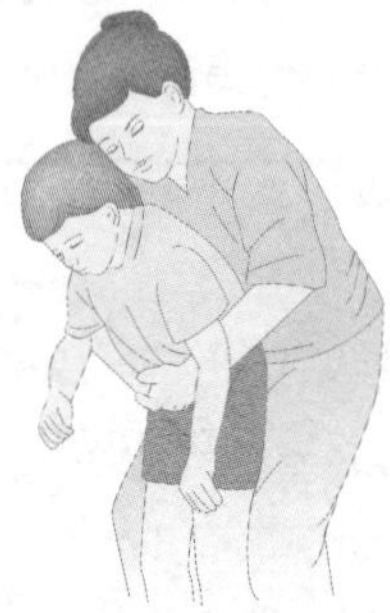
Figura 7

Manobras de desobstrução

Em crianças **menores de 1 ano de idade**, a desobstrução da via aérea é realizada com cinco golpes nas costas seguidos de cinco golpes no osso do peito (Figuras 5 e 6), da seguinte forma:

1. A pessoa que está prestando o socorro deve segurar a criança em seu braço com a face voltada para baixo, dando suporte para a cabeça e mandíbula com a mão. A forma ideal de realizar o procedimento é na posição sentada ou de joelhos, para que o braço fique apoiado na perna, tomando cuidado para não enforcar.

2. A seguir, devem ser aplicados 5 golpes nas costas. Algumas vezes, o objeto é eliminado rapidamente e não é necessário completar a sequência (Figura 5).

3. Se o objeto não for eliminado após os 5 golpes nas costas, o socorrista deve virar a criança, manter o seu braço apoiado na perna, segurar a cabeça da criança e aplicar 5 golpes no osso do peito usando 2 ou 3 dedos (Figura 6). Os golpes devem ser interrompidos assim que o objeto for expelido.

4. Se a via aérea continuar obstruída, continuar a sequência de 5 golpes nas costas e 5 no peito até que a criança volte a respirar ou até que o socorro especializado esteja presente.

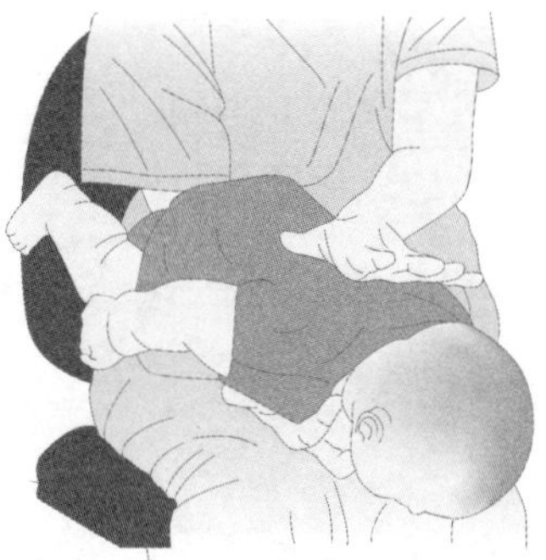

Figura 5. Técnica de desobstrução de via aérea por corpo estranho sólido na criança menor de 1 ano.

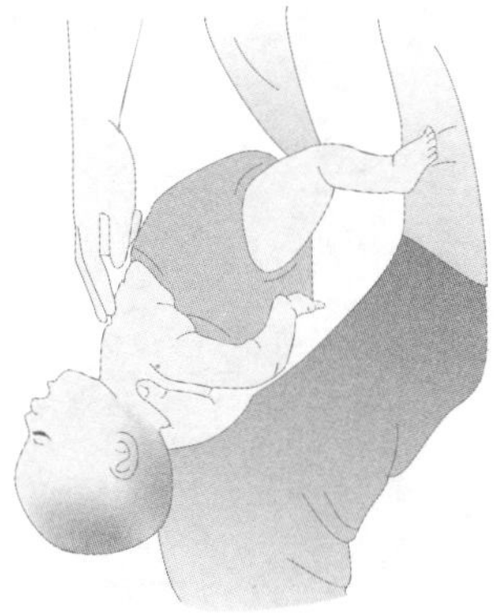

Figura 6. Técnica de desobstrução de via aérea por corpo estranho sólido na criança menor de 1 ano.

Em crianças **maiores de 1 ano**, incluindo adolescentes e adultos, os sinais de engasgo são impossibilidade de falar, tossir e chorar. Nesse caso, o procedimento de retirada do corpo estranho é feito através da manobra de Heimlich; o socorrista posiciona-se atrás da criança/vítima e dá golpes no abdome (Figura 7) até que a criança/vítima volte a ficar com as vias aéreas aliviadas, voltando a respirar e a tossir.

Os detalhes dessa técnica são:

1. O socorrista deve ficar de pé atrás da criança/vítima e envolvê-la com seus braços.

2. Colocar uma das mãos em punho sobre o abdome da criança/vítima, logo acima do umbigo, e a outra mão aberta sobre a primeira.

3. Aplicar movimentos de golpes firmes sobre o abdome da criança/vítima até que o objeto seja expelido.

ATENÇÃO

As manobras de ressuscitação cardiopulmonar e de desobstrução de via aérea por corpo estranho devem ser executadas preferencialmente por pessoas que fizeram cursos específicos, já que a efetividade do procedimento fica muito comprometida sem o treinamento adequado. Assim, é desejável que todos os indivíduos, principalmente aqueles que cuidam de crianças, façam cursos de suporte básico de vida para aprender e treinar em manequins e bonecos as manobras que salvam vidas. O treinamento nesses cursos contribui sobremaneira na redução das mortes na infância.

Pessoas treinadas em suporte básico de vida devem executar os procedimentos de socorro até que o pessoal do resgate ou a equipe médica chegue e assuma a responsabilidade.

Se as manobras descritas **não** surtirem efeito, isto é, se a via aérea da criança/vítima continuar obstruída mesmo após os procedimentos de desobstrução, ela poderá perder a consciência. Nesses casos, deve-se chamar o serviço de **resgate ou emergência imediatamente** e iniciar as manobras de ressuscitação cardiopulmonar (RCP) até que o socorro chegue.

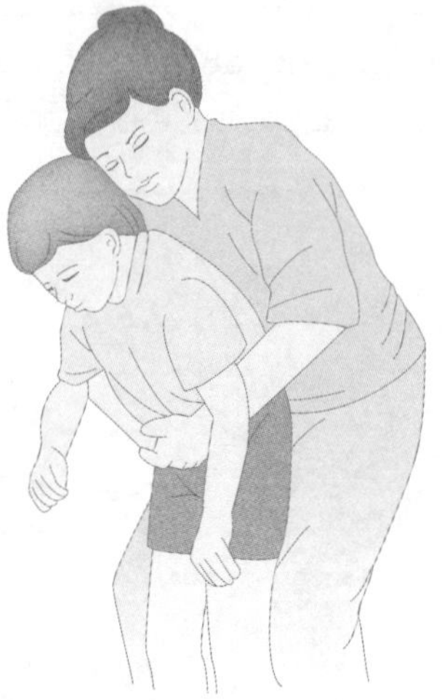

Figura 7. Técnica de desobstrução de via aérea por corpo estranho sólido na criança maior de 1 ano (até a idade adulta).

Prevenção de engasgo

A prevenção do engasgo pode ser feita através de condutas simples, como:

- evitar que a criança ou o adolescente ande, corra, jogue ou chore com pedaços de alimento ou objetos na boca;
- manter objetos pequenos (p.ex., grãos, moedas, tampas de caneta, partes de brinquedos, bexigas, etc.) fora do alcance de crianças menores de **5 anos** de idade;
- servir alimentos apropriados para a idade e o tamanho da criança, evitando, antes dos **5 anos** de idade, alguns alimentos como amendoim, salgadinhos industrializados, pipoca e balas;
- para crianças, cortar os alimentos moles, como carnes e salsichas, em pedaços pequenos;
- ensinar a criança ou o adolescente a mastigar lentamente e não dar risadas e falar enquanto come.

Primeiros Socorros

Os primeiros socorros são os cuidados de emergência que devem ser realizados a quem sofreu um acidente ou mal súbito até que seja disponibilizado o tratamento médico especializado adequado.

A primeira e melhor coisa a fazer é **manter a calma!** Isso auxiliará a criança ou o adolescente a não se desesperar, e você a raciocinar, para avaliar exatamente o ocorrido e quais serão os próximos passos a serem tomados.

Muitas vezes, **não fazer nada pode ser o melhor a ser feito!**

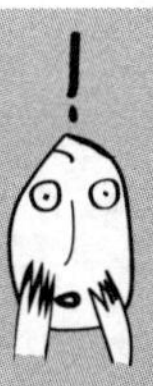

ATENÇÃO

Caso não saiba o que fazer, peça ajuda! Muitas vezes, não fazer nada é melhor do que fazer algo que agrave a situação.

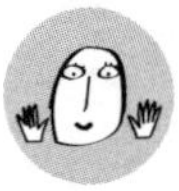

O QUE VOCÊ DEVE FAZER

Se alguém sofreu um acidente ou está muito mal a ponto de necessitar de cuidados médicos, verifique se há um telefone disponível por perto e ligue para a central de atendimento de emergência de sua cidade ou região.

Para o município de São Paulo, existem duas centrais que respondem pelo atendimento pré-hospitalar:

- para o SAMU, da Prefeitura, disque 192;
- para o Corpo de Bombeiros do Estado de São Paulo, disque 193.

Como estar preparado para uma emergência?

Mantenha em local de fácil acesso:

- lista com números de serviços de emergência;
- lista de medicamentos e doses;
- lista de eventuais alergias;
- tenha em casa, no trabalho e no carro um estojo de primeiros socorros, que poderá auxiliar no cuidado inicial de pequenos ferimentos.

ATENÇÃO

Você pode aprender como atuar em situações de emergência realizando cursos de suporte básico de vida (SBV) e de primeiros socorros (ver capítulo "Suporte Básico de Vida", nesta seção), disponíveis para pessoas que não trabalham na área de saúde.

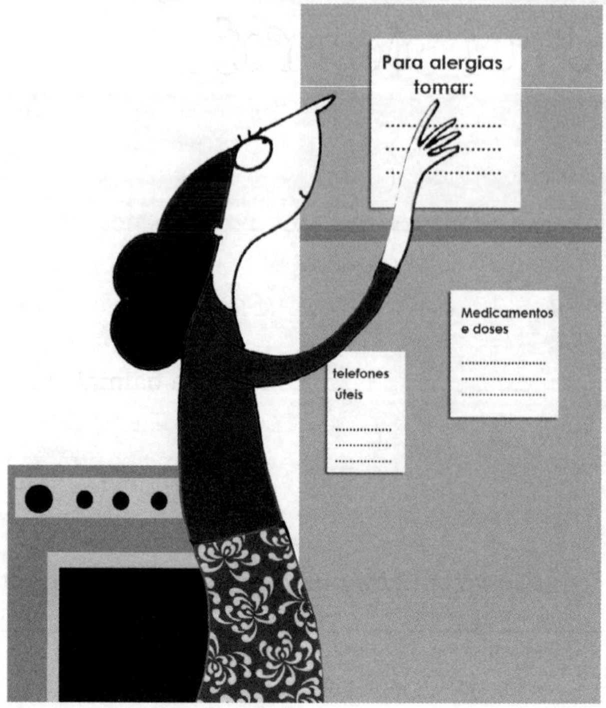

O QUE VOCÊ DEVE FAZER

- Você **não** deve ajudar caso você esteja gravemente ferido.
- Certifique-se de que o local está seguro antes de entrar.
- Não permita que outras pessoas se tornem vítimas. Afaste-se de qualquer coisa que possa causar danos.
- Se possível, remova a fonte do perigo:
  - fogo: procure extinguir;
  - eletricidade: desligue ou remova fontes de eletricidade expostas;
  - trânsito: procure desviar ou se manter afastado;
  - fumo, água ou gás venenoso: remova a vítima do local.

Nunca remova a vítima do lugar a menos que seja absolutamente necessário para proteger sua própria vida, a vida da vítima ou para prevenir a piora do seu quadro ou a de terceiros.

Kit caseiro de primeiros socorros

O QUE VOCÊ DEVE SABER

O kit de primeiros socorros deve estar em local adequado (armário alto e trancado, **longe do alcance de crianças**), deve ser de **fácil acesso para o adulto** e estar sempre organizado para ser utilizado quando necessário.

Deve ser composto por materiais e instrumentos que poderão ser utilizados para pequenos curativos e imobilizações temporárias, e é importante que tais materiais estejam acondicionados de maneira adequada.

ATENÇÃO

- A data de validade apresentada em alguns itens do kit de primeiros socorros deve sempre ser respeitada.
- Frascos devem estar rotulados e em embalagens fechadas.

Sugestão para composição de um kit caseiro para primeiros socorros

1. Instrumentos:
   - tesoura de ponta redonda;
   - pinça;
   - termômetro.

2. Materiais para curativos:
   - gaze esterilizada (em pacotes separados);
   - curativos adesivados de várias dimensões;
   - ataduras de crepe de três tamanhos diferentes;
   - esparadrapo e outras fitas adesivas para a mesma finalidade;
   - bandagem triangular.

3. Antissépticos líquidos e outras soluções:
   - solução iodada ou outros similares (como solução de clorexidina);
   - vaselina estéril;
   - soro fisiológico (ampolas fechadas de 10 mL).

4. Outros:

- bolsa de água quente ou gelada;
- hastes flexíveis de algodão (Cotonetes®);
- repelente de insetos;
- luvas de látex para manipulação.

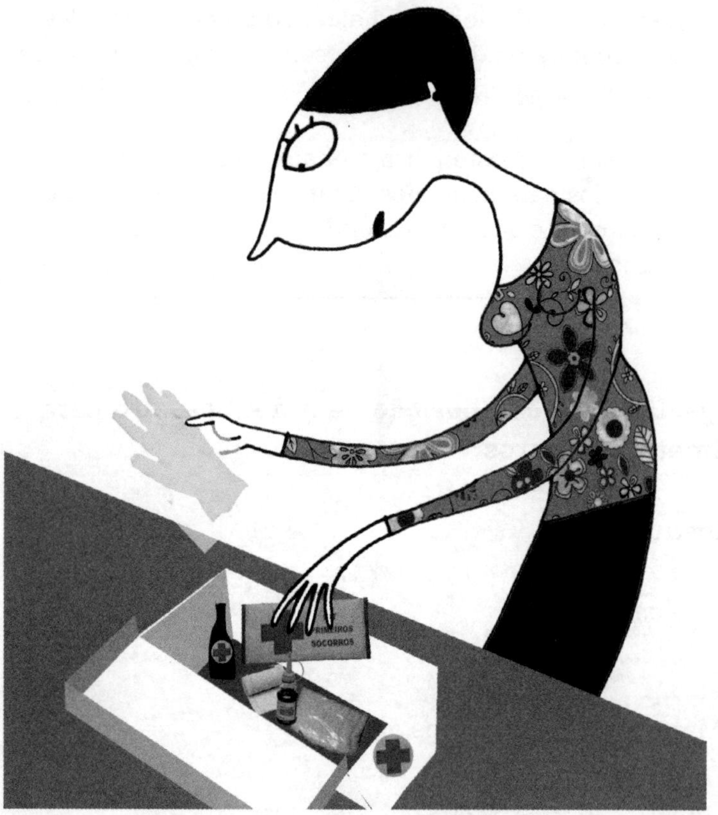

Telefones e sites úteis

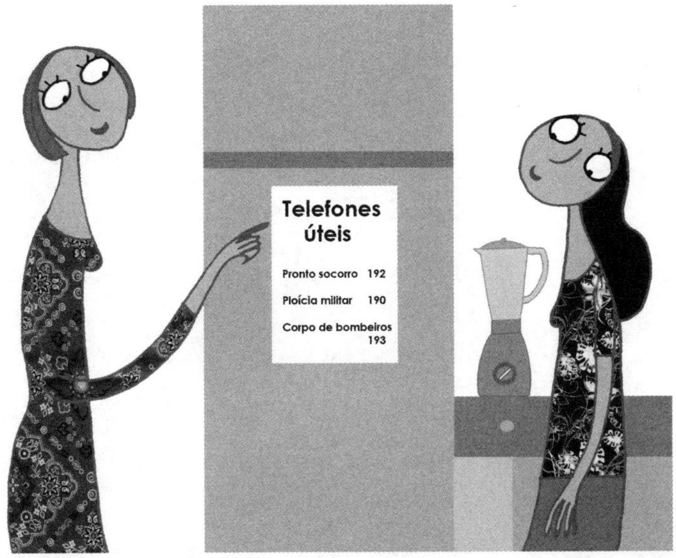

Instituição	Telefone	Site
Corpo de Bombeiros	193	http://www.bombeirosemergencia.com.br
Polícia Militar	190	**Município de São Paulo** http://www.cidadao.sp.gov.br/servico.php?serv=2148
Pronto-socorro	192	**Samu:** http://www.brasil.gov.br/sobre/saude/atendimento/samu **Estado de São Paulo**: http://portal.saude.gov.br/portal/saude/visualizar_texto.cfm?idtxt=23741
Hospital Vital Brasil	(0xx11) 3726-7962	http://www.butantan.gov.br/home/hospital_vital_brasil.php
Instituto Butantan	(0xx11) 3726-7222	http://www.butantan.gov.br
Alcoólicos Anônimos	(0xx11) 3315-9333	http://www.alcoolicosanonimos.org.br
Conselho Estadual da Criança e do Adolescente (Condeca)	(0xx11) 3323-9346	http://www.condeca.sp.gov.br

Instituição	Telefone	Site
Centro de Valorização da Vida (CVV)	141	http://www.cvv.org.br
Disque Meio Ambiente	0800 0113560	http://www.brasil.gov.br/navegue_por/aplicativos/agenda/d/disque-meio-ambiente
Disque Saúde	136	http://www.brasil.gov.br/sobre/saude/atendimento/disque-saude
Violência contra a mulher/ Central de atendimento à mulher	180	https://sistema3.planalto.gov.br//spmu/atendimento/central.htm
Casa Sofia – Sociedade Santo Mártires (abrigamento de mulheres vitimizadas)	0800 7703053	http://www.santosmartires.org.br
Violência contra a criança – Disque Denúncia	100 (Brasil) 181 (São Paulo)	http://www1.direitoshumanos.gov.br/spdca/exploracao__sexual/Acoes_PPCAM/disque_denuncia **e** http://www.sdh.gov.br
Disque Denúncia	0800-156315	http://www.brasil.gov.br/navegue_por/aplicativos/agenda/d/disque-denuncia-10
Centro de Controle de Intoxicações (CCI)	0800 7713733	**Município de São Paulo**: http://www.prefeitura.sp.gov.br/cidade/secretarias/saude/vigilancia_em_saude/doencas_e_agravos/centro_de_intoxicacao/index.php?p=6374
Centro de Assistência Toxicológica (Ceatox)	0800 148110	http://www.ceatox.org.br
Centro de Controle de Zoonoses de São Paulo	(0xx11) 3350-6624	http://www.prefeitura.sp.gov.br/cidade/secretarias/saude/vigilancia_em_saude/controle_de_zoonoses

Telefones dos centros de informação toxicológica de todo o território nacional

Rede Nacional de Centros de Informação e Assistência Toxicológica (Renaciat)

Coordenação da Renaciat
Agência Nacional de Vigilância Sanitária
Gerência-geral de toxicologia
Telefones: (0xx61) 3448-6203/3448-6194
Fax: (0xx61) 3448-6287
E-mail: toxicologia@anvisa.gov.br
Site: www.anvisa.gov.br

Sistema Nacional de Informações Tóxico-farmacológicas/ Centro de Informações Científicas e Tecnológicas/ Fundação Oswaldo Cruz (Sinitox/CICT/Fiocruz)

Matriz Rio de Janeiro
Telefone: (0xx21) 2573-3244
Fax: (0xx21) 2578-7079
E-mail: sinitox@fiocruz.br
Site: www.fiocruz.br/sinitox

Aracaju
Centro de Informação e Assistência Toxicológica de Sergipe
Telefones: (0xx79) 3259-3645/3216-2600, ramal 2677
E-mail: sescit@saude.se.gov.br

Brasília
Centro de Informação e Assistência Toxicológica do Distrito Federal
Telefones: (0xx61) 3225-6512/0800-6446774
E-mail: ciatdf@saude.gov.br

Belém
Centro de Informações Toxicológicas de Belém
Telefones: (0xx91) 3249-6370/3259-3748
Fax: (0xx91) 3249-5365 (Diretoria)
Atendimento: 0800-7226001
E-mail: cithujbb@ufpa.br

Belo Horizonte

Serviço de Toxicologia de Minas Gerais

Telefones: (0xx31) 3224-4000/3239-9308/3239-9224

Fax: (0xx31) 3239-9260

E-mail: servitoxmg@hotmail.com

Botucatu

Centro de Assistência Toxicológica de Botucatu

Telefones: (0xx14) 3815-3048/3811-6017/3811-6034

Fax: (0xx14) 6822-1385

E-mail: ceatox@ibb.unesp.br

Site: www.ibb.unesp.br

Campina Grande

Centro de Atendimento Toxicológico de Campina Grande

Telefone: (0xx83) 3310-9238

Campinas

Centro de Controle de Intoxicações de Campinas

Telefones: (0xx19) 3788-7555/3788-6700 (atendimento 24 horas), 3788-7573 (supervisão), 3788-7373 (laboratório)

Fax: (0xx19) 3788-7232

E-mail: cci@fcm.unicamp.br

Campo Grande

Centro de Informações Toxicológicas de Campo Grande

Telefones: (0xx67) 3386-8655/3378-2558

Fax: (0xx67) 3381-2996

E-mail: civitoxms@bol.com.br

Cascavel

Centro de Assistência Toxicológica de Cascavel

Telefone: (0xx45) 3226-6138, ramal 2261

Fax: (0xx45) 3220-3213

Atendimento: 0800-6451148

Cuiabá

Centro de Informação Antiveneno de Mato Grosso

Telefone/Fax: (0xx65) 3617-1700 (Hospital)

Telefone: (0xx65) 3617-1715 (CIT)

Curitiba

Centro de Informações Toxicológicas de Curitiba

Telefones: (0xx41) 3264-8290/3363-7820

Fax: (0xx41) 3360-1800, ramal 6619

Atendimento: 0800-410148

E-mail: entres@terra.com.br

Florianópolis

Centro de Informações Toxicológicas de Santa Catarina

Telefones: (0xx48) 3331-9535/3331-9173

Fax: (0xx48) 3331-9083

Atendimento: 0800-6435252

E-mail: cit@reitoria.ufsc.br

Fortaleza

Centro de Informação e Assistência Toxicológica de Fortaleza

Telefones: (0xx85) 3255-5050/3255-5012

Fax: (0xx85) 3255-5048

E-mail: ceatox@ijf.ce.gov.br

Goiânia

Centro de Informações Toxicológicas do Estado do Goiás

Telefones: (0xx62) 3201-4113/3201-4141

Fax: (0xx62) 3291-4350

Atendimento: 0800-6464350

E-mail: cit@visa.goias.gov.br

Site: www.visa.goias.gov.br

João Pessoa

Centro de Assistência Toxicológica da Paraíba

Telefone: (0xx83) 3216-7007/3224-6688

Fax: (0xx83) 3216-6688

E-mail: ceatox@ccs.ufpb.br

Site: www.ufpb.br/ceatox

Londrina

Centro de Controle de Intoxicações de Londrina

Telefones: (0xx43) 3371-2244/3371-2668/3371-2669

Fax: (0xx43) 3371-2422

E-mail: cci@uel.br

Manaus

Centro de Informações Toxicológicas do Amazonas

Telefone: (0xx92) 3621-6502

Fax: (0xx92) 3621-6532

E-mail: cit@ufam.edu.br

Marília

Centro de Assistência Toxicológica de Marília

Telefones: (0xx14) 3433-8795/3421-1744, ramal 1008

Fax: (0xx14) 3433-1888/3422-5457

E-mail: ceatox@famema.br

Maringá

Centro de Controle de Intoxicação de Maringá

Telefones: (0xx44) 2101-9127/2101-9431

Telefone/Fax: (0xx44) 3262-1131

E-mail: sec-cci@uem.br

Natal

Centro de Informação Toxicológica de Natal

Telefone: (0xx84) 3232-7969

Fax: (0xx84) 3232-7909

E-mail: cithgt@rn.gov.br

Niterói

Centro de Controle de Intoxicações de Niterói

Telefones: (0xx21) 2717-0148/2717-0521

Fax: (0xx21) 2717-9783

E-mail: ccin@huap.uff.br

Porto Alegre

Centro de Informação Toxicológica do Rio Grande do Sul

Telefone: (0xx51) 2139-9200

Fax: (0xx51) 2139-9201

Atendimento: 0800-721-3000

E-mail: cit@fepps.rs.gov.br

Site: www.cit.rs.gov.br

Presidente Prudente

Centro de Assistência Toxicológica de Presidente Prudente

Telefone/Fax: (0xx18) 3231-4422

Telefones: (0xx18) 3229-1500 (Plantão)/9771-2286

E-mail: ceatox@apec.unoeste.br

Site: www.unoeste.br/ceatox

Recife

Centro de Assistência Toxicológica de Pernambuco

Telefone: (0xx81) 3421-5444, ramal 151 (Hospital)

Fax: (0xx81) 3421-5927/3423-8263

Ribeirão Preto

Centro de Controle de Intoxicações de Ribeirão Preto

Telefones: (0xx16) 3602-1000/3602-1190

Fax: (0xx16) 3610-1375

E-mail: citrp@hcrp.fmrp.usp.br

Rio de Janeiro

Centro de Informação e Assistência Toxicológica do Rio de Janeiro

Telefone: (0xx21) 2573-3244

Fax: (0xx21) 2573-7079

E-mail: intox_rj@hucff.ufrj.br

Salvador

Centro de Informações Antiveneno da Bahia (Ciave)

Telefones: (0xx71) 3387-3414/3387-4343

Fax: (0xx71) 3387-3414

Atendimento: 0800-2844343

E-mail: ciave@saude.ba.gov.br

Site: www.ciave.hpg.com.br

Santos

Centro de Controle de Intoxicações de Santos

Telefone: (0xx13) 3222-2878

Fax: (0xx13) 3222-2654

E-mail: cci.santos@gmail.com

São José do Rio Preto

Centro de Assistência Toxicológica de São José do Rio Preto

Telefone: (0xx17) 3201-5000, ramal 1380

Fax: (0xx17) 3201-5000, ramal 1560

E-mail: ceatox.hbase@famep.br

São José dos Campos

Centro de Controle de Intoxicações de São José dos Campos

Telefone: (0xx12) 3901-3400, ramais 3431/3449

Fax: (0xx12) 3912-1232

E-mail: hmjcf@iconet.com.br

Taubaté

Centro de Controle de Intoxicações de Taubaté

Telefones: (0xx12) 3632-6565/3625-7500

Fax: (0xx12) 3232-6565

Vitória

Centro de Atendimento Toxicológico do Espírito Santo (Toxcen-ES)

Telefone: (0xx27) 3324-1566, ramal 218

Fax: (0xx27) 3137-2406

Atendimento: 0800-2839904

E-mail: toxcen@saude.es.gov.br

São Paulo

Centro de Controle de Intoxicações de São Paulo

Telefones: (0xx11) 5012-2399/5012-5311

Fax: (0xx11) 5012-2399

Atendimento: 0800-7713733

E-mail: smscci@prefeitura.sp.gov.br

Centro de Assistência Toxicológica - Instituto da Criança do Hospital das Clínicas da Faculdade de Medicina da Universidade de São Paulo

Telefone: (0xx11) 3069-8571

Fax: (0xx11) 3069-8800

Atendimento: 0800-148110

E-mail: ceatox@icr.hcnet.usp.br

Site: www.icr.hcnet.usp.br/ceatox

Instituto Butantan – Hospital Vital Brazil

Telefones: (0xx11) 3726-7222/3726-7962, ramais 2000/2002

Fax: (0xx11) 3726-1505

E-mail: hospital@butantan.gov.br

Site: www.butantan.gov.br

Sites para consultar

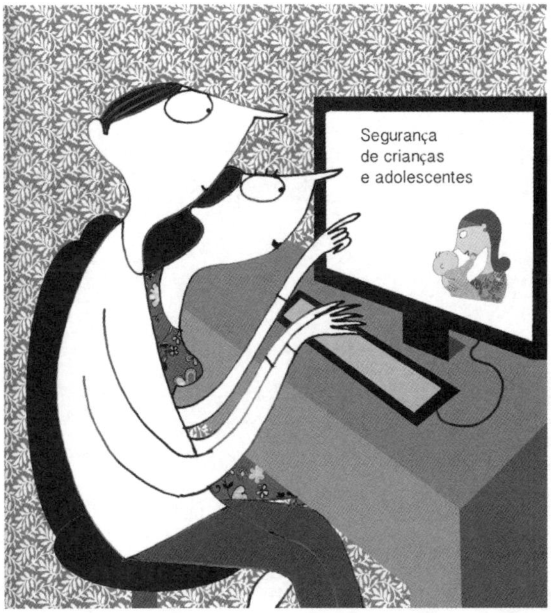

- **Sociedade Brasileira de Pediatria. Portal Conversando com o Pediatra:**
  http://www.conversandocomopediatra.com.br

- Brasil. Lei n. 10.098, de 19 de dezembro de 2000. Estabelece normas gerais e critérios básicos para a promoção da **acessibilidade das pessoas portadoras de deficiência ou mobilidade reduzida** e dá outras providências:
  http://www.planalto.gov.br/ccivil_03/leis/L10098.htm

- Brasil. Ministério da Educação. **Dia a dia do seu filho**. Clicar na seção "pais e familiares":
  http://portal.mec.gov.br

- **Portal Criança Segura**:
  http://www.criancasegura.org.br

- Associação Brasileira de Normas Técnicas (**ABNT**):
  http://www.abnt.org.br
  http://www.abntcatalogo.com.br/
  http://www.abnt.org.br/consultanacional
  http://abnt.iso.org/livelink/livelink

- Instituto Nacional de Metrologia, Qualidade e Tecnologia (**Inmetro**): www.inmetro.gov.br

- Associação Brasileira de Produtos Infantis (**Abrapur**): www.abrapur.com.br

- American Academy of Pediatrics. Car Seats: Information for Families for 2013: http://bit.ly/aap_car_seat

- **Denúncias**: http://www.denuncie.org.br

- **Rede INSAFE**: http://www.diadainternetsegura.org.br/site/sid2012

- **SaferNet Brasil** – denúncias, encaminhamentos e acompanhamento on-line de denúncias anônimas: http://www.safernet.org.br/site/denunciar http://www.safernet.org.br/site/cartilha

- **Comitê Gestor da Internet no Brasil**: http://www.cgi.br

- **Secretaria de Direitos Humanos**: http://www.sedh.gov.br